国家卫生和计划生育委员会"十二五"规划教材
全国高等医药教材建设研究会"十二五"规划教材
科研人员核心能力提升导引丛书
供研究生及科研人员用

医学微生态学

Medical Microecology

主　编　李兰娟

编　委 （以姓氏笔画为序）

丁维俊	成都中医药大学基础医学院	张德纯	重庆医科大学基础医学院
马淑霞	佳木斯大学基础医学院	杭晓敏	上海交通大学昂立生物医药研究所
方　红	浙江大学医学院附属第一医院	郑树森	浙江大学医学院附属第一医院
冉　陆	中国疾病预防控制中心	郑跃杰	深圳市儿童医院
朱宝利	中国科学院微生物研究所	郑鹏远	郑州大学第二附属医院
李兰娟	浙江大学医学院附属第一医院	秦环龙	上海第十人民医院
杨云梅	浙江大学医学院附属第一医院	袁杰利	大连医科大学基础医学院
肖永红	浙江大学医学院附属第一医院	郭晓奎	上海交通大学基础医学院
肖纯凌	沈阳医学院基础医学院	唐　立	大连医科大学基础医学院
肖晓蓉	四川大学华西口腔医学院	章锦才	南方医科大学附属口腔医院
吴南屏	浙江大学医学院附属第一医院	曾忠铭	深圳大学医学部
沈周俊	上海交通大学医学院附属瑞金医院	瞿介明	复旦大学附属华东医院
张凤民	哈尔滨医科大学基础医学院		

秘　书　郑焙文　浙江大学医学院附属第一医院　　　胡新俊　浙江大学医学院附属第一医院

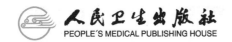
人民卫生出版社
PEOPLE'S MEDICAL PUBLISHING HOUSE

图书在版编目（CIP）数据

医学微生态学 / 李兰娟主编 . —北京：人民卫生出版社，2014

ISBN 978-7-117-19007-7

I. ①医… Ⅱ. ①李… Ⅲ. ①医学微生物学 – 微生物生态学 – 医学院校 – 教材 Ⅳ. ①R37

中国版本图书馆 CIP 数据核字（2014）第 097557 号

人卫智网	www.ipmph.com	医学教育、学术、考试、健康,购书智慧智能综合服务平台
人卫官网	www.pmph.com	人卫官方资讯发布平台

医学微生态学

主　　编：李兰娟
出版发行：人民卫生出版社（中继线 010-59780011）
地　　址：北京市朝阳区潘家园南里 19 号
邮　　编：100021
E - mail：pmph @ pmph.com
购书热线：010-59787592　010-59787584　010-65264830
印　　刷：北京虎彩文化传播有限公司
经　　销：新华书店
开　　本：850×1168　1/16　印张：20　插页：2
字　　数：605 千字
版　　次：2014 年 7 月第 1 版　2021 年 12 月第 1 版第 5 次印刷
标准书号：ISBN 978-7-117-19007-7
定　　价：85.00 元
打击盗版举报电话：010–59787491　E-mail：WQ @ pmph.com
质量问题联系电话：010–59787234　E-mail：zhiliang @ pmph.com

主 编 简 介

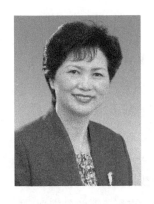

　　李兰娟，女，中国工程院院士、教授、主任医师、博士生导师。从事传染病临床、科研和教学工作40年，是我国著名的传染病学家。作为我国人工肝的开拓者，她创建独特有效的人工肝支持系统治疗重型肝炎获重大突破。首次提出感染微生态学理论，从微生态学的角度审视感染的发生、发展和结局，为感染防治提供了崭新的思路。

　　现为传染病诊治国家重点实验室主任，兼任教育部生物与医学学部主任，中华医学会副会长，国际人类微生物组联盟主席，中国卫生信息协会副会长，中国生物医学工程学会副理事长，中华医学会感染病学分会主任委员，中华预防医学会微生态学分会主任委员，肝衰竭与人工肝学组组长，全国人工肝培训基地主任，中国医师协会感染科医师分会主任委员，国际血液净化学会理事，国家传染病学重点学科、211建设学科学术带头人，浙江省医学会会长。还担任"艾滋病和病毒性肝炎等重大传染病防治"科技重大专项"十二五"计划技术副总师，"综合防治示范区和现场研究"责任专家组组长，国家卫生和计划生育委员会第一届人口健康信息化专家咨询委员会主任。

　　承担国家"863"、"973"、"十五"攻关、国家科学基金重点项目等课题20余项，以第一发明人获得授权发明专利23项、软件著作权3项。发表论文400余篇，其中在 Nature、Lancet、NEJM 等 SCI 收录杂志发表论文160余篇。2008年12月获中华预防医学会公共卫生与预防医学发展贡献奖。2010年荣获"全国优秀科技工作者"称号。以第一完成人获得省科技进步一等奖5项，教育部高校推广应用奖二等奖1项。1998年和2007年获国家科技进步二等奖，2013年获国家科技进步一等奖。

　　担任《中华临床感染病杂志》、《中国微生态学杂志》、《浙江医学》主编及《中华传染病杂志》、《国际流行病学传染病学杂志》副主编等学术职务。主编出版了我国首部《人工肝脏》、《感染微生态学》和教育部规划教材《传染病学》等专著27部。

全国高等学校医学研究生规划教材
第二轮修订说明

为了推动医学研究生教育的改革与发展，加强创新人才培养，自 2001 年 8 月全国高等医药教材建设研究会和原卫生部教材办公室启动医学研究生教材的组织编写工作开始，在多次大规模的调研、论证的前提下，人民卫生出版社先后于 2002 年和 2008 年分两批完成了第一轮五十余种医学研究生规划教材的编写与出版工作。

为了进一步贯彻落实第二次全国高等医学教育改革工作会议精神，推动"5+3"为主体的临床医学教育综合改革，培养研究型、创新性、高素质的卓越医学人才，全国高等医药教材建设研究会、人民卫生出版社在全面调研、系统分析第一轮研究生教材的基础上，再次对这套教材进行了系统的规划，进一步确立了以"解决研究生科研和临床中实际遇到的问题"为立足点，以"回顾、现状、展望"为线索，以"培养和启发研究生创新思维"为中心的教材创新修订原则。

修订后的第二轮教材共包括 5 个系列：①科研公共学科系列：主要围绕研究生科研中所需要的基本理论知识，以及从最初的科研设计到最终的论文发表的各个环节可能遇到的问题展开；②常用统计软件与技术介绍了 SAS 统计软件、SPSS 统计软件、分子生物学实验技术、免疫学实验技术等常用的统计软件以及实验技术；③基础前沿与进展：主要包括了基础学科中进展相对活跃的学科；④临床基础与辅助学科：包括了临床型研究生所需要进一步加强的相关学科内容；⑤临床专业学科：通过对疾病诊疗历史变迁的点评、当前诊疗中困惑、局限与不足的剖析，以及研究热点与发展趋势探讨，启发和培养临床诊疗中的创新。从而构建了适应新时期研究型、创新性、高素质、卓越医学人才培养的教材体系。

该套教材中的科研公共学科、常用统计软件与技术学科适用于医学院校各专业的研究生及相应的科研工作者，基础前沿与进展主要适用于基础医学和临床医学的研究生及相应的科研工作者；临床基础与辅助学科和临床专业学科主要适用于临床型研究生及相应学科的专科医师。

全国高等学校第二轮医学研究生规划教材目录

29	断层影像解剖学	主　编	刘树伟		
		副主编	张绍祥	赵　斌	
30	临床应用解剖学	主　编	王海杰		
		副主编	陈　尧	杨桂姣	
31	临床信息管理	主　编	崔　雷		
		副主编	曹高芳	张　晓	郑西川
32	临床心理学	主　审	张亚林		
		主　编	李占江		
		副主编	王建平	赵旭东	张海音
33	医患沟通	主　编	周　晋		
		副主编	尹　梅		
34	实验诊断学	主　编	王兰兰	尚　红	
		副主编	尹一兵	樊绮诗	
35	核医学（第2版）	主　编	张永学		
		副主编	李亚明	王　铁	
36	放射诊断学	主　编	郭启勇		
		副主编	王晓明	刘士远	
37	超声影像学	主　审	张　运	王新房	
		主　编	谢明星	唐　杰	
		副主编	何怡华	田家玮	周晓东
38	呼吸病学（第2版）	主　审	钟南山		
		主　编	王　辰	陈荣昌	
		副主编	代华平	陈宝元	
39	消化内科学（第2版）	主　审	樊代明	刘新光	
		主　编	钱家鸣		
		副主编	厉有名	林菊生	
40	心血管内科学（第2版）	主　编	胡大一	马长生	
		副主编	雷　寒	韩雅玲	黄　峻
41	血液内科学（第2版）	主　编	黄晓军	黄　河	
		副主编	邵宗鸿	胡　豫	
42	肾内科学（第2版）	主　编	谌贻璞		
		副主编	余学清		
43	内分泌内科学（第2版）	主　编	宁　光	周智广	
		副主编	王卫庆	邢小平	

44	风湿内科学（第2版）	主　编	陈顺乐　邹和健
45	急诊医学（第2版）	主　编	黄子通　于学忠
		副主编	吕传柱　陈玉国　刘　志
46	神经内科学（第2版）	主　编	刘　鸣　谢　鹏
		副主编	崔丽英　陈生弟　张黎明
47	精神病学（第2版）	主　审	江开达
		主　编	马　辛
		副主编	施慎逊　许　毅
48	感染病学（第2版）	主　编	李兰娟　李　刚
		副主编	王宇明　陈士俊
49	肿瘤学（第4版）	主　编	曾益新
		副主编	吕有勇　朱明华　陈国强
			龚建平
50	老年医学（第2版）	主　编	张　建　范　利
		副主编	华　琦　李为民　杨云梅
51	临床变态反应学	主　审	叶世泰
		主　编	尹　佳
		副主编	洪建国　何韶衡　李　楠
52	危重症医学	主　编	王　辰　席修明
		副主编	杜　斌　于凯江　詹庆元
			许　媛
53	普通外科学（第2版）	主　编	赵玉沛　姜洪池
		副主编	杨连粤　任国胜　陈规划
54	骨科学（第2版）	主　编	陈安民　田　伟
		副主编	张英泽　郭　卫　高忠礼
			贺西京
55	泌尿外科学（第2版）	主　审	郭应禄
		主　编	杨　勇　李　虹
		副主编	金　杰　叶章群
56	胸心外科学	主　编	胡盛寿
		副主编	孙立忠　王　俊　庄　建
57	神经外科学（第3版）	主　审	周良辅
		主　编	赵继宗　周定标
		副主编	王　硕　毛　颖　张建宁
			王任直

58　血管淋巴管外科学(第2版)

主　编　汪忠镐
副主编　王深明　俞恒锡

59　小儿外科学(第2版)

主　审　王果
主　编　冯杰雄　郑珊
副主编　孙宁　王维林　夏慧敏

60　器官移植学

主　审　陈实
主　编　刘永锋　郑树森
副主编　陈忠华　朱继业　陈江华

61　临床肿瘤学

主　编　赫捷
副主编　毛友生　沈铿　马骏

62　麻醉学

主　编　刘进
副主编　熊利泽　黄宇光

63　妇产科学(第2版)

主　编　曹泽毅　乔杰
副主编　陈春玲　段涛　沈铿
　　　　王建六　杨慧霞

64　儿科学

主　编　桂永浩　申昆玲
副主编　毛萌　杜立中

65　耳鼻咽喉头颈外科学(第2版)

主　编　孔维佳　韩德民
副主编　周梁　许庚　韩东一

66　眼科学(第2版)

主　编　崔浩　王宁利
副主编　杨培增　何守志　黎晓新

67　灾难医学

主　审　王一镗
主　编　刘中民
副主编　田军章　周荣斌　王立祥

68　康复医学

主　编　励建安
副主编　毕胜

69　皮肤性病学

主　编　王宝玺
副主编　顾恒　晋红中　李岷

70　创伤、烧伤与再生医学

主　审　王正国　盛志勇
主　编　付小兵
副主编　黄跃生　蒋建新

全国高等学校第二轮医学研究生规划教材
评审委员会名单

顾　问

　　韩启德　桑国卫　陈　竺　赵玉沛

主任委员

　　刘德培

副主任委员 （以汉语拼音为序）

　　曹雪涛　段树民　樊代明　付小兵　郎景和　李兰娟　王　辰
　　魏于全　杨宝峰　曾益新　张伯礼　张　运　郑树森

常务委员 （以汉语拼音为序）

　　步　宏　陈安民　陈国强　冯晓源　冯友梅　桂永浩　柯　杨
　　来茂德　雷　寒　李　虹　李立明　李玉林　吕兆丰　瞿　佳
　　田勇泉　汪建平　文历阳　闫剑群　张学军　赵　群　周学东

委　员 （以汉语拼音为序）

　　毕开顺　陈红专　崔丽英　代　涛　段丽萍　龚非力　顾　晋
　　顾　新　韩德民　胡大一　胡盛寿　黄从新　黄晓军　黄悦勤
　　贾建平　姜安丽　孔维佳　黎晓新　李春盛　李　和　李小鹰
　　李幼平　李占江　栗占国　刘树伟　刘永峰　刘中民　马建辉
　　马　辛　宁　光　钱家鸣　乔　杰　秦　川　尚　红　申昆玲
　　沈志祥　谌贻璞　石应康　孙　宁　孙振球　田　伟　汪　玲
　　王　果　王兰兰　王宁利　王深明　王晓民　王　岩　谢　鹏
　　徐志凯　杨东亮　杨　恬　药立波　尹　佳　于布为　余祥庭
　　张奉春　张　建　张祥宏　章静波　赵靖平　周春燕　周定标
　　周　晋　朱正纲

序　言

在人类的进化史中,微生物是人类密不可分的"伙伴",与人体共同构成了一个"超生物体"。人体携带的微生物细胞总数是人体自身细胞的10倍,达10万亿~100万亿,其基因数量是人类基因组的100倍。这些认识来自最新的微生态学研究成果。

微生态学的发展经历了漫长曲折的历程。20世纪70年代,德国的沃克鲁什博士(Volker Rush)首次提出了"微生态学"(microecology)这一概念,并在德国的赫尔本创建了世界上第一个微生态研究所,这是微生态学首次以定义的形式出现于科学界。大连医科大学的康白教授是我国微生态学研究的先驱之一,康教授提出了微生态平衡的概念。在此基础上,浙江大学的李兰娟院士于1994年开始医学微生态的研究,并对肝病微生态开展了系统的研究工作,于2002年出版了《感染微生态学》,提出了感染微生态学理论,得到相关领域专家的重视。2007年,"感染微生态学理论建立及应用研究"获国家科技进步二等奖,"肠道微生态与感染"获国家重大基础研究项目(973项目)资助,进一步促进了我国微生态系列研究。这一研究项目还引起了国际同行的关注,*Science*杂志就曾给予全面介绍。同时,很多国家相继启动了人类微生物组计划,并成立了国际人类微生物组联盟(International Human Microbiome Consortium,IHMC),推动人体微生态领域的国际科研合作。人类微生物组研究正帮助我们在健康评估与监测、新药研发和个体化用药、慢性病早期诊断与治疗等方面取得新进展。

2012年,李兰娟院士担任IHMC第四届国际人体微生态大会主席,标志着我国科学家在国际该领域开始扮演更为积极活跃的角色。在此基础上,李兰娟院士联合国内多位著名专家新出版了《医学微生态学》。根据教学要求、学科发展以及实际应用的需要,该版教材较为详细地介绍了医学微生态学的基本理论、研究方法、临床进展和转化应用,探讨了人体正常微生物群与人类健康和疾病的联系,反映了当前医学与微生态学有机结合、融会贯通、相互促进的最新发展。此外,还介绍了国内外的最新研究进展,如人体微生物测序工作、微生物群落及功能、人体肠道微生物的构成、肠道微生物与炎症性肠病和肥胖等疾病的关系,以及新的潜在有益微生物如分节丝状杆菌、毛螺菌等方面的研究进展。相信本教材能充分提高读者的学习兴趣,加深对医学微生态学科的了解。

本书的编者来自全国各大医学院校教学科研一线,具有多年"医学微生态学"教学实践经验。在他们的努力下,该书不仅对于广大临床医生、科研工作者和医学院校学生是一本有特色的教科书,而且对于从事医学微生态学及其相关工作的科研人员也是重要的参考书。期望在今后的使用过程中,编者和出版单位认真汲取广大读者提出的宝贵意见和建议,精益求精,不断提高,使之为促进我国医学微生态发展发挥更大作用。

中华医学会会长　陈竺

2014年2月20日

序　言

医学微生态学是 21 世纪生命科学领域发展态势良好的基础应用学科之一,涉及临床医学、预防医学、保健学、微生物学等诸多学科。将微生态学的基本理论方法和技术手段应用于医疗实践和科学研究,不仅推动了医学的发展,促进了医学模式的转换,拓宽了医学的研究与治疗领域,也体现了当前医学发展更着眼于人群而非仅仅疾病的人文关怀和高瞻远瞩。

在漫长的进化过程中,人体正常微生物群与人类处于相互依存、互利互惠的平衡状态,当这种平衡被打破引起微生态失衡时,即可引发严重的临床后果如无法控制的感染等。虽然学界很早就开始对这些古老的微生物进行研究,但直到近年来系统生物学的发展才加速了我们对人体正常微生物群的认识。最新的研究利用分子生物学手段分析了人体 5 大主要区域 18 个位置的微生物数量和构成,几乎获得了健康者体表、体内全部微生物组的普查结果。该结果发现身体部位对居留的微生物群落有极大的影响,远远大于时间的推移或个体间的差异,对最终揭示人体微生物群如何引起(防止)疾病的发生提供了极有价值的参考。在对健康人群正常微生物群的理解基础上,研究者们发现微生物与某些疾病的发生发展有紧密的联系,如克罗恩病、肥胖、糖尿病、肝病等。这些研究改变了人们对于患病的固有看法——从外来因素致病转变为人体微生态失衡引起疾病。正如十多年前的人类基因组计划(HGP),如今的人类微生物组计划(HMP)吸引了大批医学、微生物学、微生态学及相关领域的专家学者参与到医学微生态学的研究,遑论近年来席卷全球的新发、再发传染病如 H7N9 更是将医学微生态学带入了各家学者们竞相研究的风潮中。

对于这样一门新兴而又热门的课程来说,有一部合适的教材是当务之急。由浙江大学医学院附属第一医院李兰娟院士主编的《医学微生态学》教材,传承了国内外优秀参考书的特色,根据课程教学的要求、学科的发展以及实际应用的需要,较为详细地介绍了医学微生态学的基本理论、研究方法、临床进展和转化应用,探讨了人体正常微生物群与人类健康和疾病的联系,反映了当前医学与微生态学有机结合、融会贯通后带来的快速发展。同时引入了国际上的最新研究进展,如人体微生物测序工作、微生物群落及功能、人体肠道微生物的构成、肠道微生物与炎症性肠病和肥胖等疾病的关系等,相信这本教材能充分提高读者的学习兴趣和对医学微生态学科的深入了解。

本教材的编者是来自全国各大医学院校教学和科研第一线的专家、教授,均具有多年丰富的"医学微生态学"教学实践经验,并多次参与微生态领域相关著作的编写工作。编者们群策群力,集思广益,反复推敲,达成一致见解,终于完成了这本难得的好教材。本教材图文并茂,叙述流畅,内容丰富,兼具启发性、适用性、科学性和创新性。对于广大临床医生、科研工作者和医学院校学生、研究生是一本很有特色的教材,同时对于从事医学微生态学及其相关工作的人员也是很好的参考书。希望编者认真听取广大师生在教学实践中提出的宝贵意见和建议,使本教材能够不断完善,力臻完美,为促进我国医学微生态发展做出应有的贡献。

2014 年 1 月 13 日

前　言

在人类的进化史中,微生物是人类密不可分的"伙伴",与人体共同构成了一个"超生物体"。人体携带的微生物细胞总数是人体细胞总数的 10 倍,达 10 万亿~100 万亿,重达 1.2kg,接近人体肝脏的重量;其基因数量是人类基因组的 50~100 倍。这些认识来自最新微生态学的发现,但微生态学的发展却经历了漫长而曲折的时期。直到 20 世纪 70 年代,德国的沃克鲁什博士(Volker Rush)首次提出了"微生态学"(microecology)这一概念,并在德国的赫尔本创建了世界上第一个微生态研究所,这就是微生态学首次以定义的形式出现于科学界。后来,随着厌氧培养技术、电镜技术、细胞分子生物学等现代科学技术引入微生态领域,微生态学研究得到了飞速发展。人们越来越认识到人体微观生态的庞大和复杂性,并提出了对应于宏观生态平衡的微生态平衡理论。其中,我国康白教授在总结了前人各种论述基础上提出的微生态平衡概念具有代表性:"微生态平衡是在长期历史进化过程中形成的正常微生物群与其宿主在不同发育阶段的动态的生理性组合。这个组合是指在共同宏观环境条件影响下,正常微生物群各级生态组织结构与其宿主(人类、动物与植物)体内、体表相应的生态空间结构正常的相互作用的生理性统一体。这个统一体的内部结构和存在状态就是微生态平衡。"

抗生素在抗感染方面起的作用是非常重要的。但是,任何事情都有两面性,随着抗生素的广泛使用,其引起的菌群失调、二重感染和宿主对感染的抵抗力下降,引起了微生物学家对抗生素广泛使用的忧思。早在 20 世纪 50 年代,微生物学家魏曦教授就指出:"在光辉的抗生素降临后,我们必须注意其给人类带来的阴影:即扰乱正常微生物群和引起菌群失调。"所以在抗生素普遍应用、微生态失调、抗生素耐药率逐渐增加的今天,感染已从外源性、传播性向内源性、自身感染性演化。感染病的防治仍然是 21 世纪的重大课题,亟须新的理论及方法加以指导和研究。在这种研究背景下,在老一辈微生态学家康白教授的指导下,1994 年我们开始开展了医学微生态学研究,首次将微生态学和感染相结合,尤其在肝病与微生态关系方面进行了一系列的开创性研究,并于 2001 年正式提出"感染微生态学"的概念。2002 年由李兰娟院士主编,邀请国内多位著名专家一起出版了国内外第一部《感染微生态学》专著,得到了国际著名学者的高度评价。感染微生态学的提出不仅为感染的预防和控制提供了新的理论依据,还可使人们从微生态学的角度重新审视感染的发生、发展及转归过程,改变更新了抗感染的策略,提出了由纯粹"杀菌"转向"杀菌"同时需"促菌"的感染微生态治疗新观念。

光阴荏苒,在系统生物学理念和多组学技术,如基因组学、转录组学、蛋白质组学、代谢组学技术的发展,以及人类元基因组计划开展的推动下,微生态学研究得到国内外前所未有的重视。我们面对的是一个飞速发展的世界,各种医学技术和成就从来没有像如今这样令人振奋又充满挑战。2005 年以来,*Science*、*Nature* 等杂志相继报道:肠道微生物为人体提供营养、调控肠道上皮发育和诱导先天性免疫,其功能相当于人体一个重要的"器官",破坏肠道微生物就是损害人体健康。2007

年,以浙江大学医学院附属第一医院为首席科学家单位的"肠道微生态与感染"项目首次获得了国家重大基础性研究项目——"973"计划资助,开展了一系列有意义的研究。2008 年 2 月,我们在美国科学院院报(*PNAS*)上首次报道了肠道微生物对人体代谢的调节作用。2008 年 10 月,来自全球的科学家汇聚德国的海德堡,共同创立了国际人类微生物组联盟(International Human Microbiome Consortium, IHMC),促进全球科学家共同合作。2010 年,我们发现肠道菌(毛螺菌科等细菌)变化与重症肝病的发病密切相关,该研究发表于《肝脏病学》(*Hepatology*)。国际上最新研究利用分子生物学手段分析了人体五大主要区域十八个位置的微生物数量和构成,几乎获得了健康人体表和体内全部微生物组的信息,发现身体不同部位对居留的微生物群落有极大的影响,远远大于时间的推移或个体间的差异,对最终揭示人体微生物群如何引起(阻止)疾病的发生提供了极有价值的参考。微生态不仅与感染性疾病,而且也与慢性疾病的发生发展密切相关,如肝病发生发展及重症化、肥胖、糖尿病、炎症性肠病、结直肠癌、代谢综合征、肠易激综合征、儿童自闭症、过敏症等。这些研究改变了人们对于疾病病因的固有看法——从外来因素致病转变为人体微生态失调引起疾病。越来越多的研究证据表明,破坏人体微生态就是破坏人体健康,医学微生态与健康已成为新世纪的重大课题。

随着现代社会生活方式的改变,人类的疾病谱也悄然变化,正从以单纯生物病原体为主要致病因素的急性传染病模式过渡到以社会、心理等多因素作用或影响明显的慢性疾病模式。将人体与疾病分隔开来进行的医学实践已经难以满足当代医学的发展。医学微生态学正是迎合这种需求应运而生,并将微生态学的基本概念、理论知识和技术方法有机地应用于医学各领域,如临床诊断、治疗、预防,使人们可以从微生态学的角度审视相关疾病的发生、发展及转归过程。相信在不远的未来,更多的人体疾病与医学微生态学之间关系的奥秘将被揭开,医学微生态学的研究理论和成果将应用于临床医学实践。医学微生态学在医学中的地位和作用日趋重要,亟须大量的微生态学人才参与到科研、教学的队伍中来,因此在医学生中加强开展本课程的教育刻不容缓。

受全国高等医药教材建设研究会的委托,我们组织编写了研究生规划教材《医学微生态学》,由于本教材是第一版,因此在多年的研究与临床实践基础上,我们还参阅了国内外有关微生态学研究的最新文献,系统地阐述了医学微生态学的理论、技术及最新进展,希望能为医学研究生及各科临床医师提供医学微生态学的新知识。

本书分三篇共 28 章。第一篇包括第 1~8 章,介绍医学微生态学观念的由来及其历史发展背景,详细介绍正常微生物的组成、生理功能;正常微生物的宿主转换、定位转移;正常微生物群变异及微生态失调与相关疾病的关系;系统介绍医学微生态学的研究方法。第二篇包括第 9~23 章,根据现有资料,介绍各系统微生态学特征及预防处理方法。第三篇包括第 24~28 章,详细介绍微生态调节剂的种类、功能及其发展趋势。

本教材由浙江大学、上海交通大学、复旦大学、中国科学院、中国疾病预防控制中心(Chinese Center for Disease Control and Prevention, CDC)、郑州大学、沈阳医学院、哈尔滨医科大学、大连医科大学、成都中医药大学、佳木斯大学、四川大学、南方医科大学、深圳大学、重庆医科大学、上海第十人民医院、深圳市儿童医院共 17 家单位的多位教授(绝大多数是博士生导师)共同编写。由于编者水平有限,加之写作时间仓促,自知有诸多不足之处。本书旨在抛砖引玉,恳请广大读者批评指正。

李兰娟

2013 年 12 月

目　录

第一篇　基础微生态学

第二篇　临床微生态学

第三篇　微生态调节剂

第一篇

基础微生态学

第一章　医学微生态学

第一节　医学微生态学的概念

一、医学微生态学的定义

医学微生态学是一门用微生态学（microecology）理论和方法研究人类不同生命现象（健康、疾病）的本质及发生、发展规律和结局，并引导疾病向宿主健康发展的学科，是微生态学、微生物学、免疫学与医学交叉而成的新兴学科。医学微生态学是研究健康个体正常微生物的生物性状与功能，以及与人体疾病相互关系的学科，是一门与临床各科室联系极为紧密的基础应用学科。作为微生态学与医学的结合，医学微生态学成为生命科学中一个蓬勃发展的新兴领域，不仅对医学的发展进步起到了积极的推动和促进作用，同时也拓展了生态学原理和方法在医学中的应用。

二、正常微生物群及其分类

（一）正常微生物群

微生态学是研究微生物群的结构、功能及其与宿主（人、动物、植物）相互关系的一门生态学分支。医学微生态学的研究重点是研究人体微生物群与人体细胞、组织、器官等的相互关系，及其对人体健康的影响，探索并引导疾病向健康方向发展的相关机制和干预措施的学科。医学微生态学的研究内容是健康人体的正常微生态群落结构和功能，以及这种群落结构紊乱对人体健康的影响，并引导宿主向健康方向发展的微生态干预手段。医学微生态学与微生态学一样，其核心是正常微生物群（normal microbiota）。所谓正常微生物群，是微生物与人体在共同的历史进化过程中形成的生态结构，包括细菌、真菌、病毒及生物活性物质等。

人体微生态存在两种状态：微生态平衡和微生态失调。人体微生态平衡是健康的基础，是指在长期进化过程中形成的正常微生物群与其宿主在不同发育阶段的动态生理性组合，这个动态平衡是微生态环境、人体与微生物三方面相互作用的结果。人体微生态平衡表现在两方面。一方面是人体微生物本身，指的是微生物在数量、种类和定位上的动态平衡。其中数量平衡指生境内微生物总菌数和各微生物菌的活菌数保持在一定范围内。种类平衡指人体不同位置微生物群的种类不同，根据菌群在其生境内的生理功能保持着种类的平衡，例如肠道菌群中 90% 以上占主导的菌种为拟杆菌门和厚壁菌门。定位平衡是指正常情况下细菌在人体内特定位置定植，被称为原籍菌，此时细菌对人体是有益的，例如大肠埃希菌在消化道是原籍菌，如果转移到呼吸道会成为异籍菌而引起感染。微生态平衡的另一方面是微生物与人体之间的平衡，即同一生境的微生物群随着人体不同发育阶段进行动态调整以适应人体的需求，例如肠道的微生物群在婴儿、青少年、壮年和老年这些不同年龄段存在着规律的动态变化。

微生态失调是指在外界环境影响下，正常微生物群与人体之间，各种微生物群落之间的平衡，由生理性组合转变为病理性组合的状态。一旦发生微生态失调，包括不同微生物之间的失调、微生物与人体之间的失调、微生物和人体构成的"超生物体"与外环境的失调，都可能使人体从正常情况转向病态。

（二）正常微生物群的功能

正常微生物群对人类的健康至关重要，是人体密不可缺的共生体。人体存在着许多正常菌群系统，有肠道菌群、口腔鼻咽腔菌群、泌尿生殖道菌群、皮肤菌群等。其中人体肠道微生物群落是一个庞大而复杂的微生态系统，包含 500~1000 种微生物，其细胞数量是人体自身细胞数量的 10 倍，重达 1.2kg，接近人体肝脏的重量，其编码的基因是人体自身基因的 100 倍。肠道菌群的生理功能包括以下几个方面。

1. 营养作用　营养作用是肠道微生物对人类的一个重要功能。肠道菌群在与人体的共同进化过程中，形成相互依赖、相互作用的关系。人体肠道菌群代谢产生的短链脂肪酸（short-chain fatty acids, SCFAs)如乙酸盐、丙酸盐和丁酸盐对于宿主的生理有很重要的影响,其中丁酸盐几乎可以全部被结肠的上皮细胞所吸收,并且是结肠上皮细胞的主要能量来源。而丁酸盐和丙酸盐基本上完全被肝脏摄取。此外,正常微生物,如双歧杆菌、乳杆菌等能合成多种人体生长发育必需的维生素,如 B 族维生素、维生素 K、烟酸、泛酸等,在无菌动物中,如果不人工补给维生素 K,会出现凝血异常;肠道菌群还能为人体提供蛋白质,合成非必需氨基酸,如天冬氨酸、丙氨酸、缬氨酸和苏氨酸等。通过 ^{15}N 放射性核素标记显示技术研究发现,双歧杆菌蛋白质成分的 90% 可被人体吸收,并且其中的 70% 可以在人体血清池中发现,对人类的健康有着重要作用。

2. 代谢作用　肠道微生物参与人体的重要代谢过程,为人类的某些代谢过程提供了各种酶和生化代谢通路。如肠道菌群可以把不溶性蛋白质转化成可溶性物质,将复杂的多糖转化成单糖供人体吸收,参与酪蛋白水解、氨基酸的脱羧基、脱氨基作用,参与胆汁和胆固醇代谢等。肠道微生态不仅是药物的补充代谢通路,而且还能激活哺乳动物肝脏酶系统,因此肠道微生态的组成可显著影响动物和人类对外来化合物如药物的代谢过程,对个体化医疗有重要意义。

3. 生物拮抗(antagonism)　肠道微生物对宿主具有保护作用。正常菌群在人体某一特定部位黏附、定植和繁殖,形成一层"菌膜屏障",是抵抗外源微生物定植的重要防线,对于机体组织免受外来病原菌的侵袭具有很重要的作用。通过拮抗作用,抑制并排斥过路菌群的"入侵",维护人体与微生物之间的平衡状态,这种抵抗外来病原菌的能力被称为"定植抗力"(colonization resistance),同时这种定植抗力又为宿主提供了一个稳定的内环境系统,维护宿主的内环境稳定。另外细菌还通过对营养物质的竞争来抑制病原菌的生长,宿主向共生微生物提供它们所需要的营养物质,而这些共生微生物也会通过某些机制为宿主提供一定能量。这种共生关系可以避免营养物质的过度产生,从而避免某些具有潜在病原性的正常菌群的竞争者的生长。定植抗力是肠道正常菌群阻止潜在致病菌在肠道定植的阻抗力或抵抗力。肠道的定植抗力与肠道菌群中厌氧菌有关,厌氧菌的增减,直接影响定植抗力。此外,肠道共生菌在肠道局部可以产生一些抑菌物质,如细菌素,抑制它的竞争者生长。20 世纪 90 年代开始,李兰娟教授提出 B/E 值(即双歧杆菌和肠杆菌的数量比值)作为衡量人体肠道定植抗力的指标。

4. 免疫刺激　肠道正常菌群的存在对机体的免疫刺激可以分为两个方面。其一是可以使宿主产生广泛的免疫屏障。由于肠道细胞直接与肠道共生菌及外来过路菌相接触,因此肠道细胞成为宿主的免疫屏障。如乳杆菌和双歧杆菌,对宿主的免疫功能有增强作用,不仅活菌体有作用,菌体的破碎液和发酵液均有免疫活性。另一方面,肠道正常菌群可以刺激宿主免疫系统的发育和细胞免疫的发生,使宿主固有的免疫系统对机会致病菌和共生菌进行区分。一些有益菌具有激活吞噬细胞和淋巴细胞,增加抗体形成,刺激脾细胞和派尔集合淋巴结(Peyer patches)的细胞增殖功能。近年来发现分段丝状杆菌(segmented filamentous bacteria, SFB)与人体免疫密切相关,SFB 可以促进肠道 Th17 细胞的分化、成熟。双歧杆菌和乳杆菌可以增强派尔集合淋巴结的淋巴组织,促进 B 细胞的活性。无菌动物研究中还发现,无菌条件下饲养的动物肠黏膜淋巴细胞密度小,淋巴滤泡小,血液中免疫球蛋白 IgA 的循环浓度低,对疾病的易感性较高。

5. 生长、发育和衰老　肠道菌群与宿主的共生对宿主的生长和发育具有重要作用。当缺乏肠道微生物时,哺乳动物微绒毛发育不良,结肠上皮细胞包含的细胞数明显减少,表明哺乳动物的肠道正常发育需要有肠道菌群的共生,肠道菌群参与了宿主的进化过程,促进了肠道上皮细胞的生长和发育。人体肠道菌群的定植种类对其健康发展具有至关重要的影响。婴儿从母体中娩出时就从母体获得一些菌种,并且不同的生产方式如顺产和剖宫产婴儿肠道菌群存在显著差异,顺产的婴儿主要定植菌为以乳杆菌为主的乳酸菌和普氏菌。一般情况下,随着年龄的增长,肠道优势菌群间的比例会改变。到了老年,人体内的双歧杆菌等有益菌的数量显著下降,而产生硫化氢等有害物质的小梭菌等有害菌增加,这些肠道微生态的变化有可能加速衰老的过程。因此肠道菌群动态地参与了人的生长、发育和衰老的整个生命过程。

此外,了解肠道正常菌群与一些致病菌的关系,将有利于我们更好地认识肠道正常菌群。以白念珠菌为例,在一般情况下,正常的肠道菌群对念珠菌的过度生长有抑制作用,因此白念珠菌感染常发生在免疫缺陷或者长期使用抗生素治疗的患者。在无菌动物以及服用抗生素的动物模型中,研究者发现白念珠菌的肠道定植力增加,并侵入肠道上皮,滞留时间延长。白念珠菌在肠道的定植反过来影响肠道微生物区系结构变化,使肠道微生物多样性下降。同时也可以引起局部肠腔内细胞因子的变化,改变局部黏膜免疫状态。

(三)正常微生物群的分类

正常微生物群是一个极为复杂的微生物群落(microbiota)复合体。对这些复合体的研究不能单纯使用微生物学的理论和方法,还需要结合微生态学特有的技术手段。从微生态学出发,正常微生物群分为以下类别。

1. **按来源分类** 内源性菌群(endogenic flora)和外源性菌群(exogenic flora)。

2. **按生境分类** 原籍菌群(autochthonous flora)和外籍菌群(allochthonous flora)。

3. **按定位分类** 常驻菌(resident flora)和过路菌(transient flora)。其中细菌是微生物世界中种类和数量最多的,并且是引起感染常见的病因。因此了解细菌的分类对于鉴别细菌、诊断疾病和防治细菌性感染均有重要的理论和实际意义。目前国际上普遍采用伯杰(Bergey)分类系统。《伯杰系统细菌学手册》按照细菌的门、纲、目、科、属进行了分类,反映了细菌分类从人为的按照表型分类体系向自然的分类体系转变所发生的变化。

第二节 医学微生态学的发展史

医学微生态学利用微生态学理论和方法研究医学及相关领域,主要研究和探讨正常微生物群的结构、功能以及与人体各个器官系统的相互关系。随着技术手段的发展以及人们对微生态认识的深入,发现微生态不仅与感染性疾病有关,而且与非感染性慢性疾病也具有密切联系。此前,微生态学的发展经历了漫长曲折的历程,其发展历史主要分以下几个阶段。

一、微生态学萌芽阶段

(一)微生态学萌芽阶段

在还未发明显微镜前,人类虽然不能良好的观察微生物,但已经自发地利用有益微生物来改进农业生产和改善疾病治疗。早在公元前 2500 年,旧圣约就有记载壁画上制作酸奶的画面。在我国,公元前 2000 年夏禹时期就有仪狄酿酒的记载,北魏时期出版的《齐民要术》(贾思勰撰)和 1637 年出版的《天工开物》(宋应星撰),就多处描述了真菌,同时将有益菌描述成"五色衣"、"黄衣"等,有害菌描述成"白醭"。

早期,随着人类第一台显微镜的发明,微生物学研究开始了新的飞跃。荷兰人列文虎克(Antonie van Leeuwenhoek)于 1676 年用他自己制造的显微镜观察了来自井水、污水、人的痰液、牙垢、唾液以及人和动物的粪便中各类微生物,直接证明了微生物的存在,奠定了微生物形态学基础。但早期主要受限于研究方法和实验技术,微生物学研究的发展比较缓慢。直到 19 世纪末,许多学者陆续观察到球菌、杆菌、螺菌、丝状体、螺旋体及支原体,并逐渐建立起培养的方法。列文虎克发现微生物世界以后的 200 年间,微生物学的研究基本停留在形态描述和分门别类阶段。直到 19 世纪末和 20 世纪初在细菌学领域出现了三位划时代的人物,法国的巴斯德(Louis Pasteur)、俄国的梅奇尼科夫(Elie Metchnikoff)和德国的科赫(Robert Koch),他们的研究和观点对微生态学的发展产生重要影响。巴斯德通过著名的"S"型曲颈瓶实验证实有机物发酵是酵母作用,反驳了当时盛行的微生物是自然生成的"生物自生论",认识到不同的微生物其代谢也有所不同。同时他认为肠内发酵是必需的,是人类和动物取得营养不可缺少的步骤,因而提出了微生物有益的观点,奠定了医学微生物学的基础,开创了微生物生理学。梅奇尼科夫进行了一系列长寿与酸奶的研究,发现乳杆菌能拮抗大肠埃希菌的腐败作用,减轻酚、皂酚、靛基质及其他氨类物质的有害作用,起到延年益寿功效。他认为良好的生活习惯,正常的肠道菌群有助于健康长寿。科赫是著名的病原学专家,在其推动下相继发现了炭疽、霍乱、猩红热、产褥热、白喉、百日咳的病原体。这些发现强化了人们对细菌是致病原的概念,掩盖了对正常微生物群的研究。由于科赫在病原菌研究方面的开创性工作,19 世纪 70 年代至 20 世纪 20 年代成了发现病原菌的黄金时代。同时科赫发明了用固体培养基培养微生物形成菌落的技术,便于观察和培养微生物。随着时间的推移,人们对人与细菌的关系有了更深的理解,几位大师的学说也得到了发展。巴斯德的发酵学说、细菌与营养关系以及细菌有益说,已被现代科学接受。梅奇尼科夫的乳杆菌拮抗肠内腐败菌学说、健康长寿理论迄今仍为当代人所接受,而且饮用酸奶之风已风靡全球。

(二)医学微生态的研究起点

医学微生态的研究可追溯到 19 世纪末。1980 年,法国巴黎儿童医院的蒂塞(Henry Tisser)医师通过婴幼儿消化不良病因的研究发现，母乳营养儿与人工营养儿肠道菌群不同，认为肠道菌群的不同是造成人工营养儿腹泻高发的原因之一，并且认为双歧杆菌的存在不仅和腹泻的发生频率有关，而且与营养有关。此研究使人们认识到肠道菌群失调（intestinal dysbiosis）可能是腹泻主要病因。蒂塞等对肠道菌群的研究构成了医学微生态学研究的起点。

二、微生态学的停滞阶段

大约从20世纪初期到40年代中期，微生态学的发展处于停滞阶段。这是由于第一次世界大战的爆发，促进了传染病的大流行，这些致病微生物对人类造成了巨大的灾难，迫使人们将研究的重点转移到研究和发现致病微生物。如科赫的研究也使国际上形成一股研究病原体的热潮，并形成了一种对微生物片面的理解，即微生物主要是有害的，从而忽略了对正常微生物群的研究。另一方面，当时了解微生物特别是细菌的方法局限于体外培养，也成为微生态学进一步发展的障碍。因此医学微生物学虽然得到了发展，但微生态学的发展却处于停滞阶段。

三、微生态学的发展阶段

抗生素的出现打破了微生态学研究停滞的局面。1928年英国细菌学家弗莱明首先发现了青霉素，1942年开始在美国进行大批量生产，20世纪40年代又出现了链霉素。随着一大批抗生素的相继问世，其在人类和感染性疾病的斗争中取得了许多功绩，挽救了亿万人民的生命。抗生素的广泛应用引起人们对正常菌群的结构和功能进行研究的兴趣，因而推动了对微生态基本规律的研究过程。

无菌动物的成功培育为微生态学的发展注入了一股新的活力，并且成为微生态学的重要方法学之一。无菌动物是在无菌屏障系统中，剖腹取出动物幼仔，饲养繁育在无菌隔离器中，饲料、饮水经过消毒，定期检验，证明动物体内外均无一切微生物和寄生虫（包括大部分病毒）的动物。20世纪50年代，美国印第安纳州圣母院大学洛邦实验室研制成重型不锈钢无菌动物隔离罩。随后瑞典Karolinska学院无菌动物研究室用轻型不锈钢制成更加适用的动物饲养罐，成功培育出无菌动物。无菌动物的出现，有力地推动了微生态学的研究，由此产生了悉生生物学（gnotobiology）。

无菌动物出现的同时，厌氧培养技术的发展也对微生态的复兴产生了巨大的影响。在20世纪50年代前期，医学界认为肠道细菌的主要成员是由大肠埃希菌、肠球菌构成。但是到了50年代后期，前联邦德国柏林自由大学海内尔（Haenel）教授把十几种厌氧菌培养方法综合在一起进行比较和综合分析，结果发现方法改进之后可培养出更多的厌氧菌，而且厌氧菌占肠道细菌总量的99%，从而通过研究改变了传统观念。我们习惯认为占主要地位的大肠埃希菌和肠球菌等需氧菌实际只占1%以下。厌氧培养方法的改进，微生物新种的发现，丰富了微生物的知识，因而也改变了微生态学研究状态。新发现的大量厌氧菌不但不致病，而且对宿主健康有益，甚至是必需的。

20世纪70年代，德国的沃克鲁什博士（Volker Rush）首次提出了"microecology"一词，即微生态学。他将其定义为"微生态学是细胞水平或分子水平的生态学"，并在德国赫尔本创建世界上第一个微生态研究所，这是微生态学首次以定义的形式出现于科学界。之后，微生态学得到飞速发展，人们越来越认识到人体微观生态的庞大复杂性，并提出了对应于宏观生态平衡的微生态平衡理论。其中以我国康白教授在总结了前人各种论述基础上提出的微生态平衡概念具有代表性："微生态平衡是在长期历史进化过程中形成的正常微生物群与其宿主在不同发育阶段的动态的生理性组合。这个组合是指在共同宏观环境条件影响下，正常微生物群各级生态组织结构与其宿主（人类、动物与植物）体内、体表的相应生态空间结构正常的相互作用的生理性统一体。这个统一体的内部结构和存在状态就是微生态平衡。"但是，抗生素的使用是把"双刃剑"。随着抗生素的广泛使用，出现了抗生素应用引起的菌群失调、二重感染（superinfection）和宿主对感染的抵抗力下降，引起了微生态学家对抗生素使用的忧思。早在20世纪50年代，微生物学家魏曦教授就曾经指出："在光辉的抗生素降临后，我们必须注意其给人类带来的阴影：即扰乱正常微生物群和引起菌群失调。"

四、医学微生态学的建立和发展阶段

感染微生态学是医学微生态学的一个重要部分。抗生素在抗感染方面发挥了重要作用，但是抗菌药物并不能完全解决感染问题，如出现耐药、菌群失调及二重感染等一系列问题。此外，免疫抑制剂、放化疗和介入治疗等广泛应用使微生态失衡所带来的一系列不良后果，让人们对微生态对宿主有益性及有害治病作用有了更深入的认识。

在这种研究背景下，我国感染病学专家李兰

娟教授领导的课题组于 1994 年开始对感染微生态尤其是肝病微生态变化及其在肝病重症化发生、发展中的作用机制方面进行了一系列的开创性研究。该研究首次运用分子生物学方法确立了肝病肠道微生态失调判断标准，发现肝病患者存在肠道微生态失调，其程度与肝病的严重性相关，重型肝炎患者表现为肠道双歧杆菌等有益菌显著减少，革兰阴性肠杆菌科细菌等有害菌显著增加，血内毒素升高及肝功能损伤，三者间存在密切的关系，即肠道微生态失衡与血内毒素升高、内毒素血症的形成有关，而内毒素又可启动 TNF-α 等细胞因子大量释放，最终加重肝脏损害。肝病病情的加重可促进肠道微生态失调，反过来，肠道微生态失调可通过内毒素的过量易位进一步加重肝脏的损害，形成恶性循环。在治疗方面，应用微生态调节剂，如双歧杆菌制剂（益生菌制剂）及乳梨醇（益生元制剂）可有效调节肠道微生态，降低肝病及肝缺血 - 再灌注损伤等导致的细菌易位和内毒素血症，有效改善肝脏功能。2001 年李兰娟教授首次提出了感染微生态学的新概念，提出由纯粹"杀菌"转向"杀菌"的同时需"促菌"的感染微生态治疗新理论。这种理论充分肯定了微生态对人体健康的重要性，是对医学微生态内涵的重要诠释。2002 年，由李兰娟院士主编，邀请国内多位专家共同编写出版了国内外第一部《感染微生态学》专著。感染微生态学理论的提出为感染的预防和控制提供了新的科学依据，使人们从微生态学的角度重新审视感染的发生、发展及转归，改变了抗感染的策略，推动了医学微生态学的学科发展。

近年来，现代科学技术的发展促进了医学微生态学的全面发展。在系统生物学理念和多组学技术如基因组学、转录组学、蛋白质组学、代谢组学技术的发展，及人类元基因组计划的开展推动下，医学微生态学研究得到国内外前所未有的重视，人类认识到微生态对人类健康的重要性，并将肠道微生态视为人类一个重要的代谢器官。微生态不仅与感染性疾病如肝病发生发展及重症化和内源性感染有关，而且与慢性疾病的发生发展密切相关，如肥胖、糖尿病、炎症性肠病、结直肠癌、代谢综合征、肠易激综合征、儿童自闭症、过敏症等。这些研究改变了人们对于疾病病因的固有看法——从外来因素致病转变为人体微生态失调引起疾病。越来越多的研究证据表明，破坏人体微生态就是破坏人体健康。医学微生态与健康已成为新世纪的重大课题。2005 年以来，*Science*、*Nature* 等期刊相继报道，肠道微生物为人体提供营养、调控肠道上皮发育和诱导先天性免疫，

其功能相当于人体一个重要的"器官"。2007 年，以浙江大学为首席科学家单位的"肠道微生态与感染"项目首次获得了中国科技部重大基础研究项目"973"项目资助，开展了一系列有意义的研究。2008 年 10 月，来自全球的科学家汇聚德国海德堡，共同创立了国际人类微生物组联盟（International Human Microbiome Consortium，IHMC），促进全球科学家共同合作。2010 年李兰娟教授等在《肝脏病学》（*Hepatology*）上报道了肠道菌（毛螺菌科等细菌）变化与重症肝病发病密切相关。最新的研究利用分子生物学手段分析了人体五大主要区域十八个位置的微生物数量和构成，几乎获得了健康体表体内全部微生物组的信息，同时发现身体不同部位对居留的微生物群落有极大的影响，远远大于时间的推移或个体间的差异，对最终揭示人体微生物群如何引起（阻止）疾病的发生提供了极有价值的参考。人类微生物组的研究可以帮助人们在健康评估与监测、新药研发和个体化用药，及慢性病的早期诊断与治疗等方面取得进展。2012 年，李兰娟教授担任 IHMC 第四届国际人体微生态大会主席，并且被选为第五届 IHMC 的主席，标志着我国科学家在国际该领域扮演着积极活跃的角色，推动了各国微生物学家在人体微生态领域的国际研究合作。

随着现代社会生活方式的改变，人类的疾病谱也悄然变化，正从以单纯生物病原体为主要致病因素的急性传染病模式过渡到以社会、心理等多因素作用或影响明显的慢性疾病模式。将人体与疾病分隔开来进行的医学实践已经难以满足当代医学的发展。医学微生态学正是迎合这种需求应运而生，并将微生态学的基本概念、理论知识和技术方法有机地应用于医学各领域，如临床诊断、治疗、预防，使人们可以从微生态学的角度审视相关疾病的发生、发展及转归过程。相信在不久的将来，更多的人体疾病与医学微生态学之间关系的奥秘将被揭开，医学微生态学的研究理论和成果将应用于临床医学实践。医学微生态在医学中的地位和作用日趋重要，亟须大量的微生态学人才参与到科研、教学的队伍中来，因此在医学生中加强开展本课程的教育刻不容缓。

第三节　医学微生态学的研究领域及与其他学科的关系

基因组学、转录组学、蛋白质组学、代谢组学等前沿技术的发展和人类元基因组计划的实施，为微

生态学的研究提供了多种可选择的技术手段。医学微生态学有望得到更加深入、系统的发展，同时作为生命科学的重要组成学科，为人体微生物与人类健康与疾病的关系进行更深入全面的研究提供了可能。

一、医学微生态学的研究领域

（一）探索人体微生物与人类健康与疾病的关系本质

人体存在着许多正常菌群系统，如肠道菌群、口腔鼻咽腔菌群、泌尿生殖道菌群、皮肤菌群等。正常菌群的建立与演变是与人类发育和进化过程相依存，如胎儿期的肠道是无菌的，随着出生后与外界环境的接触及饮食的改变，逐渐建立起稳定、平衡、协调的肠道正常微生物群。人体的组织细胞与正常微生物之间以及正常微生物与正常微生物之间都存在着能量流动、物质交换和基因传递，从而被人体所利用，对人体起到营养、免疫、生长刺激与生物拮抗等作用。

在传统概念里，感染是微生物对宿主或宏生物的异常侵染，微生物与宿主或宏生物相互作用的一种生物学现象。临床实践以及研究成果告诉我们，这种感染的概念是不完善的。微生态学的理论认为感染是生态平衡与生态失调相互转化的结果，感染并不一定是致病微生物的入侵所致，也未必全都引起疾病。正常微生物群的概念是相对的，在一个宿主及特定环境属于正常微生物，对于另外一个宿主或环境来说可能致病。从医学微生态学角度来看，没有病原菌或非病原菌的概念，感染或疾病的发生都是由于微生态链或平衡被打破所致。当机体状态异常时，如营养不良、抗肿瘤放化疗、负性情绪、手术、外伤等导致机体抵抗力下降时，都可引起菌群失调或生态失调，此时正常微生物群定位转移、易位可能使人致病。医学微生态学的研究为我们对疾病本质的认识提供了全新的视角。

（二）人类疾病的医学监测和研究

1. 肠道菌群与肝脏疾病的研究　消化道和肝脏之间存在解剖和功能方面的紧密联系，"肠 - 肝轴"（gut-liver axis）的概念已扩展至能量代谢、免疫应答、肠道菌群和肠黏膜屏障等诸多领域。肠道菌群和肠黏膜屏障改变在肝硬化及其并发症，如肝性脑病、自发性细菌性腹膜炎、"慢加急"肝衰竭的发病机制中可能发挥重要作用。研究发现，在不同的肝病，如急性肝损伤、重型肝炎、肝硬化、肝脏缺血 - 再灌注损伤等疾病状态，存在肠道细菌构成紊乱、内毒素水平升高和易位、肠道扩张、肠壁变薄等肠道微生态失衡的表现，并且微生态失调的程度与肝病的严重程度相关。当肠道菌群失调得到改善，如口服益生菌，能减轻肝脏的损伤，改善肝脏功能，延缓疾病的重症化。肠道细菌的某些代谢标志物在不同疾病状态下的改变也不尽相同，如刀豆氨酸琥珀酸在肝硬化患者中显著降低，在肝癌患者中升高，这些发现对肝癌的鉴别诊断具有突破性价值。目前对于肠道菌群在肝病中的发病机制也有一定的认识。有研究认为肝脏肝窦表面的吞噬细胞库普弗细胞（Kupffer cell）在其中扮演重要的角色。当肠道菌群平衡被破坏，一些肠道菌过度生长，增加了肠道通透性，发生细菌易位伴随内毒素［如脂多糖（lipopolysaccharide，LPS）］显著增加。而 LPS 和革兰阴性菌是激活库普弗细胞的最常见途径，库普弗细胞被激活后引起白细胞聚集，产生蛋白质溶解酶和氧自由基，从而对肝脏造成损伤。同时，激活的库普弗细胞也会激活星状细胞，出现体循环功能障碍和全身炎症反应综合征，对肝脏造成进一步的损害。体循环功能障碍又会进一步加重细菌易位。在现有的对肠道菌群和肝脏疾病关系的认识上，已经有人用调节肠道菌群的方法治疗主要由肝炎病毒引起的肝硬化，达到了改善肝功能的治疗效果。更深入地了解肠道菌群与肝脏的关系及作用机制，将对肝脏疾病的诊治有重要的意义，也会持续作为医学微生态的研究热点。

2. 微生态与重大慢性疾病发生发展的研究　最近十年，随着免疫学、新一代 DNA 测序技术和代谢组学的快速发展，加速了医学微生态学科的发展。关于医学微生态学的发展可谓日新月异，几乎每天都有重大发现。肠道菌群是人的第二基因组已被广泛认可，越来越多的证据显示肠道微生态的改变可能影响肝病重症化、糖尿病、肥胖、代谢综合征等重大慢性疾病的发生发展。已有研究表明，肥胖和代谢综合征个体可发生显著的肠道微生态改变。例如，3 天连续摄入高热量食物会改变人体肠道菌群；小鼠实验中低脂饮食或高脂高糖饮食 1 天内就会引起肠道菌群改变；并且动物实验结果也证明通过粪便移植可诱导出代谢综合征表型，突出了肠道菌群在代谢综合征中的关键作用。此外，肠道菌群可能通过产生内毒素等免疫毒素诱发慢性炎症，促进胰岛素抵抗和代谢综合征的发生，还可通过调节能量代谢基因造成脂肪过度积累。但是目前大多数为相关性研究，只发现与疾病相关的一些生物标记物，尚未清楚地阐明肠道稳态与慢性疾病发生发展的机制,生物学家需要了解元基因组中的基因如何包装在单个细胞中,它们如何控制并表达以及如何协作。虽然已有源自基因缺陷或无菌小鼠模型等动物实验结果,但尚缺乏来自人体的相应机制研究。为此,该领域的研究就格外重要,是未来几年内医学微生态学研究的热点。

3. 微生态与肿瘤的基础研究 肠道稳态是宿主(肠道黏膜屏障)、肠道内环境(包括肠道微生物群)、营养和代谢产物等相互作用所构成的动态平衡状态。而这种稳态对维持肠道正常生理功能、调节机体免疫以及拮抗致病微生物定植等方面都发挥了重要作用。肠道稳态的结构和功能的改变与肿瘤的发生发展密切相关。肿瘤的发生是宿主因素和环境因素共同作用的结果,其内因是易感基因及其相应通路异常表达和活化,而外因则首推环境因素异常。双歧杆菌抗肿瘤是近年来肠道微生态的研究热点,研究发现双歧杆菌不仅能拮抗多种肿瘤生长,还能预防多种肿瘤的发生和发展。目前认为双歧杆菌抗肿瘤的机制有:①影响肠道菌群的生化代谢,减少致癌因子的产生;②调整和激活机体的免疫系统;③诱导一氧化氮(nitric oxide,NO)的产生;④抗诱变;⑤诱导细胞凋亡。由此可见,调节肠道微生态对肿瘤的预防和治疗有积极的作用,但现有的研究几乎都停留在体外和动物实验水平,具体的研究机制也没有完全清楚。因此通过分析人体肠道中微生物群落的组成、分布、生理生化特征、功能、相互关系及其与宿主间的关系,可为后续研究肠道稳态与肿瘤发生发展提供重要的理论依据。

4. 肠道稳态与循环系统疾病的机制研究 现有研究结果认为,肠道稳态失衡会造成人体处于慢性低内毒素血症状态,使宿主的炎症反应水平升高,不仅促进了脂肪堆积和肥胖,同时也是造成血管损伤、引起动脉粥样硬化的直接因素。现在普遍认可的机制是:当肠道微生态失调时,往往伴随着产 LPS 的菌种和不产 LPS 菌种的失衡,LPS 产量增加,同时肠上皮细胞的通透性也会改变,LPS 不仅通过细胞膜转运,还通过细胞旁路通道进入循环系统,随后经过 TLR4 信号通路,引起炎症反应。

但具体的相关性和内在机制仍不清楚,尤其是人体的研究尚处于起步阶段。在此方向发现新的疾病机制、确立新的治疗靶点的研究,对心血管疾病的早期干预和治疗将有重要价值。

5. 微生态学在疾病防治中的应用研究 针对

微生态失调原理进行微生态调整为我们在疾病防治方面提供了新思路。随着微生态学的飞速发展,在其理论指导下,出现了调整微生态失调、保持微生态平衡、提高人体健康水平或增进健康佳态的益生菌及其代谢产物和生长促进物质的制品,即微生态制剂。近年来,临床上由于抗生素、免疫抑制剂的大范围应用以及各种侵入性检查和治疗手段的使用,造成微生态失调从而引起感染或疾病的病例越来越多。微生态制剂也开始受到关注和重视,并在临床得到广泛应用,主要包括胃肠道疾病的防治、肝脏疾病的防治、医源性疾病的防治、婴幼儿保健、皮肤病的治疗、泌尿生殖系炎症、肿瘤防治和抗衰老等方面。

二、医学微生态学与其他学科的关系

一个学科的发展离不开与其他学科的相互依赖,相互交叉渗透。研究探讨医学微生态学与其他学科的关系,具有重要的理论和实践意义。

(一)与(宏观)生态学的关系

生态学是研究生物体与环境以及生物与生物之间相互关系的学科。微生态学就是细胞水平或分子水平的生态学。我国康白教授将微生态学定义为三个层面,即学科层面、生理学层面和医学层面。微生态学在学科层面定位于生态学的微观层面,医学层面即为"医学微生态学"。因此,医学微生态学与宏观生态学具有共同的生态学规律。学科发展是从统一性整体性出发,在一般规律的指导下,对其中的特殊规律人为地进行规范,开辟愈来愈多的新学科。因此,不能固定地看待一门学科,当生态学与微生态学、医学微生态学个性大于共性时,就自然分化为不同学科,它们处于不同的生态层次,研究的对象不尽相同,微生态学与医学微生态学就是在这种情况下逐渐形成。医学微生态学丰富和发展了生态学作为生命科学一个重要支柱的内涵和价值。

(二)与微生物生态学的关系

微生物生态学是生态学的一个分支,是一门研究微生物与它的生物及非生物环境相互关系的学科,是生态学按生物类型分化出来的。微生物生态学是宏观生态学,而医学微生态学是微观生态学。微生物生态学在微生物与动植物、人类相互关系以及利用微生物进行生物防治方面的研究和应用,显示了与医学微生态学的密切关系。与医学微生态学的侧重点不同,微生物生态学的研究对象是微生物与外环境的关系,特别着重于非生命环境,如大气、水和土壤等的关系,更多地应用于污染物的生物监测和环境质量的评价中。而医学微生态学的对象则主要是微生物与有生命的宿主,即人类之间的相互关系。微生物生态学侧重于微生物,与之相比医学微生态学侧重于生物环境——宏生物(人类宿主)。一个是微生物的微生态学,另一个是人体的微生态学。

(三) 与悉生生物学的关系

悉生生物学是介绍研究悉生生物以及由悉生生物造成的悉生态的生物学分支学科。悉生动物指的是不仅知道有菌、无菌而且知道有哪些菌的动物宿主。悉生动物学方法是目前最为有效的微生态学研究方法,它的出现对微生态学的崛起与发展产生了划时代的影响。在悉生动物出现之前,人们已经做了大量有关正常微生物群的研究,但由于正常微生物群是一个复杂的综合体,很难排除相互间的干扰。自从有了悉生动物,现在已经能逐个或逐批分析某个或某些微生物的作用,目前对正常微生物群的分析已经离不开悉生动物学的知识。但是悉生生物学不能代替微生态学,因为前者除了技术方面的知识外,其本身并不具备固有的理论体系和完整的方法。

(四) 与微生物学和医学微生物学的关系

微生物学是生物学的分支学科之一。它是在分子、细胞或群体水平上研究各类微小生物的形态结构、生长繁殖、生理代谢、遗传变异、生态分布和分类进化等生命活动的基本规律。根据研究的侧重面和层次不同又形成了许多分支,医学微生物学就是其中一个重要分支。微生态学是在微生物的基础上吸收了生态思想而诞生的,而微生态学的产生和发展又为现代医学开辟了认识疾病的新途径,其基本理论对微生物疾病的病因学、致病性、诊断及防治、细菌抗药性等问题都有新的启示。两者研究重点不同,不能互相替代,医学微生物学主要研究与医学有关的致病性微生物的生物学特性、致病和免疫机制,侧重研究致病微生物的生命规律,而医学微生态学侧重研究正常微生物对人体的正常生理作用、生态平衡、生态失衡和生态防治。

(五) 与其他现代生命科学的关系

疾病与健康是生态平衡与生态失衡的上层表现,这个平衡与失衡受病因、环境和宿主三个因素支配。研究这三个因素的学科有微生物学、免疫学、临床学、生理学、病理学及临床医学。这些学科研究的都是生命现象,各学科之间的纵向与横向发展构成交叉联系。

第四节　医学微生态学研究前景

近十年人类基因组计划取得了巨大的进展,带动了一系列技术、工具和研究方法的革命性更新。这些成就对于促进医学微生态学的发展奠定了坚实的基础。人们已经认识到人体微生态平衡与失衡对于人类健康与疾病有着重要意义,随着基因相关研究方法的不断更新,人们把微生物基因组和人类基因组视作一个整体,将人类基因组研究方法引入人体微生态研究中,取得了许多成果。随着对于人体微生态与人类健康和疾病关系的深入阐述,我们可以用不同的微生态调节方法,如抗生素、益生菌、益生元,甚至粪便移植等方法,实现人体健康菌群的重建,从而使人体恢复健康,远离疾病的困扰。相信在不久的将来,更多的人体疾病与医学微生态学之间关系的奥秘将被揭开,更完善的医学微生态学的研究理论和成果将可以应用于临床医学实践,为医学微生态学的研究带来革命性进展。

一、医学微生态学研究面临的挑战

尽管医学微生态学研究具有巨大的潜力,但是目前仍处于起步阶段,面临许多亟待解决的问题,尚需克服许多技术上和理论上的挑战。从科研的角度来讲,包括实验课题的设计、样本选择标准以及预测参数的控制等内容都需要进一步完善。这是一个多学科交叉的崭新领域,需要临床医师、微生物学家、分子生物学家、计算机学专家以及生物信息学家的通力合作才能顺利完成。同时,要研究人体微生物的影响,还应该充分考虑宿主遗传因素和环境因素的影响。要研究不同疾病状态下人体微生态变化的规律,首先要确定健康状态下人体微生态基线指标的正常值范围。因此研究健康状态下人体微生物的变化规律,成为研究不同疾病状态下人体微生态变化规律的基础。但是由于人体微生态的高度多样性和复杂性,目前对于何谓健康状态的人体微生态尚未有明确、清晰的定论。健康状态下人体微生态的正常波动及其随寄居部位、不同时间点,以及复杂的宿主遗传因素、饮食因素、生活方式和行为习惯等因素产生的高度变异性,使得完整地定义健康状况下人体微生态成为一项复杂而艰巨的任务。

不仅如此,随着高通量测序技术近年来取得的进步,目前有很多不同的下一代基因测序平台,这些平台有不同的测序流程以及数据处理方法,现有的所谓分析流程以及统计分析方法也都还处于探索和不断完善阶段。而且目前的元基因组研究仍多为对于不同疾病之间差异的描述性结论,对不同物种水平之间差异的定义以及相关统计学指标的界定仍在探索之中,例如选取多大的样本量才最合适等,仍需要更多的研究才能确定。

对于元基因组研究发现的不同疾病状态之间的差异进行科学地解释是另一项艰巨的工作。众所周知,元基因组学产生海量数据,运用单纯的统计学分析流程可以发现数量众多的物种分类学或者基因功能差异,如何将这种差异与临床表型差异结合起来,进一步揭示临床医学存在的问题才是我们所关注的重点,而这一部分的"翻译"工作目前只实现了很小的一部分,有大量的工作需要去做,最终实现逐项揭示所有差异密码的奥秘。

人类由于人种、饮食、年龄、性别等因素而存在千变万化的差异,而目前医学微生态学研究只能选取相对而言很小的一部分样本,这些样本是否能反映或者在何种程度上能反映整体的变化规律,目前仍未有严谨的论证研究。困难之处一方面在于这些因素是十分复杂且难以精确定义,很难单纯界定单一因素的影响;另一方面,这些因素会随着时间发生变化,这些变化所带来的影响和因素本身很难准确地区分和定义。所以完整、精确地了解这些因素对于医学微生态学的影响仍是一项复杂而艰难的工作。多中心大样本量的长期随访研究以及完善的样本分组设计是目前控制这些混杂因素的主要手段,但是未来这些所谓"混杂"因素所起的真正作用仍需进一步探索。

目前,元基因组学研究是医学微生态学研究的最常用手段之一,但从长远来看,元基因组学只是医学微生态学研究的基础。基因数量的差异并不能代表临床表型的差异,有些基因或者功能通路是低表达甚至不表达的,基因表达也受复杂的体内外因素的影响,某些基因只有在特定的环境下才会表达,而有些基因尚未被目前已有的研究所认知。因此医学微生态学研究有很长的道路要走,需要包括元基因组学、宏蛋白质组学、宏转录组学和代谢组学等多种组学手段的联合应用,需要与人体基因组进行共同分析,需要深入研究人体与人体微生态之间广泛的相互作用关系,更需要精确地阐述疾病和健康状况下的差异以及这种差异在疾病中所起的真正作用,只有解决这一系列的挑战,医学微生态学研究才会取得重大进步。

二、医学微生态学理论转化为临床实践的研究

医学微生态学理论的不断革新,使得人们对于人体微生态与疾病和健康关系的认识不断深入,其最终目的还是应用于临床实践,使临床医师对于相关疾病的本质具有更新的认识和更完整的理念,从而对疾病的治疗采取更加合理的方案。传统的治疗观点将人体当成一个"战场",临床医师用越来越强的"杀伤力"与致病菌进行殊死搏斗,例如选用大量广谱抗生素将微生物彻底摧毁的方法来治疗某些疾病。尽管这种治疗方法曾经取得过疗效,但是其代价也极其巨大,会带来许多副作用。抗生素不仅会消灭致病菌,还会消灭大量正常菌群,破坏菌群平衡,从而导致一些难治性的细菌甚至所谓"超级细菌"的产生,以及真菌感染等情况的发生,给临床治疗带来很大的困难。而且这些严重耐药细菌可能存在广泛传播的风险,一旦扩散开来,对于整个人类的损失更是不可估量。

将人体与微生物的关系视为"战场"的观点,忽略了人体菌群是一个动态平衡的微生物整体,没有把它当作一个不断变化,互相作用的微生态系统看待。医学微生态学研究的方向是将临床医师从"战场"思维中解放出来,将人体与人体微生物当做一个整体,将人体微生物当做一个动态平衡的"群落"进行研究。而这些疾病的治疗思维也将从与单个的病原体进行"战斗"演变为对整体微生物群落进行"管理"。将宏观生态管理的理念引入微生态研究,我们可以发现这种管理是多维度的综合管理,包括促使失衡状态的微生态恢复平衡,促进正常菌群生长,以及对于病原体的实时监测等内容。

我们可以用生态学的原理来研究宿主与微生物的相互作用以及微生物的特定功能。测序方法的进步和蛋白质组学、代谢组学技术的发展,以及代谢网络模型的建立,使人们可以了解在人的一生中,宿主和环境因素是如何影响微生态的。通过对微生物群落的种类构成、多样性和功能进行研究可以制订个体化的营养方案以及药物治疗策略。

通过最新的测序技术和生物信息学分析技术,以及多组学手段的联合应用,我们可以监测出不同疾病存在的特异性的微生态失衡特征,从而有针对性地从整体的角度对整个微生态群体进行调整,如改变其总体的种群多样性,降低与疾病相关的物种种群或者功能通路,控制与疾病相关的细菌种类的摄入,补充有益菌群或者促进有益菌群的生长,促

进菌群与人体的良性互动关系等。通过确定对人体有益的关键功能菌,深入研究其与人体的相互作用关系以及其在人体内的动态变化规律,我们可以为临床实践提供有力和精确的治疗依据。

随着高通量测序技术以及芯片技术的进步,测序及芯片费用不断降低,通量不断加大,生物信息学处理的能力也在不断更新,各种疾病相关的病原体以及微生态失衡规律也将不断被发现。相信在不久的将来,我们可以对不同部位的人体菌群实施动态实时监测,分析每个人个体性的微生态群落的健康基线,对微生态群落里的各种不同细菌进行动态追踪,对微生态的各种指标,如菌群多样性等进行深入分析,从而可以及时预警微生态失调的发生,真正做到从"亚健康"状态中发现疾病发生的可能,进行疾病的早期诊断,实现中国医学先驱几千年梦想的"不治已病治未病"。

另外,在疾病的治疗过程中,我们也可以实现对人体微生态的实时动态监测,从而大大提高疾病治疗的针对性,避免目前抗生素治疗大多依赖经验性治疗甚至出现抗生素滥用的局面。我们还可以对疾病的治疗效果实现实时反馈,从而对临床医师的治疗方案实现实时精准修正。同时,一些以往临床上普遍认为与人体微生态没有必然联系的疾病,例如肥胖、糖尿病(包括 1 型糖尿病和 2 型糖尿病)、炎症性肠病、结直肠癌、代谢综合征、肠易激综合征、儿童自闭症、过敏症、哮喘等疾病均被认为与人体微生态失调存在密切关系;许多肝脏疾病,例如肝硬化、非酒精性脂肪肝、酒精性肝病等,也通过不同的方法证实了与肠道微生态紧密相关。这些发现将彻底革新我们对这些疾病的认识,带来临床治疗的革命性进展。

(李兰娟　王保红)

参 考 文 献

1. 李兰娟. 感染微生态学. 第 2 版. 北京:人民卫生出版社,2012.
2. 康白. 微生态学现代理论与应用——康白教授的微生态观. 上海:上海科学技术出版社,2013.
3. Krajmalnik-Brown R, Ilhan ZE, Kang DW, et al. Effects of gut microbes on nutrient absorption and energy regulation. Nutr Clin Pract,2012, 27:201-214.
4. Sorek R, Cossart P. Prokaryotic transcriptomics:a new view on regulation, physiology and pathogenicity. Nature Reviews Genetics, 2009, 11:9-16.
5. Shi Y, Tyson GW, DeLong EF. Metatranscriptomics reveals unique microbial small RNAs in the ocean's water column. Nature, 2009,459:266-269.

第二章 微生态学基础

目前,多数微生态学者认为微生态学是一门研究正常微生物群的结构、功能,以及与其环境相互关系的一门新兴学科。医学微生态学的研究范畴包括微生物与微生物、微生物与宿主,以及微生物和宿主与外界环境的相互关系,侧重研究正常微生物群的生态平衡、生态失调和生态调整。我国已故著名学者魏曦就提出这样的观点:"人类生存与繁衍,必须适应环境。一个是外环境,即宏观生态;另一个是内环境,即微观生态。"

医学微生态学基础与宏观生态学基础由于研究的层次和内容不同,其侧重面和重心并不相同。医学微生态学的生态空间和生态层次在有机体(个体)内部,因此具有其特殊性。

第一节 微生态空间与组织

一、微生态空间

宏观生态学是以地球以下、个体以上的各个层次为研究对象,其生态空间是大气、水层、岩层和地质、地理、地貌及地理景观的环境。医学微生态学则以个体以下、细胞以上为研究对象,其生态空间是生物体的个体、系统、器官、组织和细胞的各个层次环境。该环境即为人体微生态空间。这个环境中既包括宿主体内的各种生命因子如细菌、真菌、病毒、原虫及原生动物等,也包括无生命因子如微生物及其宿主的代谢产物和细胞崩解物,还有微小环境的温度、生物化学与生物物理学的特性、营养、水分、气体、pH值以及氧化还原电位(Eh)等条件。各种因子彼此相互联系和相互影响,与各个层次的正常微生物综合地构成一个生物与环境统一的联合体。人体中的正常微生物群以宿主为直接环境,以宿主的外环境为间接环境,因此其微生态空间结构较宏观生态空间更为复杂。

二、微生态空间层次

生态空间层次与生物体的生态层次是相联系的。一定生物体生态层次有一定生态空间,反之一定生态空间也必有一定层次的生物体占据。生物体与生态空间是长期历史进化过程中形成的统一联合体,是不可分割的,对医学微生态学来说,这种联合体更为紧密。

微生态空间可以分为以下五个层次。

(一)宿主个体

宿主个体(host individual)是微生态学中最大的生态空间,包括许多亚结构。虽然这些亚结构在生态学上存在着极大差异,但总体来说都构成一个统一体的生态空间。这些差异,在个体这个生态层次来说,只能看作是统一的生态空间的内部结构。

(二)生态区

生态区(biotic area)是宿主体内区域相近而功能相异的亚结构,如人体的各个解剖系统,包括呼吸系统、消化系统、泌尿系统、皮肤、口腔、生殖道等系统或器官。不同的系统有复杂的内部结构,这些内部结构定居着不同种类和数量的微生物。生态区是相对的,具体划分要根据生物物理性质、生化性质及定居的微生物种类与数量来确定。

消化道生态系包括口腔、咽、胃、十二指肠、空肠、回肠、盲肠、结肠和直肠生态区。口腔生态区还可再分为舌、牙、牙龈、颊和牙周袋。舌又可分为舌面、舌背、舌尖和舌根生态区。

呼吸道生态系包括鼻腔(鼻前庭、呼吸区、嗅区)、气管、支气管和肺(包括细支气管、终末细支气管、肺泡管、肺泡囊、肺泡)生态区。

泌尿道生态系包括肾(皮质、髓质、肾盂)、输尿管、膀胱和尿道生态区。

生殖生态系包括雌性生殖生态系和雄性生殖生态系。前者包括卵巢、输卵管、子宫、阴道、尿生殖前庭和阴道口组成生态区。后者包括睾丸、附睾、输精管、泌尿生殖道、副性腺、阴茎、阴囊及包皮生态区。

皮肤生态系包括毛(发)、毛囊、表皮、汗腺、汗腺开口和皮脂腺等生态区。

因此,凡含有许多微生境的性质基本相似的宿主解剖系统、器官和局部都可以称为生态区。生态区的上一层次为宿主个体，下一层次是生境。

（三）栖息地

栖息地（habitat）又称微生物的生境，是微生物与宿主在相互选择、相互依赖的生物进化过程中逐步形成的微小环境，即各个系统或器官中的某一位置，如口腔内的牙龈、舌、口腔黏膜等。

微生物的生境有特异性，对一些微生物是原籍生境（autochthonous habitat），对另一些微生物就是外籍生境（allochthonous habitat）。例如，大肠埃希菌原籍生境为肠道，但当呼吸道的正常菌群受到抗生素抑制后，可经口腔转移到呼吸道，引起医院获得性肺炎。大肠埃希菌亦可侵犯泌尿道，引起尿路感染。

（四）生态点

生态点（biotope）是生境的亚结构。以消化生态系为例，在小肠生态区，其黏膜是正常微生物群的生境，而小肠黏膜的黏膜面和黏膜下层则是不同的生态点，因为这些部位的正常微生物群的结构彼此间并不相同。对于生态点来说，也有宏观和微观之分，后一种情况只有借助于光镜或电镜才能看到。

（五）生态位

生态位（niche）的概念由 Ginnell 于 1917 年提出，用来表示对生境再划分的亚空间单位。1927 年，Elton 将生态位定义为"物种在生物群中的地位和作用"。这种地位和作用是在很小的空间内发生的，具有极为复杂的生物物理学、生物化学和生态学结构，因此是有机体的功能和作用在时间和空间上的位置。目前认为这是一个比生境、生态点更为复杂的概念，不仅包括空间结构，而且包括空间结构与各种微生物群之间相互作用的全部内容。也就是说，生态位是微生物群与环境的统一体。

三、微生态组织

微生态组织分为总微生态系统（whole microecosystem）、大微生态系统（integrated microecosystem）、小微生态系统（micro-ecosystem）、微群落（microcommunity）、微种群（micropopulation）五个层次。不同生态组织层次必须与相应生态空间层次相结合，不同生态系统层次之间是有联系的，但这种联系是按阶梯循序进行的。

医学微生态系统是指在一定结构的空间内，正常微生物群以其宿主的组织和细胞及其代谢产物为环境，在长期进化过程中形成的能独立进行物质、能量及基因（即信息）相互交流的统一的生物系统。从上述的微生态系统的概念可知，微生态系统是由正常微生物群与其宿主的微环境（组织、细胞、代谢产物）两类成分所组成，其核心是正常微生物群与宿主的组织、细胞及代谢产物的对立统一。微生态系统可分为三个层次，即总微生态系统、大微生态系统和小微生态系统。

（一）总微生态系统

整个宿主个体所包含的正常微生物群与极少数过路菌群共同组成的总微生态系统。

（二）大微生态系统

也称作综合微生态系统，包括多个小微生态系统。例如消化道大微生态系统就包括胃、十二指肠、回肠、盲肠、结肠等小微生态系统。

（三）小微生态系统

小微生态系统是大微生态系统的亚结构，是理论上的单一微生态系。

（四）微群落

微群落是隶属于宿主体内特定微生态系的亚结构，它具有特异的空间位置（生境），特殊的结构和功能。各个微群落之间互有联系，但一般互不侵犯，各自保持相对的独立性和稳定性。

（五）微种群

微种群是指一定数量同种微生物与其所占据的生态位所构成的统一体。微种群数量受到极其复杂的因素控制。

第二节 微生态动力学

微生物群落一直处于由一定原因而随时间有顺序的变动，以及由一个自然组合转为另一个自然组合的动态平衡中。群落的演替或发展是微生物群落的一个重要的特征。

一、生态演替

演替（succession）的概念在宏观生态学中是指群落在一定的历史发展阶段及物理环境条件改变情况下所产生的由一种群落类型转变成另一种群落类型的顺序过程。演替是生态学中的重要现象之一，其研究有利于对生态学运动规律的认识与了解。

（一）微观生态演替的定义

微观生态演替是指正常微生物群在自然或人工因素影响下，正常微生物群在宿主一定解剖部位的微生态空间中发生、发展和消亡的过程。自然演替指不经人工干预，生态群落由一个组合转向另一个组合，表现出自然界动态平衡（dynamic balance）

的能力。在人工影响下也会出现演替过程,例如外科手术、抗生素应用及放射治疗等,多伴有一定的演替过程。对这种演替过程的研究,在微生态学中也占有重要地位。

(二)微观生态演替的过程

人体微生态演替包括初级演替、演替峰顶和次级演替三个阶段。

1. 初级演替(primary succession) 新生儿出生时,肠道是无菌的,但出生后1~2小时很快从母亲及外环境获得细菌。开始以需氧菌和兼性厌氧菌为优势菌群,这些菌在生长过程中消耗氧气,创造了一个高度还原状态,有利于厌氧菌的定植和生长,4天后厌氧菌成为优势菌群,从而完成初级演替。

2. 次级演替(secondary succession) 一个生态系或群落如因自然的或社会的因素影响,其生命部分被全部或部分排除,从而出现的生态系或群落的重建过程,称为次级演替。

(1)自然次级演替:宿主在恶劣自然环境,如外空飞行、极地工作、移民、患病以及感染等条件下所引起的正常微生物群的生态失调和这种失调的恢复过程属于自然次级演替。

自然次级演替是可逆的,一般当恶劣环境去掉后又可自然恢复。例如在寒冷季节发生的上呼吸道感染或伤风感冒,就存在着这种演替过程。自然次级演替过程若导致慢性过程,正常微生物群由生理组合变为病理组合,并且病理组合不再恢复为生理组合,就会造成宿主慢性病的产生。

(2)社会次级演替:引起演替的原因主要为社会因素。一切不利于人类的社会干预都可引起正常微生物群的演替,例如在临床上各种抗生素、激素、放射性核素、机械作用及外科手术等应用,均可引起人体的生态演替。这种演替就叫做社会次级演替或人工次级演替。

3. 生理性演替(physiological succession) 人体的一切生理变化都会引起其正常微生物群的变化,这种变化就叫做生理性演替。生理性演替是研究病理性演替的基础。人的生理性演替包括年龄、营养、生殖及老龄化等变化。

(三)演替峰顶

演替峰顶(succession climax)是在一个单一的环境内,微生物群落由初级演替、次级演替或生理性演替形成的在一定时间内持续的稳定状态。峰顶是微生物群在一定时空中的持续、稳定的定性与定量结构,以及因此而表现出来的功能结构的总和。

峰顶的时间延长就是自稳状态(homeostasis)。自稳状态是群落在一定空间内保持稳定性与完整性的能力。

在微生态学中有生理性峰顶(physiological climax)与病理性峰顶(pathological climax)之分。峰顶是生物与环境的统一体。以宿主解剖部位为环境(生境)的正常微生物群,在宿主机体正常时,表现为生理性峰顶,在宿主机体异常时,表现为病理性峰顶。正常人类宿主的结肠菌群多表现为生理性演替,如果患了慢性结肠炎,其肠菌群就形成病理性峰顶。演替阶段到最后趋于稳定,与环境达到平衡时,就形成峰顶,即群落形成过程已达到高潮,故称顶峰群落(climax community)。在生态学中,一切过程和状态都是动态的,因此峰顶也是动态的,只是处于相对稳定状态而已。

峰顶主要是微生物群落的表现。峰顶群落有以下几个特点。

1. 种群多 与群落初建阶段或峰顶前期相比,种群数多,即多样性高。

2. 质量增加 峰顶前期质量低,而峰顶期质量高。

3. 负反馈占主导地位 峰顶前期正反馈占主导地位,因而不稳定;而峰顶期负反馈占主导地位,即稳定。

4. 生理功能最佳 对宿主的营养、免疫及生物拮抗等作用都处于最佳状态。

5. 高度结构化和复杂程序 在峰顶时,群落处于高度结构化,并且复杂而有序。在此时有较多的自由能,即潜能贮存,并处于低熵状态。因此,在峰顶时,能以最佳方式使用能源,亦即峰顶是能源利用最佳状态。

6. 峰顶是演进不是衰退 演进是一个发展和前进的过程,衰退则是退化和沉沦的状态。这两种状态是可逆的。从相对静态来看,峰顶前期与峰顶后期都是衰退状态,但前期是上升过程的"衰退",后期是下降过程的衰退。

二、微生态系统的"三流"运转

微生态学的理论研究如同生态学的其他分支一样,其精髓在于"三流"运转,它是指微生态系统中的立体交叉网络的各条链、各个点的相互联系和相互作用是通过"三流"运转来实现的。微生态系统中的"三流"运转是指微生态系统中的物质流动(物质循环)、能量流动和基因流动(基因传递)。

(一)物质流动

微生态系统中的正常微生物群,为了生存和繁衍,不仅需要能量,也需要物质,因为物质是化学能的运载工具,又是微生物维持生命活动所进行的生物化学过程的结构基础。如果没有物质作为能量的载体,能量就会自由散失;如果没有物质满足有机体生长发育的需要,生命就会停止。微生态系统包括宿主——正常微生物群——微环境三个方面,物质流动就在这三个方面进行。目前微生态系统的物质流动的研究主要在有益于和有害于宿主两方面。

1. 有益于宿主方面的物质流动 肠道正常微生物群参与三大营养物质的代谢,参与性激素、胆汁代谢,合成维生素等。①参与碳水化合物代谢:碳水化合物的消化与肠内细菌所产生的乳糖酶和麦芽糖酶有关,因此,普通动物肠内糖的吸收率较无菌动物为高;②参与蛋白质代谢:这在大鼠及鸡的肠道内已得到证实,根据无菌动物与普通动物的比较研究发现,在食物含量相同的情况下,普通动物结肠内的蛋白质或氮的含量较高,在人的肠道内也有类似的情况;③参与脂肪代谢:有人以同样饲料喂小鼠及大鼠后,测其血中及肝脏内的胆固醇含量,结果发现普通动物较无菌动物的脂肪吸收率高2倍;④参与无机盐类代谢:无机盐类在肠内的吸收也受正常菌群的影响,用同样的含铁饮食时,无菌动物较普通动物易发生小细胞低色素性贫血,这是因为无菌动物肠道的 Eh 较高,二价铁不易被吸收,而普通动物因有厌氧菌群的生长能使 Eh 降低,因而二价铁易于吸收。

2. 有害于宿主方面的物质流动 实验证明,N-亚硝基化合物的前体亚硝酸盐与硝酸盐不但可以从食物中摄取,而且还可以由肠道的细菌进行内源性合成,而某些微生物又能使硝酸盐转化为亚硝酸盐,再转化为亚硝胺类化合物。亚硝胺类化合物很早就被认识到是人类食管癌、结肠癌、胃癌等消化道肿瘤的重要致癌物质之一,随后的实验也证明硝基多环芳烃类化合物有可能被人摄取后,在肠道中被栖居的菌群代谢而活化为致癌物质。

3. 宿主向正常微生物群的物质流动 正常微生物群的能源和物质均依赖于宿主,正常微生物群通过降解和合成与宿主进行物质交换,裂解的细胞与细胞外酶可为微生物利用,此可视为宿主向正常微生物群的物质流动。

(二)能量流动

正常微生物群内部与其宿主保持着能量交换和运转的关系。能量是各种生物赖以生存的一个基本要素,一切生命活动都需要能量,并且伴随着能量的转化。在微生态系统中,正常微生物群与其宿主,微生物群与微生物群之间就是通过能量的转化、传递紧密地联系起来的。能量的流动是微生态系统的重要功能之一,没有能量的流动就没有生命,也就没有微生态系统的存在,能量是微生态系统中的动力,是一切生命活动的基础。微生态系统中的最初能量来自宿主。植物、动物及人类与正常微生物之间或正常微生物之间都存在着能量的交换,有时宿主组织细胞与微生物细胞已融为一体,其间的能量交换是明显的。另外,在微生态系统中,微群落初建时熵(熵是与系统内部不能对外做功的能量有关的一种热力学参数)增加,在峰顶时熵降低。人体微群落的能量消耗大小直接与宿主的营养效益有关,因为一切营养都是宿主由外环境摄入的,而能量以食物形式存在。

(三)基因流动

在微生态系统中,借助质粒和噬菌体,正常微生物群之间经常发生基因流动。例如,在抗生素应用的强大选择压力下,耐药基因通过质粒、转座子或噬菌体介导在细菌之间转移,使敏感菌株获得耐药性,免遭抗生素杀灭。温和噬菌体感染细菌后不增殖,不裂解细菌,其核酸可整合到细菌染色体 DNA 上,与细菌染色体一起复制,当细菌分裂时又能传至子代细菌。以温和噬菌体为媒介,供体菌 DNA 片段可转移到受体菌内,使受体菌获得新的生物学性状。一些病毒(如乙型肝炎病毒)基因组可整合予人体细胞基因组,导致细胞基因组的结构和功能失去正常生理平衡,从而发生肿瘤。

第三节 人体微生物群的结构及演化

一、正常微生物群定义

寄居于正常人体表及与外界相通的腔道中对人体无害的微生物统称为正常菌群(normal flora)或正常微生物群(normal microbiota)。正常微生物群对其宿主不仅有益,而且是必需的、不可缺少的。

以下一串数字反映了人体内微生物群的复杂性:种类繁多(多达 1 万种以上),总量惊人(是人体细胞数量的 10 倍),其中细菌、真菌、寄生虫至少有 100 万亿个(10^{14}),而病毒则有 1000 万亿个(10^{15})。人体细胞核内仅有 2 万多个基因,而人体微生物群总共有 500 万 ~800 万个基因,堪称"小生物"构成的"大世界"。因此,1958年的诺贝尔奖得主莱德伯格(Joshua Lederberg)把人称为"超级生物体"。人体的正常微生物群主要分布于皮肤、口腔、消化道、呼吸道和泌尿生殖道。在长期进化过程中,通过适应和自然选择,正常微生物群中不同种类之间、正常微生物群与宿主之间,以及正常微生物群、宿主与环境之间,始终处于动态平衡状态中,形成一个相互依存、相互制约的系统,因此,在正常状态下,正常微生物群对宿主不表现致病作用。

正常菌群在宿主出生后,即在体内建立并持续存在,可分为三大类。

(一) 常居菌群

常居菌群(resident flora)亦称原籍菌群(autochthonous flora)或固有菌群(indigenous flora),一般是指在成年人体内,一定时期在特定部位定植,并在成年人的微生态系中保持一定种群水平,和定植区域的黏膜上皮细胞有着极为密切关系,在正常情况下主要表现为对宿主健康有益,具有一定免疫、营养及生物拮抗作用的细菌。组成相对固定,有规律地定居于特定部位,成为宿主不可缺少的组成部分。

(二) 共生菌

共生菌(symbiotic flora)是指凡与原籍菌群有共生关系的生理性细菌,它们与其他过路菌群有共生拮抗关系。共生菌已适应宿主,在正常情况下无传染性,如芽胞菌属。

(三) 过路菌群

过路菌群(transient flora)亦称外籍菌群(allochthonous flora),是指在宿主一定时期和解剖部位占位密度低,并具有免疫原性的需氧或厌氧菌。主要是由非致病菌或条件致病菌组成,来自周围环境或宿主其他生境,可能在体内存留数小时、数天或数周。如果常居菌群发生紊乱,过路菌群可能在人体内大量生长繁殖,引起疾病。

一般来说,原籍菌群和共生菌与外籍菌群有共生拮抗关系,即在同一生态微环境中不同菌体或个体为获取营养、空间或有限生长因子而发生的竞争现象。竞争的双方都受到一定的影响,或者两者相互竞争排斥,或者和平共处。它们既包括拮抗关系,也有栖生、寄生或吞噬等关系。体外实验发现,肠道正常菌群如双歧杆菌可以通过磷壁酸与肠上皮细胞表面受体结合、黏附并占据肠上皮细胞表面空间,形成菌膜屏障,从而抑制肠道内及外源性潜在致病菌对肠上皮的黏附和定植。另外,肠道内双歧杆菌、乳杆菌等生理有益菌还具有多种生物拮抗功能,如通过营养争夺、产生各种有机酸降低肠道局部pH值、产生具有广谱抗菌作用的物质,如防御素、细菌素、过氧化氢、抗菌肽以及亲脂分子等,对肠道内的潜在致病菌起到抑制或杀灭作用。

二、正常微生物群的演化

(一) 自然选择对微生物群的影响

达尔文生物进化的自然选择学说认为,物种在不断地发生变异,生物不发生变异无法适应波动的环境。微生物在进化过程中引起变异的主要原因为基因突变和基因重组。如对抗生素产生抗性的细菌菌株就是自然选择的例子。因为在有抗生素存在的条件下,受环境的选择作用,淘汰了敏感菌株,而产生新的变异株。

另外,人工选择在生物育种工作中也起到重要作用。利用改变培养基的成分和培养条件,人们可以在短时间内获得高产的优良微生物菌株。微生物的变异性和自然选择作用所形成的新种,实际是微生物适应性的表现。微生物对环境的适应性是惊人的,不论是对温度、酸碱度或渗透压等环境因子,均赋有较大程度的适应。在细胞结构、生理性能、生殖方式和生活习性等方面出现改变,以增加在生态系内保留下来的可能性。

细胞结构和微生物居住的生境产生相应的适应,例如细菌的芽胞结构有助于在不良环境下生存。在土壤中生活的真菌往往形成细长的菌丝便于吸收养料。在极端环境下,微生物的细胞膜和酶经常具有明显的改变,例如嗜热微生物产生的蛋白质在提高温度时不易变性,嗜热菌的细胞膜内脂肪酸含量比例高,能在高温下维持渗透性。嗜热菌的核酸G/C比值较高,提高了核酸的熔点并增加了核酸的稳定性。

为了应付自然选择的压力,微生物的生殖方式如繁殖速度极快(大肠埃希菌倍增时间为15~20分钟),很快就得到大量后代。可见微生物突变、适应和自然选择是推动生物进化的重要因素。

(二) 共生关系的演化过程

在研究正常菌群时我们总会想到这样的问题,为什么各个生境都有一些代表性的菌群居住?为什么不同生境的菌群不同?这些问题均涉及正常菌群共生关系的演化过程。对该演化过程有两种不同的认识:一种认为共生关系发生在地球上生命出现以后,另一种认为在生命出现的同时就开始有共生关系了。

1. 共生关系发生在地球上生命出现以后

(1) 生物之间从没有接触到有接触:例如人体

的消化道是微生物菌群密集之地。但是新生儿的胎粪内是无菌的，只在数小时后才能发现细菌。婴儿的出生环境主宰其微生物组成，不同分娩方式使婴儿的微生物群完全不同。自然分娩的新生儿携带的微生物与阴道微生物（乳杆菌、普氏菌和纤毛菌）相同，而剖宫产的新生儿携带的微生物则与母体皮肤细菌（葡萄球菌、棒状杆菌和丙酸杆菌）相似。因此肠道从无菌到有菌的过程，有可能是在分娩过程中通过母体阴道，或在婴儿吸吮乳汁时发生的。大约在 8 天后，肠道内的正常菌群就建立起来了，终生保持相对稳定的状态。因此，共生关系是在两种生物有了接触，增加了相互的亲密性和种群的数量发生变动后建立起来的。

（2）定植条件：微生物进入一个生态系统，是否就能在那里定居，并成为正常菌群，这要看微生物与宿主双方是否具有定植条件。细菌只有在特异性的生境定位，并具有一定的黏附力才能定植。细菌黏附宿主的细胞表面是有特异性的，是通过细菌分泌的多糖或脂蛋白组成的丝状体（叫糖须或糖被）来进行的。宿主细胞表面有一定的受体部位能和糖须黏合，婴儿黏膜细胞表面只有极少受体，而成人则多得多，这也证实正常菌群是逐渐进入人体的。而定植决定于宿主的免疫力和宿主细胞表面接受吸附能力的大小。因此，定植是一定的生境内正常菌群与宿主在长期历史进化过程中所形成的一种共生关系。如何保持各生态层次中正常菌群的生态平衡？除考虑上述细菌与宿主的关系外，还必须考虑微生物之间的相互关系。

宿主的生理状态也决定了正常微生物群的组成。例如人体各个部分的正常微生物群各有特点，肠道内微生物生长最多的地方是盲肠，其 pH 值一般在 5.0~7.5。人体胃部由于有胃酸分泌，pH 值一般较低，不利于细菌生长，但个别耐酸的乳杆菌可在胃中没有腺体分泌的区域生长。尽管成年人体内的微生物数量相对稳定，但每个人的微生物种类不尽相同，这与个体的饮食习惯和年龄等直接相关。老年人肠道细菌的种类随年龄增长而下降，其中双歧杆菌的数量远比中年人少。

此外，微生物代谢过程的产物在不同种属间有拮抗作用。例如厌氧菌产生的 H_2O_2 对不能产生过氧化氢酶的菌有抑制作用。厌氧菌分解氨基酸产生的硫化氢抑制大肠埃希菌生长，但大肠埃希菌产生叶酸可供肠球菌生长。某些大肠埃希菌产生的细菌素，能干扰它们近缘的种合成 DNA 和 RNA。

（3）外共生与内共生：两种生物接触之初是疏松的联系，共生体的一方寻找另一相邻的最适环境，逐渐形成外共生关系。随着两者接触密切，相互依赖性愈大，小的生物（如病毒）一旦进入宿主细胞内，最终适应了细胞内环境，就形成了内共生关系。

（4）真核细胞的起源与细胞内共生学说：不少实验证明真核细胞可能起源于内共生。认为好气性细菌在进化过程中进入到原始的真核细胞质内居住，为原始真核细胞提供能量，后者则为好气细菌提供稳定的保护环境，并供给营养。

2. 共生关系出现在生命出现的同时　支持这一观点的理由是，现在发现许多生物细胞内部都能分离出病毒，并且这些病毒对宿主并不都引起疾病，甚至对宿主健康和生长发育还有帮助。美国几个研究单位证实了可从人类的成纤维细胞分离出 C 型 RNA 病毒。在普通正常人的染色体隐藏着潜伏的 RNA 病毒的 DNA 拷贝。这类病毒可以自由释放，也可以用化学诱变剂诱导出来。如果把细胞看作宏生物，则病毒就是小微生物，所以说宏生物与微生物的共生关系在细胞形成的当时就开始了。

第四节　常见的正常微生物群简介

在正常情况下，人体实质性器官内和血液中是不含微生物的，寄居人体各部位的正常微生物群分布是不同的（图 2-4-1）。

一、皮肤

正常人体皮肤表面分布着大量的正常微生物群，其种群和数量在不同个体之间、在同一个体的不同部位存在着一定的差异，与个人的生活习惯、职业以及环境因素有较密切的关系。因为皮肤是外露的，最容易受到暂居微生物群的污染，但固定部位总存在着恒定的菌群。常见的微生物群包括：凝固酶阴性葡萄球菌、类白喉杆菌（如痤疮棒状杆菌）、厌氧丙酸杆菌、铜绿假单胞菌、分枝杆菌、变形杆菌、大肠埃希菌、皮肤癣菌、孢子菌等。各种细菌的数量按每平方厘米计，从数十个至数万个不等。这些细菌绝大多数为正常菌群，正常状态下处于一种动态平衡，不会引起病变。如皮肤受损、大面积烧伤、电离辐射等，机体防御功能减退，一些正常菌群就可能转变成致病菌，引起局部感染，甚至败血症。

肮脏的皮肤和腋窝及会阴部微生物数量较多。

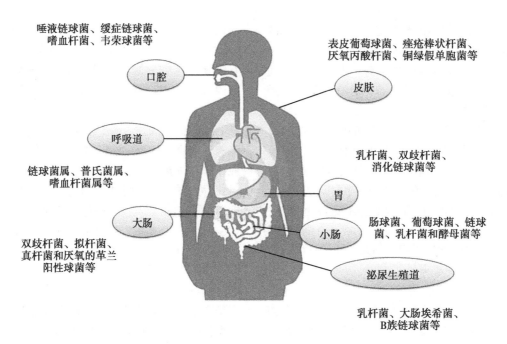

图 2-4-1 人体正常微生物群不同位点分布图

人的皮肤表面(即角质层上部)由于较为干燥，并不适合微生物的生长，大多数皮肤微生物是直接或间接同汗腺有关。毛囊给微生物提供了一个理想的生境，皮肤汗腺的分泌物富含营养物质，如尿素、氨基酸、盐类、乳酸和脂类等。人体分泌物的 pH 值在 4~6 之间，腋下臭气的出现是由于细菌作用于顶浆分泌腺的分泌液引起的，用无菌方法收集起来的顶浆分泌液是无味的，但如果接种了分离自皮肤的一些细菌，则臭气即可出现。

二、口腔

口腔是个特殊的环境，其温度、湿度和来源丰富的营养以及口腔内结构的复杂性，为多种微生物的生长、繁殖和定居提供了适宜的宿主环境，同时造就了口腔微生物的多样性。多种正常微生物群在口腔不同部位共生、竞争和拮抗，对维持口腔的健康起重要作用。

年龄与口腔菌群组成的变化有关。从新生儿到青少年，随着年龄的增长，口腔结构的一个明显变化是牙的萌出到牙列完整，这期间口腔菌群有一个演替的过程(图 2-4-2)。许多研究显示，婴幼儿出生时口腔一般是无菌的，即使有少数菌也是在分娩过程中污染的。胎儿出生后便暴露在与之接触的人和周围环境中，由于宿主缺乏足够的防御能力，微生物开始在新生儿体表定植。黏附是细菌定植的第一步，在新生儿口腔中，细菌首先黏附于黏膜表面，在此基础上开始建立口腔

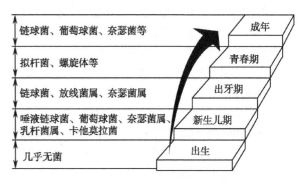

图 2-4-2 不同年龄段口腔菌群构成变化

正常微生物群。由于与外界的接触，出生后的 6~10 小时口腔细菌的数量明显增加。唾液链球菌(*Streptococcus salivarius*)是最早在口腔中定居的链球菌，一般在出生后 1~2 天就可以从新生儿口腔分离到，出生后几天口腔中的早期菌群包括葡萄球菌属(*Staphylococcus*)，某些口腔链球菌属(*Streptococcus spp.*)，还有奈瑟菌属(*Neisseria*)和乳杆菌属(*Lactobacillus*)的细菌。新生儿口腔很少有厌氧菌定植，韦荣菌属(*Veillonella*)的细菌是最早在口腔中定植的厌氧微生物，在出生一周后的新生儿口腔中即可检出，另外白假丝酵母(*Candida albicans*)在新生儿口腔中的检出率可达 80%。

幼儿期由于乳牙的萌出，增加了细菌定植的环境，尤其是磨牙的萌出、滞留区的增加，口腔中微生物的数量明显增加，其种类也更加复杂。Milens 等调查了学龄前儿童牙齿上的正常菌群，结果显示菌

群比前人报道的更加复杂。在门齿、磨牙的唇面和舌面(除下门齿外),链球菌属是优势菌属,下门齿上的优势菌属是放线菌属(*Actinomyces*),在所有牙齿表面奈瑟菌属都多于韦荣菌属。Milens 认为,许多潜在的口腔致病菌是学龄前儿童的共生口腔菌群的成员,它们的存在并没有导致明显的疾病发生。

青春期恒牙的完全萌出,使口腔生态环境相对恒定,几乎所有成人口腔中的菌群都能在青春期口腔中分离到。在此时期,拟杆菌(*Bacteroides*)、梭杆菌(*Fusobacterium*)和螺旋体(*Spirochaetes*)的数量也增加了。

成年期早期,口腔微生物的定植数量和种类达到高峰。与其他时期相比,这个时期的口腔菌群组成更具复杂性和多变性。

1. 唾液 50% 为链球菌,以唾液链球菌和缓症链球菌为主。

2. 黏膜表面 唇红缘的主要菌群有微球菌和表皮葡萄球菌。唇黏膜的口内部分、颊黏膜和硬腭的优势菌群是口腔链球菌。软腭的正常菌群主要包括口腔链球菌和咽部的常居菌,如嗜血菌属、棒状杆菌属和奈瑟菌。舌背的优势菌是唾液链球菌和小韦荣菌,舌腹受唾液菌群影响,其常驻菌波动较大。牙龈的优势菌群主要是革兰阳性球菌和杆菌。血链球菌是健康龈沟中的优势菌群,能产生细菌素样物质,对多种牙周可疑致病菌有较强的拮抗作用,对维持牙周的健康、免疫、营养和生物拮抗作用起重要作用。

3. 牙齿 口腔微生物是以牙菌斑的形式定植于牙面,牙齿光滑面菌斑的优势菌群以需氧和兼性厌氧的球菌为主,如口腔链球菌和奈瑟菌。颌面点隙沟裂菌斑主要包括变形链球菌、血链球菌、黏性放线菌以及韦荣球菌,颌面间隙菌斑主要以黏性放线菌、内氏放线菌以及血链球菌为主。牙石是钙化的菌斑,其优势菌群包括血链球菌、内氏放线菌、奈瑟菌、核梭杆菌以及韦荣球菌等。

总之,在口腔这一微生态系统中,众多的微生物与其宿主以及微生物种群之间始终保持着动态的平衡,这一平衡是人体健康的一个重要标志。平衡失调时,将引起一系列口腔疾病,直至建立新的平衡时康复。因而,了解口腔中微生物的多样性、微生物的变化及影响变化的因素等,对于人为控制口腔微生物与其宿主和微生物种群之间的平衡,保持人类口腔的健康,防治各种口腔疾病十分必要,应加强这些方面的研究。

三、消化道

消化道包括口腔、食管、胃、小肠和大肠。

(一)胃

由于胃酸具有杀灭微生物的作用,因此,口腔微生物进入胃后大部分被胃酸所杀灭,胃内微生物的种类及数量均较少。胃内大多是乳杆菌、双歧杆菌、消化链球菌等,细菌数量通常 $<10^3/ml$,在无酸或胃酸减少的胃中细菌数量会明显增多。定居于胃黏膜小凹的幽门螺杆菌是胃的原籍菌还是外籍菌目前仍未定论。幽门螺杆菌能黏附于胃黏液层、黏膜上皮细胞表面以及十二指肠的胃化生区,是引起慢性活动性胃炎和消化性溃疡的重要病原菌。

(二)小肠

包括十二指肠、空肠和回肠,由上而下细菌数量逐渐增多。肠液流量大,足以将细菌在繁殖前冲洗到远端回肠和结肠。另外,胆汁具有抑菌作用。因此,十二指肠和空肠细菌含量低,细菌数量为 $0~10^5/ml$,主要菌种是革兰阳性需氧菌,包括肠球菌、葡萄球菌、链球菌、乳杆菌和酵母菌等。回肠的细菌含量显著上升,含菌浓度为 $10^3~10^7/ml$,以厌氧菌和肠杆菌科细菌为主,革兰阴性菌开始超过革兰阳性菌。

(三)大肠

包括盲肠和结肠,是人体最大的储菌库。粪便重量的 1/3 是由细菌组成的。通过回盲瓣,细菌浓度高达 $10^{10}~10^{12}/ml$,种类达 400 多种,主要是厌氧菌,占 99% 以上。主要菌种有双歧杆菌、拟杆菌、真杆菌和厌氧的革兰阳性球菌,以及葡萄球菌、变形杆菌、假单胞菌、乳杆菌、大肠埃希菌、链球菌等。正常人结肠中主要菌群是相似的,并保持相对稳定,对人体健康起着重要的生理作用。

四、呼吸道

学者 Emily S. Charlson 等在最新发表的文献中第一次比较系统地阐述了整个呼吸道(包括上呼吸道及下呼吸道)的菌群分布特点。患者在进行吸入麻醉之后,以位于喉部的声门为界,在声门以上通过拭子取样,在声门以下右肺的中叶以及下叶的主支气管进行多点生理盐水灌洗取样,而左肺进行套管式支气管镜毛刷取样(毛刷在经过上呼吸道时被包裹,在进入左肺后才伸出进行取样),因此从取样的方法上,在做到上、下呼吸道多点取样的同时也避免了取样物在经过上呼吸道时的细菌污染。应用针对细菌 16S rRNA 基因的实时定量 PCR、

Broad-range PCR 以及测序等一系列的定量研究手段，基本否定了"下呼吸道特别是肺部处于无菌状态"这一传统的概念。他们认为整个呼吸道的菌群存在以下特征：首先，对比其他人体解剖部位的菌群特征，整个呼吸道存在一个高度同源的微生物组（homogenous microbiota），上、下呼吸道菌群表现为"地貌连续性"（topographical continuity）。而相比于消化道菌群，从其起始端到末端，随着解剖部位的移行，菌群的构成特点有明显的变化。因此，对于整个呼吸道而言，下呼吸道并不存在具有唯一性的菌群，而仅仅是上呼吸道菌群的一种延续。其次，所谓上、下呼吸道菌群的差异只体现在生物量（biomass）而非菌群构成的特异性上。因此，从上呼吸道到下呼吸道，虽然菌量逐渐减少，但是通过不依赖培养的分子生物学方法检出的上呼吸道细菌在下呼吸道同样可以检出。最后，下呼吸道的正常寄生菌很有可能是由于下呼吸道支气管以及微支气管的微抽吸作用（micro-aspiration）将上呼吸道生长的冗余菌（carryover bacteria）"吸"入下呼吸道定植，这可能是下呼吸道不存在特征性的微生物组，仅仅是上呼吸道菌群延续的原因所在（表 2-4-1）。

表 2-4-1　正常人下呼吸道常见菌属及其比例

序号	菌属	比例
1	链球菌属（Streptococcus）	21.67%
2	普氏菌属（Prevotella）	10.11%
3	嗜血杆菌属（Haemophilus）	4.00%
4	韦荣球菌属（Veillonella）	3.62%
5	梭杆菌属（Fusobacterium）	3.39%
6	嗜纤维菌属（Capnocytophaga）	3.24%
7	颗粒链菌属（Granulicatella）	3.14%
8	孪生球菌属（Gemella）	2.81%
9	奈瑟菌属（Neisseria）	1.78%
10	纤毛菌属（Leptotrichia）	1.75%
11	放线菌属（Actinomyces）	1.47%
12	罗氏菌属（Rothia）	1.04%

最新的基于细菌 16S rRNA 基因 V3 高变区的焦磷酸测序技术的菌群研究表明，人体呼吸道正常定植菌主要由五个菌门构成，分别是：厚壁菌门（Firmicutes）、拟杆菌门（Bacteroidetes）、变形菌门（Proteobacteria）、梭杆菌门（Fusobacteria）和放线菌门（Actinobacteria）。而这五个菌门在菌群构成中所占比例也各不相同，大致的比例分别为：厚壁菌门为 41%、拟杆菌门为 27%、变形菌门为 15%、梭杆菌门为 7%、放线菌门为 5%。其中厚壁菌门占细菌总数的 2/5，成为正常人呼吸道的优势菌门。通过菌属水平的定量分析发现，在正常人的呼吸道分泌物中，丰度最高的 30 个菌属中，链球菌属、普雷沃菌属占所有细菌的 1/3 以上，是呼吸道中的优势菌属。经过生物信息学的同源性分析可以发现，正常人呼吸道菌群个体间非常接近，呈现高度同源性，和一些病理条件下的菌群，如社区获得性肺炎、医院获得性肺炎、肺结核等条件下的菌群具有明显的差异。

五、泌尿生殖道

就微生态系而言，主要指女性泌尿生殖道，其中阴道是重要的生境。健康妇女的输卵管是无菌的。寄生于正常阴道内的微生物群主要有细菌、真菌、原虫和病毒，大多栖居在阴道的黏膜皱襞以及穹隆部。常居菌群有：乳杆菌、表皮葡萄球菌、大肠埃希菌、棒状杆菌、B 族链球菌、粪链球菌、支原体、白假丝酵母等。其中，乳杆菌数量最多，在维持阴道微生态平衡中起重要作用。

宫颈周围及宫颈口液体营养充足，温度适宜，氧浓度低，适宜多种厌氧菌的生长繁殖。因此，常驻菌是产黑色素拟杆菌和厌氧消化球菌等，亦有少量的棒状杆菌、链球菌以及白假丝酵母定植。宫颈管内含有碱性的黏液栓，使其和外界隔开，其内细菌量极低，仅含部分厌氧菌。女性青春期前后和绝经期前后，微生物群稍有变动。

女性尿道外部和外阴部的菌群组成相似，主要有葡萄球菌、粪链球菌、大肠埃希菌、变形杆菌、乳杆菌和真菌等。男性尿道口有葡萄球菌、拟杆菌、耻垢杆菌、大肠埃希菌和支原体等。

第五节　人类微生物组计划

人类基因组计划在 2003 年完成以后，许多科学家已经认识到解密人类基因组基因并不能完全掌握人类疾病与健康的关键问题，因为人类对自身体内存在的巨大数量，且与人体共生的微生物菌群几乎一无所知。人体内微生物细胞的数量是人体内细胞数量的 10 倍，初步研究显示其所含基因数目的总和是人类基因组所含基因数目总和的 100 倍。但是，由于传统微生物学研究方法的局限，对生活在人体内的 95% 以上的微生物没有任何研究数据。

表 2-5-1　微生物组计划一览表

项目名称	执行时间	资助单位	研究目标
NIH Jumpstart Program	2007—2008	美国国立卫生研究院（NIH）	对人体内200种细菌进行全基因组测序，并对身体不同位点的菌群结构进行分析
NIH Human Microbiome Project	2007	美国国立卫生研究院（NIH）Roadmap Program	研究人体微生物组组成及其与人体健康之间的关系
DACC—Data Analysis and Coordination Center	2008—2013	美国国立卫生研究院（NIH）人类微生物组计划	建立标准数据库及数据处理的标准化
MetaHIT, Metagenomics of the Human Intestinal Tract	2008—2011	欧洲七国集团	明确菌群和炎症性肠病（IBD）及肥胖之间的关系，建立肠道微生物基因参考目录
Canadian Human Microbiome Initiative	2009	加拿大健康研究中心（CIHR）	研究人体微生物之间的相互作用及其与健康的关系
The Australian Jumpstart Human Microbiome Project	2009	澳大利亚联邦科学与工业研究组织（CSIRO）	对特定的微生物菌株进行测序，应用微生物组研究技术揭示肠道微生物和宿主之间的关系
MicroObes, Human Intestinal Microbiome in Obesity and Nutritional Transition	2008—2010	法国国家研究中心（ANR）	研究肠道菌群与宿主营养、代谢之间的关系
Korean Microbiome Diversity Using Korean Twin Cohort Project	2010—2015	韩国国家研究基金	研究韩国双胞胎不同位点上皮定植的微生物组成；研究人体微生物组与疾病之间的关系，并建立韩国微生物组分析与信息中心
ELDERMET Project	2007—2013	爱尔兰食品研究和科学基金	研究粪便微生物组及其与衰老、健康、食品和生活方式之间的关系

人类微生物组计划（Human Microbiome Project, HMP）是人类基因组计划的延伸，其研究重点是通过元基因组学的方法研究人体内（表）的微生物菌群变化与人体健康的关系。人体内有两个基因组，一个是从父母那里遗传来的人基因组，编码大约2.5万个基因；另一个则是出生以后才进入人体特别是肠道内的多达1000多种的共生微生物，其遗传信息的总和叫"微生物组"（microbiome），也可称为"元基因组"（metagenome），它们所编码的基因超过100万个。两个基因组相互协调、和谐一致，保证了人体的健康。因此，在研究基因与人体健康关系时，一定不能忽略共生微生物基因的研究。

从2007年开始，很多国家相继启动了人类微生物组计划（表2-5-1），人类微生物组研究帮助人类在健康评估与监测、新药研发和个体化用药，以及慢性病的早期诊断与治疗等方面取得突破性进展。

（郭晓奎　田　菲）

参 考 文 献

1. 康白. 微生态学. 大连：大连出版社，1988.
2. 李兰娟. 传染病学. 北京：人民卫生出版社，2008.
3. 杨景云. 肠道菌群与健康——肠道微生态学. 哈尔滨：黑龙江科学技术出版社，1991.
4. Kurokawa K, Itoh T, Kuwahara T, et al. Comparative metagenomics revealed commonly enriched gene sets in human gut microbiomes. DNA Res, 2007, 14 (4): 169-181.
5. Aas JA, Paster BJ, Stokes LN, et al. Dewhirst FE. Defining the normal bacterial flora of the oral cavity. J Clin Microbiol, 2005, 43 (11): 5721-5732.
6. Fure S. Ten-year cross-sectional and incidence study of coronal and root caries and some related factors in elderly

Swedish individuals. Gerodontology, 2004, 21 (3): 130-140.

7. Knipping K, Garssen J, Van't Land B. An evaluation of the inhibitory effects against rotavirus infection of edible plant extracts. Virol J, 2012, 9 (1): 137.

8. Zhou X, Brown CJ, Abdo Z, et al. Differences in the composition of vaginal microbial communities found in healthy Caucasian and black women. ISME J, 2007, 1 (2): 121-133.

9. Jeffery IB, O'Toole PW. Diet-microbiota interactions and their implications for healthy living. Nutrients, 2013, 5 (1): 234-252.

第三章 微生态与其宿主的相互关系及研究进展

第一节 正常微生物群与宿主的营养代谢

人类菌群研究是近来世界关注的热点。研究表明，人类许多疾病的发生尤其是代谢性疾病、肠道疾病、心血管疾病和精神疾病等的发生都伴随肠道菌群的失衡，二者间互为因果关系。我国慢性重大疾病的发病率升高很快，据统计我国消化道疾病、心血管疾病、肥胖、糖尿病为主的代谢性疾病未来十年将达到 2 亿人群，正威胁国人的健康。对重大疾病发生的微生态研究将对降低疾病的发病率，提高人口健康水平产生重要的影响。

广泛分布于下消化道内的菌群对机体具有多种营养代谢活性，参与机体的营养素代谢，如肠道菌群具有对蛋白质、脂肪和碳水化合物的合成与分解代谢作用，合成机体代谢必需的且不能自身合成的维生素，如 K 族和 B 族维生素。此外，肠道菌群还具有在消化道富集与转运微量元素的作用，如乳杆菌具有富集与转运 Fe^{2+} 等的作用。肠道菌群的代谢产物多样，是产生这些生物效应的物质基础。本章将从消化道的组成、运动、分泌、消化以及吸收等开始介绍肠道菌群及其代谢产物对机体的影响，重点从营养的消化吸收方面介绍肠道菌群的活性。

一、营养物质的代谢在消化道完成

消化道由口、食管、胃、小肠及大肠组成，主要的功能是运动、分泌、消化和吸收。人体中超过 98% 的消化和吸收发生在消化道，98% 正常微生物群也主要分布于下消化道。

（一）小肠的结构、运动、分泌、消化、吸收构成的微生态环境

1. 小肠的结构 小肠组织来回折叠形成 Kerck-ring 皱褶状，黏膜表面手指状的突出部分是绒毛，绒毛表面指状的突起部分是微绒毛，常被称为"刷状缘"。由此，小肠的表面积可达到 200~250m²。绒毛与绒毛间的部位被称作隐窝，它是干细胞的聚集地，这些干细胞进化发展成为小肠上皮细胞，并形成绒毛；绒毛完成它们的生理学功能后脱落，被新生成的肠上皮细胞代替。

近十年来，有关维持小肠营养健康的研究成为重点。小肠的适应性很强，可以有效调整其功能。若 50% 以上的小肠功能降低之后必须被移植，此时回肠可以替代执行消化与吸收功能，在一定程度上回肠可以对其起调节作用。

2. 小肠的运动 小肠的蠕动受肠神经系统、多种激素及神经递质的调节，影响机体的消化与吸收。当食糜由胃进入十二指肠，胃泌素和肠道起搏细胞（Cajal 间质细胞）就会刺激部分肠道收缩，这种分节运动能够影响食糜与消化道分泌物的混合。当小肠被排空后，会继续做移行性复合蠕动（migrating motility complex，MMC）。小肠分泌的胃泌素调控 MMC，而其他激素和神经肽类物质则协助调节小肠动力及释放肠道分泌物，如生长抑素、血管活性抑制肽、神经降压素等。小肠的结构有利于其运动及物质的运输，尤其是回盲瓣结构，该结构能控制食物由回肠到升结肠的移动速率。这将有利于快速转运，但是可能会带来消化不良或吸收不良的后续风险。当食糜从胃进入十二指肠，缩胆囊素、胃泌素、促胰液素会促进胰腺和胆汁的释放。当食糜进入小肠时，胰腺分泌的碳酸氢盐中和其中的极酸性食糜。这种中和反应可防止十二指肠内部环境过酸，从而为消化与吸收提供一个有利的微生态环境。

3. 小肠的分泌 小肠不仅会自己产生分泌物，同时还会吸收其他辅助消化器官如胰腺和胆囊的分泌物。这些分泌物包括激素、消化酶、碳酸氢盐及胆汁。脂质的充分消化需要胆囊分泌胆汁的乳化作用。小肠分泌物每天大约有 1.5L，这些分泌物主要组分是水和黏液，具有保护小肠黏膜的作用。

4. 小肠的消化 小肠中的消化酶主要由胰液提供，包括胰蛋白酶原、胰凝乳蛋白酶原、羧肽酶原

及弹性蛋白酶。胰淀粉酶是淀粉消化过程的主要参与酶,胰脂肪酶及共脂肪酶参与完成大部分的脂质消化过程,而小肠绒毛膜酶则主要参与最终的碳水化合物的消化过程,这些酶包括乳糖酶、α-糊精酶、蔗糖酶、麦芽糖酶以及葡萄糖苷酶。除此之外,绒毛膜酶还包括肠激酶,它能够激活胰蛋白酶原。胰蛋白酶接着激活其他胰蛋白酶原分子及胰腺酶原。这些酶共同作用将蛋白质分解成更小的单位。位于微绒毛上的肽酶将寡肽进一步消化,降解成游离的氨基酸、二肽及三肽等。

5. 小肠的吸收 消化产物主要通过主动运输被吸收,而且在刷状缘还可能要利用钠-钾泵系统,如葡萄糖、半乳糖和氨基酸的吸收就是利用这种机制。果糖吸收采用易化/载体运输。葡萄糖和氨基酸影响果糖的吸收。进一步研究表明,一些营养物质如葡萄糖会在细胞间被吸收。由于脂质不溶于水,所以其吸收较为困难,为了能够被成功吸收,它们必须经历几个过程且需要利用一些蛋白质载体。许多小肠疾病都能够影响脂肪的消化与吸收过程。

(二) 大肠的结构、运动、分泌、消化、吸收构成的微生态环境

大肠的结构与小肠的结构既有显著差异,又有许多重要的相似点。大肠不具有绒毛和微绒毛,但是具有与小肠绒毛间隐窝类似的大型凹面或隐窝(利氏肠腺窝)。

1. 大肠的运动 大肠的运动可以分为多种不同的类型。小肠的运动形式包括分节运动,这种运动能够允许小肠内容物的混合;同样地,大肠也含有一种分节运动,叫做袋状往返运动。当环形肌形成一种叫做结肠袋的小囊结构时,就会发生袋状往返运动。结肠袋容有大量食糜,因为它混有结肠分泌物。当肠内容物通过结肠时,结肠袋就会形成接着消失。大肠的运动形式还包括推动、集团运动以及排便运动。

2. 大肠的分泌 与小肠相比,大肠几乎不产生分泌物。正如前面提到的,杯状细胞会产生黏液用以保护上皮细胞并辅助形成粪便。在大肠内,钾和碳酸氢盐被释放,它们在此处发生的电解质对液体的吸收过程起着重要作用。

3. 大肠的消化与吸收 大肠中不发生酶消化作用。在正常健康的个体内,食糜从小肠出来时就已经被消化完了。大肠的主要功能就是为水、电解质和维生素的重吸收提供一个位点。当小肠受到疾病的影响时,结肠就会在物质的吸收作用中发

挥更重要的作用,此时结肠的吸收能力会显著增加——多达正常情况下的3~5倍。未在小肠中完成消化与吸收的营养物质就会丢失在粪便中,除非底物(如纤维素和抗性淀粉)能够发酵形成短链脂肪酸。大肠的第二个功能就是作为粪便形成和储存的场所。

结肠内生长着1000种以上不同种类的细菌——双歧杆菌、大肠埃希菌、拟杆菌、消化球菌、梭状芽胞杆菌及产甲烷菌等,它们利用纤维素、抗性淀粉和糖醇发酵,这些底物经过发酵作用产生短链脂肪酸(SCFAs)(醋酸、丙酸、丁酸)和乳酸盐。发酵过程产生的能量直接用于细菌自身,但是它们释放的短链脂肪酸每天可以为人类宿主提供500~1200cal(1cal=4.18J)的能量。这些短链脂肪酸或是被用来供给结肠组织生长,或是被身体其他部分吸收利用。如果结肠中存在过多的底物如碳水化合物,就会产生气体及肠胃气胀。

(三) 消化道菌群的数量和种类受微生态环境和食物的影响

消化道菌群的数量和种类会受到许多因素的影响,包括年龄、健康状况、饮食组成、转换时间、压力及酒精摄入量等。维持肠道菌群的平衡对人类的健康和营养具有非常重要的意义。为了确定益生元、益生菌以及合生元在促进结肠健康及预防和治疗疾病中所起的作用,它们的使用情况目前受到了广泛研究。

维生素K和生物素(维生素H)是两种内源性维生素。生物素由结肠内的正常菌群产生,并通过被动扩散吸收。维生素K由结肠中的大肠埃希菌和脆弱拟杆菌合成,这种内源性维生素K的吸收途径现在还不清楚。实际上,对于这两种维生素来说,是很难评价其内生合成的贡献。下消化道疾病、抗生素的应用及益生元和益生菌的存在都可能会干扰或促进内源合成作用。

二、肠道微生物群影响其宿主的物质和能量代谢

(一) 肠道菌群分泌的酶类促进营养物质的代谢

肠道菌群具有刺激人体内营养物质消化酶产生和为宿主提供这些消化酶的功能。肠道菌群还具有合成人体必需的维生素和其他重要营养物质,以及抑制有毒或者致癌代谢产物生成的功能。

肠道菌群不是宿主肠内的独立单位,而是与宿主形成了一个微生态系统,参与宿主的代谢过程,

有着复杂和密切的相互作用。因此，肠道中的代谢反应可以在局部产生作用也可以在全身产生作用，比如肠黏膜在局部产生作用，也可以在全身产生效果；由肠道菌群代谢氨基酸所产生的胺类和酚类物质，可以对中枢神经系统，心血管系统，甚至对身体多个器官的肿瘤发生有潜在影响。有研究表明肠道菌群可能影响多部位组织肿瘤，其所涉及的机制尚不清楚，但很可能涉及营养代谢。

（二）肠道菌群代谢酶种类及生物活性

1. β-糖苷酶　有许多糖苷类物质是由植物生产的。这些糖苷物质大量存在于水果、蔬菜和饮料中，如茶和酒。对这种植物提取物进行研究发现，人体大约每天需要 1g。这些糖苷类物质大多无害，摄入后很少被肠道吸收，直接进入结肠中。结肠的菌群通过 β-糖苷酶将其分解，并释放出苷基。

2. β-葡糖醛酸酶　许多外源性及内源性产物，如类固醇，都是在肝脏中代谢的，它们经胆汁分泌进入小肠之前，还需要与葡糖醛酸结合。在结肠中，细菌的 β-葡糖醛酸酶能够水解与葡糖醛酸结合的亲水化合物。这可能使该化合物再被吸收入肝，进一步代谢及结合，然后分泌进入胆汁，从而完成肠肝循环。肠肝循环增加了体内外源性物质及类固醇的蓄积，也增加了其药理学和生理学作用。

3. 硝酸还原酶　硝酸盐是一种广泛分布的环境污染物，存在于人的饮食和用水中。虽然毒性很低，硝酸盐仍然很容易被哺乳动物胃肠道内的肠道菌群转化为活性更高、毒性更强的亚硝酸盐。亚硝酸盐可以与血液中的氧合血红蛋白反应生成高铁血红蛋白，该反应具有重要的临床意义。

4. 偶氮还原酶　食物、化妆品、纺织品和皮革内的许多染料成分是由偶氮化合物合成而来的。在肠道菌群的作用下，这些化合物被不同程度地还原，最后生成胺类物质。

5. 氨基酸脱羧反应　肠道菌群能够通过脱羧反应将多种氨基酸转换为单胺类物质，如将酪氨酸脱羧生成酪胺和将色氨酸转化为色胺。赖氨酸和组氨酸可以脱羧生成二元胺。这些胺类具有血管活性作用，可以引发偏头痛。在健康人群中，这些代谢物会被胺氧化酶分解。

6. 氨基酸的脱氨基酶　饮食中的蛋白质或者内源性蛋白质是结肠中氨基酸脱氨基生成氨的主要来源。结肠中生成的氨很容易通过肠壁被吸收，容易被身体的其他组织获得。高浓度的氨在体内与一定量的毒性物质有关，包括损害红细胞循环、诱发人体神经精神系统失调。

7. 黏膜氧化酶　除了消化食物中大分子物质所需的酶类，哺乳动物肠黏膜上还存在许多其他酶，能够氧化内源性化合物和食物中的物质，包括药物和其他外来物。这些酶也存在于肝脏中，包括细胞色素 P450 介导的混合功能氧化酶（如芳香烃羟化酶、二甲基亚硝胺 -N- 脱甲基酶）和第二阶段共轭酶，如谷胱甘肽 -S- 转移酶和 UDP- 葡糖醛酸基转移酶。

8. 短链脂肪酸　短链脂肪酸（short-chain fatty acids，SCFAs）不是肠道的消化酶而是菌群重要的代谢产物，但在肠道酶活性的发挥中起重要作用。SCFAs 包括己酸、丙酸以及丁酸，是细菌中间代谢的主要阴离子产物，也是糖类发酵的终产物（饮食中的复杂多糖，不易消化糖类，内生性糖类如糖蛋白）。肠内对蛋白质和脂质的发酵为结肠提供了短链脂肪酸，特别是短支链脂肪酸。结肠黏膜能从肠腔内吸收短链脂肪酸，尤其是乙酸和丙酸，并能够与宿主结合。一些短链脂肪酸可以防止结肠黏膜出现病理变化，如丁酸能够抑制哺乳动物细胞培养物中肿瘤基因的表达。

短链脂肪酸在肠腔内的浓度是结肠内 pH 值变化的一个重要因素。肠道菌群表达酶类受 pH 值的影响，短链脂肪酸的表达及变化对肠道内外源性物质及致癌物质的代谢具有重要作用。

（三）胆汁酸的菌群代谢

肝脏分泌的两种主要胆汁酸是胆酸和鹅脱氧胆酸，在体外与纯培养之后的粪便菌群混合孵化后可以出现多种多样的生物转化。这些反应已经被 MacDonald 等人及 Hill 证实。在体内，这些反应最重要的是 7-α- 脱羟基作用，它能分别将胆酸和鹅脱氧胆酸转化为脱氧胆酸和石胆酸。在人体，粪便中超过 80% 的胆酸是脱羟基的。

肠道菌群对胆酸的代谢作用曾被假设为结肠癌的病因。他们认为次级胆汁酸（由细菌代谢而来）可以促进结肠癌发病。此外，Hill 和他的同事曾经提出类固醇的脱氢作用可以生成 δ1 和 δ4，后者与 3- 酮基化合物结合并与结肠癌有重要联系。尽管这些反应能否在体内发生还不清楚，但某些梭状芽胞杆菌的菌株能够在体外完成这些反应。早期研究显示，粪便当中使核酸脱氢的梭状芽胞杆菌与结肠癌发病有关，而之后的研究却没有证明这种关系。

三、难消化糖类的菌群代谢

一些国家的居民并不吃低聚糖的食物。这些

低聚糖并不会被哺乳动物的水解酶催化,而是以原形运输到结肠,然后被结肠细菌所发酵。与乳果糖不同,这些低聚糖只能由特定的微生物发酵,因此理论上讲,它们能够选择性刺激特定微生物的生长。它们与特定微生物(一般是双歧杆菌属)共同存在,以刺激其在肠道内菌群的增加,并增强益生菌的效果。因此,尽管严格来说低聚糖并不是肠道菌群成员,但它们却表现出与肠道菌群类似的性质。

Tanaka 等人作了相关研究。当志愿者摄入反式半乳寡聚糖(*trans*-galacto-oligosaccharides, TOS)(每天 3~10g),或短链双歧杆菌,或同时摄入后,对粪便中菌群的数量和粪便中氨含量产生影响,只在同时食用 TOS 和短链双歧杆菌时效果明显。研究结果显示,当同时食用 TOS 和短链双歧杆菌时,5名志愿者中有 4 人粪便内拟杆菌和肠道菌的活菌数和氨浓度明显降低。若仅食用 TOS,即使是每天10g,出现的结果也不一致。对于高龄患者(50~90岁),摄入成品制剂后(每天 8g,持续 14 天),粪便中总活菌数有轻微增长,并且双歧杆菌增长大约10 倍。

四、维生素的菌群代谢

维生素是生物体进行生物化学反应的重要物质,常作为酶的辅酶。人类大多数的维生素需要自食物中获取,自身不能合成,如若缺乏将导致严重的代谢性疾病发生。维生素 B_2 和 B_{12} 是研究较清楚的两种。这两种维生素是由乳酸菌产生的,主要涉及枯草芽胞杆菌、乳杆菌、大肠埃希菌、双歧杆菌属的菌群。维生素 K 是另一种研究比较清楚的肠道菌群参与的重要物质。维生素 K 一般由食物中补充,大肠埃希菌具有合成维生素 K 的作用,但是只有机体摄入不足时,肠道菌群才发挥其合成作用。

肠道菌群也能合成其他类的 B 族维生素,如叶酸。叶酸是参与营养代谢的重要维生素之一。叶酸参与细胞内众多重要生化过程,包括 DNA 和氨基酸的合成。植物以及多数微生物能自身合成叶酸,而人体不能合成叶酸。研究表明,乳杆菌在肠道中具有叶酸转运蛋白功能,具有合成和转运叶酸和维生素 B_2 的能力,这种合成与转运能力需要对氨基苯甲酸(*para*-aminobengoic acid, PABA)的介导。人体叶酸摄入不足会导致胎儿神经系统发育缺陷、巨幼细胞贫血等重大疾病。

乳杆菌的能量耦合因子(energy-coupling factor, ECF)型转运蛋白属于新的 ATP-结合盒(ATP-binding cassette, ABC)转运蛋白(以下简称"ABC 转运蛋白"),主要转运多种 B 族维生素和微量元素。ECF 转运蛋白分为耦合模块专用型和共享型两类:前者每一种 S 蛋白均有各自独立的能量耦合模块;后者有几种不同的 S 蛋白,但共享相同的能量耦合模块。与经典的 ABC 转运蛋白中的内向转运蛋白相比,其显著特点在于不存在膜外底物结合蛋白 BP 以及不同 S 蛋白可以共享能量耦合模块。双歧杆菌具有合成 B 族维生素的能力,目前研究认为双叉双歧杆菌、长双歧杆菌及婴儿双歧杆菌合成效率最高。

五、微量元素的菌群代谢

常量元素与微量元素是机体组成的成分,在人体代谢中起重要作用。常量元素有 Na^+、K^+、Cl^-、Ca^{2+}、Fe^{2+} 等,微量元素有 Zn^{2+}、Cr^{2+}、Se^{2+} 等。这些元素在神经传导、维持细胞渗透压、血氧交换、酶反应中起重要作用。当机体缺乏时会产生病理变化,从而导致疾病的发生。大多数元素通过小肠、大肠被机体吸收和转运。然而,许多元素是通过肠道菌群所提供的酸性环境和产生的酶将其转化为可吸收状态,才能被机体吸收。Fe^{2+} 和 Ca^{2+} 就是通过肠道菌群的转化被机体利用的。食物中的铁是三价形式,被人体摄入后由乳杆菌转化为二价形式。食物中的钙常常是结合状态的,人体摄入后由乳杆菌转变成游离态才能被机体吸收。

肠道菌群还有一个重要作用,即将食物中的微量元素富集提供给机体以满足机体需要。研究表明,Zn^{2+} 和 Se^{2+} 需要肠道菌群中的乳杆菌和双歧杆菌属的细菌富集提供给机体。这两种元素在正常情况下的食物中含量很低,不能满足机体的正常需要。当肠道菌群失衡时,往往伴随常量与微量元素的缺乏,当纠正了肠道菌群的失衡状态时,常量与微量元素吸收增加。所以肠道菌群在元素的消化吸收中起重要作用。当然,肠道菌群本身也需要常量与微量元素才能维持其生存,对一些微量元素来讲,肠道菌群与其机体还存在竞争性抑制吸收问题,Se^{2+} 就是一个与机体存在竞争性抑制的例子。

(唐 立 刘银辉)

第二节 正常微生物群 与药物代谢

现代科学认为,药物在胃肠道内被肠道微生物第一次代谢或转化后形成的各种代谢产物经肠壁

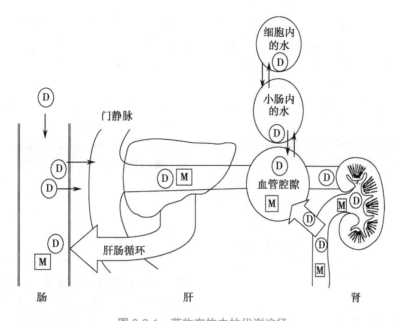

图 3-2-1　药物在体内的代谢途径

药物（drug，D）的吸收首先发生在小肠中，之后进入肝脏转化为代谢物（metabolites，M）

吸收入血，再由门静脉进入肝脏，有些成分在肝脏可能被第二次转化，然后再被转运至靶组织及机体各部位产生药理作用，最后再经肾脏随尿液排出或经胆道随胆汁排至肠道和体外，或再次被吸收后进入肠肝循环（图 3-2-1）。

因而可知，肠道微生物群对药物的代谢是人体内除肝脏之外最重要的药物代谢途径，它与肝脏代谢相辅相成，可以作为肝脏代谢的补充和抵抗。肠道菌群对药物的代谢能力在许多方面已超过肝脏。不同类型的细菌能够产生不同的酶，并催化不同类型的药物代谢反应。而且肠道菌群所进行的一些代谢反应是一般组织所没有的。基于以上特点，肠道微生物在药物的吸收过程中起至关重要的作用，主要表现如下。

（一）肠道微生物是药物活化、增强药理活性的主要因素

肠道微生物的作用是前体药物活化的必需手段，是合成或转化天然药物的有力手段。许多种药物特别是天然前体药物中含有的化合物成分（如葡糖苷），在肠道内难以吸收，生物利用度低，肠内滞留时间长而易受到肠道菌群的作用。它们以原形物显示药理活性的可能性较小，经肠道微生物代谢之后被水解或发生其他化学反应，从而发挥其药理作用。

肠道微生物具有丰富的活性酶资源，是"天然的酶工厂"。其中可代谢药物的酶的种类可能比肝脏代谢的酶还多。不同类型的肠道微生物能够产生不同的酶，并能催化不同类型的药物代谢反应，

如水解、还原、芳香化、杂环裂解、脱羧、脱卤素、脱烷基等。化合物经肠道微生物代谢后极性降低，其脂溶性、通透性增强，而且部分代谢产物的生物活性发生了显著变化，其药理活性增强、毒性也可降低。药物中的诸多天然成分已被发现经肠道微生物代谢之后，结构被修饰，从而转化成具有较强药理活性或毒性较低的代谢产物。

（二）肠道菌群对药物的代谢可能增强药物的毒性

肠道菌群通过催化药物水解、还原等分解性反应，能产生脂溶性增强、易于吸收、毒性增强的代谢产物，可能导致药物的毒性反应，尤其是与某些化合物的致癌性有关。例如，苦杏仁苷给动物口饲时有很强的毒性，但非口饲或给予抗生素再口饲以及给予无菌大鼠则无毒性反应。离体细菌孵育实验证明，肠道菌群产生的 β- 糖苷酶将苦杏仁苷水解成氢氰酸（HCN），小鼠口服中毒剂量苦杏仁苷后血中能测出氰化物。苏铁素和甲硝唑在肠道菌群的作用下会产生致癌性。此外，一些硝基化合物被肠道菌群的硝基还原酶还原后生成相应的胺类化合物，可导致药物毒性。

（唐 立　李 明）

第三节　肠道菌群与发育

肠道菌群与发育的研究是一个新兴领域，近年来进展很快。研究发现在正常平衡的情况下，微生

物群能影响宿主的发育,包括器官发育和形态学形成。对于肠道微生物群与免疫发育和肠道上皮屏障发育的关系,探究相对早一些,而关于肠道微生物群对神经系统发育影响的研究初露头角,急待深入。对于菌群与发育作用机制的研究刚刚开始,有几条主要的信号通路初步被认为与此有关。

出生后免疫系统处于持续发育过程,这个发育和成熟过程需要不断接受外界抗原刺激。目前认为,肠道菌群的作用非常关键,可能是促进出生后肠道黏膜免疫系统发育和成熟的基本因素。这一作用具有年龄依赖性,在新生儿和婴儿期尤为重要,能够对以后许多免疫反应的结局起决定作用。

一、菌群对肠道黏膜相关淋巴组织发育成熟的影响

肠道黏膜相关淋巴组织(gut-associated lymphoid tissues,GALT)亦称肠道黏膜免疫系统。由派尔集合淋巴结、肠系膜淋巴结、孤立淋巴滤泡(isolated lymphoid follicles, ILFs)、上皮间淋巴细胞和弥散性分布在黏膜固有层的免疫细胞和免疫分子组成。

派尔集合淋巴结和肠系膜淋巴结等肠道相关淋巴组织的发育是从出生前胎儿在无菌环境下通过淋巴组织诱导细胞的诱导开始。这些组织的成熟,包括组织大小的增加和生发中心的发育(淋巴结中 B 细胞的增殖、分化和体细胞突变位点)依赖于出生后微生物定植。因此,派尔集合淋巴结、肠系膜淋巴结和脾白髓在无菌鼠中发育不良,表现为仅有极少的生发中心,淋巴细胞数量很少;当给予定植普通小鼠或人的粪便菌群后,3 周内即恢复正常,说明肠道菌群可能是促进出生后肠道黏膜免疫系统发育和成熟的(原始)基本因素。

孤立淋巴滤泡(ILFs)的发育过程也依赖于肠道菌群,无菌鼠中 ILFs 没有发育完全。ILFs 的形成可以通过将无菌小鼠暴露在纯化的来源于革兰阴性菌的肽聚糖中诱导,表明这个过程可以仅由一个特定的微生物模式驱动。间质细胞和上皮细胞主要通过模式识别受体(pattern recognition receptor, PRR)核苷酸结合寡聚化结构域 1(nucleotide-binding oligomerization domain 1, NOD1),部分通过 PRR 的另一个家族 Toll 样受体(Toll-like receptor, TLR)识别固有菌群的肽聚糖。通过肠道微生物激活 NOD1 引起 CC 趋化因子配体 20(CCL20)和 β- 防御素 3(β-defensin 3)表达增加,二者都通过结合 LTi 细胞的 CC 趋化因子受体 6(CCR6)激活 ILFs 的形成。

二、肠道菌群促进 sIgA 分泌细胞的发育

分泌 sIgA 是肠道黏膜免疫系统重要功能之一。肠道菌群对促进 sIgA 的产生具有重要作用。与普通小鼠相比,无菌小鼠肠道中分泌 sIgA 的细胞数减少了 10 倍,并且血清中测不出。与无菌小鼠一样,新生儿分泌 sIgA 的 B 细胞很少,出生 5 天时在外周血中几乎检测不出来;随着菌群初级演替的完成,达到峰顶状态,菌群种类和数量都有增加;之后随着肠内脆弱拟杆菌和双歧杆菌数目的增加,外周血中的 IgA 分泌细胞的数量也逐渐增加,婴儿两岁时,外周血中的 IgA 浆细胞数量已达到正常。进一步研究证明,婴儿早期粪便中双歧杆菌种类的多少与黏膜 sIgA 水平相关,提示不仅双歧杆菌数量,其多样性也促进黏膜 sIgA 分泌系统的成熟。

三、肠道菌群对调节免疫耐受功能形成的影响

口服耐受是指通过口服摄入可溶性蛋白抗原后,引起机体对该抗原不产生全身和黏膜免疫应答,而对其他抗原仍保持正常的免疫应答状态。肠道菌群的正常定植在口服耐受过程中起重要作用。实验显示,灌喂卵清蛋白(ovalbumin, OVA)后,无菌小鼠不能产生血清抗 OVA-IgE 应答的抑制,而普通小鼠则可产生。

(唐立 文姝)

参 考 文 献

1. Ubeda C, Taur Y, Jenq RR, et al. Vancomycin-resistant Enterococcus domination of intestinal microbiota is enabled by antibiotic treatment in mice and precedes bloodstream invasion in humans. J Clin Invest, 2010, 120 (12):4332-4341.

2. Ushida K, Hatanaka H, Inoue R, et al. Effect of long term ingestion of gum arabic on the adipose tissues of female mice. Food Hydrocoll,2011,25(5):1344-1349.

3. Kondo S, Shimizu K. Approaches in the development of probiotics for improving metabolic disorders. J Intestinal

Microbiol, 2010, 24 (4): 281-286.

4. Gibson G. Human gut microbiology: the end of the food chain or the start of good health. Microbiology today, 2002, 29:4-6.

5. Maurice CF, Haiser HJ, Tumbaugh PJ. Xenobiotics shape the physiology and gene expression of the active human gut microbiome. Cell, 2013, 152 (1): 39-50.

6. Mikov M. The metabolism of drugs by the gut flora. European journal of drug metabolism and pharmacokinetics, 1994, 19 (3): 201-207.

7. Sousa T, Paterson R, Moore V, et al. The gastrointestinal microbiota as a site for the biotransformation of drugs. International Journal of Pharmaceutics, 2008, 363 (1): 1-25.

8. Grenham S, Clarke G, Cryan JF, et al. Brain-gut-microbe communication in health and disease. Frontiers in physiology, 2011, 2: 1-15.

9. Berer K, Krishnamoorthy G. Commensal gut flora and brain autoimmunity: a love or hate affair? Actaneuropathologica, 2012, 123 (5): 639-651.

10. Collins SM, Surette M, Bercik P. The interplay between the intestinal microbiota and the brain. Nature Reviews Microbiology, 2012, 10 (11): 735-742.

第四章　病毒与细胞的微生态学

根据研究对象不同,生态学主要分为如下三个不同层次:①宏观生态学(macroecology)是指生物个体水平,包括生物个体、群体、群落等相互之间及其与环境关系的科学;②微生态学(microecology)是指生物个体细胞水平之间及其与环境关系的科学,包括细菌等微生物细胞之间及其与宿主的关系研究;③分子生态学(molecular ecology)是指生物细胞的分子水平之间相互作用及其与环境关系的科学,包括病毒等的分子与细胞相互作用的研究。

本章综合微生态学与分子生态学的内容,介绍病毒与细胞的相互关系及其在医学上的作用。病毒(virus)发现仅有100余年的历史,是一种比细菌还要微小和简单的非细胞形态微生物。如同细菌等其他微生物一样,病毒可以寄生于多种生物体的组织细胞表面或者细胞内部,但病毒有比细菌更广的宿主范围,除可以寄生于动物、植物和昆虫之外,还可以寄生于细菌、真菌等微生物体内。20世纪60年代以来,随着致病性病毒的发现以及传染性疾病的流行与控制,人们逐步认识到健康机体内存在正常病毒群(viral flora)。相关证据表明,病毒在寄生的宿主细胞内,除了引起宿主发生多种类别的病毒性感染等疾病外,还可以作为宿主以及细胞内的寄生体参与细胞微生态系的组成,赋予细胞抵抗特定病毒感染、干扰相关病毒的增殖与复制,以及引起宿主细菌产生特定毒素、获得新抗原性等作用。2000年以来,随着二代测序等新技术的发展,病毒组(virome)、宏病毒组(metavirome)的概念逐渐形成,病毒在细胞以及机体水平上的作用与功能逐步得到证明。但是,由于病毒发现较晚,病毒研究手段不足,以及病毒学研究重点主要集中于病毒感染性疾病等原因,与细菌微生态学的发展相比,病毒分子生态学的研究尚不够深入。

随着微生态学、分子生态学以及病毒学研究理论和技术的进步,有关病毒的本质以及病毒在细胞以及机体水平上的功能与作用将得到证明,以病毒与细胞相互作用为基础的新理论、新技术等将在医学、生命科学等相关领域得到应用。

第一节　病毒的本质特征与分类

病毒(virus)是一种特殊的生命形式。病毒不仅仅是一种独特的传染因子,而且是能够利用宿主细胞的营养物质,自主地复制自身的DNA或RNA、蛋白质等生命组成物质的微小生命体。病毒本身具有复杂的结构、组成与功能以及独特的生物合成、遗传变异与进化等特点,在病毒与细胞相互作用中,病毒的增殖形式、感染类型以及致病性、免疫性等多方面均表现出明显的特征。

一、病毒的本质及其双重性特征

根据病毒的生物学特性,以及病毒与细胞、宿主相互作用的特点,从微生态学角度来看,病毒具有多方面的双重性特征,这些特征有助于对病毒本质以及病毒与细胞微生态系的深入认识。

(一)病毒的结构与功能的双重性特征

1. 病毒与亚病毒因子　通常情况下,病毒是指仅由一种核酸(DNA或RNA)和蛋白质组成,或含有脂类成分的病毒颗粒;其中病毒核酸是病毒的基因组,病毒蛋白质主要是病毒增殖相关的酶类与病毒衣壳的组成成分,病毒蛋白质衣壳与衣壳中心包含的病毒核酸共同组成核衣壳,脂类成分组成某些种类病毒的包膜,主要来源于感染细胞的细胞膜或核膜。亚病毒因子(subviral agents)是一类比病毒更为简单,仅具有某种核酸而不具有蛋白质,或仅具有蛋白质而不具有核酸,能够侵染动植物的微小病原体,不具有完整的病毒结构;主要包括类病毒(viroid)、卫星病毒(satellite virus)和朊病毒(prion)。

2. 缺陷病毒与标准病毒　在病毒增殖过程中,某些病毒由于基因组发生变化,导致病毒感染细胞后不能产生完整的子代病毒颗粒,称为缺陷病毒(defective virus)。缺陷病毒在辅助病毒(helper virus)存在的条件下才能产生子代病毒颗粒。缺陷病毒感染细胞后可以干扰其原亲代标准病毒(standard virus)的感染与增殖,又称为缺陷病毒感染颗粒或 DI 颗粒(defective interfering viral particle),如腺相关病毒(adenovirus associated virus,AAV)为缺陷病毒。

3. 假病毒与真病毒　在病毒感染细胞进行增殖的过程中,可以出现不含有病毒核酸或者包裹了细胞核酸的病毒蛋白衣壳颗粒,前者称为类病毒颗粒(viral like particle),后者称为假性病毒颗粒(pseudo virion)。当两种病毒感染同一个细胞时,可能出现一种病毒蛋白衣壳包裹了另外一种病毒核酸的病毒颗粒,是一种表型混合形式,具有感染与增殖能力,称为假型病毒颗粒(pseudo-type viral particle)。

4. 杂种病毒与纯种病毒　当两种病毒感染同一种细胞时,除了可以出现假病毒外,还可以出现由于病毒基因重组所致的同时携带两种病毒核酸的病毒颗粒,称为杂种病毒(hybrid virus)。某些杂种病毒可以引起病毒的跨物种传播以及比纯种病毒更广泛的感染。

(二) 病毒嗜性的双重性特征

1. 动物病毒、植物病毒、昆虫病毒与细菌/真菌病毒　根据病毒感染宿主对象不同,病毒分为动物病毒(animal viruses)、植物病毒(viruses of plants)、昆虫病毒(viruses of insect)和细菌/真菌病毒(viruses of bacteria/fungi)。通常情况下,这些病毒一般不引起宿主感染或致病,只有部分病毒可以引起宿主相应的感染或致病。其中,既能在脊椎动物体内或高等植物体内增殖,又能在昆虫体内增殖的病毒很多,如动物病毒中的布尼亚病毒科、披膜病毒科的甲病毒属与黄病毒属等的许多成员,它们可以在不同宿主之间形成自然感染循环,并引起人类发生自然疫源性疾病。

2. 亲嗜性病毒、异嗜性病毒与双嗜性病毒　根据逆转录病毒鼠白血病病毒(murine leukemia virus,MuLV)的来源及其病毒亲嗜性(viral tropism),即对不同宿主来源细胞的感染能力,把仅感染小鼠来源细胞的 MuLV 称为亲嗜性病毒(ecotropic retrovirus),把仅感染小鼠以外的哺乳动物来源细胞的 MuLV 称为异嗜性病毒(xenotropic retrovirus),把可以同时感染小鼠以及其他哺乳动物来源细胞的 MuLV 称为双嗜性病毒(amphotropic retrovirus)。MuLV 亲嗜性的差异主要取决于细胞表面受体的不同。如果发生病毒表面特定蛋白的变异,或者改变细胞表面的受体,病毒的亲嗜性可以发生改变。

(三) 病毒致病性的双重性特征

1. 致病性病毒与非致病性病毒　病毒感染宿主具有种属特异性、细胞特异性,如人类免疫缺陷病毒(human immunodeficiency virus,HIV)只感染人或灵长类动物并引起疾病,某些流行性感冒病毒(influenza virus)主要在禽类、猪等动物中感染流行而对人不感染;但是当病毒或宿主发生某种变化时,可能出现病毒的跨物种传播,而发生病毒致病性以及宿主范围的改变。另外,病毒感染宿主后,在分子、细胞和机体的不同水平上表现出不同的致病性或非致病性。如某些病毒在细胞水平上可以引起细胞破坏死亡,但是在机体水平上可能表现为轻型感染或亚临床感染形式等。

2. 急性感染病毒与持续性感染病毒　由于病毒种类及其感染宿主环境等因素的影响,病毒感染细胞后可能出现急性感染与持续性感染。前者多伴有病毒感染细胞的死亡和严重的急性病毒感染的临床表现;后者主要是病毒感染细胞后在细胞内以分子形式、病毒颗粒形式等持续存在于细胞中,导致宿主形成慢性感染、潜伏感染、慢发病毒感染和急性病毒感染的迟发并发症等。

3. 肿瘤病毒与溶瘤病毒　肿瘤病毒是具有致癌能力的病毒,其中 2/3 为 RNA 病毒,1/3 为 DNA 病毒。前者包括人嗜 T 细胞淋巴瘤病毒(HTLV-I)、人类免疫缺陷病毒等,主要引起白血病和淋巴瘤,以及一小部分小鼠乳腺癌;后者包括乙型肝炎病毒、乳头状瘤病毒、多瘤病毒、腺病毒和疱疹病毒等,可引起肝癌、宫颈癌等多种肿瘤。溶瘤病毒(oncolytic virus)是一类基因改造过的、自然存在的某些致病力较弱且具有嗜肿瘤特性的病毒,如新城疫病毒(NDV)、单纯疱疹病毒 -1(HSV-1)、呼肠孤病毒(reovirus)、溶瘤腺病毒(oncolytic adenovirus)等,可以特异性识别并感染肿瘤细胞,最终导致细胞溶胀而摧毁肿瘤细胞,但不能在正常机体细胞内复制,所以不具有杀伤作用。

(四) 病毒生命形式的双重性特征

1. 病毒的化学结晶性与生命体活动性　在病毒的早期研究中,采用化学方法可以纯化制备出病毒分子结晶,证明了病毒的化学结晶性。随后发现病毒结晶成分仍然可以感染细胞并完成病毒增殖与复制,证明了病毒的生命体活动性。

2. 病毒颗粒形式与病毒分子形式　病毒颗粒形式是病毒在细胞外的存在方式,具有感染性,可以侵入和感染敏感细胞,进入病毒增殖周期。当病毒进入敏感细胞后,病毒则以核酸、蛋白等分子方式进行生物合成制备子代病毒颗粒,或者以病毒核酸整合入宿主细胞基因组中的形式持续存在于细胞内,从而影响细胞的微环境。

3. 病毒的细胞内形式与细胞外形式 病毒可以存在于细胞外或细胞内。细胞外病毒呈完整的病毒颗粒形式，具有感染性；细胞内病毒呈不完整的病毒颗粒或病毒分子形式，是病毒在细胞内进行增殖、复制的过程。

（五）病毒来源的两重性特征

根据病毒来源于机体外部还是内部，把病毒分为外源性病毒（exogenous virus）与内源性病毒（endogenous virus）。外源性病毒是指主要来源于机体外部的病毒颗粒，外源性病毒通过多种途径侵入机体或细胞，可以引起机体或细胞的感染以及相关疾病，但是有部分病毒不引起相应的感染或疾病。内源性病毒是指主要来源于细胞内部，即整合在细胞基因组内的病毒基因组，在外界的物理学、化学或生物学因素诱导下活化、转录、复制而产生病毒颗粒。内源性病毒反映了病毒存在的分子方式以及正常病毒群的形式之一。

二、病毒的分类

病毒的分类主要依据病毒的生物学特点或临床特点等进行。

（一）病毒的生物学分类

病毒的生物学分类是国际病毒分类委员会（International Committee on Taxonomy of Virus，ICTV）的病毒分类方法，主要根据病毒的核酸类型、结构特点和有无包膜等特定进行分类。所有已知的病毒根据核酸类型分为：①单股 DNA 病毒；②双股 DNA 病毒；③ DNA 与 RNA 逆转录病毒；④双股 RNA 病毒；⑤单正链 RNA 病毒；⑥单负链 RNA 病毒；⑦亚病毒因子（subviral agents）等。目前认可的病毒约 4000 种。

（二）病毒的临床感染特点分类

主要根据病毒感染途径、所致疾病等临床特点进行分类，包括：①急性感染病毒与持续性感染病毒；②呼吸道病毒、肠道病毒；③狂犬病病毒、脑炎病毒、疱疹病毒、出血热病毒与肝炎病毒等。

（三）病毒的感染对象分类

根据病毒感染对象的不同进行分类，主要包括：①动物病毒；②植物病毒；③细菌病毒；④真菌病毒；⑤昆虫病毒等。

（四）病毒的生态学分类

从病毒与细胞的分子生态学角度，病毒可进一步分类为：①内源性病毒与外源性病毒；②正常病毒群与致病性病毒；③缺陷病毒、标准病毒与辅助病毒；④亲嗜性病毒、异嗜性病毒与双嗜性病毒。

第二节 病毒复制周期及病毒－细胞微生态系的组成

病毒是专性细胞内寄生微生物。在细胞外存在的病毒体处于静止状态，类似于无生命的物质，且缺少完整的酶系统，没有合成自身成分的原料、能量以及核糖体，所以病毒必须侵入易感的宿主细胞才能完成病毒自身的增殖，并构成病毒－细胞微生态系，形成多种多样的病毒与细胞的相互作用形式。

一、病毒在细胞内的增殖及其复制周期

病毒必须在活细胞内依靠宿主细胞的酶系统、原料和能量复制病毒的核酸，借助宿主细胞的核糖体翻译病毒的蛋白质，才能完成病毒增殖过程，即病毒复制周期（replication cycle），产生子代病毒（progeny virus）。病毒复制周期主要包括吸附、穿入、脱壳、生物合成、装配与释放等步骤（图 4-2-1）。

（一）吸附

病毒通过吸附和结合敏感细胞表面的特异性受体，启动对细胞的感染。细胞表面特异性受体决定病毒的感染及其亲嗜性。如脊髓灰质炎病毒的细胞表面受体是免疫球蛋白超家族，仅见于灵长类细胞，如猴肾细胞、HeLa 细胞和人二倍体成纤维细胞。因此，脊髓灰质炎病毒可以感染人呼吸道、消化道和脊髓前角细胞，引起脊髓灰质炎（小儿麻痹）。离子强度、pH 值、温度等环境条件可影响病毒的吸附。

（二）穿入

病毒核酸或感染性核衣壳穿过细胞膜进入细胞的过程，主要包括胞饮、膜融合和直接进入三种形式。胞饮又称吞饮，是病毒穿入的常见方式。当病毒表面蛋白与细胞受体特异性结合后，在细胞膜的特殊区域与病毒一起内陷形成膜性囊泡，即内吞小体（endosome）而将病毒向细胞质内转移；某些有囊膜病毒，如流感病毒借助病毒的血凝素（hemagglutinin，HA）与细胞膜结合，通过胞饮方式进入胞质。

（三）脱壳

脱壳是病毒在穿入同时进行的脱去病毒衣壳的过程。从病毒脱壳到出现新的感染病毒之间叫"隐蔽期"。经胞饮进入细胞的病毒，衣壳可被内吞小体中的溶酶体酶降解。裸露的病毒如脊髓灰质炎病毒，在吸附穿入细胞的过程中病毒的 RNA 释放到胞质中。而痘苗病毒的复杂核心结构进入胞

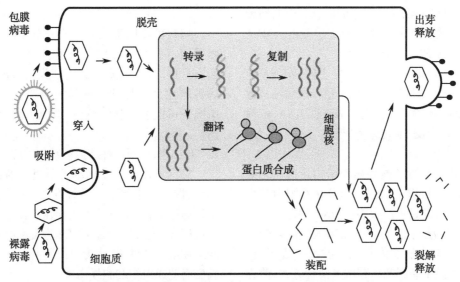

DNA病毒在宿主细胞核内完成生物合成,但痘病毒在细胞质内完成;
RNA病毒在宿主细胞质内完成生物合成,但BDV在细胞核内完成

图 4-2-1 病毒感染细胞模式图

质中后,病毒体聚合酶活化,合成病毒脱壳所需要的酶,进行脱壳。

(四)生物合成

指病毒合成核酸分子和蛋白质衣壳的过程。一个复制周期大约需 6~8 小时。DNA 病毒与 RNA 病毒,特别是逆转录病毒的生物合成过程不同(图 4-2-2)。

1. DNA 病毒 包括双股 DNA 病毒和单股 DNA 病毒。子代病毒的 DNA 基因组是以亲代病毒 DNA 为模板,按半保留复制方式获得,其中单股 DNA 病毒需要形成双股 DNA 复制型。多数病毒在宿主细胞核内的 RNA 聚合酶作用下,从病毒 DNA 上转录病毒 mRNA,然后在胞质核糖体上指导蛋白质合成。

2. RNA 病毒 包括单股正链 RNA 病毒、单股负链 RNA 病毒和双股 RNA 病毒。RNA 病毒核酸

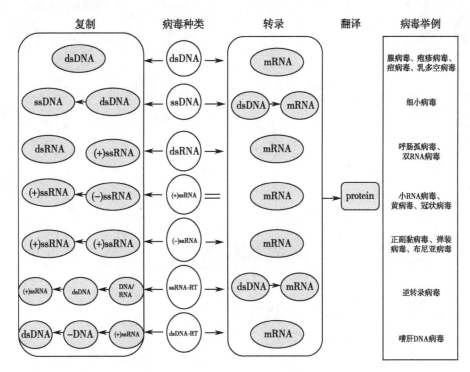

图 4-2-2 不同种类病毒的生物合成方式

多为单股,可携带病毒的全部遗传信息。根据病毒单股 RNA 的极性,将 RNA 病毒分为单股正链 RNA 病毒和单股负链 RNA 病毒。

3. 具有逆转录酶的病毒 主要包括 RNA 逆转录病毒和 DNA 嗜肝病毒。RNA 逆转录病毒又称 RNA 肿瘤病毒,病毒体中含有单股正链 RNA、依赖 RNA 的 DNA 聚合酶(逆转录酶)等。

(五)装配与释放

指新合成的病毒核酸和病毒结构蛋白在感染细胞内组合成病毒颗粒(装配)以及从细胞内转移到细胞外(释放)的过程。大多数 DNA 病毒在核内复制 DNA,在胞质内合成蛋白质,转入核内装配成熟。RNA 病毒多在胞质内复制核酸及合成蛋白。主要包括宿主细胞裂解和出芽增殖两种方式,前者见于腺病毒、脊髓灰质炎病毒等裸露的病毒,后者见于疱疹病毒、流感病毒等有囊膜病毒。

二、病毒 - 细胞微生态系的组成形式

病毒作为专性细胞内寄生微生物,需要在细胞内完成其生命活动。病毒通过适应细胞内分子微环境,逐步建立和形成不同形式的病毒 - 细胞微生态系。其中,在健康宿主体内存在的病毒可以称为正常病毒群(viral flora)。根据目前研究进展,病毒 - 细胞微生态系可以分为如下三种方式。

(一)病毒颗粒存在于皮肤和黏膜表面

病毒可以以细胞外形式分布于机体皮肤以及呼吸道、消化道、泌尿生殖道、口腔及鼻腔黏膜表面,也可以进入皮肤或黏膜细胞内增殖,产生子代病毒颗粒,引起皮肤、黏膜的隐性感染;仅在某些情况下可能引起显性感染,造成皮肤、黏膜的严重损伤。

(二)病毒颗粒在组织脏器细胞内持续存在

病毒可以在宿主内部脏器组织细胞中以潜伏感染、慢性感染等形式持续存在,并增殖复制产生子代病毒颗粒,也可能潜伏存在于特定区域而没有子代病毒产生,不引起组织细胞发生明显的细胞病变。在某种条件下,病毒可以复制引起明显的细胞病变而造成组织细胞损伤。

(三)病毒基因组整合于宿主基因组

逆转录病毒(retrovirus)具有一种特殊的细胞内存在的分子形式,即病毒基因组以 DNA 形式整合(integration)插入到宿主基因组中的相应部位,并可以随着宿主基因组的复制而持续存在,并传递到子代细胞中(文末彩插图 4-2-3)。这种整合于宿主基因组中的病毒 DNA 分子又称为前病毒(provirus)。通常,以整合方式存在的前病毒不引起组织细胞损伤及相应症状,某些携带了前病毒的宿主可以表现为抵抗相应病毒感染的抗性。在

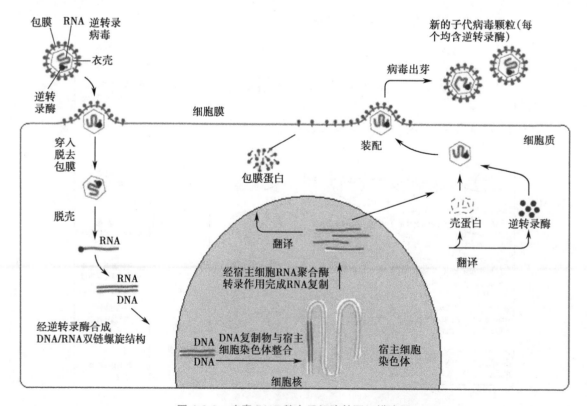

图 4-2-3 病毒 DNA 整合于细胞基因组模式图

某种条件刺激诱导下,前病毒可以从宿主基因组中脱落,进行生物合成与复制,产生有感染性的子代病毒,引起感染与临床表现。此外,2010年发现一种非逆转录病毒——博尔纳病病毒(Borna disease virus,BDV)的基因组片段也整合存在于人与多种动物的基因组中,并可能影响细胞的某些功能。

第三节 病毒-细胞微生态系中病毒的作用

在病毒-细胞微生态系中,病毒一方面可以利用细胞完成复制周期,另一方面病毒还可以通过抑制细胞抗病毒免疫、调节细胞凋亡的形成等途径,参与病毒-细胞微生态系的建立、稳定、存在和结局等过程。

一、病毒抑制宿主抗病毒免疫应答

机体对病毒感染的免疫包括非特异性免疫和特异性免疫。其中,非特异性抗病毒免疫又称天然免疫,主要包括自然杀伤细胞(natural killer cell, NK cell)溶解病毒感染细胞、I型干扰素(α和β干扰素)等分子的抗病毒作用等。特异性抗病毒免疫又称获得性免疫,主要包括特异性抗病毒抗体中和病毒、免疫调理吞噬细胞功能、补体激活溶解有囊膜病毒作用,以及I型MHC分子依赖的CD8$^+$的细胞毒T淋巴细胞(cytotoxic lymphocyte, CTL)作用等。在病毒感染过程中,病毒可以通过不同途径,调节病毒对机体免疫反应或抑制宿主的免疫应答,逃避细胞对病毒的清除作用,促进病毒-细胞微生态系的形成与稳定。

(一)病毒抑制细胞干扰素的产生与功能

干扰素(interferon, IFN)是病毒感染动物细胞后,宿主分泌的有抗病毒功能的特异性糖蛋白。干扰素通过结合未感染细胞的相关受体,促使这些细胞合成抗病毒蛋白而起到抗病毒作用。但病毒可以通过不同的机制抑制宿主细胞的IFN作用。例如,丙型肝炎病毒(hepatitis C virus, HCV)可通过干扰模式识别受体TLR3、RIG-I介导的干扰素诱导信号通路以及干扰素刺激基因等途径,抵抗宿主的抗病毒反应。2013年的相关研究发现,当HIV和猿猴免疫缺陷病毒(simian immunodeficiency virus, SIV)等病毒感染造成宿主细胞免疫功能低下时,宿主内寄生的病毒群可乘机感染细胞进行复制与增殖,并造成细胞损伤。

(二)病毒抑制细胞MHC-I分子表达

病毒通过抑制细胞MHC-I分子表达,导致感染细胞不能有效地提呈病毒抗原给CD8$^+$CTL细胞,从而抑制宿主抗病毒免疫。例如,HIV-1、EBV、痘病毒、巨细胞病毒(CMV)和某些腺病毒感染细胞后,可使细胞MHC-I分子表达明显下降;腺病毒2型和35型早期糖蛋白E3可在粗面内质网结合细胞MHC-I分子,并抑制其向高尔基复合体转运,而腺病毒12型早期蛋白E1A可抑制MHC-I分子转录。

(三)病毒蛋白的分子模拟作用

分子模拟(molecular mimicry)是指病毒可能编码同宿主相似的蛋白,使宿主免疫系统将其判断为自身抗原而不产生免疫反应,因而得以建立持续性感染。某些病毒蛋白在入侵免疫细胞后,可形成与宿主蛋白同源或相似的蛋白,通过此机制逃脱机体免疫反应。而某些病毒可以编码一些与宿主蛋白或抗原决定簇相同的蛋白,从而诱导与机体正常组织蛋白发生交叉反应的特异性免疫,进而诱导产生自身免疫性病理损害。例如,HIV的gp41蛋白与细胞IL-2分子高度同源,可以拮抗IL-2的生物学作用或引起针对IL-2的自身免疫反应;此外,HIV的gp41蛋白因与宿主MHC-II分子同源,而干扰MHC-II分子相关的免疫识别,gp41抗体可以引起MHC-II阳性淋巴细胞的死亡;HIV的gp120蛋白与神经白细胞素(neuroleukin)有30%同源,通过与这种由血凝素刺激后T细胞来源淋巴因子的结合与竞争抑制,产生抑制白细胞分化成熟、B细胞活化和促进免疫球蛋白分泌的作用,以及参与HIV致神经损伤作用;HIV的gp120蛋白与IgG1、IgG2、IgG4蛋白有40%同源,可能参与宿主类风湿因子的形成和自身免疫病的发生。

二、内源性病毒的拮抗与干扰作用

(一)内源性病毒的拮抗与干扰作用

内源性病毒是指整合在宿主基因组上的病毒,以内源性逆转录病毒(endogenous retroviruses, ERV)最多见,并广泛存在于人或动物细胞中。ERV通常处于静止状态,仅在细胞生长分化过程中,特别是在分化的早期时呈现明显活动。例如,在人类妊娠期的胎盘、肿瘤细胞和狼疮细胞等均含有活动的ERV。

正常情况下,当病毒-细胞微生态系处于平衡状态时,ERV可以拮抗相应的致病性外源病毒对宿主的感染与致病,这种拮抗功能与人肠道正常菌群的功能相似。例如,一种鼠白血病病毒(MuLV)基因组部分片段同源的 Fv-4 分子,整合于小鼠基因组时可以赋予小鼠抗 Friend 小鼠白血病病毒感染的作用。但是,在异常情况下 ERV 可能发生活化表达,导致病毒 - 细胞微生态失调而形成感染性病毒颗粒,引起细胞的各种感染、个体发育异常及致畸作用。例如,在 IFN 作用下,或者在 EB 病毒、人类疱疹病毒 6 型合并感染时,某些携带了内源性病毒细胞内的 ERV 可能活化而形成病毒增殖与感染。

(二)正常病毒群的拮抗与干扰作用

存在于健康人体皮肤或自然腔道黏膜的正常病毒群,包括在细胞表面存在的细胞外病毒,以及皮肤或黏膜细胞内存在的非致病性病毒或某些非致病阶段的致病性病毒,均可以发挥抵抗或干扰相关病毒感染与增殖的作用。

例如,脊髓灰质炎疫苗株(Sabin vaccine)、牛痘病毒(vaccinia virus)等活疫苗在细胞中增殖不引起细胞损伤和致病,且能作为免疫原激活机体的免疫功能,预防致病性病毒感染;但是在细胞内持续感染的活疫苗可以干扰或拮抗致病性脊髓灰质炎病毒的感染与致病。因此,在进行脊髓灰质炎病毒活疫苗接种时,必须选择在人体肠道病毒群数量最少的冬、秋季节进行疫苗接种,并且需要调整脊髓灰质炎病毒疫苗中的不同病毒株的比例,以排除疫苗中不同病毒株之间可能发生的干扰作用,以及健康人体肠道病毒群的干扰作用,保证活疫苗的接种与免疫效果。

三、病毒对宿主细胞转化与凋亡的作用

(一)病毒感染致细胞转化作用

在肿瘤病毒与细胞的微生态系中,病毒可以通过合成具有病毒遗传信息的前病毒(provirus)的形式整合于细胞基因组中,引起细胞染色体改变、细胞转化与癌变。其中,DNA 肿瘤病毒可以直接合成前病毒 DNA,而 RNA 肿瘤病毒需要在自身含有的依赖 RNA 的 DNA 聚合酶(逆转录酶)作用下,以病毒 RNA 为模板合成前病毒 DNA。这些整合的前病毒 DNA 可以通过其中细胞来源的原癌基因成分,以及病毒感染引起的细胞原癌基因的激活与表达等途径,直接参与肿瘤形成或细胞转化过程。通常,病毒的致癌作用只发生在癌瘤发展的早期,当宿主免疫功能低下并受到肿瘤病毒感染时,细胞癌基因被激活并高效表达大量转化蛋白,在较长时间内使正常细胞转化为肿瘤细胞。主要的肿瘤病毒包括人嗜 T 淋巴细胞白血病病毒、人类免疫缺陷病毒、乙型肝炎病毒、EB 病毒和人乳头瘤病毒等,其引起细胞转化的机制各不相同。

1. **人嗜 T 淋巴细胞白血病病毒 1 型(HTLV-1)** 以前病毒 DNA 形式整合到宿主细胞 DNA,病毒不含有癌基因,但病毒编码的 tax 蛋白等可以在病毒感染的 T 淋巴细胞中促进病毒 mRNA 转录,并激活宿主细胞癌基因,如 c-fos 基因和 c-sis 基因等的转录,诱发 T 细胞增生而引起成人 T 淋巴细胞白血病(ATLL)。

2. **人类免疫缺陷病毒(HIV)** 可以感染 $CD4^+$ 淋巴细胞,还可以感染抗原提呈细胞,刺激巨噬细胞产生淋巴组织增生的细胞因子,如 IL-6 和 IL-10 等,导致淋巴结内滤泡生发中心过度增生,引起侵袭性 B 淋巴细胞淋巴瘤。而且,HIV 的 tat 蛋白作用于感染细胞产生的细胞因子也能加速卡波西肉瘤(Kaposi sarcoma, KS)的进展。

3. **EB 病毒(Epstein-Barr virus, EBV)** 是一种亲淋巴性的疱疹病毒,通常在多数人体 B 淋巴细胞内长期隐匿感染,无致癌危险。但在某种因素诱导下,EBV 被激活而产生有感染性的 EBV 颗粒,可促使 Burkitt 淋巴瘤(Burkitt lymphoma, BL)和鼻咽癌(nasopharyngeal carcinoma, NPC)的发生。

4. **乙型肝炎病毒(hepatitis B virus, HBV)** 其 X 蛋白是病毒基因的转录调节因子,可以反式激活其他病毒基因和细胞基因,包括 HBV 启动子和增强子以及细胞 c-myc、c-fos 和 c-jun 启动子,进而激活受染肝细胞中 c-myc 等原癌基因表达增强,从而诱发肝细胞癌(human hepatocellular carcinoma, HHCC)。

5. **人乳头瘤病毒(human papilloma virus, HPV)** 其 16 或 18 型等病毒可以通过整合到宿主细胞的 DNA,或表达病毒 E1、E6、E7 蛋白,促使细胞转化;其中,病毒 E1、E6、E7 蛋白与细胞 Rb 蛋白、p53 蛋白结合而使 Rb 蛋白和 p53 蛋白变性,失去抑制肿瘤作用,引起宫颈癌(cervical carcinoma)等。

(二)病毒感染对细胞凋亡的调节作用

在病毒 - 细胞微生态系中,许多病毒感染可以参与细胞凋亡的发生,主要包括抑制细胞凋亡作用和促进细胞凋亡作用。而且,各种病毒诱导与抑制凋亡的途径并不是独立的,某种病毒可能既编码诱导凋亡的产物又编码抑制凋亡的产物,并可能通过多种途径影响宿主细胞的凋亡,有助于从新的角度理解病毒与宿主细胞的关系。

1. **病毒可以通过多种机制抑制细胞凋亡** 主要包括抑制细胞半胱氨酸蛋白酶(caspase)活性以及 FasL 和 TNF 作用、编码细胞内抑制凋亡蛋白(clAP)同型异构体、抑制细胞 p53 基因转录以

及调节细胞周期等。例如,牛痘病毒的 CmA 蛋白与 B13R 蛋白、免痘病毒 SPI-2 蛋白以及杆状病毒 p35 蛋白等作为丝氨酸蛋白酶抑制剂,可以抑制 caspase 的活性,以及 FasL 和 TNF 途径介导的细胞凋亡;痘病毒编码的 A179L 蛋白和 p21 蛋白、腺病毒 EIB-19K 蛋白等是 Bc1-2 的同型异构体,可以通过抑制前凋亡家族成员的活性来抑制细胞凋亡;腺病毒的 ElB-55K 蛋白、ElB-55K/E4orf6 复合物、HPV 的 E6 蛋白等通过抑制 p53 的转录来抑制细胞凋亡;博尔纳病病毒(BDV)的 X 蛋白可以结合线粒体抗病毒信号蛋白(mitochondrial antiviral signaling protein, MAVS),从而抑制 MAVS 诱导的细胞凋亡;此外,EBV 的 BHRF1 蛋白可以通过更广谱的抗凋亡机制抑制 γ- 辐射、化学治疗剂、c-myc 过量表达、死亡受体等介导的细胞凋亡。

2. 病毒可以通过多种机制诱导细胞凋亡 主要包括直接诱导、结合细胞凋亡相关蛋白、诱导 p53 基因表达或 caspase、Fas/FasL 表达等。例如,HIV 的 gp120 蛋白通过结合 $CD4^+$ 分子,激活细胞钙通道导致细胞内钙离子增加,而诱导细胞凋亡;EBV 的 BALF1 蛋白能抑制 BHRF1 蛋白和 Bc1-2 蛋白的抗凋亡活性而发生细胞凋亡;腺病毒 ELA 蛋白、HPV 的 E7 蛋白和 HBV 的 X 蛋白可以诱导激活 p53 基因表达,诱导 p53 依赖的细胞凋亡;小鼠肝炎病毒(mouse hepatitis virus, MHV)等可以通过诱导 caspase 表达、HCV 诱导 Fas 表达的途径来诱导细胞凋亡。此外,流感病毒神经氨酸酶(neuraminidase, NA)蛋白具有唾液酸酶的活性,可以裂解转化生长因子 β(transforming growth factor-β, TGF-β)前体上的唾液酸残基,释放出成熟的 TGF-β,导致细胞表面或细胞外基质中 TGF-β 活性增强而诱导细胞凋亡。

第四节 病毒 - 细胞微生态系的改变与病毒的跨物种传播

病毒 - 细胞微生态系的建立取决于病毒特异性、宿主细胞及其受体的特异性,以及病毒与细胞的相互作用形式等。病毒与宿主在机体、细胞以及分子水平的变化均可以导致病毒 - 细胞微生态系的改变,从而表现出病毒感染范围增加、跨物种传播以及致病性与免疫性等方面的变化。

一、病毒 - 细胞微生态系的宏观视角

(一) 病毒感染的宿主特异性

从生态学的宏观角度来看,病毒及其宿主的分布区域、生活环境等均可以影响病毒 - 细胞微生态系的相互作用。一方面,病毒所易感的组织细胞的特异性决定了病毒对不同物种的特异性;另一方面,不同物种的组织细胞上的病毒受体的种类、结构以及分布的不同,导致病毒对不同物种的嗜性以及感染后临床表现和预后的显著差异。例如,脊髓灰质炎病毒、人类免疫缺陷病毒只能感染人类与灵长类动物,而不能感染其他动物。此外,多种病毒可以在人或动物(包括节肢动物、啮齿类动物)之间自然感染与循环传播,尽管在动物中很少致病,但有时会引起人类病毒性感染疾病。例如,甲型流感病毒的宿主范围包括猪、马、水貂、海豹、鲸、犬、各种禽类以及人类等,依其亲嗜性分为人流感病毒、禽流感病毒以及猪流感病毒等不同种类,其中某些病毒主要感染特定的物种而造成自然流行与感染。其中,人流感病毒与禽流感病毒可能同时感染猪,并可能在猪体内发生基因重组而形成可以感染人类的流感病毒株,从而形成跨物种传播,造成人类流感的大流行。

(二) 病毒感染的组织细胞特异性

病毒可以选择性地感染和损害宿主特定部位的细胞群,这种细胞亲嗜性取决于病毒的基因和蛋白与宿主细胞之间的相互作用;其中,细胞通过特异性的病毒 - 受体的相互作用来识别病毒,并决定细胞是否对病毒易感。例如,在新生小鼠脑内接种呼肠孤病毒 I 型,病毒能感染室管膜细胞而不感染神经细胞,但接种呼肠孤病毒 III 型却能感染神经细胞而不感染室管膜细胞;腮腺炎病毒可以感染神经细胞和胶质细胞,但其主要糖蛋白修饰的突变株则感染室管膜细胞,而神经细胞感染轻微。

(三) 病毒与受体结合决定病毒感染的特异性

细胞表面存在的病毒受体是决定病毒感染宿主动物、组织细胞特异性的重要基础,病毒表面蛋白与病毒受体的变化及其相互作用决定了病毒感染宿主和组织细胞的类型,以及宿主改变与跨物种传播等。例如,流感病毒在不同物种间传播,主要取决于病毒血凝素(hemagglutinin, HA)蛋白序列上的受体结合位点(以第 226 位氨基酸为主)及其与宿主细胞表面的流感病毒受体的结合特性的差异。不同类型流感病毒的受体包括唾液酸 α-2,6 半乳糖苷(SA α-2,6-Gal)和唾液酸 α-2,3 半乳糖苷(SA α-2,3-Gal)。人流感病毒 HA 基因序列的 226 位氨基酸为亮氨酸(Leu),能特异性结合存在于人上皮细胞表面的 SA α-2,6-Gal;禽流感病毒 HA 基因序列的第 226 位氨基酸为谷氨酰胺(Gln),能与人上

皮细胞表面的 SA α-2,3-Gal 特异性结合；而猪流感病毒 HA 基因序列的第 226 位氨基酸为甲硫氨酸（Met），与 SA α-2,3-Gal 或 SA α-2,6-Gal 都可结合。由于猪上皮细胞表面同时存在人流感病毒和禽流感病毒受体，猪可以同时感染人流感病毒和禽流感病毒，成为禽、猪、人流感病毒的共同易感宿主，并可能产生新的具有感染人和禽能力的病毒而形成"人-猪-禽"的跨物种传播。

二、病毒跨物种传播及其致病性

（一）新病毒形成与跨物种传播

新病毒的形成是其跨物种传播的主要原因。新病毒形成的主要机制包括病毒基因突变、病毒基因重组或重配。

1. 病毒基因突变（gene mutation） 是指病毒基因组中单个碱基改变所引起的点突变，或多个碱基的缺失、重复和插入。其原因可能是病毒复制发生错误，或受化学物质、辐射或病毒的影响等。例如，SARS 病毒是一种基因突变所形成的新型冠状病毒，可以由动物向人类传播而引起人类发生非典型肺炎；流感病毒血凝素（HA）、神经氨酸酶（NA）基因可能通过基因突变形成抗原性漂变（antigenic shift），从而引起流感的季节性流行，或导致流感病毒获得跨物种间屏障的能力。

2. 病毒基因重组（gene combination）或重配（reassortment） 是指由于病毒不同的核酸片段或核酸链断裂而产生的病毒核酸片段的交换和重新组合，形成新的核酸分子的过程。由于病毒基因重组或重配后形成新的核酸分子，可以导致病毒感染性和致病性发生质变。例如，甲型流感病毒有 16 种 HA 和 9 种 NA，所形成的多种亚型都可以感染禽类、猪或人类。在禽类和猪体内混合感染的不同类型流感病毒，可以发生病毒不同基因片段之间的重配而引起病毒变异，在特定情况下能够跨越物种传播而感染人，引发人类流感大流行。20 世纪以来全球暴发的大规模流感以及 2009 年全球暴发的甲型 H1N1 流感均为重配的流感病毒所致。

2013 年出现的 H7N9 禽流感病毒是一种新型的重配病毒，通过至少两次连续的病毒基因重配，形成了从野鸟-家禽以及家禽-人的传播能力。基因组序列分析结果证明，禽源 H7N9 病毒与人源 H7N9 病毒的基因组高度同源。其中，禽源 H7N9 病毒跨物种传播引起的人感染或死亡病例主要是由于其 HA 蛋白发生 Q226L 变异，形成了同时具备与禽源细胞受体（SA α-2,3-Gal）以及人源细胞受体（SA α-2,6-Gal）结合能力的人源 H7N9 流感病毒。一般认为，禽源细胞仅表达 SA α-2,3-Gal 受体，人源细胞以表达 SA α-2,6-Gal 受体为主，但下呼吸道黏膜细胞也表达禽源细胞受体（SA α2,3-Gal），因而形成了禽流感病毒跨物种传播的分子基础。进一步研究发现，禽源 H7N9 病毒对家禽、小鼠不致病，但人源 H7N9 病毒不引起家禽感染，却可以引起小鼠严重感染甚至死亡。并且，人源 H7N9 病毒在雪貂中的复制能力明显高于禽源 H7N9 病毒，还可以通过飞沫引起雪貂的感染与高效传播。在 H7N9 感染人病例中，该病毒感染可以通过引起宿主发生细胞因子风暴（cytokine storm）途径，发生细胞因子如 TNF-α、IFN、IL-1、IL-6、IL-8、IL-12 以及 MCP-1 等介导的急性呼吸窘迫综合征（acute respiratory distress syndrome, ARDS）以及多脏器损伤。

（二）宿主因素与新病毒的形成及其病毒跨物种传播

除了新病毒的形成以及病毒表面蛋白与宿主病毒受体的相互作用等可以引起病毒的跨物种传播之外，某些条件下所造成的宿主免疫缺陷也是病毒跨物种传播的因素。而且宿主免疫低下也可促进病毒发生变异以及新病毒的形成，从而促进病毒跨物种传播以及致病性增强。例如，用非致病性柯萨奇病毒 CVB3/0 接种正常硒（selenium, Se）饲料喂养的宿主时没有致病性，但是接种缺硒饲料喂养宿主时可以表现为严重感染与致病。进一步比较 CVB3/0 毒株与低硒喂养宿主来源的 CVB3/0 Se 毒株的核酸序列，发现后者在 234、788、2771、2438、3324 和 7334 位点发生了变异，出现了与已知致病毒株相似的变异类型。说明在硒缺乏或者免疫缺陷宿主中，病毒可能发生基因突变，形成病毒感染或者跨物种传播。此外，由于进行异种脏器移植的主要供体猪体内携带有猪内源性逆转录病毒（porcine endogenous retrovirus, PERV）等，给移植后免疫抑制的宿主带来病毒感染与跨物种传播的潜在危险。因此，必须对供体脏器中可能存在的病毒等进行微生物学检测与筛选，才能保证异种脏器移植的安全性等。

第五节 噬菌体-细菌微生态系的形式与医学意义

噬菌体（bacteriophage, phage）是感染细菌、真菌、放线菌或螺旋体等微生物的病毒的总称。1915 年，英国科学家 Twort 首先发现葡萄球菌培养中出现的透明斑现象;1917年,法国科学家在研究志贺痢疾杆菌时进一步确认细菌培养中的透明斑以及菌液变清现象,并对引起上述现象的成分命名为噬菌体。噬菌体与特定细菌建立起来的微生态系是研究比较深入的模型,并且随着噬菌体组成、复制方式、感染形式等深入研究,促进了对病毒-细胞微生态系的认识。特别是噬菌体及其宿主细菌具有结构简单、繁殖迅速、操作方便等原因,噬菌体与细菌微生态系已经成为研究病毒与细胞相互作用以及在分子生物学等领域广泛应用的最好工具。

一、噬菌体-细菌生态系的形式

噬菌体与细菌生态系,主要包括毒性噬菌体引起的溶菌周期、温和噬菌体形成的溶原周期两种形式。

(一)噬菌体的溶菌周期

噬菌体的溶菌周期(lysis cycle)是毒性噬菌体侵染细菌的过程,可以分为三个阶段:感染阶段、增殖阶段和成熟阶段。

1. 感染阶段　噬菌体侵染细菌的第一步是通过噬菌体的尾部附着在细菌的细胞壁上,通过溶菌酶在细菌的细胞壁上打开一个缺口,然后噬菌体尾鞘像肌动和肌球蛋白的作用一样收缩,露出尾轴并伸入细胞壁内,把噬菌体头部的DNA或RNA注入细菌内,而蛋白质外壳留在壁外,不参与增殖过程。

2. 增殖阶段　噬菌体DNA或RNA进入细菌细胞后,会引起细菌的DNA合成停止,酶的合成也受到阻抑等一系列的变化,并逐渐控制了细胞代谢。随后,噬菌体利用细菌的细胞器,大量地复制子代噬菌体的DNA或RNA和蛋白质,进而噬菌体头部和尾部相互吻合,组装成一个完整的子代噬菌体。

3. 成熟阶段　成熟的噬菌体通过产生溶解细菌细胞壁的溶菌酶,引起细胞裂解而释放出子代噬菌体。子代噬菌体可以继续侵染邻近的细菌细胞,产生子二代噬菌体。

(二)噬菌体溶原周期

噬菌体溶原周期(lysogenic cycle)是指温和噬菌体感染细菌后,其基因组能与宿主菌基因组整合或以质粒形式游离存在于细胞内,并随细菌分裂传至子代细菌的基因组中,但不引起细菌裂解的过程。

在溶原周期过程中,温和噬菌体可以通过溶原性转换、转导方式传递遗传信息,赋予受体细菌相应的生物学性状。

1. 溶原性转换　当噬菌体感染细菌时,宿主菌染色体中获得了前噬菌体的DNA片段,使其成为溶原状态而使细菌获得新的性状,称为溶原性转换。与转导不同,发生溶原性转换时,温和型噬菌体不携带任何供体菌的基因,而且这种噬菌体是正常完整的,而不是缺陷型噬菌体。

2. 转导　是由噬菌体将一个细菌的基因传递给另一细菌的过程。包括普遍性转导和局限性转导。普遍性转导是指噬菌体能传递供体细菌任何基因的转导。局限性转导是指噬菌体只能传递供体染色体上原噬菌体整合位置附近基因的转导。只有温和噬菌体才可进行局限性转导。

二、噬菌体感染对宿主细菌的作用及其医学意义

(一)毒性噬菌体及其抗菌作用

噬菌体颗粒感染一个细菌细胞后可迅速生成几百个子代噬菌体颗粒,每个子代颗粒又可感染细菌细胞,再生成几百个子代噬菌体颗粒,便可使几十亿个细菌感染而死亡。细菌在培养基上长成菌苔时,一个噬菌体通过感染其中一个细菌后,可以引起该细菌周围的成千上万个细菌感染致死,在培养基的菌苔上出现一个由于细菌被噬菌体裂解后造成的空斑,称为噬菌斑(plaque)。通过计数一定量标本接种菌苔上所形成噬菌斑的数量,可以定量测定噬菌体。

根据噬菌体可以裂解细菌的特性,特定噬菌体已经在临床上应用于治疗某些细菌的感染,特别是如伤口、脓肿以及胃肠道、皮肤和肺部感染等。噬菌体抗菌疗法具有如下特点:①每种噬菌体只攻击非常有限的几种细菌,只是特异性地靶向一种细菌,即特异致病的细菌,而不影响宿主体内正常菌群;②噬菌体容易生长和纯化,对于形成了噬菌体耐药的细菌,也可以在短时间内获得与耐药细菌相应的噬菌体;③噬菌体可以在靶细菌群扩散时增加其数量,可小剂量给药;④噬菌体无毒性,只侵犯细菌而不侵犯人体细胞;⑤噬菌体有自限性,在裂解特定的细菌目标之后,噬菌体会立刻停止繁殖;⑥通过血液循环给药时,噬菌体含有的异种蛋白和核酸可能会引起免疫反应。

(二)温和噬菌体感染与细菌的致病性、耐药性和免疫学变化

由于温和噬菌体基因组携带有相应的遗传信息,可以赋予溶原性细菌某些生物学特性。主要包括如下内容。

1. 细菌致病性增强　通过溶原性转换,某些前噬菌体可导致细菌毒力或致病性发生改变。

如不产生毒素的白喉棒状杆菌(*Corynebacterium diphtheria*)获得了前噬菌体带有的毒素蛋白结构基因时,会变成产毒素的致病菌株;A群溶血性链球菌受有关温和噬菌体感染发生溶原性转换,能产生致热外毒素。

2. 细菌耐药性形成　通过转导方式,噬菌体可以将耐药菌的耐药基因转移给敏感菌,主要见于金黄色葡萄球菌的耐药性转移方式。一般认为噬菌体所能传递的DNA量很少,仅能传递对一种抗生素的耐药基因,且由于噬菌体的特异性,耐药性转导主要发生在同种细菌内。2013年的研究表明,在相应的抗生素诱导下,动物肠道中的噬菌体可以携带更多的与抗生素对应的耐药基因,并传递这些耐药基因至相应的敏感细菌中,导致细菌耐药,从而提出通过控制特定的噬菌体来控制细菌耐药的新策略。

3. 细菌免疫学变化　温和噬菌体感染宿主细菌后,可以获得噬菌体感染免疫性,即溶原性细菌具有抵抗同种或有亲缘关系噬菌体重复感染的能力,即可以使宿主菌处在一种噬菌体免疫状态。而且,某些溶原性细菌,如沙门菌、志贺菌等的抗原结构和血清型别可能通过溶原性转换而发生改变。

(三)噬菌体在医学生物学上的应用

噬菌体分布极广,在有细菌存在的场所就可能有相应噬菌体的存在。在人和动物的排泄物及其污染的水中,常可检测到肠道菌的噬菌体。在土壤中可找到土壤细菌相应的噬菌体。噬菌体有严格的宿主特异性,只可以感染和寄居在易感的宿主菌体内,故可利用噬菌体进行细菌的流行病学鉴定与分型,以追查传染源。

噬菌体结构简单、基因数少,特别是噬菌体具有将基因插入宿主DNA内的特性,使之成为重要的分子生物学、遗传学与基因工程的研究工具和良好实验系统,如:①通过对λ噬菌体载体进行标记,便于进行噬菌体感染与表达菌株的选择鉴定与获得;②噬菌体转导可以用来在细菌间转移基因,进行互补测验,进行基因定位,特别是通过共转导方法进行基因的精细结构分析,是细菌遗传学研究中的常用手段;③通过重组DNA技术把所要克隆的基因插入到λ噬菌体的DNA中,然后进行离体包装获得含有外壳蛋白的噬菌体,再去感染宿主细菌,可以制备基因文库。

第六节　病毒-细胞微生态学研究展望

目前病毒的起源主要包括:①病毒是细胞内寄生物的退化形式的退化性起源学说;②病毒起源于宿主细胞中的RNA和(或)DNA成分的学说;③病毒起源于具有自主复制功能的原始大分子RNA的学说。其中,前两种形式表明病毒起源均与宿主细胞之间的生态学关系密切相关,提示病毒进化形成的专性细胞内寄生的特点,决定了病毒-细胞微生态系的形成,进而通过两者之间的相互作用,逐步形成了病毒感染的不同形式,促进了病毒进化以及新病毒的形成等。

从宿主角度来看,病毒主要以病毒颗粒形式、病毒基因组分子形式等广泛存在于宿主的皮肤与黏膜表面及其细胞内,以及脏器组织细胞内或细胞基因组中。其中,部分病毒或病毒基因组的存在并没有造成宿主细胞的病理性损害,并可以有助于宿主实现某些生理性功能或者赋予宿主某些新的功能,可认为是正常病毒群,其中包括由某些与宿主细胞与生俱来的病毒或病毒基因组组成的内源性病毒。

随着微生态学理论的快速发展以及二代高通量测序等新技术的广泛应用,目前已经形成了有关正常病毒群、内源性病毒以及病毒组的研究策略,并取得越来越多的有关正常病毒群、内源性病毒以及病毒组的生理学功能、病理学作用以及相关技术的研究成果,将逐步建立以病毒与细胞微生态学为基础的新的健康与医疗理念。

(张凤民　李　辉)

参 考 文 献

1. 向近敏.病毒分子生态学.武汉:武汉大学出版社,2004.
2. 张素琴.微生物分子生态学.北京:科学出版社,2005.
3. 向近敏,林雨霖,周峰.分子生态学(第二卷).武汉:湖北科学技术出版社,2001.
4. 李兰娟.感染微生态学.第2版.北京:人民卫生出版社,2012.
5. Duerkop BA, Hooper LV. Resident viruses and their

interactions with the immune system. Nat Immunol, 2013, 14 (7): 654-659.

6. Foxman EF, Iwasaki A. Genome-virome interactions: examining the role of common viral infections in complex disease. Nat Rev Microbiol, 2011, 9 (4): 254-264.

7. Feng H, Shuda M, Chang Y, et al. Clonal integration of a polyomavirus in human Merkel cell carcinoma. Science, 2008, 319 (5866): 1096-1100.

8. Delwart E. A roadmap to the human virome. PLoS Pathog, 2013, 9 (2): e1003146.

9. Modi SR, Lee HH, Spina CS, et al. Antibiotic treatment expands the resistance reservoir and ecological network of the phage metagenome. Nature, 2013, 499 (7457): 219-222.

10. Stecher B, Maier L, Hardt WD. 'Blooming' in the gut: how dysbiosis might contribute to pathogen evolution. Nat Rev Microbiol, 2013, 11 (4): 277-284.

11. Pinkert S, Klingel K, Lindig V, et al. Virus-host coevolution in a persistently coxsackievirus B3-infected cardiomyocyte cell line. J Virol, 2011, 85 (24): 13409-13419.

12. Beck MA, Levander OA, Handy J. Selenium deficiency and viral infection. J Nutr, 2003, 133 (5 Suppl 1): 1463S-1467S.

13. Denner J, Tönjes RR. Infection barriers to successful xenotransplantation focusing on porcine endogenous retroviruses. Clin Microbiol Rev, 2012, 25 (2): 318-343.

14. Gao HN, Lu HZ, Cao B, et al. Clinical findings in 111 cases of influenza A (H7N9) virus infection. N Engl J Med, 2013, 368 (24): 2277-2285.

15. Zhang Q, Shi J, Deng G, et al. H7N9 influenza viruses are transmissible in ferrets by respiratory droplet. Science, 2013, 341 (6144): 410-414.

16. Shi Y, Zhang W, Wang F, et al. Structures and Receptor Binding of Hemagglutinins from Human-Infecting H7N9 Influenza Viruses. Science, 2013, 342 (6155): 243-247.

第五章 微生态平衡

世界是矛盾的统一体，平衡与稳定是万事万物存在的基本形式。细菌与人体经历长期的互相选择和共同进化，彼此间相互依存、相互制约，形成动态的、稳定的生理性平衡，即微生态平衡（microeubiosis）。微生态平衡是生态平衡的重要组成部分，是微观层次的生态平衡，是宏观生态平衡的延续。微生态系统是客观存在的，是和谐统一的，不以人的意志为转移。

微生态学认为机体内的微生态系统，是正常微生物群与宿主和环境相互依赖、相互作用的统一有机整体。微生态平衡是人体健康的基础，如果正常微生物群之间，正常微生物群与其宿主之间的微生态平衡，在外环境影响下由生理性组合转变为病理性组合的状态，即微生态失调（microdysbiosis），就会导致疾病的发生。人体的生理基础是其与外环境的协调统一和内环境的平衡稳定，疾病的发生就是这种平衡遭到破坏的结果。微生态平衡与微生态失调是微生态学的核心问题，两者是可逆的，在一定条件下可以相互转化。只有正确地认识微生态平衡，才能正确地了解微生态失调，才能采取适宜的生态防治措施，使微生态失调重新恢复到平衡水平。

第一节 微生态平衡的概念

一、建立微生态平衡概念的历史回顾

对微生态平衡的认识是由表及里逐渐深化的。开始阶段只是从微生物本身来看待微生态平衡。1962 年，Haenel 提出了一个微生物群落（microbial community）生态平衡的定义："一个健康器官的、平衡的、可以再度组成的、能够自然发生的微生物群落状态，叫做微生态平衡"。这个定义强调的是微生物群落状态，以及判断是否是生态平衡主要看微生物群落的表现，对宿主的表现未予以提及。它的着眼点是微生物，是指微生物群落的生态平衡，而对宿主的作用与反作用，以及对微生物与宿主统一

体的意义则尚缺乏足够的认识。因此，称之为微生态平衡的狭义概念。

1965 年，Dubos 等提出，任何动物的胃肠道微生物（固有微生物）都是由动物进化过程中呈现的微生物构成的，这些微生物在动物建立所有成员的群落里到处存在，偶然获得的真正病原体可以在这个系统里获得。这个概念的提出没有考虑微生物的栖息地和生态环境。

1970 年，第一次关于厌氧菌的国际会议在美国密苏里州的哥伦布市举行，其会议议程和手稿出版后，对于肠道微生物知识的认识才有了大的提高。

1972 年，肠道微生态的理论被 Luckey 系统地提出和发展。理解肠道微生态对于理解肠道微生物的动态变化是至关重要的。

1977 年，Dwayne C. Savage 提出判断胃肠道正常菌群的标准：①厌氧环境下可以生长；②在正常健康人中总能发现；③在腔道的特定区域种植；④其种植的栖息地是婴儿时期的延续；⑤在正常健康成人中，这些微生物在顶级群落里的数量维持稳定；⑥其种植区域和黏膜上皮或许有密切的联系。这个标准也是不完整的，当新的发现出现时标准也将被修改。但是，在研究微生物和他们的动物宿主间相互作用机制时，必须区分固有菌和非固有菌，这个标准在当时是非常有用的。

随着微生态学研究的深入，特别是由于现代理论与技术的发展，通过无菌动物、悉生动物的模型，运用电镜直接观察，分子生物学分析以及微生态调节剂的应用等，我们对微生态平衡的认识已从简单的微生物学进入从微生物与宿主相互关系中了解微生态平衡的崭新阶段。这个阶段的着眼点是从微生物与宿主统一体的生态平衡出发来考察研究微生物与微生物、微生物与宿主以及微生物与宿主和外环境的生态平衡问题。我国微生态学创始人之一康白教授指出："微生态平衡是在长期历史进化过程中形成的正常微生物群与其宿主在不同发育阶段的动态的生理性组合。这个组合是指在共同宏观环境条件影响下，正常微生物群各级生态组

织结构与其宿主(人类、动物与植物)体内、体表相应的生态空间结构正常的相互作用的生理性统一体。这个统一体的内部结构和存在状态就是微生态平衡。"

二、微生态平衡是具体的平衡

不同种属、不同年龄、不同发育阶段、不同生态空间都有特定的微生态平衡。也就是说不同的生物个体发育阶段或群体发育阶段都有特定内容的生理性组合状态,即微生态平衡。

人的一生随年龄的变化肠道菌群也发生变化:大肠埃希菌、链球菌等需氧菌在新生儿期的肠道定植并达到高峰,约为 10^{11}~10^{12},之后很快下降至 10^7 左右;在离乳期和成年期保持相对稳定状态;老年期有所上升,至 10^8~10^9。双歧杆菌在出生后 2 天左右开始定植,在新生儿后期到高峰 10^{11} 左右,离乳期略有下降,至成年期都保持在 10^{10} 左右,在老年期下降至 10^8 左右。无论是在新生儿期、离乳期、成年期与老年期,肠道菌群都有自己特定的生理性组合状态。

三、微生态平衡是动态平衡

实际上,微生态系始终处于不断的运动和演变之中,但在一定阶段存在着相对的均衡和稳定,即微生态平衡。当此平衡在宿主免疫、营养、代谢、精神或外界物理、化学、生物等因素影响下被暂时打破时,新的平衡又会建立,这样周而复始地进行着自我调节过程。这种相对稳定的平衡趋势是生态系统运动的特点,这是由生物物种的繁多和生物变异的无限潜能所决定的。

健康非妊娠妇女阴道菌群可检出 26 个种类,妊娠时细菌的种类减少,只检出 19 种。阴道菌群中最重要的常驻菌是乳杆菌,无论是宿主的年龄变化,或者是月经周期、妊娠、破水过程,虽然阴道微生物群会发生改变,但这种变化也是微生物群与环境、微生物群与宿主之间所建立的新的、协调的动态平衡,也是在生理范围内波动的生态平衡,这种平衡有利于宿主的健康。

四、微生态平衡是生物的生理性过程

这个过程是以宏观环境为条件,微生物与宿主相互作用的结果。虽然宿主不同年龄、不同发育阶段存在着生态演替,但是仍然处于生理性微生态平衡状态。生态系统在演进的过程中总有适应具体条件、自然走向平衡的趋势。这意味着环境因素很

重要,"物竞天择,适者生存",所以自然宏观环境都没有偏离任何现存生物的环境标准阈限,那么处于这一空间内的正常微生物群与宿主的统一体可能处于生理性组合状态。

口腔菌群的变化就是一个生物的生理性过程。在不同年龄时期,由于口腔结构和生活习惯等改变,在口腔中菌的类型有一个明显的转变过程。这个过程可分为四期,即出生 - 新生儿期、幼儿期、青春期和成年期。出生 - 新生儿期定植的顺序是需氧菌、兼性厌氧菌、厌氧菌,口腔中早期菌群有表皮葡萄球菌、口腔链球菌、奈瑟球菌、芽胞杆菌和乳杆菌。幼儿期口腔的特征是乳牙的萌动,主要有革兰阳性杆菌、链球菌属、丝状菌,定植的生境是龈沟。青春期厌氧菌增多,主要有口腔普氏菌、树颊纤毛菌、二氧化碳嗜纤维菌、梭杆菌、革兰阴性厌氧杆菌、螺旋体。出生 - 新生儿期、幼儿期、青春期和成年期的口腔菌群都有不同的生理性组合,这是生物的生理性过程。

肠道菌群如果受到自然因素或社会因素的影响,也会发生变化,出现肠道菌群的重建过程。自然因素如太空飞行、极地工作、移民、天气变化等;社会因素如应用抗生素、激素、放射性核素、误用农药、杀虫剂、化肥及除草剂、机械作用、外科手术等,可导致非生理性组合状态。

五、微生态平衡不是孤立的平衡

微生态平衡均与总微生态系、大微生态系或微生态系相联系。局部生态平衡受总体生态平衡影响,而总体生态平衡又是由各个局部生态平衡构成的。因此,确定任何一个微生态平衡都应综合、全面、相互联系地进行分析与判断。生态系统各个环节对整体系统都能发生反馈作用,这是生态系统的自动调节功能,借以调整各个部分消长。当然这种自动调节功能是有一定限度的,当受到大的干扰和破坏而超过自动调节限度时,就会出现微生态失调。

微生态系统之所以能够保持动态的平衡,关键在于微生态系统具有自我调节能力,即在一定范围内,微生态系统有通过内部的自我调节维持平衡状态的能力。微生态系统的自我调节机制包括负反馈机制、多样性机制、自我调节限制性机制。

当微生态系统中某一成分发生变化时,它必然会引起其他成分出现一系列的相应变化,这些变化最终又反过来影响最初发生变化的那种成分,这个过程就叫反馈。在微生态系统中负反馈是比较常见的一种反馈,负反馈的结果是抑制和减弱最初发

生变化的那种成分所发生的变化,使变化了的成分通过系统的作用又回到原来状态。它的作用是使微生态系统达到和保持平衡或稳定,是维持微生态系统的自我调节能力的基本机制。

生态系统的自我调节能力大小决定于成分的多样性:成分多样性的系统网络关系更复杂,"三流"运转的途径更多,生物拮抗的作用方式更多,其中几条途径的破坏对整个系统不会造成根本性影响;而对于成分单一的系统,作用途径和方式单一,其中几条途径的破坏对整个系统将造成巨大影响,使系统崩溃。因此,系统的多样性决定稳定性。

微生态系统的自我调节能力是有一定限度的,超过这个限度,自我调节机制失效,出现微生态失衡。

(马淑霞　吴庆田)

第二节　微生态平衡的标准

微生态平衡是具体的,在不同种属、不同发育阶段、不同解剖部位或生境,都有不同的标准。微生态平衡标准是指正常微生物与其宿主的动态平衡状态。具体来说,是指各级生态组织与其相应生态空间的相互制约、相互依赖的动态的微生态平衡状态。

一、微生态平衡的具体标准

微生态平衡标准应包括微生物与宿主两个方面。长期以来一直将菌群本身的表现作为微生态平衡的测定标准,这是不足的,不能全面反映微生态平衡的本质。

(一)微生物方面

微生态平衡在微生物方面的标准应包括定性、定量与定位三个方面。这三个方面不是孤立的,而是同一事物的三个维度。例如眼结膜有类白喉杆菌、奈氏菌属、嗜血杆菌属、链球菌及表皮葡萄球菌等正常微生物群构成了一个微生物群落。这个群落的标准就包括所含种群的定位、定性与定量三个方面。其实是一个事物在三个方面的反映。

1. 定位标准(location standard)　是指微生物群存在的生态空间。对正常微生物群的检查,首先要确定检查的位置。正如前述,同一种群,在原位是原籍菌,离开原位就是外籍菌。原籍菌与外籍菌在生物学性状上是相同的,但在生态学上是不同的。原籍菌在原籍是有益的,如果脱离了原籍转移到外籍,变成了外籍菌就可能是有害的。定居在肠道的大肠埃希菌在肠道是原籍菌,是正常菌群成员,是有益的,到达泌尿生殖道、腹腔、血液,就变成

了外籍菌,引起尿路感染、腹膜炎、败血症等。

因此,微生态平衡的标准首先应包括定位的检查结果。不仅不同种群有定位区分,即使同是大肠埃希菌,也有定居在肠道与尿道之分。定居在肠道的没有尿素酶,定居在尿道的就有尿素酶。

定位标准很重要,但实际上很难获得可靠的定位标准信息。直接利用人体研究肠道菌群存在着难标准化及伦理学等障碍。把人体菌群移植到无菌动物体内,构成"人源菌群动物模型",则可以帮助克服这些困难。上海交通大学生命科学技术学院赵立平教授等成功地将人的菌群转移到无菌猪的肠道里,由于猪的解剖和生理特性与人很接近,因此可以构建与人体接近的菌群模型。该模型的建立对于深入研究微生物、微生物与宿主的相互关系有着十分重要的意义。

2. 定性标准(quality standard)　是指对微生物群落中各种群的分离鉴定,就是确定种群的种类。定性检查包括微生物群落中的所有成员如原虫、细菌、真菌、支原体、衣原体、立克次体、螺旋体及病毒等。

对正常菌群的研究方法主要有传统的微生物学方法和分子生物学方法。近几年来大量的分子生物学技术应用于正常菌群的研究,取得了很大的进展,这些方法具有快速、方便、全面等优点。主要有 16S rRNA、16S-23S rRNA 基因区间,随机扩增多态性 DNA,变性梯度凝胶电泳(denaturing gradient gel electrophoresis, DGGE),荧光原位杂交(fluorescence in situ hybridization, FISH),脉冲场凝胶电泳(pulsed field gel electrophoresis, PFGE)等技术。PCR 技术为微生态的发展开拓了崭新的局面,对细菌 rRNA 及 rDNA 的分析提供了一个区别于传统的伯杰细菌分类系统的新的分类系统,具有高可靠性、时间短、可反复操作等优点,作为研究动物肠道微生态系统的方法,应用前景将更加广泛。

3. 定量标准(quantity standard)　是指对生境内的总菌数和各种菌群的活菌数的定量检查。定量检查是微生态学的关键技术,可以说没有定量检查就不可能有现代化的微生态学。如果从定性角度来看,许多微生物到处都可遇到,没有多大意义,但如果进行了定量检查就可以确定其意义了。在呼吸道查到少量大肠埃希菌并不足为奇,但如果占优势就会引起宿主发病。即使在原微生境内的正常菌群因某种因素影响,在量上发生异常变化,尤其是优势菌的变化也会引起宿主发病。因为优势菌(predominant bacteria)常常是决定一个微生物

群生态平衡的核心因素。例如在肠道,厌氧菌占优势,如果一个成年人肠道的双歧杆菌数量从 10^{10} 减少到 10^7,大肠埃希菌数量从 10^7 增加到 10^9,肠道厌氧菌优势下降或消失,就会导致微生态平衡的破坏。

定量检查是确定原籍菌与外籍菌的重要方法之一。例如弯曲菌属(*Campylobacter*)在禽类及许多哺乳动物消化道内大量存在,现已确定是正常微生物群,因为在电镜下已经看到这些微生物与健康动物肠道黏膜的密切接触和大量存在的现象。但是在人类,尽管在 50 年前就发现,在胃黏膜上有这种革兰阴性的螺旋状杆菌,但迄今还未确定这个种群是致病菌还是正常菌群。美国休斯敦医院研究证明,在人胃内的这种幽门弯曲杆菌,不但患者(胃溃疡)有,健康人也有,患者中出现的频率和数量明显高于正常人。

(二)宿主方面

微生态平衡的标准必须与宿主不同发育阶段和生理功能相适应,这就是微生态平衡的生理波动。

1. **年龄波动**　人类、动物和植物都存在年龄的生理性波动。因此确定微生态平衡的标准时必须考虑年龄的特点。如前所述,肠道的微生物群在婴儿期、青少年期、壮年期和老年期存在着有规律的动态变化。动物也存在着同样的变化。

2. **生理功能**　宿主的一定生理功能都伴随着微生态平衡的变化。在人类的哺乳、断乳、出牙、换牙、妊娠或分娩阶段都有正常微生物群的变化。例如哺乳期,特别是天然喂养儿,其肠道内的双歧杆菌都有种类与数量的变化。在出牙和换牙时,口腔链球菌的种类和数量也有改变。

有趣的是,孕妇的牙龈下菌群在妊娠不同时期有明显变化。产黑色素拟杆菌在怀孕的 4~6 个月明显增加,此时正与孕妇多发牙龈出血相吻合,估计与产黑色素拟杆菌大量消耗维生素 K 有联系。在怀孕初期与妊娠 7~9 个月,口腔厌氧菌明显增加,可能与孕妇的雌二醇和孕酮的水平有关。

3. **其他影响因素**　如宿主的饮食习惯、所处环境的变化、身体健康及心理状态等多种因素,均可影响到宿主的微生态平衡状态。

二、微生态平衡标准的评价

微生态平衡标准需综合各方面评价,不能只靠某些参数。评价已确定的标准时必须考虑以下方面。

(一)对正常值的评价

任何正常值都有许多条件限制,没有限制的正常值是不存在的。正常值的限制因素主要有以下几方面。

1. **宿主因素**　包括宿主的发育阶段与生理功能等。在宿主的不同年龄和不同生理阶段,正常菌群的正常值是不一样的。

2. **微生物因素**　包括微生物的初级演替、次级演替、易位与易主。要对这些因素细心分析,确定哪些是生理性波动,哪些是病理性波动。微生物的定量、定性与定位指标都是动态平衡的。生理性波动与病理性波动是交叉的。在分析所取得的指标时,要从宿主、外环境与微生物三者的相互作用综合考虑。

有人调查了伤寒沙门菌、痢疾志贺菌及霍乱弧菌的带菌者肠菌群,除了这些致病菌外,未发现正常微生物群的变化。致病菌只是以一个极少数的伴侣身份存在于肠道微生物群中。对这个微生物群的正常值评价,多数人还是认为属于生理平衡范围,因为对宿主未引起不良反应。

3. **方法因素**　随着现代分析技术(如色谱、光谱、质谱等)和分子生物学技术(如核酸碱基组成分析、核酸杂交、核酸扩增和序列分析等)的飞速发展和计算机技术的广泛应用,使得对微生物化学组分及其相关产物的研究不仅可以定性和定量,定序和定位也已成为可能。例如细菌的带有高度保守性的遗传组分或特征性代谢产物被用于微生物系统发育地位的确定,20 世纪 70 年代出现了微生物的化学分类学,而今天的基因序列化学已经成为系统细菌学研究的必要内容。基因探针等技术已被广泛应用于检测工、农和环境中复杂样品内的微生物种群,在生物技术中用于检测产品,在传染病的临床诊断中用于检测血、尿及各种体液中特征化学标记物等。

(二)对宿主因素的评价

宿主的年龄、生理状态、病理状态,以及宿主对外环境的适应性,都应考虑在微生态平衡的标准条件内。当前对人类元基因组研究发现,肠道菌群结构的改变与失衡除会导致肠道疾病外,还与很多慢性全身性的代谢性疾病,如糖尿病、肥胖,甚至是癌症的发生有着密切关系。当前我国正在经历从营养不良到营养过剩的饮食结构转变,人体微生物群落结构相应发生变化,这在不同经济发展地区都有很好的样本;加之我国人口众多,不同民族、地区、生活习惯和疾病类型都会形成丰富多样的人体菌群结构,蕴涵十分丰富的基因资源。因此,我们可以借助当前先进的技术,深入研究不同饮食结构和菌群变化对糖尿病、肥胖、癌症等重大疾病的影响，从而采取相应措施阻断或逆转慢性病增加的趋势。

三、微生态平衡标准的研究史及展望

微生态平衡标准的确定也是随着微生态学的不断发展逐渐完善的。在过去，一直只将菌群本身的表现作为微生态平衡的确定标准，然后发展到从定性、定量与定位三个方面评价微生态平衡在微生物方面的标准；微生态平衡具有生理性波动的特点，微生态平衡的标准必须与宿主不同发育阶段和生理功能相适应。

微生态学是作为生命科学的分支之一，是近年来快速发展起来的一门新兴学科。微生态平衡是微生态学的重要组成部分，微生态平衡标准的确定也越来越受到重视。随着分子生物学技术的进步，人体内很多细菌种类被鉴定出来，但是这些细菌的功能以及和宿主之间的共生关系也有待进一步阐明。体内如此庞大的菌群之间以及细菌和宿主细胞之间是如何进行通讯交流来保持和谐共处、动态平衡的状态？了解该问题的具体机制将对控制菌群朝着有利于机体的方向演变有着重要的意义。微生态平衡的标准也会随着微生态学理论的发展不断更新和完善。

（马淑霞　王春敏）

第三节　微生态平衡的影响因素

微生态平衡的影响因素主要是环境、宿主与微生物三个方面。这三个因素是综合的、相互联系的。在环境因素的影响下，宿主与微生物保持动态的微生态平衡。

一、综合影响

一切生物都是与环境的对立统一体，没有脱离环境的生物，也没有脱离生物的环境。在宿主与环境的关系中，正常微生物作为宿主的组成部分，与环境保持一个动态的微生态平衡。在这个平衡中，正常微生物构成了宿主的疾病与健康转化的重要因素之一。

微生态平衡不仅受宿主的直接影响，而且受环境（社会与自然）的影响（图 5-3-1），因此，所有因素都综合地互相影响着。

二、宿主与外环境对正常微生物群的影响

宿主对正常微生物的影响是直接的、主要的，而且二者是相互的；环境对正常微生物群的影响是间接的、次要的、单方面的（图 5-3-2）。

三、正常微生物群和微生态平衡或微生态失调的转化条件

宿主、正常微生物群和外环境构成一个微生态系统。在正常条件下，这个系统处于动态平衡状态。这一方面对宿主有利，能辅助宿主进行某些生理过程；另一方面对寄居的微生物有利，使之保持一定的微生物群落组合，维持其生长与繁殖。在微生态系统内微群落水平中，少数优势菌群对整个群落起着决定作用，而在微种群内部，优势个体对整个群落起着控制作用。一旦因各种原因而失去优势种群，则微群落就会解体。若失去优势个体，则优势种群发生更替，平衡被打破，就会出现微生态失调（图 5-3-3）。

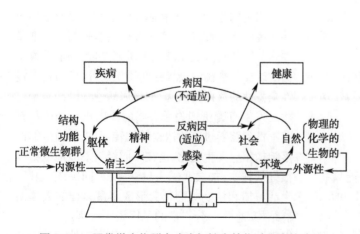

图 5-3-1　正常微生物群在疾病与健康转化过程中的地位

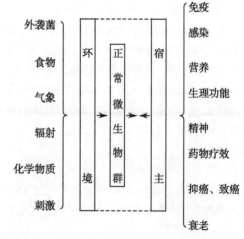

图 5-3-2　环境与宿主对正常微生物群的影响

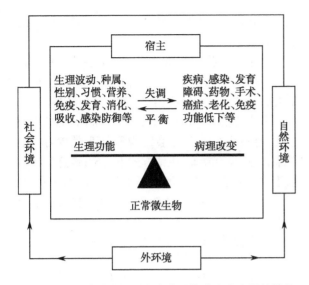

图 5-3-3 正常微生物群向生态平衡或生态失调的转化

四、正常微生物群对宿主的影响

人们一直认为,任何生物,不管是单细胞细菌还是像人类这样的高等生物,都是由基因信息控制其生老病死。但是,越来越多的研究表明,人体的生理代谢和生长发育除受自身基因控制外,人体内共生的大量微生物的遗传信息也发挥着重要作用,它们所编码的基因数量是人体自身基因数量的50~100倍,相当于人体的"第二个基因组"。正是这些共生在人体内、肉眼不可见的正常菌群,对人体的免疫、营养和代谢等起着至关重要的作用。一方面,人体的健康状况发生变化,体内共生微生物的组成就会发生变化;反之,体内微生物组成的变化,也会导致人体健康状况的改变。因此,人体共生微生物的组成可以真实而准确地反映人体的健康状况。

美国芝加哥拉什医学院胃肠病营养与研究中心最近的一项研究表明,儿童自闭症、老年痴呆等与肠道菌群有重要关系。研究发现,当人体肠道菌群里的一种芽胞杆菌数量占优势时,会分泌神经毒素,造成腹泻或对神经的侵害,儿童自闭症与此有直接关系。当前对人类元基因组研究发现,肠道菌群结构的改变与失衡除会导致肠道疾病外,还与很多慢性全身性的代谢性疾病,如糖尿病、肥胖,甚至是癌症的发生有着密切关系。

五、宿主的遗传性与微生态平衡

正常微生物群的组成与数量,不同种属有明显不同,不同个体也有不同。这并不是偶然的,而是受一定的规律所支配。不同种属、同种属不同个体、同个体不同微生态空间(生境)都有差别,这是公认的客观事实。究竟为什么是这样,笼统讲是进化的结果,但是在具体方面却缺乏说服力。

近年来,人们从遗传学入手进行研究,发现正常微生物群的微生态平衡可能受宿主的遗传性控制。Van de Merwe 等报道,对 5 对同卵双生子和 5 对异卵双生子的肠道菌群分析发现,同卵双生子的肠道菌群几乎完全接近,而异卵孪生子的肠道菌群却有明显差异。这说明,正常菌群的组成与数量可能受遗传基因控制。克罗恩病与一种特殊的肠菌群有关。宿主的遗传因素可使患者肠腔利于某些厌氧菌的生长。据报道,80% 的患者 HLA 标志中缺乏 DR 位点,兄弟姐妹多为同一 HLA 单型,可见遗传因素是控制正常菌群的因素之一。

六、微生态平衡与人类疾病关系的研究热点问题

抗菌药物能够改变小肠内的微生态平衡和小肠体积,因此推测小肠微生态中的某一成分或某一代谢产物(到目前为止还没有证实)在维持肠上皮对水转运机制中发挥重要作用。

目前,除了研究肠道微生态制剂在各种各样的肠道疾病中的作用外,发现还与许多肠外疾病,如糖尿病、肥胖症、慢性疲劳综合征、孤独症、食物过敏、过敏性皮炎以及变态反应性鼻炎等关系密切。

肠道微生态与免疫功能有关,可抑制许多炎症因子的合成和释放。益生菌有可能用于阻止哮喘的发作。

（马淑霞　张　昆）

第四节　保持微生态平衡与人体健康的思考

一、人体健康的衡量标准

健康是指一个人在肉体、精神和社会等方面都处于良好的状态,包含身体的健康和心理健康。世界卫生组织(World Health Organization, WHO) 提出"健康不仅是躯体没有疾病,而且还要具备心理健康、社会适应良好和道德健康"。健康是人的自我责任,已日益成为社会发展和进步的标志;健康是生活质量的基础,是人类自我觉醒的重要方面;健康是生命存在的最佳状态,是人类希望拥有的最大、最重要财富。WHO 据此制定了健康的 10 条标准:①充沛的精力,能从容不迫地担负日常生活

和繁重的工作而不感到过分紧张和疲劳;②处世乐观,态度积极,乐于承担责任,事无大小,不挑剔;③善于休息,睡眠好;④应变能力强,适应外界环境中的各种变化;⑤能够抵御一般感冒和传染病;⑥体重适当,身体匀称,站立时头、肩位置协调;⑦眼睛明亮,反应敏捷,眼睑不发炎;⑧牙齿清洁,无龋齿,不疼痛,牙颜色正常,无出血现象;⑨头发有光泽,无头屑。⑩肌肉丰满,皮肤有弹性。

亚健康是指人的机体虽然没有器质性病变,但却呈现出免疫力下降、生理功能和活力降低、适应能力不同程度减退的一种生理状态,是介于健康与疾病之间的一种状态。

二、微生态平衡在人体健康中扮演的角色

人在自然界生存,与环境、空气、水、土壤和其他生物有着密切的关系。研究这种关系及相关作用的科学称为宏观生态学。但是,生物在自然界不但有一个看得见的大(宏)环境,还存在着一个肉眼看不见的微环境,那就是微生物。特别是人体微环境中的正常微生物群,其数量之多,超过人体的细胞数。这些微生物大部分与人体的细胞密切接触,有物质、能量和信息三方面的交流。它们对人体的营养、生长发育、生物拮抗、免疫等起到了重要作用,而人与微生物这种平衡关系是人体在长期的生物进化过程中和微生物相互适应而形成的,是一种时刻不能脱离的终身伴侣关系。也就是说,在微环境中,人与微生物之间组成了一个相互依赖、相互制约的关系。

人从一出生就处于微生物的包围之中,凡与外界接触或相通的部位,如皮肤、口腔、呼吸道、消化道、阴道等皆有微生物存在,形成了人体的微生态环境。

人体正常菌群具有营养作用,益生菌参与人体的代谢过程,比如糖代谢、脂代谢及微量元素代谢,在人体内合成维生素 K、维生素 B_1、B_2、B_6 和 B_{12} 等;具有免疫作用,益生菌可激活巨噬细胞吞噬活力,促进 B 淋巴细胞的活性,也可增加 NK 细胞的活性,使免疫力提高;具有生物拮抗作用,益生菌在人体肠道全面定植生长,对人体肠道起到生物拮抗保护作用,是肠道的卫士(在正常情况下,排斥外来的细菌,使外来细菌不能定植或被益生菌的代谢产物杀死,健康菌多了,致病菌就少了);具有抗肿瘤作用,益生菌通过参与人体能量流、物质量流和基因流的作用,调节生理功能;具有抗突变、代谢调节和增强

免疫的作用,可以用于实体癌、液体癌或白血病的防治。

微生态对我们机体健康具有重要性。我们在探讨疾病本质时发现,无论是物理的、化学的,或是生物引起的,都会导致微生态失调,产生各种疾病。

造成亚健康状态的原因是多方面的,比如压力过大,身心状态失衡;饮食结构不合理,饮食习惯不健康;作息没有规律,生活方式不科学;情感生活质量下降,人际关系紧张及环境污染等。不过,专家认为肠道微生态失调是造成亚健康状态的主要原因。

总之,人体微生态平衡是人体健康之本。

三、保持微生态平衡的若干思考

微生态就是微生物的生活环境,人体内有大量的微生物与我们共同生存,这些微生物无法用肉眼看到,但是他们却影响着我们的健康。细菌就是微生物的一种,有益菌和有害菌的多少与我们的饮食、生活习惯有着紧密关系。

20 世纪 50 年代,中国在微生态研究领域比较落后,认为所有的微生物都是致病菌,所以,我们使用抗生素消灭这些致病菌。其中的链霉素能迅速杀灭一些有害菌,如革兰阴性菌,而这些细菌是很多抗生素无法消灭的。之后链霉素就被大量使用。后来研究发现,抗生素杀害的细菌不完全是有害菌,还有一部分为有益菌。这样一来,我们彻底改变了对抗生素的认识,致病菌的时代从此结束。

从 20 世纪 60 年代开始,中国开始进入微生态研究时代。抗生素并非万能良药,抗生素会杀死人体内很多有益菌,这些有益菌可以抑制有害菌的增长,保持人体内的微生态平衡,促进身体健康。

微生态平衡与机体健康关系密切。如果体内的微生态平衡被打破,就可能感染各种疾病,比如伤寒、腹泻、痔疮等;同时,也会降低人体的免疫力。人体微生态就像一个国家,如果国内出现内乱,则外敌就很容易入侵。另外,微生态要是长期不平衡,严重者可能导致肠道癌、胃癌等。

环境污染也会影响到人体微生态健康。水、大气和食物这三种物质如果被污染,其含有的有害菌就会作用到我们人体正常的微生物群。由于外环境发生变化,从外而内,人体抵抗外来致病菌的能力就会减弱。尤其是食物的污染对微生态的影响最大。食物污染还有一个方面,就是食物链的终端被污染。大量农药的使用会导致有些农药一直残留在蔬菜、水果中,人们食用后就进入人体。农药

蓄积到一定浓度也会破坏微生态平衡。

低聚糖又称寡糖,是由 3~9 个单糖经糖苷键缩聚而成的低分子糖类聚合物,对人体微生态平衡也有作用。由于人体肠道内没有水解这些低聚糖的酶,因此它们经过肠道时不能被消化而直接进入大肠,可以优先被肠道内的双歧杆菌利用,能够使大肠内的双歧杆菌有效地增殖,从而促进人体健康。因为低聚糖的独特生理功能,故又被称为功能性低聚糖。

如何保持人体的微生态平衡是微生态学家思考的问题。数据显示,现代社会有 95% 的人生活在亚健康状态。他们身体的微生态已经失调,而这个失调是可逆的,也即可以恢复到平衡状态,这就是亚健康。亚健康的人可以使用益生菌、益生元和合生元产品,通过增加有益菌的数量来保持体内微生态平衡。其中,益生菌产品就是直接把有益菌喝到胃肠道,以增加有益菌的数量,而益生元是益生菌的食物,益生菌通过食用益生元来自己繁殖,同样也能增加益生菌的数量。

四、微生态平衡面临的问题和展望

目前,我们能够获得的关于肠道微生物的信息大部分来自传统的微生物培养技术——即以琼脂平板为基础的技术。这就提出一个问题,因为肠道微生物具有复杂的生物多样性,包含许多种目前还不能用培养技术获得的物种。这些不能被培养的细菌只能用基因水平的微生物学方法来证实,其中大部分是依靠细菌 16S rRNA 的扩增、鉴定和测序方法来完成的。

人类肠道微生物群落种类繁多,数量巨大。据估计有 1000 个细菌种属、大于 7000 个不同菌株存在于肠道。这些细菌群落在一个动态过程中相互作用,形成了肠道生态系统中的生理环境。要判断在一个特定时间内,一个健康人肠道内菌群是否是正常菌群是不可能的,因为这个生态系统中的菌群受多种因素的影响,其中影响最大的是饮食。我们只能根据 Moore 和 Holdeman、Finegold 等,Simon 和 Gorbach、Floch 等研究者们的前期工作确定这个生态系统中正常细菌群落的粗略范围。他们运用了生物化学和最先进的基因鉴定方法。

20 世纪 90 年代,研究者将气相色谱用于微生态学的研究领域中。因为应用色谱法不需要培养就能对细菌进行鉴定,省时省力。将气相色谱法用于微生态学研究,使得微生态的发展有了极大进步,让人们对肠道微生物的种类和数量都有了新的认识。

肠道微生物屏障功能及对疾病的敏感性间的关系是微生态学研究的重要领域,这已经引起全球范围的功能性食物研究者的轰动,他们正在研究有利于人类和动物肠道健康的新产品并投入市场。

(马淑霞 崔 刚 胡新俊)

参 考 文 献

1. 康白. 微生态学原理. 大连:大连出版社,1996.

2. 杨景云. 医用微生态学. 北京:中国医药科技出版社,1997.

3. 李兰娟. 感染微生态学. 第 2 版. 北京:人民卫生出版社,2012.

4. 杨景云. 肠道菌群与健康——肠道微生态学. 哈尔滨:黑龙江科技出版社,1991.

5. Pang X, Hua X, Yang Q, et al. Inter-species transplantation of gut microbiota from human to pigs. The ISME Journal, 2007,1(2):156-162.

6. Swann J, Wang YL, Abecia L, et al. Gut microbiome modulates the toxicity of hydrazine:a metabonomic study. Mol BioSyst, 2009,5(4):351-355.

7. Nicholson JK, Holmes E, Elliott P. The metabolome-wide association study:a new look at human disease risk factors. Proteome Res, 2008,7(9):3637-3638.

8. Kinross JM, von Roon AC, Holmes E, et al. The human gut microbiome:implications for future health care. Curr Gastroenterol Rep, 2008,10(4):396-403.

9. Jia W, Li H, Zhao L, et al. Gut microbiota:a potential new territory for drug targeting. Nat Rev Drug Discov, 2008,7(2):123-129.

10. Li M, Wang B, Zhang M. Symbiotic gut microbes modulate human metabolic phenotypes. Proc Natl Acad Sci USA, 2008,105(6):2117-2122.

11. Cani PD, Delzenne NM, Amar J, et al. Role of gut microflora in the development of obesity and insulin resistance following high-fat diet feeding. Pathol Biol, 2008,56(5):305-309.

12. Jansen GJ, Wildeboer-Veloo ACM, Tonk RHJ, et al. Development and validation of an automated microscopy-baser method for enumeration of groups of intestinal bacterial. Microbiol Methods, 1999,37(3):215-221.

13. Franks AH, Harmsen HJ, Raangs GC, et al. Variations of bacterial populations in human feces measured by fluorescent in situ hybridization with group-specific 16S rRNA-targeted oligonucleotide probes. Appl Environ Microbiol, 1998, 64 (9): 3336-3345.

14. Bouton Y, Guyot P, Beuvier E, et al. Use of PCR-based methods and PFGE for typing and monitoring homofermentative lactobacilli during Comte cheese ripening. Food Microbiol, 2002, 76 (1-2): 27-38.

15. 1000 Genomes Project Consortium. A map of human genome variation variation from population-scale sequencing. Nature, 2010, 467 (7319): 1061-1073.

第六章 微生态失调

在长期进化过程中，体内正常微生物之间以及正常微生物群与其宿主之间保持动态的生理平衡。但在某些外环境的刺激下，这种平衡会遭到破坏或发生组成紊乱，就是所谓的微生态失调（microdysbiosis），是微生态平衡的反义词。微生态失调涵盖多方面的失衡，包括微生物与微生物的失调、微生物与宿主的失调、微生物和宿主统一体与外环境的失调。

第一节 微生态失调的概念

正常条件下，微生态系统中的微生物与微生物、微生物与宿主，以及微生物与环境间的结构合理，功能协调，处于稳定与有效的平衡状态。微生态平衡是在自然条件下自我形成的，在受干扰的情况下可以通过自我调节再度重建。但是，当受到大的干扰和破坏，超过自动调节限度时，则会出现微生态失调。

对微生态失调的认识是逐渐深化的。最早在 1920 年，德国的微生物学家 A. Scheunert 在研究肠道菌群时，将肠道菌群的紊乱状态定义为"microdysbiosis"，这也是对微生态失调的最初认识。这个术语在 20 世纪 60 年代以后与微生态平衡（microeubiosis）并用。1962 年，Naenel 提出"一个健康的、自然发生的、可以再度组成的微生物群落的状态遭到破坏或者结构发生紊乱，就叫做微生态失调。"这个定义着眼于微生物本身，忽略了宿主在其中的重要角色。

我国著名的微生态学家康白在其 1988 年主编的《微生态学》中，将微生态失调定义为："正常为生物之间及正常微生物群与其宿主之间的微生态平衡，在外环境影响下，由生理性组合转变为病理性组合的状态。"这个定义更为全面，不仅包括微生物自身的失调，也包括了微生物与宿主、微生物和宿主及外环境失调的内容。这也是目前为止，对于微生态失调较为准确的概念。

正常菌群向生态平衡或生态失调的转化条件基本上是在外环境影响下，与宿主的生理功能与病理功能密切相关。生态平衡时，可以保持宿主的正常生理功能，如营养、免疫、消化等；生态失调可因慢性病、癌症、手术、辐射、感染、抗生素不合理应用等引起，反过来也可加快这些病理改变的发展。这些因素相互影响，互为因果。

第二节 微生态失调的分类

从生态学上，可将微生态失调分为菌群失调、定位转移、血行感染、易位病灶和宿主转换。

一、菌群失调

菌群失调（dysbacteriosis）是最常见的一种微生态失调形式，是指在某一微生境内正常菌群发生了定量或者定性的异常变化，特别是常居菌群的数量和密度下降，过路菌群和环境菌的数量和密度升高。严重的菌群失调可使宿主发生一系列临床症状，称为菌群失调症或菌群交替症（microbial selection and substitution）。根据失调的程度，菌群失调可分为以下三度（表 6-2-1）。

表 6-2-1 菌群失调的分类和临床表现

分类	临床表现
一度失调	临床上无或仅有轻微表现，可自然恢复。也称潜伏型菌群失调
二度失调	多有慢性疾病表现。也称局限型菌群失调
三度失调	病情急且重。也称菌群交替症或二重感染

（一）一度失调

也称为潜伏型菌群失调，具有可逆性。临床上常无或仅出现轻微症状。如临床上应用某些抗生素往往抑制了一部分细菌，又促进另一部分细菌生长，造成消化道菌群紊乱，出现胃肠不适，甚至轻度腹泻，停药后即逐渐恢复，只能从细菌定量检查上发现菌群的组成有变化。如急性腹泻儿童肠道菌群中厌氧菌数量明显下降，而在恢复期厌氧菌数量可以再度升高至正常。一度失调如不及时处理和治疗,继续盲目使用抗生素,则可能进展为二度乃至三度失调。

(二)二度失调

又称为局限型菌群失调,不可逆。一度失调没有及时处理,可进一步进展为二度失调,此时将致菌群失调的诱发因素去除,菌群紊乱仍然不能得到纠正,菌群的生理性波动转变为病理性波动。临床上患者多有慢性疾病的表现,如慢性肠炎、慢性肾盂肾炎、慢性口腔炎症等。

(三)三度失调

也称为菌群交替症或二重感染(superinfection)。此时患者体内的敏感菌株大部分被抑制,少数耐药菌占绝对优势,临床表现病情急且重。三度失调多发生在长期大量应用抗生素、免疫抑制剂、细胞毒性药物、激素、射线后或患者本身患有糖尿病、恶性肿瘤、肝硬化等疾病。引起二重感染的病原主要以金黄色葡萄球菌、革兰阴性杆菌(如铜绿假单胞菌、大肠埃希菌、肺炎克雷伯菌等)和白假丝酵母为多见。临床上多表现为假膜性肠炎、医院内肺炎、尿路感染和败血症等。二重感染多发生在用药后2~3周,发生率为2%~3%。二重感染的病原菌常对多数抗菌药物耐药,加上人体抵抗力因原发病和(或)原发感染而显著降低,因此,二重感染常难以控制,呈急性状态,病情凶恶,病死率较高。一旦发生二重感染,应立即停用正在使用的抗生素,除此之外,需对临床标本中的优势菌类进行药物敏感试验,以选取敏感药物进行治疗,也可同时应用微生态制剂,协助重新构建正常菌群,恢复微生态平衡。

二、定位转移

定位转移(translocation)也称菌群易位,是指正常菌群由原籍生境转移到外籍生境或本来无菌生存的部位。在原籍生境本不致病的菌群,转移到外籍生境后可能成为致病菌,引起临床疾病出现。根据转移方位的不同,又可分为横向转移和纵向转移。

(一)横向转移

横向转移是指正常菌群由原定位置水平地向四周转移。例如人肠埃希菌在肠道中定植,如果抗生素应用不当,大肠埃希菌则可转移侵犯至下呼吸道、泌尿道、腹腔甚至血循环,引发肺炎、尿路感染、腹膜炎或败血症。此外,在慢性肝病患者中,还会出现下消化道的菌群转移至上消化道,引起所谓的小肠污染综合征。

(二)纵向转移

纵向转移是指原籍菌并未向四周转移,而是在原位向其他层次转移。正常菌群在皮肤与黏膜上的定植是分层次的。如在口腔中,黏膜表层是需氧菌,中层是兼性厌氧菌,下层是厌氧菌。如果发生定植位置的改变,如上层菌群向深层转移,甚至进入黏膜下层,就会诱发口腔炎症的产生。或者如肠道内细菌突破肠道黏膜屏障进入肠系膜淋巴结或门静脉系统,进一步到达远离肠道的其他器官。纵向转移又可以分为四个阶段。

1. **体表阶段** 发生转移的微生物在皮肤、口腔、鼻腔、呼吸道、肠道及阴道黏膜的微生境内异常繁殖,发生菌群失调。一般此时不出现临床症状和体征。

2. **上皮细胞阶段** 发生转移的微生物在皮肤、口腔、鼻腔、呼吸道、肠道及阴道上皮细胞表面异常增殖,此时会发生明显的菌群失调症状,临床主要表现为卡他症状、水肿和炎症。

3. **淋巴组织阶段** 发生转移的微生物此时已侵入局部及全身淋巴组织,侵犯胸腺、淋巴结、骨髓及肝、脾等处。临床上表现为淋巴结肿大、白细胞增多及肝脾大等症状。

4. **网状内皮细胞阶段** 转移的微生物侵犯关节、胸膜、心包膜、腹膜、脑膜以及血管内皮等,临床上表现为关节炎、胸膜炎、心包炎及脑膜炎等。

三、血行感染

当易位的微生物入血,则会出现血行感染。血行感染本身可作为定位转移的一种途径,其自身也是定位转移的一种形式。依据临床类型,可将血行感染分为菌血症与脓毒血症。

(一)菌血症

细菌由局部侵入血液,但并未在其中生长繁殖,只是短暂地一过性或间断性侵入血循环,到达体内适宜部位后再进行繁殖而致病。菌血症(bacteremia)在临床上比较常见,健康人群中,大约有4%~10%的人发生过一过性菌血症。因此,血行感染途径在正常菌群的定位转移中具有重要意义。例如,当拔牙或切除扁桃体时,寄居在口腔、龈隙中的甲型链球菌亦可侵入血流引起菌血症。如果心瓣膜有病变或是人工瓣膜,甲型链球菌有可能在其中定植,大量繁殖后引起亚急性细菌性心内膜炎。

(二)脓毒血症

化脓性致病菌从感染部位侵入血液,并在其中大量繁殖,通过血液扩散至宿主的其他组织或器官,产生新的化脓性病灶称为脓毒血症(pyemia)。例如表皮定植的金黄色葡萄球菌会随破损的伤口入血,引发多发性肝脓肿、皮下脓肿和肾脓肿等。患者抵抗力弱,预后不佳。

四、易位病灶

正常微生物群多因其他诱因所致,在远隔的脏器或组织形成病灶。如肠道菌群多向腹腔转移;口腔、鼻咽部菌群多向呼吸道转移,其次向脑组织转移,形成脑、肝、肾、腹腔和盆腔等处的脓肿。这种病例多与脓毒血症连续发生或同时发生。

五、宿主转换

正常微生物群在其宿主特定的解剖部位定植,并在长期的生物进化过程中形成了微生物与微生物、微生物与宿主、微生物与环境相互适应、相互依赖又相互制约的统一体或生态链。因此,不同种属宿主都有各自独特的正常微生物群。微生物一旦突然改变宿主(易主)则可能出现不适,从而相互斗争引起疾病。在新建立的宿主中,微生物往往会引发大规模感染性疾病的暴发,例如霍乱、鼠疫、流感、各种病毒性脑炎、艾滋病和埃博拉出血热等。在初流行时,发病率与死亡率都很高,但经过一段时间的流行,微生物与宿主渐趋生态平衡。

现有的致病微生物大多是正常微生物群在宿主转换(host transversion)过程中的一种微生态现象,即在动物或昆虫是正常菌群,转移到人类就可能致病。例如,新出现的病毒大部分属于动物源性,寄生在野生动物、昆虫和家畜中,人类进入森林地带后,通过某种途径传染给人,引起疾病。因此,动物是一个源源不断的新病毒贮存库。新的自然疫源性疾病的出现分两步实现:新病原体被引入新的宿主群体中;病原体在新宿主群体中的适应和进一步扩散。

(一)宿主转换的方式

可根据途径的不同分为以下两种。

1. **虫媒方式**　在自然疫源地的节肢动物体内存在着细菌、螺旋体、立克次体与病毒,这些微生物在节肢动物体内可长期存在,并不致病,而且对宿主的生长发育和繁殖有益,甚至是必需的。如蚊子能长期保留乙型脑炎病毒和登革病毒,蚤能长期携带立克次体,蜱能携带伯氏疏螺旋体等。这些昆虫通过叮咬,可将其正常微生物群传递给其他动物和人类,从而出现宿主转换现象,并可能引起疾病。

2. **经口方式**　现在已有很多通过食物链经口感染的人畜共患病。例如,空肠弯曲菌是家禽类肠道正常菌群,通过食物链侵入人体后可引起腹泻。

(二)其他分类

除生态学分类法,前苏联医学科学院的 A. Bilibin

教授也曾将微生态失调分为以下三种类型。

1. **潜伏型**　是指有一定的菌群改变,但临床上没有观察到临床表现,因此也叫亚临床型。

2. **局限型**　也叫定位型,是指正常微生物群在原位发生失调的现象,包括总数的改变和各菌群间比例的改变。

3. **弥漫型**　包括全身系统性的菌群易位,如血行感染和易位病灶。

也有将临床症状和菌群改变综合考虑,对微生态失调进行分类(表 6-2-2)。

表 6-2-2　综合分类的临床症状与菌群表现

分型		临床症状	菌群改变
原位潜伏型	A	+	−
	B	−	+
局限定位型		+	+
血行感染型		+/−	+/−
易位病灶型		+	+

第三节　微生态失调的影响因素

在宿主健康的状态下,只要宿主所处的环境压力与饮食保持恒定的话,宿主体内的正常微生物群就会处于生态平衡状态。然而宿主的正常微生物群是一个动态、开放的系统,敏感而复杂,任何破坏正常微生物群平衡的因素都能成为微生态失调的影响因素。

所有诱发因素包括宿主的器质性、功能性或精神上的变化,以及外界环境中的物理、化学或生物性改变,都通过直接的(如通过进入消化道生态系统营养物的改变)或间接的(如宿主的生理变化)影响正常微生物群落的构成而导致微生态失调。如抗生素的应用使正常微生物屏障遭到破坏,或宿主免疫力下降,或器官组织受损,都可能导致外籍微生物发生定位转移,或诱发菌群失调,使正常菌群转化成条件致病菌。

现代医学中有许多诊治方法,如长期大量应用抗生素、细胞毒性药物、免疫抑制剂、激素、放射性核素以及各种外科手术、导尿管、插管的应用均对正常微生物群及宿主有不良影响,引起微生态失调,对疾病的发展预后不利。

下面将从宿主和外界环境等多方面介绍微生态失调的影响因素。

一、生理及环境因素

(一) 生理因素

健康妇女的阴道具有"自净"的保护功能,即主要正常菌群——嗜酸乳杆菌、唾液乳杆菌产生乳酸,使阴道酸碱度保持酸性(pH 值为 4~4.5),从而抑制其他细菌的生长。但由于内分泌(月经)、性生活、上环等生理性因素的影响,这种防御功能一旦被破坏,条件致病微生物(如白假丝酵母、消化球菌、拟杆菌、支原体)和滴虫可乘机过度繁殖,导致阴道内微生物总量迅速增加(可较正常增加 100 倍以上),出现细菌性、真菌性、滴虫性或非特异性阴道炎。

(二) 环境压力

如饥饿、情绪波动、生活压力等都会通过某种方式影响正常微生物群的平衡。通过对宇航员肠内菌群的研究发现,当其情绪不稳定或愤怒时,肠内菌群都会出现较大波动。此外,日常工作紧张、长时间旅行、便秘等也可影响肠内菌群。

(三) 食物变化

是一个非常重要的影响肠内微生态平衡的因素。例如肉食性饮食可使肠内腐败菌增加,导致便秘,粪便气味难闻。而富含食物纤维的食品可以在一定程度上抑制有害菌的生长,有利于维持肠内微生态平衡。

二、影响宿主免疫力的因素

(一) 全身系统性疾病

患有慢性消耗性疾病,如肝硬化、结核病、糖尿病和肿瘤等,机体抵抗力普遍下降,易发生内源性感染。

此外,肝病患者胆汁分泌异常,可引起下消化道正常菌群上行至上消化道定植、繁殖,引起吸收不良综合征和脂肪泻等临床症状,即细菌过生长综合征。胃酸减少或无酸,可使胃内或近端小肠的微生物含量增加,引起微生态失调。

(二) 烧伤

烧伤患者是高度易感的,因为许多正常防御功能如皮肤、黏膜、正常菌群以及白细胞的活动均被破坏,铜绿假单胞菌、金黄色葡萄球菌、大肠埃希菌等人体正常菌群可趁机大量生长繁殖,引起疾病。

(三) 放射治疗

人接受一定剂量放射线后,吞噬细胞的功能与数量均下降,淋巴屏障功能减弱,血清的非特异性杀菌作用消失或减少,免疫应答能力明显遭到破坏。而微生物对放射性的抵抗力明显大于其宿主,照射后耐药性提高,毒性增强,从而导致正常微生物群与其宿主的微生态平衡被破坏,微生物侵入组织和血液,引起各种炎症。

放射线对微生态失调的促进作用可分为宿主方面与微生物方面。

1. 宿主方面 放射性物质与放射线的应用对机体的各个器官系统均有影响,其中最重要的并发症就是微生物失调。宿主对微生物的敏感性提高了,感染过程也发生了改变,发病率与死亡率均上升。

2. 微生物方面 微生物对照射的抗性明显大于宿主。照射对微生物的影响往往是间接的,宿主受到射线照射后体内分泌的物质可作用于微生物。有报道证实,经照射后微生物的耐药性有所提高。如在照射前,从犬的体内分离出的革兰阳性球菌 92% 对青霉素敏感,30% 对链霉素敏感;而经过照射后,敏感率分别下降为 5% 和 19%。

(四) 激素的应用

皮质醇激素,如可的松和泼尼松,往往被慢性患者长期使用。但是长期应用会抑制宿主免疫系统,导致一系列的副作用,如机会致病性微生物的感染、胃和十二指肠溃疡、骨质疏松等问题。类固醇激素会为真菌提供营养,长期应用会造成严重的白假丝酵母感染,损害肠壁,导致各种症状,如慢性疲劳、胃胀气、便秘、低血糖和月经不调等。

(五) 抗肿瘤药物的应用

大部分抗癌药物能干扰癌细胞内核酸、蛋白质的合成,或直接破坏细胞内 DNA,使癌细胞生长停滞。但目前此类药物选择性还不强,对骨髓等生长旺盛的正常组织也有不同程度的抑制作用,会不可避免地损害宿主防御功能。

(六) 外科手术

任何外科手术都难免会破坏宿主正常的生理结构,从而影响正常微生物群栖息的生境,引起微生态失调。小肠污染综合征、盲襻综合征、憩室、静脉襻、回肠侧通、结肠切除及胃切除等,都对肠道微生态系有明显破坏,导致脂肪泻、大细胞性贫血、碳水化合物吸收不良、水与电解质代谢障碍和低蛋白血症等一系列微生态失调现象。

(七) 抗生素的应用

抗生素的出现在人类历史上具有划时代的意义,然而,抗生素的大量应用也是影响宿主微生态平衡最重要和最常见的因素。现在认为,几乎所有经口服的抗生素都会影响肠内菌群的平衡及生态状态。抗生素影响的强弱取决于药物的抗菌谱和到达肠道内药物的浓度。

我国微生态学的先驱魏曦教授就指出:"在光辉

的抗生素降临之后,我们必须注意其给人类带来的阴影:扰乱正常微生物群和引起菌群失调。"抗生素的应用对微生态平衡的影响主要包括以下两个方面。

1. 引起菌群失调,破坏微生态平衡 当患者接受抗菌药物治疗,尤其是长期服用广谱抗生素时,必然使人体微生态系中的大部分敏感菌株(包括致病菌)受到抑制而遭"淘汰",一些适合细菌生长、原本有正常细菌群落栖息的微生境可能成为空白。这时,来自医护人员、住院已久的患者、医院环境中或患者自身的耐药的条件致病菌(包括真菌)或过路致病菌乘虚而入,过度繁殖后,迅速成为新的优势菌,取代敏感的正常菌群的地位,甚至向机体其他部位转移,扰乱微生态平衡,引起菌群失调和定位转移,甚至诱发血行、深部组织及内脏的感染。可见,抗生素的大量使用和滥用促进了耐药菌的产生和在宿主体内定植,造成医院感染日趋严重。

2. 筛选出耐药菌,导致耐药菌的播散 在抗生素的作用下,经过突变和选择,可以抑制敏感菌,而耐药菌大量繁殖,导致机体的正常微生物群组成大多为耐药性微生物,使得机体的微生物群对抗生素耐药性增加。在肠道菌中,耐药性的传递是非常普遍的。耐药基因可以存在于菌株的质粒或转座子等可转移元件当中,以大约 10^{-6} 的频率传递耐药性。

细菌获得耐药基因产生耐药性的同时,还可通过这些可转移元件获得毒力因子、黏附因子等,从而增强其致病能力,不易被人体正常菌群所拮抗,易发生定位转移。在肠道菌中,大肠埃希菌与铜绿假单胞菌最容易成为耐药基因的储存体,传递作用最强。大肠埃希菌可将耐药基因传递给金黄色葡萄球菌、枯草芽胞杆菌、肺炎克雷伯菌、流感嗜血杆菌、根瘤杆菌、假单胞菌属、变形杆菌、不动杆菌、伤寒沙门菌、痢疾志贺菌以及奈瑟菌属中。

值得注意的是,由于临床上、畜牧业、水产养殖业、农业等泛用和滥用抗生素,使人和动物肠道中的大肠菌群变成了耐药菌产生、传播和扩散的疫源地。含有大量耐药菌的粪便排入自然界后,在水和土壤的微生态系中继续传播耐药性,导致更多的耐药菌产生和扩散,破坏了整个自然界的微生态平衡。一些老传染病,如霍乱和结核,因其病原菌获得耐药性而死灰复燃;一些条件致病菌因产生耐药性或毒力增强,导致新的传染病暴发流行。因此,滥用抗生素的恶果是破坏人类整个生存环境,如果不加以控制,21 世纪人类将面临更多的条件致病菌和真菌所致的感染性疾病。

第四节 微生态失调与疾病

人体微生态平衡与人体健康息息相关,正常菌群的存在对于人体抵抗各种各样的疾病发挥着不可或缺的重要作用。微生态失调和多种疾病的发生发展有直接或间接的关系,这些疾病主要包括菌群失调引起的感染性疾病。此外,随着对人体微生态的全面认识,现在认为微生态失调也与许多全身系统性疾病的发生发展相关(图 6-4-1)。本节主要

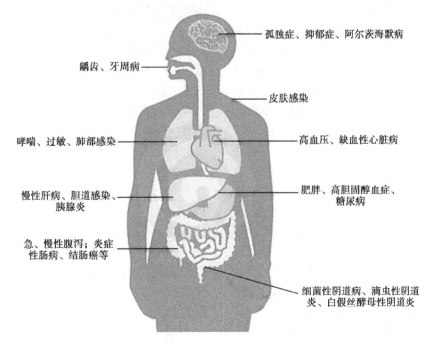

孤独症、抑郁症、阿尔茨海默病

龋齿、牙周病

皮肤感染

哮喘、过敏、肺部感染

高血压、缺血性心脏病

慢性肝病、胆道感染、胰腺炎

肥胖、高胆固醇血症、糖尿病

急、慢性腹泻;炎症性肠病、结肠癌等

细菌性阴道病、滴虫性阴道炎、白假丝酵母性阴道炎

图 6-4-1 与肠道微生态失调相关的疾病

介绍与微生态失调相关的感染性疾病。

一、微生态失调与消化系统感染性疾病

(一) 肠道菌群失衡与二重感染

正常情况下,肠道内的正常菌群间相互依存、相互制约而形成动态的平衡,对机体健康起着非常重要的作用。但在某些情况下,如长期大量应用广谱抗生素后,宿主正常菌群中的敏感菌株大部分被抑制,而体内原本处于劣势的或来自外界环境的少数耐药菌则趁机定植和大量繁殖,引起疾病。这种在抗菌药物治疗原感染性疾病的过程中造成体内菌群失调而产生的一种新感染称为二重感染(superinfection)。如临床上常见的葡萄球菌、艰难梭菌以及白假丝酵母引起的假膜性肠炎。

(二) 肠道菌群失衡与急慢性腹泻

外来的肠道致病菌进入机体后会导致急性腹泻。急性腹泻患者由于肠道中原籍菌群大量随腹泻物排出,过路菌比例会相应增加,导致菌群失调。当合理应用抗生素时,致病菌被杀死,腹泻恢复后失调的菌群也会逐渐恢复正常。若急性腹泻没有及时治疗,会转为慢性腹泻。慢性腹泻也会使原籍菌群不断排出,过路菌数量增加。腹泻的发生会影响肠道的蠕动功能,也会影响肠内菌群的比例,结果是拟杆菌、双歧杆菌、肠杆菌数量减少,而条件致病菌,如梭杆菌、酵母菌量增多,继而还会导致脂肪酸代谢紊乱和胆盐代谢障碍而引起腹泻,腹泻还会进一步加重菌群失调,形成恶性循环。

(三) 肠道菌群失衡与小肠细菌过度增长

正常生理条件下,人小肠上段细菌的量很少,但如果经过胃肠道手术或先天性肠道运动不足的情况下,细菌会在小肠淤滞,造成肠道内的致病菌如金黄色葡萄球菌、艰难梭菌等的过度生长。小肠细菌生长过度的后果有:①破坏消化酶和分解胆汁酸,造成消化不良;②产生大量有害代谢产物,吸收后引起机体出现慢性毒性反应;③肠源性内毒素在重型肝炎、急性坏死性胰腺炎等疾病的病理生理过程中有重要意义。当慢性萎缩性胃炎或其他原因导致的胃酸缺乏时,小肠上段的细菌会过度增殖,并且原本在下消化道的菌群也会出现上移,造成小肠内细菌数量增多,进而使结合胆酸分解为游离胆酸,影响脂肪吸收,最终引发脂肪泻。腹泻又会影响一系列营养物质的吸收,造成低蛋白血症,进一步加重腹泻。同时,细菌产生的短链脂肪酸和气体会造成腹胀腹痛。此外,细菌过度繁殖还会产生很多毒性物质,如生物胺类物质,入血后会对全身有毒性作用。

(四) 肠道菌群失衡与炎症性肠病

炎症性肠病(inflammatory bowel disease,IBD)是一组病因不明的肠道炎症性疾病,包括克罗恩病和溃疡性结肠炎。有研究显示,在肠道无菌的条件下,不能够诱发与IBD相似的肠道炎症,提示肠道菌群与IBD的发生有一定关系。取健康人和IBD患者的粪便进行菌群分析发现,拟杆菌、消化链球菌、单核细胞增生性李斯特菌的数量在IBD患者中都有明显升高。肠道中这些细菌数量的增多也会导致各种代谢产物的增多,其中部分代谢产物会增加肠黏膜的通透性,使肠道中革兰阴性菌的内毒素成分更多吸收入血,对IBD的发展也有促进作用。因此,现在认为IBD的发生和菌群失调及它们的代谢产物增多有关系,并且IBD的发生会进一步继发更为严重的肠道菌群失调。

(五) 肠道菌群失衡与肝脏疾病

许多慢性肝病患者都伴随有肠道菌群失调的症状。研究表明,重型肝炎的大鼠模型体内,胃、空肠和回肠存在结肠型细菌,并有细菌过度生长、肠管扩张、肠壁变薄等肠道微生态失调的表现。对慢性重型肝炎患者体内的菌群结构进行分析发现,慢性重型肝炎患者肠道内双歧杆菌、拟杆菌等专性厌氧菌显著减少,而肠杆菌科细菌、肠球菌和酵母菌等兼性厌氧菌显著增加,同样存在肠道微生态失调。在肝硬化时,由于往往伴随有门静脉高压、胃肠道淤血,会使得肠黏膜屏障功能受损,肠腔内pH值改变也会导致菌群失调。

(六) 肠道菌群失衡与胆道疾病

正常情况下胆汁是无菌的,在胆汁内发现的细菌现在认为是来自于门静脉或者是直接从肠道反流进入胆道,因此肠道菌群易位被认为是胆道感染发生的主要原因。肠道菌群结构和数量一旦发生异常,肠道细菌即可跨过肠黏膜屏障,成为全身感染的重要感染源,也包括胆道的感染。导致细菌易位而发生胆道感染的因素很多,其中胆道疾病导致胆酸、胆红素代谢障碍和肠运动抑制起了重要的作用。

(七) 肠道菌群失衡与胰腺炎

胰腺本身是无菌脏器,胰腺炎的发生多属于继发性感染,而且,其发生、发展及转归与肠道微生态状况密切相关。有研究显示,对出血性胰腺炎的大鼠模型进行结肠切除,用抗生素灌洗肠管后细菌减少,可使大鼠的病死率显著降低。在大鼠中诱发急性胰腺炎后,大鼠肠黏膜受到损害,细菌可能通过

破损的肠黏膜而进入胰腺组织和血循环,进一步加重感染。此外,在急性胰腺炎时,宿主免疫功能显著下降,巨噬细胞将细菌吞入后却无法进行清除,反而将细菌通过肠黏膜上皮带到系膜淋巴结,通过淋巴回流感染胰腺。目前已一致认为,肠道菌群易位是胰腺感染的主要途径。

二、微生态失调与口腔感染性疾病

口腔中有弱碱性唾液、食物残渣等,为正常菌群的繁衍提供了合适条件。最常见的菌群是甲型链球菌和厌氧链球菌,其次是表皮葡萄球菌、奈瑟菌、乳杆菌、螺旋体,以及假丝酵母等。牙菌斑是基质包裹的互相黏附或黏附于牙面、牙间或修复体表面的软而未矿化的细菌性群体。唾液中的营养物质吸附在牙齿表面,构成菌群的营养基质,使细菌黏附于牙体表面,同时细菌互相集聚,并诱导更多的细菌黏附,最终形成牙菌斑。在牙菌斑的形成过程中,需氧菌先在牙表面占优势,随着菌斑斑龄的增加,兼性厌氧菌和厌氧菌逐渐增多。

另外,口腔菌群失衡与龋齿、牙周病等都有密切关系。

三、微生态失调与呼吸道感染性疾病

呼吸道和消化道一样,也是正常菌群寄生和外来细菌入侵的主要场所之一。当机体的微生态平衡被打破后,最常见的诱因是抗生素的大量应用,原本存在于肠道、口腔、咽部的正常菌群会易位至呼吸道发生感染。常见的呼吸道感染的细菌有肺炎链球菌、葡萄球菌、肺炎克雷伯菌、铜绿假单胞菌。一般认为,口咽部定植菌吸入是医院获得性肺炎最重要的发病原因。此外,由于长期口服抗生素,肠道菌群被严重扰乱,革兰阴性杆菌大量繁殖后向周围扩散,进入胃内或口腔。此时,如果呼吸道的正常菌群受到抗生素控制后出现失调,原籍生境为胃肠道的革兰阴性杆菌可发生定位转移,经口腔进入呼吸道和肺,引起肺炎。

目前对于呼吸道感染的病原提出了新的看法,就是所谓的菌群协同病原(community being pathogen)(图 6-4-2),这一概念的意思是在整个细菌感染的内环境中,极小一部分细菌,有时甚至仅仅是一种细菌作为感染致病的关键病原体(key-pathogen),当然这类细菌可以是外源性的野生株,也可以是内源性的正常寄生菌,而别的细菌作为非病原体(non-pathogen)协同作用,两者的共同作用导致感染的发展与恶化。而这一整体被看成是一个病原。因此菌群协同病原与其说是对经典的郭霍法则(Koch postulates)的一种否定和批判,倒不如说是一种发展和补充。因为虽然将整个菌群看作是一个整体,但这个整体还是应该有少量的细菌作为主导因素,这和经典理论没有矛盾,只是它将一度被忽视的非病原菌也摆到了一个比较醒目的位置而已。呼吸道感染性疾病现在临床上往往以表现不典型者居多,并且耐药菌株也逐渐增多,在治疗上存在一定困难。

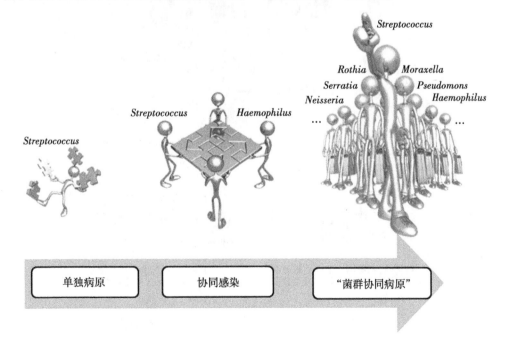

图 6-4-2　呼吸道感染的理论变迁

四、微生态失调与生殖道感染性疾病

正常妇女的生殖道中存在着一些常驻菌群,具有分解糖类,产生酸性物质的能力。酸性物质对于生殖道具有保护作用,可以抑制致病微生物的生长繁殖,维持生殖道的自净作用。但是当发生生殖道微生态失调时,正常菌群中的一些微生物又可以成为条件致病菌,引起自身感染。比如随着年龄老化、激素水平改变,或大量应用广谱抗生素和免疫抑制剂,都会引起生殖道的微生态失调,会引起女性生殖道的局部感染。

(一) 微生态失调与细菌性阴道病

细菌性阴道病是指以阴道加德纳菌、拟杆菌、弯曲菌、消化链球菌等多种微生物过度生长,同时伴有乳杆菌减少的阴道菌群紊乱所致的内源性感染。乳杆菌是生殖道的重要优势菌,实验数据表明,妇女生殖道中的乳杆菌数量与其他细菌如厌氧菌的数量呈负相关。在生殖道中,乳杆菌可以代谢糖类物质产生乳酸,对维持正常阴道的抗感染能力起重要作用。乳杆菌的显著减少将导致不产 H_2O_2 酶的多种细菌(包括加德纳菌在内)的过度生长,从而引起细菌性阴道病。由于细菌性阴道病乃菌群失

调所致,因此使用恢复阴道微生态平衡的制剂是治疗的关键措施之一。

(二) 微生态失调与滴虫性阴道炎

阴道毛滴虫是寄生在女性生殖道及泌尿道的一种鞭毛虫,主要引起滴虫性阴道炎、尿道炎等,患者阴道分泌物中滴虫数量增加而乳杆菌的数量明显减少。临床上主要采用甲硝唑口服治疗,治愈率高,但停药后复发率较高。近年国内采用乳杆菌制剂治疗滴虫性阴道炎,疗效明显优于甲硝唑,并可克服抗生素应用的许多弊端(如细菌耐药性)。

(三) 微生态失调与白假丝酵母性阴道炎

白假丝酵母俗称白念珠菌,是阴道正常菌群中的弱势菌,正常情况下白假丝酵母对宿主无致病性,还能协同乳杆菌分解糖原产生乳酸。在各种外界因素的诱导下(图 6-4-3),白假丝酵母可过度繁殖而引起阴道炎。如:①妊娠孕妇体内性激素水平高,导致阴道组织内糖原增高,为白假丝酵母的生长繁殖提供充足的碳源;②长期使用广谱抗生素,尤其是氨苄西林、头孢菌素和四环素,导致阴道微生态平衡遭到破坏,乳杆菌数量明显减少,阴道"自净"能力下降,白假丝酵母得以过度繁殖,引起真菌性阴道炎。该病是妇科常见病,易反复发作,近年

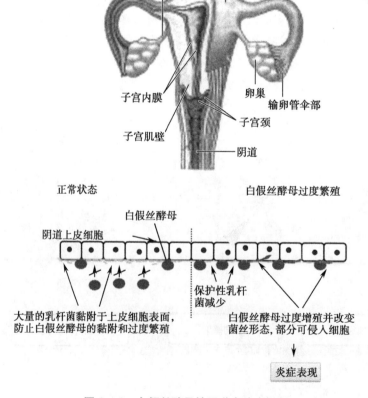

图 6-4-3　白假丝酵母性阴道炎致病机制

来其发病率呈明显上升趋势。

五、微生态失调与皮肤感染性疾病

皮肤正常微生物的组成由于年龄个体情况、居住情况不同等有显著个体性差异。皮肤表面的正常微生物群通过生物拮抗、产生抗菌物质、协同作用等方式保护皮肤的健康。当皮肤微生物群受到年龄、皮脂分泌、皮肤水分含量、皮肤 pH 值影响，或者外源性应用抗生素和皮肤洗剂，都有可能影响皮肤微生态平衡。致病菌大量定植都可以从各种原因引起的皮肤伤口进入，或机体本身患有慢性消耗性疾病、定植菌株毒力较强、宿主免疫功能低下等，可以引发皮肤感染，包括原发感染、继发感染或全身系统性感染波及皮肤。此外，微生态失调引发的真菌感染在皮肤也较为多见。

第五节　微生态失调 与其他疾病

除了机体局部的感染性疾病之外，微生态失调还与全身系统性疾病、过敏性疾病以及神经心理性疾病等有密不可分的关系。

一、微生态失调与代谢性疾病

(一) 微生态失调与肥胖

肥胖是困扰人类健康的重大公共卫生问题。国际上认为不合理的饮食破坏肠道菌群结构，引起全身性的、低度的慢性炎症而导致脂肪过度积累。在动物体内的研究显示，肥胖型小鼠肠道内拟杆菌比非肥胖型小鼠减少 50%，而厚壁菌门的数量则相应增加，表明肠道菌群的改变能够影响肥胖型小鼠与非肥胖型小鼠的能量吸收。不良饮食习惯会造成肥胖的发生，部分就是因为长期食用大量的高能量、高脂肪食物，肠道中的厚壁菌门细菌会大量增殖，双歧杆菌数量会显著下降，造成肠道菌群失衡，

引起一系列病理学改变，包括肠 - 脑轴(gut-brain axis)信号传递异常、内脏植物性神经系统的启动、肠道屏障损伤以及炎性反应等。因此，重建合理的饮食结构可以改善机体肥胖。

此外有研究显示，肥胖患者肠道内瑞氏乳杆菌的量显著增加，而动物双歧杆菌和史氏甲烷短杆菌的量显著减少，该菌群失调可以直接调控机体的脂肪合成与存储相关基因 *fiaf* 的表达，从而扭曲能量代谢，使其向过度合成和存储脂肪的方向发展，最终导致肥胖的形成(图 6-5-1)。

肠道微生态失调时，如果出现革兰阴性杆菌的数量明显增多，革兰阴性菌的细胞壁组分脂多糖能够与免疫细胞表面的 TLR4 受体结合，触发促炎因子的释放，引起炎症反应，增加肠黏膜通透性。同时，肠道菌群失调也会影响营养物质的消化，肠道短链脂肪酸的量明显升高，也会增加脂肪的合成。两种因素共同作用，从而影响机体整体的代谢紊乱，也是导致肥胖的原因之一。

(二) 微生态失调与高胆固醇血症

体外实验和体内实验都证明了肠道有益菌群能降低血清胆固醇水平。在非洲的一些部落开展的调查发现，人们长期大量服用乳酸菌发酵奶，血清胆固醇含量明显低于一般人群。

一般认为肠道菌群降低胆固醇的可能机制主要如下。

1. 共沉淀作用　细菌产生的胆盐水解酶将结合型胆酸盐分解为去结合型胆酸盐，在 pH 值为 5.5 时胆固醇与胆酸发生共沉淀，减少了胆固醇进入血液的机会。

2. 细菌对胆固醇的吸收　这一方式是细菌去除胆固醇的主要机制。Dambekodi 等通过实验证明，双歧杆菌能吸收胆固醇，降低患者的血清胆固醇浓度。各菌株吸收胆固醇的能力不同，但具有较高胆盐耐受性的菌株并不一定能够吸收最多的胆固醇。

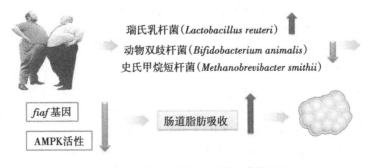

瑞氏乳杆菌(*Lactobacillus reuteri*)
动物双歧杆菌(*Bifidobacterium animalis*)
史氏甲烷短杆菌(*Methanobrevibacter smithii*)

fiaf 基因　　AMPK活性　　肠道脂肪吸收

图 6-5-1　菌群改变参与肥胖形成的机制

3. 共沉淀与细菌吸收的共同作用　微生态失调时，有益菌数量明显减少，有害菌数量增多，会增加体内胆固醇的吸收，胆固醇进入血液的机会增多，与高胆固醇血症的发生有一定的相关性。

（三）微生态平衡与糖尿病

1 型糖尿病最重要的发病因素是遗传因素，此外还有环境影响，而肠道微生态失调现在认为也是 1 型糖尿病的诱因之一。有科学家提出"肠道菌群与天然免疫系统的互作可能是影响 1 型糖尿病易感性的关键'表观遗传因子'"的理论。美国 Chervonsky 等发现，先天免疫不足的 NOD 小鼠在正常状态下不会形成糖尿病。当 NOD 小鼠被饲养在无菌环境中时，由于缺乏"友好"的肠道细菌而患上了严重的糖尿病；但当它们暴露于人类肠道常见的无害细菌时，它们形成糖尿病的几率明显下降。缺乏菌群的小鼠免疫系统发育不完善，患上类似 1 型糖尿病这种自身免疫性疾病的概率会显著增高。另一方面，肠道菌群失调会影响肠黏膜通透性，引发细菌定位转移，引起免疫系统紊乱，也会增加罹患 1 型糖尿病的风险。对 1 型糖尿病患者体内的菌群进行分析显示，与健康人相比，1 型糖尿病患者肠内拟杆菌门和厚壁菌门的比例失调，肠黏膜表面黏蛋白保护层也被破坏，肠道有益菌产生的丁酸量也明显减少，肠内菌群的多样性也明显低于健康人群。这些结果均提示肠道微生态失调和 1 型糖尿病的发生发展具有一定的相关性。

肠道微生态失调也是 2 型糖尿病发生的诱因之一。有害菌增多会导致宿主出现慢性系统性炎症表现，而慢性炎症是胰岛素抵抗的一个重要的发病机制，炎症过程产生的炎症因子影响胰岛素的信号通路，引起胰岛素抵抗。长期高脂饮食导致能量过剩引起肥胖，脂肪组织分泌多种炎症因子引起低度炎症；高脂饮食引起游离脂肪酸水平升高，增加炎症因子的表达增多。近年的研究发现高脂饮食可能与肠道菌群相互作用导致炎症，进而引起胰岛素抵抗。对 2 型糖尿病患者的肠道菌群分析发现，2 型糖尿病患者肠道中的厚壁菌门和梭菌门的比例要比正常人高得多，β-变形菌门的比例也显著升高，而双歧杆菌和乳杆菌的数量减少，并与血糖浓度显著相关。

肠道微生态失调与以上代谢性疾病发生发展之间的关系越来越引起人们的重视，肠道细菌未来可能成为肥胖和胰岛素抵抗等机体代谢失调的治疗靶点。通过合理应用微生态制剂或功能性食品，能够通过重建正常肠道菌群达到降低体重、改善胰岛素抵抗、增加机体葡萄糖代谢和减轻肠道炎症状

态的目的。

二、微生态失调与过敏性疾病

过敏性疾病（又称变态反应性疾病）被 WHO 认为是当今世界性的重大卫生学问题。过敏性疾病主要包括变应性鼻炎、过敏性结膜炎、支气管哮喘、特应性皮炎、荨麻疹、变应性胃肠炎等 I 型变态反应性疾病。

过敏性疾病发病的显著增加以及在不同国家的较大差异，联合肠道菌群在婴幼儿免疫系统发育中的作用提示，与生活方式和（或）地域因素相关的肠道菌群差异可能是全球过敏性疾病发病增加不均一的主要原因。研究表明，在过敏性疾病的高发和低发地区，或同一地区患过敏性疾病的儿童和正常儿童之间，其肠道菌群存在着明显差异。过敏性疾病儿童乳杆菌和双歧杆菌计数低，而需氧菌如大肠埃希菌和金黄色葡萄球菌比例及计数增高，低发病率地区儿童肠道中乳酸菌含量高于高发病率地区。此外，过敏性疾病婴儿粪便中丙酸、异丁酸、丁酸、异戊酸和戊酸水平降低，而与艰难梭菌相关的异己酸明显增高，提示过敏性疾病及正常婴儿肠道菌群及其代谢存在差异。对过敏高发地区的高危儿童，从出生开始进行粪便菌群的分析发现，在婴儿三个月、六个月以及十二个月时，粪便中菌群的组成已经发生改变，双歧杆菌的量减少，梭菌的量增多。这项研究表明，在过敏性疾病出现症状之前，肠道菌群紊乱已经存在，而非继发现象。目前认为，微生态失调导致过敏性疾病发生的机制主要有：①异常菌群使得细胞增殖过程中必需的 *CXCL16* 基因高度甲基化，产生大量 CXCL16 蛋白，iNKT 细胞大量增加，诱导免疫功能过度，产生过敏性炎症反应。②菌群缺失会引起 B 细胞的 MyD88 通路途径异常，产生大量的 IgE 抗体。循环中的 IgE 会诱导骨髓中 IL-3 的受体 CD123 表达升高，使循环中嗜碱性粒细胞产生增多，增强过敏性炎症反应。③菌群结构失调会影响 Treg 细胞和 Th2 型细胞，与过敏性疾病的发生有关系。

三、微生态失调与肿瘤性疾病

许多研究表明，结肠癌高发区人群的肠道菌群组成和低发区人群有显著性差异。肠道菌群的代谢产物非常复杂，有中间产物也有终产物，还有复杂的酶系统。这些产物和酶系统对肠道癌症的发生有很大关系。

肠道中某些菌群能够分解食物中的化合物，使

之转变为致癌因子。比如在南太平洋的关岛，居民常吃一种苏铁果，这种食物中含有一种物质叫做甲氧基偶氮甲醇糖苷，将这种化合物加入到普通饮食中喂饲正常小鼠，具有致癌性。如果将这种食物喂给无菌小鼠，则不具致癌性。正常小鼠的肠道菌群产生 β- 葡糖醛酸酶，能够将甲氧基偶氮甲醇糖苷转变为有毒的糖基配体形式，吸收后随血循环进入肝脏和肾脏代谢，诱发肝脏和肾脏肿瘤。这一发现提出了肠道菌群能够使食物成分转变为癌症诱生剂的理论。

此外，某些肠道菌群还具有氨基脱羧酶的活性，能够将食物中的氨基酸分解为生物胺。正常条件下，生物胺可以正常代谢、生成和降解，但如果产生物胺的细菌过度增殖，产生过量的生物胺，摄入之后会发生食物中毒，主要症状为恶心、呼吸困难、发热、出汗、头痛、皮疹、高血压或低血压等。其中色氨酸经脱羧酶作用产生的靛基质具有强烈的致癌作用；酪氨酸与苯丙氨酸经肠道菌作用还能产生酚类物质，其可以诱发普通大鼠形成皮肤肿瘤，有的还能诱发肝癌，但对无菌小鼠无作用。

除了毒性作用外，胺类物质还能够与胃肠中的亚硝酸盐结合，形成强烈致癌作用的亚硝胺。亚硝胺形成的最适 pH 值是 3.4，胃部正是最适合的场所。有调查显示，胃酸缺乏的患者发生胃癌的几率也较高，可能与肠道菌群上移，将胺类物质与亚硝酸盐合成为亚硝胺有关。

四、微生态失调与神经心理性疾病

有研究证实，微生态失调与多种神经心理性疾病的发生发展均有一定的相关性，包括抑郁症、自闭症、焦虑、社交障碍、进食障碍和阿尔茨海默病等。研究者曾对 14 例精神分裂症和 8 例狂躁型精神病患者进行检测后发现，这些精神病患者都有不同程度的肠道菌群失调。在自闭症患者中发现，肠道菌群中拟杆菌门的比例显著增高，厚壁菌门数量显著降低。患有肠渗漏综合征的患者出现菌群失调，会使未被消化的化学物质，包括重金属和其他有害物质，穿过肠黏膜进入血循环，进入中枢神经系统，称为肠 - 脑轴（gut-brain axis），进而影响人的行为。许多自闭症儿童常伴有慢性胃肠疾病或不适。肠道菌群失调可能导致一种或多种产神经毒性物质的肠道细菌在肠内定植，在一定程度上引发自闭症患者的症状。临床研究显示，超过 90% 的自闭症儿童患有慢性小肠结肠炎，治疗肠道疾病，恢复肠道功能对自闭症症状的改善有帮助。改善微生态失调虽不能直接治疗这些心理疾病，但可以

在一定程度上改善症状。在法国进行的一项调查显示，在健康人群中长期服用含有混合益生菌的发酵乳制品，能够在一定程度上改善人群在日常生活中的精神压力和反应能力。另外，宿主的一些亚健康状态，比如失眠、精神萎靡不振、厌食、疲劳等也与肠道微生态失调有关。这是由于长期的肠道菌群失调影响消化和吸收，精神状态和精神疾病在一定程度上也会受到肠道正常菌群的影响。

人体微生态失调与多种疾病相关（表 6-5-1），纠正人体微生态失调，将为许多感染性疾病及代谢性疾病、过敏性疾病的治疗带来新思路（图 6-5-2）。

表 6-5-1　各种疾病状态下的菌群变化

疾病	变化菌群
肥胖（obesity）	红蜷菌科（Coriobacteriaceae）、乳杆菌属（Lactobacillus）、普拉梭菌（Faecalibacterium prausnitzii）、普雷沃菌属（Prevotella）、梭状芽胞杆菌（Clostridium）、罗氏菌属（Roseburia）、葡萄球菌属（Staphylococcus）、大肠埃希菌（Escherichia coli）增多，拟杆菌和史氏甲烷短杆菌减少
2 型糖尿病（type-2 diabetes）	拟杆菌 - 普雷沃菌和 β- 变形杆菌增多，厚壁菌减少，厚壁菌与拟杆菌比例下降
炎症性肠病（IBD）	放线菌和变形菌增多，拟杆菌、毛螺菌、球形梭菌、普拉梭菌和双歧杆菌减少，厚壁菌和拟杆菌比例下降
肠易激综合征（IBS）	韦荣球菌、瘤胃球菌、梭状芽胞杆菌数量增多，拟杆菌、双歧杆菌、脆弱拟杆菌、产甲烷菌和乳杆菌减少
厌食症	史氏甲烷短杆菌增多
过敏	乳杆菌、青春双歧杆菌、幽门螺杆菌和艰难梭菌减少
孤独症	拟杆菌和变形菌增多，放线菌和厚壁菌减少

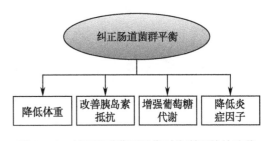

图 6-5-2　纠正肠道菌群平衡对代谢系统的改善

（郭晓奎　刘　畅）

参 考 文 献

1. 李兰娟. 感染微生态学. 北京:人民卫生出版社,2002.
2. 康白. 微生态学原理. 大连:大连出版社,1996.
3. 康白,李华军. 微生态学现代理论与应用康白教授的微生态观. 上海:上海科学技术出版社,2013.
4. 熊德鑫. 现代微生态学. 北京:中国科学技术出版社,2000.
5. 解傲,袁杰利. 肠道菌群与代谢性疾病. 胃肠病学和肝病学杂志,2013,22(2):102-104.
6. Ruth EL. Obesity and the human microbiome. Curr Opin Gastroenterol, 2010, 26(1):5-11.
7. Nadja L, Vogenssen FK, Frans WJ, et al. Gut microbiota in human adults with type 2 diabetes differs from non-diabetic adults. PLoS One, 2010, 5(2):e9085.
8. Russell SL, Finlay BB. The impact of gut microbes in allergic diseases. Curr Opin Gastroenterol, 2012, 28(6):563-569.
9. Bravo JA, Julio-Pieper M, Forsythe P, et al. Communication between gastrointestinal bacteria and the nervous system. Curr Opin Pharmacol, 2012, 12(6):667-672.

第七章　环境生态学与微生态学

第一节　环境生态学概述

21世纪,全球工业、农业快速发展,人口不断膨胀,环境污染与资源紧张等一系列世界性问题相继出现,迫使人们急切寻求人与自然协调的关系,探索全球持续发展的途径。21世纪产生的许多重大的全球性环境问题给人类敲响了警钟,人类与生态环境间的矛盾也日益突出。全球生态破坏和环境污染已经威胁到人类的生存。正确处理人类生存、发展与环境保护之间的关系,是人类可持续发展的关键,这依赖于人类对生态学理论的掌握与运用。

环境生态学是以生态学的基本原理为理论基础,结合系统科学、物理学、化学、仪器分析、环境科学等学科的研究成果,研究生物与受人干预的环境相互之间的关系及其规律的一门科学。从学科发展上看,环境生态学的理论基础是生态学,它由生态学分支而来,但又不同于生态学。

从学科体系上看,环境生态学是环境科学的组成部分,但按现代生态学的学科划分,它又是应用生态学的一个分支,尚处于发展、完善阶段。

一、环境生态学的概念

环境生态学(environmental ecology)是研究人为干扰的环境条件下,生物与环境之间的相互关系的科学。环境生态学研究内容主要包括人为干扰下,生态环境内在变化机制、变化规律、生态系统功能响应和人类的效应,寻求受损生态系统的恢复、重建和保护对策;着重从整体和系统的角度出发,研究在人类活动的影响下,生物与环境之间的相互关系。维护生物圈的正常功能,改善人类生存环境,使两者之间得到协调发展是环境生态学的根本目的。

在人类干扰自然的活动中,既有生态系统的破坏问题,又有环境污染的问题。运用生态学理论,保护和合理利用自然资源,治理污染和被破坏的生态环境,恢复和重建生态系统,以满足人类生存和发展需要,是环境生态学的主要任务。环境生态学

应用广泛,主要包括生态破坏恢复的对策、生态环境质量评价、环境生态设计及环境生态工程等。目前,人们对生态系统是否受到人为干扰及损害程度、受损生态系统结构和功能变化的共同特征等仍有不同看法,对受损生态系统判断和评价的标准、方法仍是今后研究的重点问题之一。此外,研究探索环境中有毒物质的致病机制及其在体内残留和代谢的规律,为制定环境质量标准提供科学依据,也是环境生态学的一个研究重点。

二、环境生态学的特点

环境生态学是生态学与环境科学相互交叉、相互融合而逐步形成的一门新兴学科。环境生态学不仅涉及生态学领域的各个学科,也涉及环境科学领域的各个学科。环境生态学以生态学和环境科学理论为基础,应用生态学和环境科学的技术和方法来研究人类干扰的环境条件下,生物与环境之间的相互关系、这种关系的内在机制以及如何保护和改善生物与环境之间的关系。因此,环境生态学不同于以研究生物与环境之间相互关系为主的经典生态学,也不同于以研究人类环境质量,以及保护与改善环境质量的环境科学。

环境生态学向宏观和微观两个方面发展,主要以分子、细胞、个体、种群、群体、生态系统、生物圈及生态系统为研究对象。生命系统与人为干预的环境系统两者之间的相互作用可以表现为各级水平,所以,环境生态学的研究对象既包括从宏观上研究环境中污染物和人为干预的环境对生物的个体、种群、群落和生态系统产生影响的基本规律,也包括从微观上研究污染物和人为干预的环境对生物的分子、细胞和组织器官产生的毒害作用及其机制。

此外,环境生态学的研究需要发展国际合作。例如,对于全球性人口、粮食、能源、资源和环境五大问题,联合国教科文组织于1970年设立了人与生物圈计划(简称MAB)。它是一项着重对人和环境关系进行生态学研究的多学科的综合研究计划,是一项国际性的、政府间合作研究和培训的计划。

其宗旨是通过自然科学和社会科学的结合,基础理论和应用技术的结合,科学技术人员、生产管理人员、政治决策者和广大人民的结合,对生物圈不同区域的结构和功能进行系统研究,并预测人类活动引起的生物圈及其资源的变化以及这种变化对人类本身的影响。为合理利用和保护生物圈资源、保存遗传基因多样性、改善人类同环境的关系提供科学依据和理论基础,以寻找有效地解决人口、资源、环境等问题的途径。

世界八大公害事件

(1) 马斯河谷烟雾事件:发生于 1930 年比利时马斯河谷中。谷内工厂排放大量二氧化硫,又遭遇逆温天气,使上千人发生胸疼、咳嗽、流泪、呼吸困难等。一周内近 60 人死亡,千人患呼吸系统疾病。

(2) 洛杉矶光化学烟雾事件:发生于 1943 年美国洛杉矶市。大量汽车尾气在紫外线照射下发生光化学烟雾,刺激人眼睛、灼伤喉咙和肺部,引起呼吸衰竭直至死亡,植物大面积受害。

(3) 多诺拉烟雾事件:发生于 1948 年美国宾夕法尼亚州多诺拉镇。空气中二氧化硫等有毒有害物资严重超标,6000 多人发生眼痛、咽喉痛、流鼻涕、头痛、胸闷等症状,20 人死亡。

(4) 伦敦烟雾事件:发生于 1952 年英国伦敦市。烟尘和二氧化硫在浓雾中积聚不散,先后死亡 4000 多人。

(5) 四日市事件:发生于 1961 年日本四日市。废气严重污染大气,许多居民患上哮喘、支气管炎、肺气肿、肺癌,多人死亡。

(6) 水俣病事件:发生于 1953—1956 年日本熊本县水俣市。人们食用被汞污染的鱼、贝等水生生物,造成中枢神经中毒,60 多人死亡。

(7) 富山骨痛病事件:发生于 1955—1972 年日本富山区。人们食用被镉污染的河水和稻米而中毒,死亡一百多人。

(8) 日本米糠油事件:发生于 1968 年九州爱知县一带。人们食用含多氯联苯的米糠油后造成中毒,患者超过 5000 人,其中 16 人死亡。

三、环境生态学与微生物生态学、微生态学

地球生物圈中,微生物无所不在,并具有重要的地位和作用。在一定环境条件下生存的微生物与环境条件之间通过能量、物质和信息等联系,组成具有一定结构和功能的开放系统。自然界中任何环境条件下的微生物都不是单一的种群,微生物与微生物之间、微生物与其环境之间有着特定的关系,它们彼此影响,相互依存。

微生物生态学主要研究和揭示微生物在自然界中的分布情况、种群组成、数量和生理生化特性,微生物系统与环境系统之间的相互作用及其功能表达规律,因此,也可以称为环境微生物学(environmental microbiology),是环境科学中的一个重要分支。微生物生态学与医学、工业、农业、环境保护和社会科学均有着密切的关系。其研究内容主要包括:①研究微生物生态学所用的传统和现代分子生物学方法;②在正常自然环境中的微生物种类、分布及其随着不同的环境条件变化而发生的变化规律;③在极端自然环境中的微生物种类和它们所起的作用,在极端环境中微生物的生命机制;④在自然界中微生物之间的相互关系,微生物与动植物之间的相互关系,这些相互关系对自然界的影响和环境因素对这些相互关系的影响;⑤在正常自然环境中,微生物代谢活动对自然界的影响,环境条件的变化对这些代谢活动的影响;⑥污染环境中的微生物学;⑦微生物产生的生态友好物质;⑧微生物的生态模型。

通过微生物生态学的研究,人们能在充分了解和掌握微生物生态系统的结构和功能的基础上,更好地发挥微生物的作用,更充分地利用微生物为人类服务,解决面临的问题,尤其是为解决环境污染问题提供生态学理论基础和方法、技术和手段等,为社会经济的可持续发展提供决策依据。

环境生态学与微生物生态学、微生态学作为生态学的三门分支学科,在重点研究的内容和所包括的范围方面既相互联系,又有不同侧重点。微生物生态学以微生物学理论与技术为基础,侧重研究有关环境现象、环境质量及环境问题下微生物群落、结构、功能及动态变化规律,研究包括非污染环境和污染环境中的微生物学与环境生态学中的某些研究内容,如土壤及土壤污染微生物学、水体及水体污染微生物学、空气及空气污染微生物学等,各学科互相影响,互相渗透,互为补充;同时,微生物生态学还研究微生物对不同环境中的物质转化以及能量变迁的作用与机制,进而考察其对环境生态质量的影响。微生态学是研究细胞水平的生态学,这就说明微生物生态学是宏观生态学,而微生态学

是生态学的微观层次。微生物生态学的研究对象是微生物与外环境(生命和非生命)的相互关系,侧重于微生物范围,而微生态学的研究对象则是有生命的宿主,侧重于植物、动物和人类宿主,研究正常微生物群与宿主相互关系的生命学科。

就学科而言,当共性大于特性时,就是一个学科,当特性大于共性时,就要分化为两个学科。生态学也是一样,当宏观生态学与微观生态学的共性大于特性,就是一门学科,当特性大于共性时就必然分化为两个学科。如图7-1-1显示,不同生态层次、研究对象,其理论与方法也必然有差异,因而从宏观生态学分化出微观生态学或超微观生态学是必然规律。

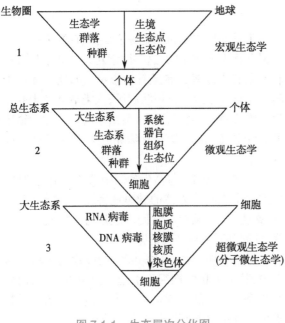

图 7-1-1　生态层次分化图

第二节　环境生态对微生态的影响

人类在经过漫长的奋斗历程后,在改造自然和发展社会经济方面取得了辉煌的业绩。与此同时,生态破坏与环境污染,对人类的生存和发展已构成了现实威胁。保护和改善生态环境,实现人类社会的持续发展,是全人类紧迫而艰巨的任务。

一、环境污染对生态系统的破坏

(一) 环境污染

人类社会的发展不可能脱离周围环境而孤立地进行。由于人为的或自然的因素,使环境中本来的组成成分或状态以及环境素质发生了变化,扰乱并破坏生态系统与人们的正常生活条件,对人体健康产生了直接或间接甚至潜在的影响,称为环境污染。具体包括:大气污染、水体污染、土壤污染、噪声污染、放射性污染等。

由于工农业的迅速发展,环境污染也在不断增加,环境污染是当前普遍被人们所注意的问题。严重的环境污染可引起环境破坏而造成公害。

造成环境污染的原因大体上可分为三个方面,即化学因素、物理因素和生物因素。化学因素指的是某些有机或无机物被引入环境,由于化学反应而发生了破坏作用,例如镉、汞、氰、酚、多氯联苯、各种农药等。物理因素是指由粉尘、固体废弃物、各种破坏性辐射线、噪声、废热等对环境的破坏。生物因素是指各种病菌或真菌等对环境的侵袭。进入环境并可引起环境污染或环境破坏的物质叫做环境污染物(或污染质)。环境污染物可为气态、液体、固态及胶态等,被污染的对象则为大气、水、土壤、食物及生物(包括人类)等。环境污染的主要来源见图7-2-1。

(二) 生态系统的破坏

在任何一个正常的生态系统中,能量流动和物质循环总是不停地进行着。但在一定时期内,生产者、消费者和分解者之间都保持着生态平衡,这种平衡是一种相对的动态平衡,也就是生物系统中的能量流动和物质循环能较长时间地保持着相对稳定的状态。在自然界生态系统中,平衡还表现为生物的种类和数量的相对稳定。系统内在因素和外在因素的变化,尤其是人为因素的影响,都可能使生态系统发生影响或改变,甚至打破生态系统的平衡。

生态系统之所以能保持动态平衡状态,主要是由于其内部具有自我调节能力,对于污染物来说,也就是环境的自净能力。例如自然界中的大气、水、土壤等对污染物都有一定的净化、缓冲和稀释能力,当污染物少量进入环境时,可使环境不至于受到较明显的影响;但当污染物的数量较大,超过了环境的自净能力时,就可引起生态系统发生变化或破坏。其他有毒物质也是如此,即剂量与生物反应有明显的关系。因此,排入环境中的有毒物质,其浓度低时,对人及生物尚不会发生明显作用,而在达到一定程度时,便可产生某些危害。

生态系统的破坏,有自然原因所引起,也有人为原因所造成。前者是指由自然环境自身变化引起的,没有人为因素或很少有人为因素参与。这一类环境问题是自然诱发的,是经过较长时间自然蕴

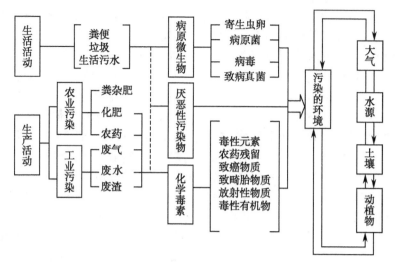

图 7-2-1　环境污染的主要来源

蓄过程之后才发生的,或者主要是受自然力的操纵,且人已失去控制能力的情况下发生的,并使人类社会遭受一定的损害,这一类叫做原生环境问题或第一环境问题。例如火山爆发、地震、台风、海啸、洪水、旱灾、虫灾、滑坡、泥石流、流行病以及地方病等自然灾害。后者是指人类活动变化作用于周围环境之后对生态系统所造成的破坏,例如人类不合理利用资源所引起的环境衰退和工业发展所带来的环境污染等问题,这一类叫做次生环境问题或第二环境问题。

环境危机之所以引起人们的普遍不安与广泛关注,是因为环境危机不仅影响了当代人的生活质量,也威胁后代人的生存,这必须与可持续发展联系起来。人类应以保护自然为基础,控制环境污染,改善环境质量,减少生态破坏,保持地球生态系统的完整性,以持续的方式使用可再生资源,使人类发展保持在地球可承载的范围之内。

二、环境污染对人体的影响

环境因素包括自然环境因素和社会环境因素。随着人类社会的发展,自然环境因素对人类健康的直接作用逐渐减弱,社会因素对健康的作用逐渐增强。

自然环境因素包括物理环境、化学环境和生物环境。物理环境因素包括气温、气湿、气流、气压、太阳辐射、噪声、振动、电磁辐射等。这些因素往往对人有双重作用。当这些物理因素的强度、剂量或作用于人体的时间超过一定程度时,就会对机体产生危害。如适量阳光可使机体产生抗佝偻病作用,但过量的阳光照射又可引起晒伤和皮肤癌。

化学环境因素包括地球表面固有的、人类活动以及自然灾害产生的,这些因素对人类健康具有有利或者有害或者二者兼有的影响。如地质环境中碘的缺乏可导致地方甲状腺肿;人类活动产生的化学物质,特别是废水、废气、废渣中所含的化学物质可造成空气、水、土壤及食物等污染,进入人体产生危害作用。

生物环境因素包括生物圈中的各种生物,其中以致病微生物对人体的健康危害较大,如细菌、病毒、寄生虫、真菌等。它们一般是通过空气、水、土壤、食物等对人体产生危害。

研究表明,人类 80%~90% 的癌症与环境因素有关,其中由化学性因素引起的肿瘤占 90%,由放射性因素引起的占 5%,而人类所接触到的化学物质和放射性物质主要来自环境污染。

(一)大气污染对人体的影响

人类与环境的关系非常密切,随着工业文明的进步,伴随而来的大气污染对人类产生了巨大的影响。环境流行病学研究表明,从轻微呼吸系统症状的产生到心肺疾病门诊人数和死亡人数增加,都与大气污染密切相关。据世界卫生组织(WHO)估计,全球每年有 80 万人的死亡和 460 万人的伤残与城市大气污染相关,大气污染所致的健康危害已成为全球性的问题,引起了国内外众多学者的关注。

大气污染物主要通过呼吸道侵入人体,其次是通过皮肤毛孔和食用含大气污染物的食物和水。各种污染物进入人体后,对人体的影响是极其复杂的,由于大气污染物的性质、浓度和作用持续时间的不同,以及每个人的年龄和身体健康状况的不同,大气污染物对人体的危害程度也不同。由于其健康效应复杂,往往是多种因素综合作用的结果,因此,很难得出某种因素导致某种结果的确切结论。大气污染对人体健康的影响主要分为急性影响和慢性影响。

1. **急性影响**　大气污染对人类的急性影响有直接作用和间接作用,如某些毒物的急性中毒属于直接作用;间接作用可以促进诸如呼吸系统或心血管系统等疾病的恶化,进而加速患者死亡。在高浓度大气污染物的作用下,短时间内就可以造成人的急性中毒。例如20世纪所发生的世界几次大的空气污染事件,都属于大气污染的急性危害。其中1990年比利时发生的马斯河谷烟雾事件,主要污染物是二氧化硫和氟化物,造成数十人死亡。国内关于大气污染对人体急性影响的报道较少,有学者指出,大气污染物各指标其日平均浓度未超过卫生标准而瞬间排污超过一次最高容许浓度时,其对健康影响的重要性可能要超过日均浓度。因此,大气污染的急性危害更为隐匿,其严重性容易被人们忽视。大气污染对人体健康造成的危害如图 7-2-2 所示。

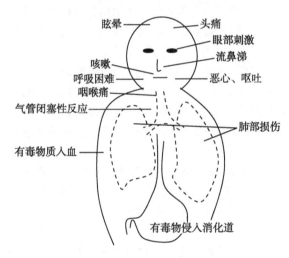

图 7-2-2　空气污染对健康的危害

2. **慢性影响**　大气污染对人体造成的慢性影响是一种复合作用,表现在多个方面。低浓度大气污染对人体的早期危害常常并不完全以疾病的形式表现出来,而多数是表现为疾病前期效应,表现在机体免疫功能的降低,血液及循环系统的改变,诱发和促进了人体过敏性疾病、呼吸系统疾病以及其他疾病的产生。在进行流行病学部分的研究时,为了减小吸烟和职业等因素的影响,较多选取儿童作为调查对象。

从机体新陈代谢过程可以看出,人体与环境的关系是非常密切的。人体通过新陈代谢和周围环境进行物质交换,在正常情况下,环境中的物质与人体之间保持动态平衡,环境出现异常变化,会不同程度地影响到人体的正常生理功能,但人体具有调节自我生理功能以适应不断变化的环境的能力。这种适应环境变化的正常生理调节功能是在人类长期发展过程中形成的,如果环境中的异常变化在一定限度内,人体是可以适应的,如果环境的异常变化超出人体正常生理调节限度,则可能引起人体某些功能和结构发生异常,甚至造成病理性变化。这种能使人体发生病理变化的环境因素称为环境致病因素。

环境中的污染物在大多数情况下往往含量很少,人类在这种低浓度污染环境中生活数月、数年、甚至几十年后逐渐引起机体的慢性危害进而导致疾病。疾病是机体在致病因素作用下,功能、代谢及形态上发生病理变化的一个过程。人体对致病因素引起的功能损害有一定的代偿能力,在疾病发展过程中,有些变化是属于代偿性的,有些变化是损伤性的,二者同时存在。当代偿作用相对较强时,机体还可能保持相对稳定,暂不出现疾病的临床症状;如果致病因素停止作用,机体便向恢复健康的方向发展。但代偿能力是有限的,如果致病因素继续作用,代偿功能逐渐发生障碍,机体将表现出各种疾病所特有的临床症状和体征。人体对环境致病因素的反应过程如图 7-2-3 所示。

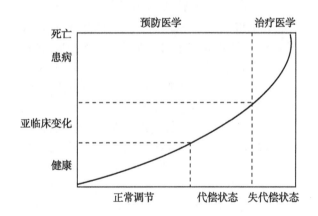

图 7-2-3　人体对环境致病因素的反应过程

(二)水污染对人体的影响

一般所称的水污染主要是指污染物质直接或间接地进入水体,造成水体物理、化学或生物特性的改变。水污染的来源包括天然污染源及人为污染源。天然污染源一般是指暴雨径流冲刷屋顶、街道、坡地、沟渠等所带下的污泥或有机质;人为污染源则来自人们的各种活动及开发,包括生活污染、工业污染、农业污染。

世界卫生组织调查表明,全世界80%的疾病是由饮用被污染的水造成的;50%儿童的死亡是由饮用被污染的水造成的。长期以来,全世界有4亿人患胃肠炎,2亿人患血吸虫病,3千万人患盘尾丝虫病,都是饮水不净造成的。所以防止、消除水污染,对维护人体健康至关重要。

水体污染对人体健康的影响主要有以下几个方面。

1. 引起急性和慢性中毒 水体受化学有毒物质污染后,通过饮水或食物链便可能造成中毒,如甲基汞中毒(水俣病)、镉中毒(骨痛病)、砷中毒、铬中毒、氰化物中毒、农药中毒、多氯联苯中毒等。铅、钡、氟也可对人体造成危害。这些急性和慢性中毒是水污染对人体健康危害的主要方面。

2. 致癌作用 某些有致癌作用的化学物质,如砷、铬、镍、镀、苯、胺、苯并芘和其他的多环芳烃、卤代烃污染水体后,可以在悬浮物、底泥和水生生物体内蓄积。长期饮用含有这类物质的水或食用蓄积有这类物质的生物就可能诱发癌症。

3. 发生以水为媒介的传染病 我国已提出社会经济可持续发展和保护人民身体健康的战略,对整治水域污染采取了一系列强有力的措施。我们决不能再走先污染后治理的老路,为了拥有洁净的水环境,保护水资源应该从现在做起。

(三)土壤污染对人体的影响

长期以来,因污水灌溉,工矿区周围和城市郊区废水、废渣排放,农药化肥使用不当等原因,破坏了土壤生态系统固有的动态平衡,土壤污染造成有害物质在农作物中积累,并通过食物链进入人体,引发各种疾病,最终危害人体健康。

土壤污染具有隐蔽性、长期性和不可逆性的特点。土壤污染物的种类包括:①有机污染物,如有机农药、石油烃、塑料制品、染料、表面活性剂等;②无机污染物,主要是重金属,如汞、镉、铅、铬等;③生物污染物,如肠道致病菌、肠道寄生虫、钩端螺旋体、破伤风杆菌、真菌和病毒等;④放射性污染物,主要来自于核爆炸的大气散落物、核工业、人类采矿和燃煤、农用化学品、科研以及医疗机构等产生的各种废弃物等。

一旦土壤受到污染,特别是受到重金属或有机农药污染后,其污染很难消除。农药通过食物链进入动物和人体后,在脂肪和肝脏中积累,从而影响正常的生理活动,表现在以下几个方面。

1. 慢性中毒 有机氯农药慢性中毒时,引起疲劳、头疼和食欲减退等;长期小剂量饲养动物,可导致体重下降,发育停滞以及全身状况不良。

2. 对脏器和神经的影响 大剂量滴滴涕(DDT)会造成肝脏与肾脏严重损害,并能危害中枢神经以致痉挛死亡;有机磷最近也被认为具有迟发型神经毒性,中毒后主要引起神经传导功能的紊乱,出现瞳孔缩小、流涎、出汗、呼吸困难等症状,严重者发生昏迷、抽搐,最后常因呼吸衰竭而死亡。

3. 致畸与致突变作用 DDT等一些有机氯农药是一种诱变物质,能导致胎儿畸形或致突性。

4. 致癌作用 通过近几年的动物实验发现有十几种农药有致癌可能性。有人应用有机氯农药对动物进行实验表明,剂量很低时,在某些实验动物体内能引起肿瘤,其中DDT有明显的致癌作用。虽然农药对动物的致癌作用不能完全用来推测人类,但对人类无疑是一个潜在的威胁。

土壤重金属和农药污染给人类带来极大的危害,生物污染对人类的影响也不容忽视。被病原体污染的土壤能传播伤寒、疟疾、病毒性肝炎等传染病;因土壤污染而传播的寄生虫病有蛔虫病和钩虫病等;有些人畜共患的传染病或与动物有关的疾病也可以通过土壤传染给人。

目前,我国耕地土壤污染监测、管理、控制、治理体系还不健全,相关法律和标准还不完善。对此,我们亟须高度关注耕地土壤污染带来的一系列问题,并从完善法律、健全制度的角度,提出解决思路和办法。

研究环境污染对人体健康的影响是一件非常复杂的事情,首先要进行一系列细致的调查研究,然后才能作出分析评价。结论是否恰当准确与调查工作有着密切的关系。目前,流行病学方法的范围与应用,已远远超过了过去单纯着重于对传染病的研究范围,扩大到各个领域。在研究环境污染对人体健康的影响时,也需要应用流行病学的有关方法。世界上著名的一些公害病例,如伦敦烟雾事件、水俣病、洛杉矶光化学烟雾事件等,都是通过一系列的实验研究和流行病学调查而确定的。

第三节 环境生态与微生态的研究现状与展望

生物体的存在必须与其内、外环境相适应,不适应则可导致疾病或死亡。人体或生物体对外必须适应大环境,即宏观生态环境,对内还必须适应其体内的微观环境,即必须适应正常微生物群、营养、免疫等微观环境。

宏观生态环境依据性质可以分为物理环境、化学环境及生物环境;依据种类可以分为空气、水和土壤三个组成部分。性质与种类不能截然分开,是相互交织在一起的。物理、化学或生物环境融于空气、水或土壤之中,而空气、水或土壤又都包括物理、化学与生物性质。这些不同性质和不同种类的生态环境对宿主并通过宿主对正常微生物群产生重要影响。因此,在生态防治中应首先考虑如何改善环境,去除作为生态失调因素的外环境因素。生态防治分为宏观生态防治和微观生态防治。宏观生态防治的重点在于研究环境与宿主的关系;而微观生态防治的重点在于研究环境、宿主与正常微生物群之间生态失调的防治理论和方法。

从宏观生态环境来看,近年大气污染对机体的影响越来越受到各国学者的高度关注,许多研究都表明大气污染与呼吸道疾病密切相关。如果大气被污染,混入了有害物质,或者原有的成分发生了明显的变化,就会对生活在空气中的宿主发生直接或间接的影响。

城市中的大气污染,其污染物来源相似,主要是由颗粒污染物和气态污染物组成,它们往往是共同存在,并随着位置和时间的不同,污染物水平变化非常显著,这使得很难把单一污染物产生的健康效应从总体效应中区分开来,也就是说大气污染所引起的负效应是多种污染物共同作用的结果。越来越多的数据表明,心肺疾病的发病率与空气中的颗粒物污染有关,尤其是可吸入的空气动力学直径非常小的颗粒物 PM2.5(particulate matter,PM),因为它们能直接进入支气管和肺泡而被巨噬细胞吞噬,沉积在人体下呼吸道的颗粒物有 96% 是 PM2.5。因此,目前对 PM2.5 的研究已成为世界瞩目的焦点。

粒径在 2.5μm 以下的细颗粒物,直径相当于人类头发的 1/10 大小,不易被阻挡。被吸入人体后会直接进入支气管,干扰肺部的气体交换,引发哮喘、支气管炎和心血管病等方面的疾病。

人体的生理结构决定了对 PM2.5 没有任何过滤、阻拦能力,而 PM2.5 对人类健康的危害却随着医学技术的进步,逐步暴露出其恐怖的一面:在欧盟国家中,PM2.5 导致人们的平均寿命减少 8.6 个月。而 PM2.5 还可成为病毒和细菌的载体,为呼吸道传染病的传播推波助澜。目前国际上主要发达国家以及亚洲的日本、泰国、印度等均将 PM2.5 列入环境空气质量标准。2012 年 2 月 29 日,我国国务院总理温家宝主持召开国务院常务会议,为使环境空气质量评价结果更加符合实际状况,更加接近人民群众切身感受,同意发布新修订的《环境空气质量标准》。新标准增加了细颗粒物(PM2.5)和臭氧(O_3)8 小时浓度限值监测指标。会议要求 2012 年在京津冀、长三角、珠三角等重点区域以及直辖市和省会城市开展细颗粒物与臭氧等项目监测,2013 年在 113 个环境保护重点城市和国家环境保护模范城市开展监测,2015 年覆盖所有地级以上城市。2013 年 6 月,国务院总理李克强主持召开国务院常务会议,部署大气污染防治十措施,加强重点大城市 PM2.5 治理。

多年来的研究表明,大气污染与呼吸道疾病有着密切的关系。研究表明,目前我国的哮喘发病率约为 0.5%~6.2%,并且城市的发病率高于农村,表明哮喘与空气污染有十分密切的关系。对沈阳、成都等地进行的调查结果表明,呼吸系统疾病的发病率在大气污染区明显高于对照区,居民的呼吸道疾病上升,呼吸道感染、哮喘、慢性支气管炎、肺气肿、肺纤维症、肺尘埃沉着病等发病率大大提高。污染区儿童呼吸道患病率为 36.6%,清洁对照区患病率仅为 8.1%,污染区患病率是清洁区的 4.54 倍。污染区呼吸系统疾病多发,顺次为感冒、咽炎、气管炎、扁桃体炎、哮喘和过敏性疾病,表明污染的大气长期反复作用于机体会降低人的呼吸功能,增加呼吸系统疾病和过敏性炎症的发生。随着城市化发展,肺癌死亡率呈上升趋势,北京和上海在近 20 年中,肺癌死亡率增长了 200%。由于大气污染严重,太阳辐射少,紫外线比 20 年前损失 32%~45%,导致儿童佝偻病发病率显著增高。

我国是发展中大国,正处于工业化、城镇化快速发展时期,保护环境、改善空气质量,需要全社会长期不懈的共同努力。我们要加强环境法制建设,加强科学宣传和教育引导,增强公众环保意识,大力倡导和践行绿色环保的生产生活方式。

人体或生物体与环境的适应是相互依赖和相互制约的、动态的生态平衡与生态失调的微生态现象。从微观生态环境看,宿主的任何异常变化都可作为生态失调的微观环境因素,微观环境对正常微生物群的影响是直接的,而且是主要的。生态防治则是尽量找出影响宿主的、作为正常微生物群生长和繁殖条件的微观生态环境因素,并去除或改变这些因素,从而矫正微生态失调。宿主与其正常微生物群是一对矛盾的统一体。宿主的适应性下降,或宿主的适应性虽未下降,但由于正常微生物群的失调或过盛繁殖，都可引起宿主发病。因此，在生态防治时，有必要提高宿主的适应性，即提高宿主对正常微生物群不利作用的抵抗力，从而在生态防治中达到良好的作用。

影响微生态失调的因素很多，如辐射、外伤、滥用抗生素等。抗生素的问世为人类立下了"不朽的功勋"，但抗生素的弊端也已引起医学界的极大关注。微生物的耐药性是一个很难克服的问题，耐药性不仅影响抗生素的效果，而且有可能变异出新的对人类危害更大的致病性微生物。抗生素的另一弊端是破坏微观生态平衡。因此在抗生素的临床应用中，应尽量保持生态平衡。

提高定植抗力是保护微生态平衡的重要方面。定植抗力是宿主对致病菌与潜在致病菌在正常微生物群中定植和繁殖的阻抗力或抵抗力。定植抗力受宿主因素和正常微生物群的双重影响。宿主因素主要包括：机械清除（如纤毛运动等）、黏液分泌、上皮细胞脱落和分泌型免疫球蛋白抗体。人或动物任何有正常微生物群栖居的腔道都有定植抗力存在。大量研究表明，正常微生物群具有生物拮抗作用，并且在正常菌群中，厌氧菌对定植抗力具有重要作用。同时，宿主方面的因素也同样重要，两者是相互关联的。

微生态学的崛起促进了医学的发展。医学从治疗医学、预防医学已经发展到保健医学的时代。保健医学以生态学为理论基础，其目标是提高健康素质，扩大人体对内、外环境的适应极限。在宿主遗传性的全面控制下，正常微生物群、免疫与营养保健密切地相互依赖，形成相互制约的网络关系。怎样维护生态平衡、调整微生态失调是当前医学面临的新课题。微生态调节剂的出现与生态医学的发展密切相关。从生态学观点出发，人体不仅仅是一个生物体，而且是地球生态系统中的一员，只有内、外环境统一协调才能使人类健康长寿，外环境因素、现代医药等都会破坏机体的微生态平衡，因此，利用微生态制剂来维护机体微生态平衡、调整微生态失调，为治疗医学和预防医学提供了崭新的领域。

（肖纯凌）

参 考 文 献

1. 康白. 微生态学. 大连：大连出版社，1988.
2. 鲁敏. 环境生态学. 北京：化学工业出版社，2012.
3. 何燧源，金云云. 环境化学. 第3版. 上海：华东化工学院出版社，1995.
4. 耿精忠. 环境与健康. 北京：华夏出版社，1993.
5. 肖纯凌. 大气污染与呼吸道微生态. 北京：高等教育出版社，2012.
6. 张鸿雁. 微生态学. 哈尔滨：哈尔滨工程大学出版社，2010.
7. 姚志麒. 环境卫生学. 第3版. 北京：人民卫生出版社，1994.
8. 乐毅全. 环境微生物学. 北京：化学工业出版社，2011.
9. 吴沈春. 环境与健康. 北京：人民卫生出版社，1982.
10. 杨景云. 医用微生态学. 北京：中国医药科技出版社，1997.

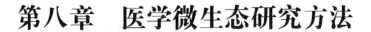

第八章 医学微生态研究方法

第一节 传统的研究方法

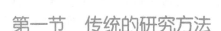

自20世纪90年代以来,分子生物学技术越来越多地应用于微生态研究,得到了大量微生物核酸序列、基因序列方面的信息,但还缺乏自然微生境中微生物的相应功能信息,在这方面传统的研究方法仍具有一定的价值。医学微生态学传统研究方法主要有直接测定、培养方法、代谢活力测定以及细菌计数测定等。其中,显微镜观察因其快速、便捷和低成本,特别对有经验的观察者而言是直接获取标本中微生物信息的有效手段,在临床上有着其他技术难以替代的优势。

一、直接测定

利用普通显微镜计数法、荧光染色直接计数法、电镜观察法和免疫电子显微镜等对标本中的微生物进行检测,可直接观察细菌形态、分布等,标本质量对观察结果有很大影响。

(一)样品的采集

微生态学检测方法中一个重要原则是定性、定量和定位检查。一般根据研究和检测的生境不同,对不同生境采取不同的取样方法。就生境的定位来说,宜根据研究和检测的生境不同,先对生境进行层次化定位。人体六大微生态系统,根据分析的要求不同,应分不同层次对不同生境取样,原则是不污染非定位菌群并反映所研究对象生境的自然状态。

1. 口腔 可分为舌、齿、颊、牙龈、咽和喉不同部位进行定位取样。同一部位又可划分不同生境,如齿分为牙龈、牙周袋、齿沟、附着性菌斑和非附着性菌斑。可用棉拭子、灭菌滤纸或Newman带充气导管的藻酸钙倒刺钩采样,导管中充入纯CO_2,标本采集后退回外套管取出。

2. 呼吸道 分为上、中、下三段,可用纤维支气管镜采样。上呼吸道可用棉签擦样,胸腔穿刺用注射器抽取采样,也可用0.5%甲硝唑溶液、0.2%氯己定(洗必泰)溶液混合漱口后取咳痰样本。

3. 消化道 以Treitz韧带为界,分为上消化道与下消化道。可经导管取样,结肠菌群一般以粪便菌群代表。

4. 泌尿道 分为上、中、下三段,可经耻骨联合上穿刺取样,或导尿管取样,取中段尿等。耻骨联合上穿刺取样是评估膀胱内细菌感染的"金标准"方法,主要用于厌氧菌培养或留取标本困难的婴儿尿标本采集。导尿管取样有可能导致下尿道细菌进入膀胱继发感染,一般不提倡使用;中段尿标本留取简单易行,是常用的尿标本收集法,但女性易被会阴部细菌所污染。

5. 阴道 分为上、中、下三段,又可按解剖部位分为宫颈、穹隆、壁(前、后、左、右)。一般用棉签蘸取一定范围内分泌物,也可用双导管充气定位定点采样。

6. 皮肤 可按部位及附属器毛发、汗腺、毛囊、皮脂分类。一般用灭菌棉签蘸生理盐水后按面积擦拭采集皮肤表面的样本,也可刮取采集样本。

(二)光学显微镜观察

是最基本的诊断方法。对于不同来源的标本,用普通光学显微镜观察和记录菌群的方法常常不同,如细菌性阴道病阴道菌群的Nugent评分,结肠菌群的革兰阳性杆菌与阴性杆菌的比例观察等。有学者提出密集度、多样性、优势菌的菌群指标,用于描述特定菌群及其微生境的总体特征,并据此将人体内菌群分为厌氧性菌群、需氧性菌群、先锋菌群以及特殊菌群四大类。在临床上,依据上述菌群指标、菌群分类可对人体各部位菌群及其异常进行快速分类和诊断,对菌群变化的原因进行分析、判断,从而为处理、治疗疾病提供很有价值的参考。

(三)荧光染色直接计数法

荧光原位杂交(FISH)和荧光显微技术是在单细胞水平上分析微生物群落结构的一种方法,使用该技术可进行单个细胞的快速分类。该法结合了分子生物学的精确性和显微镜的可视性,可进行微生物的空间分布分析和特征性微生物的鉴定与定量分析。1989年,Delong等首次介绍应用荧光标记探针检测单个微生物，此后这项技术被广泛应用于微生物生态学研究中。其原理是双链 DNA 变性后与带有互补序列的同源单链退火配对形成双链结构，退火复性形成的可以是双链 DNA 或 DNA/RNA 异质双链分子，带有荧光标记的探针与固定在玻片或纤维膜上的组织或细胞中特定的核苷酸序列进行杂交，探测其中所有的同源核酸序列，结果可直接在共聚焦激光扫描显微镜或荧光显微镜下观察，而无需单独分离 DNA 或 RNA。1995 年，Langendijk 等采用荧光标记靶 16S rDNA 寡核苷酸探针的方法，利用荧光显微镜测定了粪便样品中的双歧杆菌。但该技术也存在不足，首先是只能根据已知的菌群来设计探针，而不能提供未知菌群的信息，其次是对于复杂样品的检测会出现较多的假阳性信号。

（四）电镜观察法

可以直接观察微生物与微生物、微生物与宿主之间的关系，如黏附性、细胞内线粒体等的微细结构，是微生态研究中较为有用的工具。其中透射电镜和扫描电镜技术，前者分辨率可达到 2nm，由此发展起来的超导电镜可分辨 0.2nm 以下的生物标本，可用于观察生境中菌群黏附到黏膜上皮细胞的情况。

（五）免疫电子显微镜检测法

免疫电子显微镜检测法是微生态学在分子水平上定位研究的重要工具，如观察标记抗体与抗原结合及微细结构（受体）等。

二、培养方法

医学微生态学的研究滞后于致病菌的研究，在 20 世纪 80 年代以前，对微生态系统中生物群体的多样性及群落结构的研究基本采用的是分离培养技术，本节重点介绍富集培养及纯培养方法。

（一）富集培养

富集培养指从混合菌群开始，对特定菌种的数量比例不断增高而引向纯培养的一种培养方法。这种方法是在 20 世纪 90 年代由 Winogradsky 和 Beijerinck 所创建，他们应用此法对硝化细菌、硫酸还原细菌的分离获得了成功。该方法适用于分离样品中目的微生物数量少时，创造目的微生物特定生长条件，使其数量增加，再进行有效分离。

在微生态学上，EM 菌（effective microorganisms）的富集培养被广泛应用于农业、养殖、种植、环保等领域，取得了明显的经济效益和生态效益。EM 菌是由光和菌、乳酸菌、酵母菌和放线菌为主的 10 个属 80 余种微生物组成的一种微生物活菌制剂。它的作用机制是形成 EM 菌和致病微生物争夺营养的竞争，由于 EM 菌极易生存繁殖，所以能较快而稳定地占据生态地位，形成有益的微生物优势群落，从而控制致病微生物的繁殖和侵袭。

（二）纯培养

将多种混杂的细菌经某种技术或方法分离纯化的过程。分为平板分离法和液体培养基分离法，平板分离的方法又有平板划线法、稀释倒平板法、涂布平板法及稀释摇管法等。但人体菌群中仍有相当比例的细菌属于难培养细菌，离开人体组织环境后在体外不能分离培养。

培养技术发展的方向是怎样更好的模拟人体微环境，怎样为目的微生物提供"原生的"生长环境，以及发展"仿生培养系统"。如果这些问题得到突破，细菌培养研究技术将会得到新的发展。

三、代谢活力测定

在微生物生态学中，常用以下方法测定菌群的代谢活力，但在医学微生态学研究中的应用还不是很多。

（一）Biolog 微平板法

Biolog 分析方法是基于微生物利用碳源能力的不同，利用 Biolog 系统来研究微生物群的碳源利用模式的方法。Biolog 微平板的每一个孔中含有一种不同的碳源（共 95 种）、其他营养物和四氮唑染料。接种样本悬浮于微滴定板孔中后，将滴定板保温一段时间，通过测定伴随的四氮唑染料的还原来定期监测底物的氧化，根据 Biolog 颜色反应数据组合模式，利用主成分分析（principal component analysis, PCA）和聚类分析方法，可获得微生物群落结构和代谢功能方面的信息，展示不同微生物群落产生的不同代谢多样性类型。

还可根据纯培养微生物的代谢指纹类型鉴定微生物。Biolog 微生物自动分析系统是美国 Biolog 公司从 1989 年开始推出的一套微生物鉴定系统。该系统最早应用的是革兰阴性好氧细菌鉴定数据库（GN），其后陆续推出革兰阳性好氧细菌（GP）、酵母菌（YT）、厌氧细菌（AN）和丝状真菌（FF）鉴定数据库。Biolog 系统 6.01 版数据库共包括 1973 种微生物，其中细菌 234 个属，1226 个种，与其他鉴定系统相比，其微生物种类的数据量较大。

但 Biolog 分析只能反映样本中快速生长型或富营养微生物类群的活性，而不能反映生长缓慢的微生物信息，与传统的平板培养法有同样的局限性。包括 Biolog 方法在内的微生物培养方法测定的微生物种类数量不到 16S rRNA 方法测定的微生物数量的 1%，大大低估了微生物的实际情况。

(二) PLFA 谱图分析

应用磷脂类化合物的脂肪酸组成来研究微生物群落结构是一种较新的方法，磷脂类化合物只存在于生物的细胞膜中，不同微生物体内往往具有不同的磷脂脂肪酸(phospholipid fatty acid, PLFA)组成和含量水平，而且生物细胞死亡后数分钟到数小时，胞内酶即水解释放磷脂，PLFA 降解，这是 PLFA 作为活体微生物群落标记的基础。

PLFA 是较为流行的测定微生物生物量的一种方法，它根据不同种类细菌具有各自的指示性 PLFA，通过提取和分离指示性 PLFA 测定它们的含量，定量反映不同种类细菌的生物量和总生物量。由于 PLFA 在死亡微生物中很快被分解，所以能很好地测定活细菌的生物量。PLFA 图谱分析方法、脂肪酸和脂肪酸甲酯(FAME)图谱分析方法等已应用于对感染致病微生物以及人体内微生物的研究。

目前一般采用微生物鉴定系统(microbial identification system, MIDI)、气质联机(gas chromatography-mass spectrometry, GC-MS)和液质联机(high performance liquid chromatography-electrospray ionization-mass spectrometry, HPLC ESI-MS)等方法鉴定 PLFA。以混合菌群分析为例，该方法首先利用有机溶剂将菌群的磷脂脂肪酸浸提处理，然后再进行分离纯化，最后利用标记脂肪酸通过 GC-MS 等仪器分析方法，得到菌群的磷脂脂肪酸组成图谱，进而得到不同脂肪酸的含量和种类。根据 PLFA 的多样性，利用相关的计算机分析软件和相关数据库便可同时得到土壤微生物的群落结构组成多样性、比例以及菌群生物量等方面的信息。

四、细菌计数方法

(一) MPN 计数法

最大可能数(most probable number, MPN)是基于泊松分布的一种间接计数法，这是一种应用概率理论来估算细菌浓度的方法。利用多个连续稀释度(一般采用 10 倍系列稀释)，每个稀释度有多个平行发酵管进行试验，通过其结果的阳性管数分布情况(如 0-0-0、2-0-0、3-1-0 等)，查 MPN 表从而得出报告结果的一种计数方式。各种管数对应的 MPN 值和 MPN 表都是通过统计学分布公式，经过严密的计算过程得出的。每个浓度稀释液接种的平行管数可以是 3、5、10 或者更多，平行样品的数量越多，精确度越高。

(二) MTT 活菌计数法

四唑盐是一种能接受氢原子的染料，常用噻唑蓝(methylthiazolyldiphenyl-tetrazolium bromide, MTT)。活细胞线粒体中的琥珀酸脱氢酶能使外源性的 MTT 的四唑环还原为难溶性的蓝紫色结晶物甲膪(formazan)，而死细胞无此作用。二甲基亚砜(dimethyl sulfoxide, DMSO)可溶解此蓝紫色结晶物，该溶液在一定波长下的光吸收值可间接反映活细胞数量：在一定细胞浓度范围内，光吸收值与活细胞数成正比。MTT 法具有工作量小、操作简便、快速、重复性好等优点，已广泛应用于动物细胞的活细胞计数、生物因子的活性检测、抗肿瘤药物的大规模筛选、细胞毒性试验法等。

在医学微生态学领域，MTT 活菌计数法已应用于双歧杆菌抑菌作用的研究、口腔菌群的检测、微生态制剂的研究等。

(三) 活菌定量培养计数法

即定量采集标本，连续 10 倍稀释，接种非选择性、选择性平皿的方法，用于对人体菌群总量及特定目标菌进行定量检测分析。Hartemink 等人于 1997 年提出了活菌定量培养计数的方法，可选择性地从粪便中分离出乳杆菌。该方法有计数简单、方便和实用等优点，但只能研究比较容易培养的微生物，对于那些与宿主和其他的微生物有较强的互惠共生关系或具体生长条件不清楚的微生物则很难分离培养及进行观察。

(曾忠铭)

第二节　分子生物学研究方法

以往对微生态学的研究通常是基于传统细菌培养的方法，尽管厌氧培养技术使认识众多严格厌氧菌成为可能，但其依然存在诸多无法克服的缺陷和不足。近年来，随着现代分子生物学研究的飞速发展，分子生物技术在微生态研究方面得到了广泛的应用，并取得了一些突破。目前已经发现，人体各生境中的细菌总量为人体细胞的 10 倍以上，种类达 1000 余种。如此巨大的群体，与宿主密切联系，相互作用，在宿主发育、免疫、营养等方面发挥重要作用。本节将简要介绍目前在微生态学研究领域广泛应用的分子生物学技术。

一、指纹图谱分析技术

近年来，现代的核酸技术给生物学的研究带

来新的革命，它使人们对于生命现象的研究更为深入，成为揭示生物科学规律的有力手段。自 Pace 等（1986）首先用核酸测序技术研究微生物生态和进化问题以来，对微生物多样性的研究进入了一个新阶段。分子生态技术的应用克服了培养技术的限制，对样品进行客观的分析，更精确地揭示了微生物种类和遗传的多样性。不同的微生物可变区核苷酸序列不同，从而可以利用这些特异性序列进行微生物的鉴定，也可通过设计保守区引物，即所有细菌的共同引物进行 PCR 扩增，可判断细菌的存在与否；并通过共同引物之间扩增产物可变序列的分析，定量测定各种细菌间的种系发生学关系及分类鉴定；还可以通过设计多对引物，对同一细菌基因组进行多重引物 PCR，辅助对细菌耐药性的研究；或经比较扩增产物序列，设计特异性引物，检测多种未知的细菌。

（一）基于 16S rRNA 基因的指纹图谱分析

聚合酶链反应 - 变性梯度凝胶电泳技术（PCR-DGGE）最初是 Lerman 等于 20 世纪 80 年代初发明的，起初主要用来检测 DNA 片段中的点突变。Muyzer 等于 1993 年首次将其应用于微生物群落结构研究。由于 DGGE 技术避免了分离纯化培养所造成的分析上的误差，通过指纹图谱直接再现群落结构，由于其分辨率高、检测片段长、操作简便快速、重复性好、可靠性高等优点，目前已经成为微生物群落遗传多样性和动态性分析的强有力工具。此外，基于相同原理，又相继出现了用温度梯度代替化学变性剂的温度梯度凝胶电泳（TGGE）、瞬时温度梯度凝胶电泳（TTGE）等技术。这些技术被广泛用于微生物分子生态学研究的各个领域，是微生态菌群多态性研究极为有效的工具，目前已发展成为研究微生物群落结构的主要分子生物学方法之一。

（二）基于基因间简单重复序列的指纹图谱分析（rep-PCR）

近年来，基于 PCR 的多种新技术已广泛应用于生物遗传多样性的分析，尤其是细菌基因组重复序列 PCR（repetitive-element PCR，rep-PCR）技术的出现和使用，使得细菌菌株的分子标记、亲缘关系、多样性等方面的研究变得简易、快速。rep-PCR 技术是一种以 DNA 序列为基础的分型手段。它是利用细菌基因组中广泛分布的短重复序列（repetitive sequences）为引物的靶序列进行 PCR 扩增，通过对 PCR 产物电泳结果的比较，分析菌株间基因组存在的差异。目前在细菌的基因组中已发现 10 余种可用于细菌基因组重复序列 PCR 的短重复序列，

研究报道最多的是基因外重复回文序列（repetitive extragenic palindrome，REP）和肠细菌基因间共有重复序列（entero-bacterial repetitive intergenic consensus，ERIC）两种重复序列，此外还有 ERIC2、BOX、GTG_5 等重复序列的 PCR 分型技术。rep-PCR 技术获得的指纹图谱具有快速、灵敏、稳定性高、重复性好等优点，使得它在细菌分型、分类、分子微生物生态学研究中有着广阔的应用前景。

（三）末端限制性片段长度多态（T-RFLP）

末端限制性片段长度多态（terminal restriction fragment length polymorphism，T-RFLP）在技术上与 RFLP 相似，只是其中一个引物的 5' 端用荧光物质标记。这样所得的 PCR 产物的一端就带有这种荧光标记，然后将 PCR 产物用合适的四碱基的限制性内切酶消化，由于不同菌的核苷酸序列的差异，酶切位点就会存在差异，酶切后就产生了许多不同长度的限制性片段。其中带有荧光标记的 T-RFs（末端限制性酶切片段）可以被 DNA 自动测序仪检测到，因为一种菌的末端荧光标记片段长度是唯一的，所以峰值图上的每一个峰就至少代表了一种菌。通过测定 16S rDNA 的 T-RFs，RFLP 分布图的复杂性减少并且每条可见的带（片段）代表一个核型或者操作分类单元。这为评价菌群多样性提供了定量化基础，尽管也存在缺点，但是比上面提及的方法可提供更敏感的定量测定。

（四）扩增 rDNA 限制性分析（ARDRA）

扩增 rDNA 限制性分析（amplified rDNA restriction analysis，ARDRA）方法是基于 PCR 和 RFLP 技术相结合基础上的一种 rDNA 限制性片段长度多态性技术。其基本原理是依据原核生物 rDNA 序列的保守性，即一定长度的 DNA 经某种限制性内切酶消化后，产生若干不同长度的小片段，其数量和每一片段长度反映了 DNA 上该限制性内切酶酶切位点的分布。由于不同来源的 DNA 碱基排列位置不同，所以就具有不同的酶切位点分布，由此产生的 DNA 被切割后片段长度上的变化称为 RFLP。这些不同的片段经琼脂糖凝胶电泳分离后，根据其显示的带型，可以判断样品间的差异。由于这些 RFLP 是由于 DNA 序列中的特定变化引起的，因此它们可以像其他任何遗传标记一样进行定位，成为一种十分有用的分子标记。最近，这个方法已用于分析群落结构，作为一种遗传标记，ARDRA 方法可以对其群落结构和多样性提供一些初步信息。

（五）随机扩增多态性 DNA 技术（RAPD）

随机扩增多态性 DNA 技术（random amplified

polymorphic DNA,RAPD)是以 PCR 扩增为基础的分子标志技术,它以基因组 DNA 为模板,以非限制性的随机寡核苷酸链为引物,通常 10 个随机排列的寡核苷酸构成一条随机引物链。由于目的基因组序列 DNA 通常都是很长的大分子 DNA,寡核苷酸引物有足够的机会随机与模板 DNA 同源碱基配对结合,延伸扩增两个紧邻结合点间的 DNA 片段,扩增的片段与目的基因组有同源序列,获得多态性的 DNA 片段,经凝胶电泳分析后将呈现出一定形式的谱带,即 DNA 指纹图谱,以此进行未知菌株的分类和鉴定。RAPD 技术可用于细菌种间、亚种间乃至株间的亲缘关系分析,以及未知菌株的快速鉴定和流行病学调查等。与 RFLP 相比,RAPD 技术简单、检测速度快、DNA 用量少、安全性好。但是 RAPD 技术有其自身的缺点,其对反应条件相当敏感,实验的稳定性和重复性差,实验结果可靠性差。因此,近几年 RAPD 用于各生境优势菌群鉴定时常与其他分子方法相结合,如 DGGE、AFLP 等。

(六) 扩增片段长度多态性分析(AFLP)

扩增片段长度多态性(amplification fragment length polymorphism,AFLP)分析是 RFLP 技术和 PCR 技术相结合发展而成的一种新型 DNA 指纹图谱技术,是一种非常有效的分子标记技术。AFLP 的基本原理就是利用 PCR 技术选择性扩增基因组 DNA 双酶切的限制性片段。基因组 DNA 经限制性内切酶消化后,将一双链 DNA 接头连接于限制性片段的两端。然后根据接头序列和限制位点邻近区域的碱基序列,设计一系列 3′ 末端含数个随机变化的选择性碱基的 PCR 引物,进行特异性扩增。只有那些限制位点的侧翼序列与引物 3′ 末端选择碱基相匹配的限制片段才能得以扩增。扩增产物经变性聚丙烯酰胺凝胶电泳分离而显示其多态性。AFLP 技术通过特异性 PCR 引物设计和内切酶组合的选择,来调整 AFLP 图谱中限制性片段的适宜数目,具有一定的灵活性。严格的 PCR 条件和高分辨率的聚丙烯酰胺凝胶电泳使 AFLP 重复性好、分辨率高,而且 AFLP 标记比 RFLP、RAPD 标记更为可靠、有效地揭示微生物的多态性,为研究微生物菌株间差异提供了有效手段。

二、基于 16S rRNA 基因克隆文库技术

16S rRNA 基因克隆文库通过扩增各种细菌共有基因序列片段对细菌的有无及相对数量进行分析。该方法已广泛用于环境样本的细菌多样性研究,成为一种有力的细菌学检测分析手段。因其能分析标本中的菌群结构,并且是无选择性地检测标本中的各种细菌,对实验室难以培养的细菌具有相同的检测效率,通过代表不同细菌种类的克隆子的数量计算各种细菌的相对数量,具有培养方法难以比拟的优势。

当前,对 16S rRNA 基因序列测定已经成为细菌鉴定的一个标准化程序。16S rRNA 基因克隆文库分析菌群有其独特的优势,能够比较准确地反映样品中细菌的存在情况,尤其是不可培养细菌的情况。但在实际应用中也不是完美无缺,如克隆测序成本昂贵,不同实验室操作条件难以标准化,并且对标本中的细菌数量也有要求。因此,以 16S rRNA 基因为基础的分子生物学技术不能替代其他的细菌分析技术,如细菌分离培养、光学和电子显微镜检查、生化鉴定等,而是其必要的补充。随着技术的不断改进和提高,16S rRNA 基因序列分析将逐步成为细菌群体结构研究的有力工具,并有可能广泛应用于临床诊断。

三、基于 16S rRNA 基因的定量检测技术

DNA 指纹技术主要在定性方面反映菌群的多样性,而要全面了解微生态系统,我们还必须从定量方面作研究。PCR 是一种非常敏感的技术,它能够检测到来自环境中微生物的极低浓度的核酸,基于 PCR 的定量分析小亚基 rDNA 技术正被广泛应用。

竞争性 PCR 最初用于定量人类细胞的 mRNA,基本原理是通过在模板中加入一种特殊的已知浓度的模板同时进行 PCR 扩增,根据两者扩增产物的长度不同利用琼脂糖电泳检测灰度,从而达到定量的目的。Pintado 等发现将竞争性 PCR 与 DNA 指纹技术(DGGE,TGGE)结合也可用于菌群定量分析,这种技术的优点是待测模板与竞争性模板的 PCR 扩增产物可以有相同的长度,而且可以在菌株水平上定量。

最大可能计数 PCR 也是一种定量分析细菌小亚基 rDNA 技术,已成功用于分析动物粪便样品。它的基本原理与细菌计数方法相似,通过对模板作梯度稀释,进行 PCR 扩增。该技术能定量分析大多数种类的细菌,但对复杂菌群分析应用较少。

斑点杂交技术也可用于定量测定特异 16S rRNA 的相对量。它的基本原理是将样品的 RNA 先固定至固体支持物,再与带有定量信号标记的寡核苷酸探针杂交,该技术不涉及 PCR 扩增,因此具有很高的精确度。

目前应用最多的定量 PCR 技术是实时荧光定量 PCR(real time PCR),该技术能监测整个 PCR 过程中的产物含量,真正反映产物含量与模板浓度的直接关系,因而具有很高的准确度。该技术在很低模板浓度下就能进行准确定量这一特点是其他方法无法比拟的。目前,该技术已成功用于人类、仔猪肠道及反刍动物瘤胃菌群等方面的研究中。

四、荧光原位杂交(FISH)技术

FISH 是常用的以 16S rRNA 为目标的非培养细菌计数技术。它根据不同种属细菌的 16S rRNA 中的特异性片段设计探针,以荧光作为信号,杂交后在荧光显微镜下对相应的细菌计数。目前,已设计出了许多不同细菌的特异性探针。FISH 是采用荧光染料标记的、以微生物的核糖体小亚基为靶标的寡核苷酸探针,与固定好的微生物样品进行原位杂交,将未杂交的荧光探针洗去后用荧光显微镜进行观察和摄像,对微生物类群进行原位分析和空间位置示标。将 FISH 与流式细胞计数相结合被证实是一种很有用的技术,因为该技术可以将不可培养的细菌分类继而进行分子技术研究。该技术不依赖于传统的培养方法,能够对微生物进行检测、对微生物群落进行分析及对特定菌群进行空间定位和原位生理学研究,同时具有操作简单、方便快捷和结果可靠的优点,因此经过不断完善后,将能够在各生境的微生物生态研究中发挥重要的作用,具有广阔的应用前景。

(李兰娟　凌宗欣)

第三节　元基因组学

普遍认为,自然环境中 99% 以上的微生物是未培养微生物,人们对环境微生物的认识基本集中在不到 1% 的可培养微生物上。同样,人体微生态环境中(如肠道)绝大多数种类的微生物也是难以培养的。如何挖掘这些未培养微生物中含有的遗传信息具有极其重要的意义。元基因组学技术的出现为我们深入揭示群体微生物与环境及宿主之间的相互作用关系以及微生物在人类疾病发生、发展过程中的作用等提供了新的研究手段。

一、元基因组学概念

元基因组学(metagenomics)是指不依赖于培养,对特定环境中的群体微生物基因组(元基因组)进行研究的一种新方法。该名词来源于统计学上的元分析(meta-analysis)和生物上的基因组学(genomics),由美国 Wisconsin 大学植物病理学教授 Jo Handelsman 博士于 1998 年提出。早期也有人将这种研究方法称为环境 DNA 文库(environmental DNA libraries)、全基因组贮存库(whole genome treasures)、微生物群落基因组(community genome)和集合基因组(collective genome)等。随着人们对"元基因组学"的普遍接受,这些名词逐渐被替代,目前已基本不再使用。国内有人将"metagenomics"译成"宏基因组学",实际上并不是十分贴切。本节中将"metagenomics"译为"元基因组学",以体现该研究方法的"整合性"及"多元化",而不仅仅表现为"宏"或"大"(mega-)的概念。

二、元基因组学的研究策略

早期元基因组学的研究策略主要是基于元基因组克隆文库,即从环境样品中提取总 DNA,经纯化后连接到载体上,转化替代宿主细胞后构建元基因组克隆文库,接下来通过基于序列和基于功能的两种主要方法对文库进行筛选。基于序列的筛选方法依赖于使用保守的 DNA 序列,设计探针或引物来筛选文库中含有目的片段的克隆。基于序列的方法常用于分离已知基因家族的新成员和基因中含有高度保守区的目的片段。该方法的缺点是在筛选之前必须对目标基因的 DNA 序列信息有一定的了解,而未知基因和与现有基因序列差别较大的基因无法被筛选。基于功能的筛选方法主要通过筛选文库中表达目的性状的克隆,进而获得目的基因并对其进行异源表达和生物活性分析。与基于序列的筛选方法不同,功能筛选很可能获得全新的基因序列,这些基因有可能具有与已知基因完全不同的生物活性。

近年来,随着第二代测序技术(Sanger 测序被视为第一代测序技术)的不断发展,元基因组学的研究呈现出革命性的变革。与传统的基于克隆文库策略的元基因组学研究不同,以 454、Solexa 和 SOLiD 为代表的第二代测序技术实现了对群体微生物 DNA 直接进行高通量测序,而省略构建克隆文库的步骤。利用高通量元基因组测序可一次性获得海量 DNA 数据;通过高性能计算机处理,这些数据中蕴含的群体微生物遗传信息可以在最大程度上被有效挖掘。值得一提的是,生物信息学及各种组学分析工具在元基因组测序数据的后期分析过程中起到了不可替代的作用。

三、元基因组学技术在人体微生态研究中的应用

元基因组学在人体微生态的研究中主要应用两种策略:①高通量测序分析元基因组 DNA 中 16S rRNA 基因(由于测序长度限制,通常仅选择该基因的某一特定区域),研究微生物的群体结构;②直接测序全部元基因组 DNA,研究微生物群体功能。这两种方式各有侧重且互为补充,也是所有其他环境高通量元基因组测序采取的主要方式。应用高通量元基因组测序技术研究人体微生态环境(如口腔、皮肤、肠道等)中群体微生物已广泛开展,其在揭示不同的健康水平或疾病发生的不同状态下微生物菌群结构、功能基因的差异等显示出巨大潜力。其中元基因组学在肠道微生态的研究中最具代表性,本节重点介绍该领域的研究现状和进展。

人体肠道微生物是人体最大、最复杂的微生态系统。然而由于传统研究方法的局限性,在高通量元基因组测序技术出现之前,这一生态系统中具体的微生物种类、数量、其蕴含的遗传信息、潜在的代谢功能、与人体某些疾病的关联性等并没有相对明确的概念。首先将微生物元基因组学的概念引入人体肠道微生态研究的是美国的 Hooper 等学者,他们使用了一个新的名词"微生物组"(microbiome)来描述人体肠道微生物基因组的总和,然而多数研究者仍习惯使用"元基因组"(metagenome)。实际上早在人类基因组计划(HGP)刚刚完成之际,Julian Davies 即提出人体自身基因组并不足以反映人体的生理状况,人体各部位所携带的细菌对人类健康也起到举足轻重的作用。然而,直到 2007 年大规模的人体肠道元基因组研究才初现端倪。美国国立卫生研究院(NIH)于 2007 年 12 月 19 日宣布正式启动人类微生物组计划(Human Microbiome Project,HMP),旨在确定个体之间是否存在共同的核心微生物群系,研究人体微生物群体变化与人体健康状况之间的关系,最终目的是使人类能够通过监测和改变自身体内微生物群体而改善健康状况。此外,2010 年欧盟资助启动的"人类肠道元基因组计划"(Metagenomics of the Human Intestinal Tract,MetaHIT)是迄今最大的肠道元基因组研究,目的是研究人类肠道中的所有微生物群落,最终为肠道微生物与人的肥胖、肠炎等疾病的关系提供理论依据。

(一)肠道微生物多样性研究

关于肠道微生物的一个最基本的问题是肠道中到底含有哪些种类的微生物。第一个开展这项研究工作的是美国科学家 David Relman 及其团队。他们分析了来自 3 个健康人的黏膜组织和粪便样品元基因组中的 13 355 条 16S rRNA 基因序列,发现其中 11 831 条序列属于 395 个不同种细菌,而所有 1524 条来自古菌的序列均属于单一菌种 *Methanobrevibacter smithii*。这项工作同时指出人类肠道菌群中约 80% 的细菌不能培养,60% 的细菌是以往从未被发现的新种。然而由于这项工作采用克隆测序的技术,其信息量较为有限;此外,由于仅对 16S rDNA 序列进行了分析,肠道微生物中含有哪些功能基因也无法得知。这一问题在 2010 年被来自深圳华大基因研究院的中国科学家更深入地进行了解答。Qin 等利用二代高通量 Solexa 测序平台,对 124 个欧洲人(85 个丹麦人,39 个西班牙人)肠道微生物进行了元基因组测序。最终获得 330 万个非冗余人体肠道元基因组参考基因,这一数目约是人类自身总基因数(2 万多)的 150 倍。这些基因包含了绝大部分已知的人体肠道微生物基因,但更多的是目前未知微生物的基因。他们发现人体肠道中共有 1000~1150 种不同细菌,平均每个人体内约含有 160 种优势菌种,其中 75 个物种在高于 50% 的个体中出现,57 个物种在高于 90% 的个体中出现。与以往研究结果类似,拟杆菌门(Bacteroidetes)和厚壁菌门(Firmicutes)的细菌在人体肠道中的丰度最高。

(二)肠道微生物与人类疾病

除了了解肠道微生物的物种信息之外,人们更期望认识肠道微生态菌群的失调与人类疾病(尤其是代谢相关疾病)的关联。高通量元基因组测序技术在此方面的研究中发挥了极大的作用。2006 年,Jeffrey Gordon 等利用高通量测序手段分析了肥胖小鼠和瘦型小鼠肠道微生物 16S rRNA 基因序列,发现肥胖小鼠肠道中拟杆菌门丰度低于 50%,而厚壁菌门的比例升高。与瘦型小鼠相比,肥胖小鼠肠道微生物菌群含有更多与能量获得相关的酶系。将肥胖小鼠的肠道菌群移植至野生型无菌小鼠体内,会使后者从食物中摄取能量的能力提高而引起肥胖。随后,他们对肥胖者和瘦者肠道微生物进行了元基因组 16S rDNA 测序,发现了类似的规律,即肥胖者的拟杆菌门丰度明显低于瘦者;当肥胖者食用两种能够减轻体重的低能量饮食后,拟杆菌门的丰度变得更高。2009 年该研究组进一步对肥胖或瘦的表型上一致的同卵双生和异卵双生成年女性及其母亲的肠道微生物群落进行了元基因组学分

析。对来源于 154 个个体的 9920 个细菌全长 16S rRNA 基因序列、1 937 461 个部分 16S rRNA 基因序列,以及 2.14G 的全部微生物基因组序列比较分析,发现家庭成员之间存在大量共享的微生物组,但是个体之间在特定的物种上存在差异。肥胖与肠道群体微生物在门水平上的变异有关;肥胖者肠道细菌多样性减少,一些具有代表性的基因和代谢途径发生了改变。这些发现表明肥胖与人体肠道微生态的微生物组成及其基因相关,为今后肥胖症的治疗提供了新的线索。

除了研究肥胖患者的肠道微生态细菌群落,高通量元基因组测序同样在其他疾病中得以应用,如结直肠癌、2 型糖尿病、肝病等。浙江大学李兰娟院士领导的研究团队利用 454 焦磷酸测序技术对 36 个肝硬化患者和 24 个正常人肠道菌群元基因组中的 16S rDNA V3 区进行了高通量测序分析。研究发现,在门水平,肝硬化患者肠道中拟杆菌门显著降低,变形菌门和梭杆菌门显著增高;在科水平,肝硬化患者肠道中显著富集肠杆菌科、韦荣球菌科和链球菌科。此外,研究鉴定了 149 个可操作分类单元(operational taxonomic units,OTUs)与肝硬化疾病相关,其中 65 个属于毛螺菌科,23 个属于链球菌科,21 个属于韦荣球菌科。

四、元基因组学技术面临的机遇与挑战

元基因组学技术是人们研究人体微生态及其他环境微生物的重要工具。人体的营养吸收与代谢、健康状态的变化、疾病的产生与发展等一系列问题很可能都通过元基因组学研究获得一些新的线索,最终实现通过调整人体微生态菌群结构达到预防、治疗疾病,调整人体健康状态的目的。由于目前元基因组学研究很大程度上依赖于测序技术,而大量产生的新数据也给信息科学和计算生物学带来了新的挑战。同时,测序手段的不断进步也将为元基因组学研究带来新的机遇。比如新的第三代单分子测序技术,由于能够达到更长的读长,在 16S rDNA 测序、全基因组拼接等方面具有更多优势,将对元基因组学研究发挥越来越重要的作用。

目前元基因组学研究的问题首先在于后续数据的挖掘、算法的更新及计算能力等。可以想象,随着测序技术的进步,未来元基因组学的数据量将呈指数级增长,如果没有强大的生物信息学平台支撑,元基因组学的研究将会严重滞后。其次,元基因组数据的分析也受到现有已知微生物基因组数据量有限的限制。比如,测序获得的很多 16S rDNA 序列并不能很好地分类;很多预测的 ORF 的功能也并不清楚,更无法获悉其可能来自哪些微生物(很可能来自某些人们对其基因信息毫无所知的新的微生物物种)。再次,由于受到现有测序能力的限制,目前对微生物菌群的研究多集中于对高丰度菌群变化的分析,是否低丰度微生物也在某些微生态系统中起到重要作用,尚不能完全揭示。最后,元基因组学研究主要基于基因序列的分析,因此并不能了解哪些基因被转录,哪些关键蛋白被表达。然而,相信在不久的未来,随着元基因组学技术的不断发展、测序手段的不断改进、计算及分析能力的不断提升以及元基因组学与转录组学、蛋白组学及代谢组学的综合应用,人体微生态学的研究将迎来新的篇章。

(朱宝利 胡永飞)

第四节 代谢组学

一、医学微生态和代谢组学

(一)医学微生态和代谢组学的关系

近年来,生存在人体肠道中的微生物对人体健康的影响越来越受到研究者的重视。人体共生的肠道微生物群落数量庞大而复杂,重达 1~2kg,相当于肝脏的重量,其细胞总量几乎是人体自身细胞数量的 10 倍,基因总量是人类自身基因总量的 100 倍,从营养、代谢、免疫等诸多方面影响人体健康。越来越多的研究表明,人体的许多重要生理代谢不仅受其自身基因控制,更受到肠道微生物的调节作用。微生物数量多,种类多样,与人体的相互作用复杂,揭示其对人体的代谢影响存在困难。代谢组学对研究这种复杂的相互作用关系存在明显的优势。

(二)代谢组学的定义、最新研究技术进展和特点

组学技术的快速发展为基因水平、蛋白质水平和代谢水平上的研究提供了高通量和整体的信息。同时组学技术引进了系统生物学的理念,将整个事件中的所有参与因素的相互作用作为研究对象,这是区别于传统的在预先的假设指导下,在某一时间点研究单一因素的科研理念。组学技术为更全面和更深入理解生命故事提供了优良的技术平台。什么是代谢组学呢?根据生物界的"中心法则",基因转录出信使 RNA 再翻译成蛋白质,蛋白质发

挥各种生物学功能(绝大多数是酶的形式),催化底物生成相应代谢产物。因此代谢阶段是最能反映生命的真实过程。20世纪末期基因组学概念被提出,蛋白质组和代谢组等相继被提出。基因组学的研究对象是一个生物个体的所有基因;同样,蛋白质组学研究一个生物个体的所有蛋白质;而代谢组学研究的是一个生物个体的全部代谢产物,包括中间体和终产物。代谢组学处于生命活动调控的终端,比基因组学和蛋白质组学更接近于实际发生的生命故事。代谢组学的概念根据侧重点的不同,目前存在两种解释。一种以英国帝国理工学院的Jeremy K. Nicholson等为代表,提出了"生命体系对病理生理刺激或遗传改造发生的动态、多指标的定量测定",称为"metabonomics";另一种是由美国加州大学戴维斯分校的Oliver Fiehn提出的"全面、定量分析生物体系中所有代谢物"的"metabolomics"。两者的研究对象都是代谢物"metabolites",因此本质上两者的区别不大,但是第一种侧重于动态变化,第二种更侧重于静态。因此我们可以将代谢组学定义为"研究生物体在基因调控下进行的生化反应,以及与外界环境互作形成的所有的生命活动过程中代谢物的整体变化"。细胞内的代谢物变化被称为代谢指纹(metabolic fingerprints),细胞外的代谢物变化被称为代谢足迹(metabolic footprints)。微生物界包含几万种代谢物,哺乳动物体内的小分子代谢物有5000~7000种。肠道微生物与人体相互作用,与人体形成共代谢体系,呈现出每个个体独特的代谢表型。现阶段代谢组学利用高通量、高灵敏度与高精确度的现代分析技术,对细胞、有机体分泌出来的体液中的代谢物的整体组成进行动态或静态跟踪分析,借助多变量统计分析方法,来辩识和解析被研究对象的生理、病理状态及其与环境因子、基因组成等的关系。

与基因组学和蛋白质组学相比,代谢组学具有以下优点:①无侵入性的采样方法取得生物体液,并且这些生物体液代谢组分析可以反映机体整体的生理和病理状态。有三种源自人类的样品适用于进行代谢组技术平台的检测:血液、尿液和粪液。血液和尿液样本主要反映宿主的代谢,但也是宿主与元基因组相互作用的结果;粪液主要反映了微生态菌群的代谢。②样本的前处理相对简单、快速,并且成本相对便宜。③基因和蛋白表达的微小变化在代谢物水平得到放大。④代谢物的种类远少于基因和蛋白质的数量。⑤代谢组学的研究无需进行全基因组测序或构建大量表达序列标签的数据库。

代谢组学现阶段主要分析方法包括(气相、液相)色谱-质谱联用仪法、核磁共振波谱法、色谱-核磁-质谱联用法。很多分析技术都可以根据研究目的和研究主体的特征进行选择应用于代谢组学分析。核磁共振(nulcear magnetic resonance, NMR)和质谱(MS)等分析技术的发展,在一定程度上促进了代谢组学的出现和迅速发展。目前国际上以核磁共振波谱法为主导进行代谢组学研究,利用该技术在疾病的诊断、药物的毒性探索、环境因素对机体整体影响方面进行了广泛的研究。核磁技术的优势在于能够对样品实现无创性和无偏向性的检测,具有很好的客观性和重现性,样品前处理简单易操作。但是它的检测灵敏度相对较低、动态范围有限,难以同时测定生物体系中共存的浓度相差较大的代谢物质。同时在物质的鉴定方面对分析者有较高的要求,并且设备投入成本较大。质谱检测技术如气质联用质谱(GC-MS)和液质联用质谱(LC-MS),可以对多个化合物同时快速分离与鉴定,具有较高的灵敏度和专属性。其中GC-MS具有较高的分辨率和检测灵敏度,尤其是这种技术有供参考的标准谱图库用于代谢产物的定性。GC-MS适宜分析小分子、易挥发、热稳定、能气化的化合物。这种技术的缺点是不能直接得到体系中难挥发的大多数代谢组分的信息,对于挥发性较低或难挥发的代谢产物需要衍生化处理,前处理过程复杂。而LC-MS具有较高的灵敏度和较宽的动态范围,同时前处理简单,已被越来越多地用于代谢组学研究。但是该技术没有商品化的谱图库可对比查询,只能自己建库或自己解析谱图。同时该检测具有一定偏向性,对样本有介入性、破坏性等,随着技术的发展,该类方法还会有较大的进步空间。

借助多变量统计分析,代谢组学产生的大量数据得到了更大程度的解析。常用的多变量统计学方法主要有:非监督(unsupervised)的多变量统计学方法,例如主成分分析法(principal component analysis, PCA)和聚类分析(clustering analysis);监督(supervised)的多变量统计学方法,例如偏最小二乘法(partial least square, PLS)。多组学技术联盟的实施也需要借助多变量统计分析。

二、微生态与人体的"共代谢"关系

微生物与人体的健康和疾病关系密切,参与并影响人体的营养、免疫和代谢等多种生理和病理过程,是人体密不可缺的共生体。近年来,随着新研究技术的进展,肠道微生态群落被证明对宿主具有重要的营养功能、促进免疫系统发育和代谢功能等,是人体的一个重要的代谢"器官"。

肠道微生态对人体代谢的重要性已广为人知,然而肠道微生物是如何参与人体代谢的呢?近年的研究发现,微生物参与人体代谢主要有两种方式。第一种方式,肠道微生物本身执行一系列重要的代谢功能,能代谢宿主自身不能代谢的物质,直接影响人体从外界环境中对物质的获取。例如研究发现,肠道细菌产生的丁酸盐具有抑制环加氧酶2(COX-2)的作用,并影响肠道血管生成素的合成。在缺乏肠道微生物时,哺乳动物微绒毛结构发育不良,类似情况在非哺乳动物——斑马鱼中也可观察到。这种现象提示,哺乳动物的基因并不编码肠道结构正常发育的所有信息,也提示了肠道菌群与宿主共生的重要性。最近通过对肠道元基因组进行测序也证实了肠道菌对人体的有益作用。研究显示肠道菌的基因丰富,富含可以代谢淀粉、蔗糖、甘露糖、葡萄糖、半乳糖、果糖、阿拉伯糖和木糖等至少81种糖基水解酶的基因家族,而这些基因大部分是人体基因中缺少的。肠道细菌具备的这些人体自身缺乏的代谢植物多糖的基因能够发酵食物中由人体自身不能消化、分解的碳水化合物,包括大分子植物多糖(如抗性淀粉、纤维素、半纤维素、胶质)、一些寡糖(如寡果糖、菊粉等)、不溶性糖类等以及由上皮细胞产生的内源性黏液,并将其转化为代谢终产物——短链脂肪酸(SCFAs),为人体提供能量及细菌生长和繁殖所需的营养物质。第二种方式,肠道微生物参与人体代谢,形成共代谢,其代谢产物或微生物源性信号分子,通过调节宿主能量稳态和脂质代谢,间接影响人体代谢,如人体的能量代谢和脂肪代谢。例如 Gordon 等通过与无菌小鼠比较,给予相同的多糖丰富的食物(57% 碳水化合物、5% 脂肪),肠道内定植正常菌种的普通小鼠脂肪总量增加 42%,而每天消耗的却减少 29%。将肥胖小鼠的肠道菌群移植至野生型无菌小鼠体内后,该小鼠从食物中摄取的能量显著增加,最终导致肥胖。此外,正常饲养的小鼠比无菌小鼠更容易发生胰岛素抵抗。同样给予高脂饮食,无菌小鼠的葡萄糖耐量增加,胰岛素血症减少,胰岛素敏感性更高。其机制是肠道菌群一方面通过代谢食物中的植物多糖增加了宿主肠道内葡萄糖的吸收以及血清中的葡萄糖和胰岛素含量,从而影响了两种基础转录因子——ChREBP 和 SREBP-1,进而诱导肝脏的脂肪合成;另一方面,肠道菌群通过调控快速

诱导脂蛋白脂肪酶(lipoprotein lipase, LPL)影响甘油三酯的代谢,增加宿主的脂肪积累。一些肠道菌群能阻止内源性和外源性胆固醇的吸收和利用,起到降低血液胆固醇作用。此外,有些细菌,如双歧杆菌和乳杆菌的代谢过程中会产生大量乙酸和乳酸,导致肠道低 pH 值环境,利于铁、钙和维生素 D 的吸收利用。因此人体微生态调节适当,对骨的健康非常有利。此外,参与人体胆汁酸代谢过程是肠道微生物参与人体共代谢的重要功能之一,对人体的生理代谢过程具有重要的调节作用。胆汁酸是由食物中的胆固醇合成,首先在肝脏内通过多级酶促反应,将胆固醇转化为初级游离型胆汁酸(胆酸、鹅脱氧胆酸),然后游离型的胆汁酸在肝脏中结合牛磺酸和甘氨酸,转变成结合型胆汁酸,并经胆道排入肠道中,在肠道菌群的去共轭作用下脱去牛磺酸或甘氨酸,变成次级胆汁酸(脱氧胆酸、石胆酸),次级胆汁酸又可以通过门脉系统经过血液再回到肝脏中继续结合并循环。胆汁酸的主要作用是参与肠道中食物脂肪和脂溶性维生素的吸收,可以维持肠道的屏障作用,防止肠道内细菌的过度生长和移位。胆汁酸代谢发生异常可作为某些疾病如食物脂肪营养吸收不良或胆结石的指征。认识和理解肠道菌群与人体的"共代谢"机制,可以为预防和临床个体化医疗提供新的思路。

三、代谢组学在医学微生态研究的最新应用

代谢组学自从出现以来,已被广泛地应用于各个领域,如毒性研究、药物开发、疾病诊断、植物代谢组学等方面的研究。现在肠道微生态影响人体健康的重要性已被广泛认可,人们正期望通过代谢组学技术,发现肠道微生物与宿主相互作用的分子机制,找到一些微生物生物标记物或临床微生物治疗新靶点,甚至是找到一些能直接或间接研判临床药物疗效及安全性的生物标记,便于医生将患者分类,向患者提供量身定做的"个体化医疗"。

(一)人体与肠道菌群相互作用机制的深入揭示

随着科学研究的深入,肠道微生态对人类健康具有的重要作用远比之前估计的要大。在医学微生态研究中,代谢组学的作用显得尤为重要。应用代谢组学技术不仅发现肠道菌群参与人体正常生理过程,而且发现其参与疾病的发生发展。例如 Nicholoson 教授课题组揭示了一个非常有意义的

新发现,他们通过建立高脂饮食葡萄糖调节受损和NAFLD大鼠模型,对血清和尿液的代谢轮廓进行分析。研究发现胆碱代谢发生异常,即血浆卵磷脂减少,尿中二甲胺、三甲胺、氧化三甲胺增加。该研究提示肠道菌群和胰岛素抵抗相关,为肠道菌如何参与NAFLD的发生发展提供了一个典型例证。最近系统生物学"从上至下"的研究策略揭示了人源性菌群小鼠与正常菌群小鼠饮食的脂质吸收、存储和代谢受到肠道菌群的调节。高脂肪大鼠饮食诱导的2型糖尿病和肥胖与已被证明与干预前肠道菌的组成差异和代谢模式相关联。此外,运用代谢组学研究发现,机体被曼氏血吸虫感染后,抑制三羧酸循环,扰乱氨基酸代谢,造成肝脏损伤并影响肠道菌群代谢。这些研究都证明了应用代谢组学可以深入揭示人体和肠道菌群的互作机制,证明了肠道微生物组对疾病易感性影响的重要性。代谢组学技术改变了传统生物学研究的"点"模式,推出了"面"和"系统"的更为全面的模式。代谢组学为人类与微生物的"共代谢"关系提供了更为全面的解析,加速推动人类认识自我的进程。

(二)肠道菌群改变代谢

代谢是生命体最本质的物质体现方式。个体肠道微生物组的独特性对宿主的代谢调节具有重要作用。因为肠道微生物组在宿主遗传功能多样性的整体水平上增加了新的特性,包括肠道微生物参与宿主的病理生理发展过程和为食物、药物代谢提供了补充代谢途径。宿主和菌群之间进行着活跃的代谢交换以及"共代谢"过程。肠道微生物通过信号通路将肝、脑和免疫系统联系在一起,对宿主代谢表型具有很强的影响。系统生物学的谱学技术对各种组间的相互作用研究的优势明显,可以用于研究其各种代谢物质的相互作用及其调节通路。运用代谢组学技术来研究微生态及其干预对疾病病理生理的作用机制,是现代医学的一个巨大机遇和挑战。

肠道微生态受环境、饮食等宿主因素的影响,因此导致不同的肠道微生物组也会影响宿主的代谢。例如应用NMR代谢谱发现素食、食用肉类较少和食用肉类较多的人其尿液代谢谱存在明显差异,而引起这种差异的代谢物都是由肠道细菌或肠道细菌与宿主共同代谢的产物。肠道微生物组与宿主的这种微妙的相互作用,可以影响宿主的整体代谢特性。如Dumas等人在美国、日本和中国分别采集了200~300个健康人的24小时尿液样品,得到每个样品的NMR图谱,对不同人群进行代谢表型分型,发现三种人群尿液代谢组的差异主要来自于遗传、饮食和肠道菌群的因素。因此我们可以通过检测宿主与肠道菌之间的特异代谢产物,用于明确肠道菌和宿主的互作机制。宿主的代谢特性受到自身基因和体内菌群基因的双重控制和影响,因此我们可以通过改变肠道微生物组结构来改变宿主的生理代谢特性和对疾病的易感性。如Rowland等发现个体间存在牛尿酚的显著代谢差异,证明健康个体肠道菌群的差异可以显著改变富含大豆异黄酮的代谢。Bowey等通过在无菌小鼠中定植不同的粪便菌群,可以引起两组小鼠尿液中排出的牛尿酚量也显著不同。肠道细菌对宿主代谢的影响及机制可以通过无菌动物研究得以证实和深入。例如可以在无菌动物中接种某种特定的已知菌,运用代谢组学研究,可以证实肠道细菌对肝脏生理过程和代谢的影响,以及研究这种菌对宿主代谢的影响和机制。

肠道菌群能够通过与宿主的互作影响人体代谢,因此研究者通过干预肠道菌群观察对代谢的调节作用。以人源性菌群小鼠为模型,利用代谢组学方法研究了益生菌副干酪乳杆菌(Lactobacillus paracasei)和鼠李糖乳杆菌(Lactobacillus rhamnosus)对宿主和肠道菌群代谢的影响。研究发现,益生菌改善了肝脏的脂类代谢、降低了血液中的脂蛋白水平、增强了体内的糖酵解代谢;同时,益生菌还调节了宿主的氨基酸代谢和肠道菌群的活动。由此可见,改变肠道菌群可以调节宿主的整体代谢,为肠道微生物对宿主代谢的重要性提供一个佐证。

(三)肠道菌群、代谢和个体化医疗

个体间的遗传多态性可导致正常的物质代谢、药物代谢酶,药物受体和药物靶标的多态性,而这些多态性的存在可导致生物正常活动的异常,以及药物治疗过程中疗效和不良反应的个体差异。这一发现改变了临床上同一种疾病应用相同的药物和剂量的观点,"用药个体化"的重要性逐步体现出来。但发现同一种药物在相同基因背景的动物身上也会出现不同的药代学、毒理学特征,并且这种特征无法单独用个体间的基因多态性解释,提示人类在"用药个体化"过程中还应考虑一些非宿主基因因素。例如同卵双胞胎的肠道微生物组仍然存在显著性差异,尽管他们的微生物组结构相似性要比无血缘关系的已婚夫妇还要高得多。由于肠道微生物不仅是药物的补充代谢通路,而且还能够激活哺乳动物肝脏酶系统,因此肠道微生物的组成可显著影响动物和人类对药物的治疗效果。

代谢组学研究"代谢指纹图谱",它不仅研究药物本身的代谢变化,而且主要是研究药物引起的内源性代谢物的变化,更直接反映体内生物化学过程和状态的变化。其所揭示的生物化学变化很容易与传统手段的测定结果联系,更容易评价药效作用和发现药物作用的生物化学物质基础和作用机制。因此,代谢组学应用将促进人类对微生态参与病理、生理和药理过程的理解,推动"个体化医疗"的实践。作为一种体内药物安全性评价方法,代谢组学方法能比传统方法更快、更准确地发现毒性物质、毒性规律和微生态宿主互作机制。目前六家制药公司和英国伦敦帝国理工大学联合组成了COMET(Consortium for Metabonomic Toxicology)联盟,在药物的发现到开发阶段用代谢组学的方法来评价药物的毒性,以缩短药物开发的时间,减少损失。美国食品与药品管理局(FDA)已经接受代谢组学研究的结果作为新药申报和注册的重要参考指标。

肠道菌群具有代谢药物和其他外来化合物的能力,作用与肝脏相似。微生物代谢主要倾向于催化还原和水解反应,大部分肝脏代谢反应涉及氧化和共轭作用。肠道菌群为药物代谢转化提供了独特的、相当重要的场所,当药物以结肠给药或口服缓释剂型给药时,菌群的作用更为明显。利用代谢组学技术还发现了肠道菌群差异是引起药物代谢变化的原因。肠道菌群对宿主代谢的调节还体现在对药物的反应不同。如强心药地高辛就是一个典型的例子,肠道革兰阳性专性厌氧菌、迟缓真杆菌能降解地高辛的不饱和内酯环,使之转化成对心脏无活性的降解产物(DRP),这是临床上地高辛耐药的主要原因。地高辛在肠道被降解成无活性物质的比例受相应细菌在肠道内的数量影响。调查发现,该比例在北美人群中为36%,而南印度人群中的比例仅为13.7%。因此在分析药物代谢时,应将宿主本身和肠道菌群视为一个整体。代谢组学技术为揭示肠道微生态影响人体健康的微妙作用机制提供了有力的工具。近来发现一类代谢物质,只有在宿主和肠道菌共同参与下才能形成,其中一些分子还可在宿主体液中检测到,如尿液中的马尿酚。代谢组学提供了一种可以通过检测这些物质来了解宿主与肠道菌之间相互作用的方法,为我们的研究提供了方便。

不同的实验动物对药物的药效反应也不同,不仅如此,对药物反应不同的动物其用药前尿液的NMR代谢特征就存在差异。而引起差异的代谢物是由肠道菌群代谢产生,因此用药前由于肠道菌群结构差异产生的宿主代谢表型可以用于预测机体对药物的药效反应。肠道菌群可作为一个潜在的药物"靶点"。将宿主、肠道菌群和其他环境因素看成一个整体,通过研究这一整体的基因组学、转录组学和代谢组学,来阐明药物在人或动物体内的代谢过程,即Nicholoson教授提出的"完整系统生物学"。这种基于"多组学"的系统生物学策略将是今后临床"个体化医疗"实践的强大推动力。

四、展望

应用代谢组学进行医学微生态研究是今后该领域的主要研究策略,最新的研究策略主要包括代谢组学技术和传统的分子生物学相结合的方法,例如细菌的厌氧分离培养和代谢组学技术等的结合都将是未来医学研究的重要手段。从代谢组学的领域来看,应用于医学微生态研究的新技术发展方向主要包括以下几个方面:①高通量、定量代谢组学技术,针对大批量临床样本进行全代谢谱分析,可用于临床诊断和预后的判断,也可用于临床个体化医疗;②针对某一种类特定的代谢物代谢通路进行定量的代谢物组的商用试剂盒,用于临床的诊断、预后判断和药物反应监测;③代谢通量分析技术,针对性地研究某一类关键代谢通路中的代谢物的动态变化和功能转变,用于阐明微生态与人体的互作机制。

其次是多组学技术联盟,即各种组学技术手段包括代谢组学的联合应用,及其与个体特征性数据的关联。充分了解一个微生物群落结构与宿主的交互作用,还需要进一步了解其功能变化。例如与元基因组学、代谢组学和个体特征表型的联合分析,为认识宿主对不同的微生态反应提供了完整的技术平台,可以检测、监测宿主细胞对不同病原菌感染或病原菌群改变所引起的特异性反应。例如最新的研究策略借助多变量统计分析,将宏基因组学(metagenomics)和代谢组学等"多组学"技术相结合,即将DNA、RNA等信息与代谢产物信息相关联进行分析,通过将肠道菌群谱与人体代谢谱进行精确的关联,发现10种细菌与人体代谢密切相关,揭示了肠道菌群对人体代谢表型有重要调控作用及微生物组与宿主交互作用的共生分子机制。此外,阐明微生态与宿主生理病理的相关性也已成为未来个体化医疗及公共卫生医疗保健的重要部分。代谢组学技术将为我们认识宿主与肠道微生态的"共代谢"过程提供更全面的解析,为个体化医疗提供更加精确的评判标准。代谢组学技术联合传统生物学方法,研究微生态与疾病病理生理的关系,将成为未来转化医学研究的重要手段。

(李兰娟 王保红)

第五节 宏转录组学

转录组学是一门在 RNA 水平上研究细胞中基因转录的整体情况及转录调控规律的学科。简言之,转录组学是从 RNA 水平研究基因表达的情况。转录组不仅包含时间限定,在空间上也有限定。同一细胞在不同的生长时期与生长环境,其基因表达情况不尽相同。因此通过不同组织的转录组研究可以初步确定某些特定时空下基因转录的真实情况,从而揭示生物机制和生命机制。

随着二代测试技术的革命性发展,人体微生态领域的研究取得了长足的进展。元基因组作为一门单独的学科已经取得了一系列标志性的成果。近年来,基于元基因组兴起的宏转录组成为学者研究的焦点。宏转录组学是一门在整体水平上研究某一特定环境、特定时期群体生物全基因组转录情况以及转录调控规律的学科。宏转录组学的主要内容是研究种群的活跃菌群的组分和丰度变化,从而了解种群如何应对宿主环境变化。因此,宏转录组学已经被广泛应用到人体、土壤和海水等环境的研究。

宏转录组学的研究对象包括 mRNA 和非编码 RNA 等。mRNA 即信使 RNA,是由 DNA 经过 RNA 剪接形成,携带遗传信息并能指导蛋白质合成。mRNA 存在于原核生物和真核生物的细胞质及真核细胞的某些细胞器(如线粒体和叶绿体)中,是转录组研究的主要内容。非编码 RNA 即不编码蛋白质的 RNA,包括 rRNA、tRNA、snRNA、snoRNA 和 microRNA 以及未知功能的 RNA 等。其特点是从基因组上转录而来但不翻译成蛋白质,具有转录调控等生物学功能。非编码 RNA 可以分为小于 50nt 的 sRNA,50nt 到 500nt 的 rRNA、tRNA 等,大于 200nt 的 lncRNA。细胞中含量最高的是 rRNA 和 tRNA。Small RNA 是生命活动重要的调控因子,在机体的生长发育和疾病发生方面起重要作用。长非编码 RNA 是目前基因组转录产物中较为陌生的部分,但是重要的调控作用使其成为学者研究的热点。

转录组研究的方法很多,早期应用最为广泛的是利用微阵列技术检测有机体基因组中基因的表达。微阵列芯片(microarray)以高密度阵列为特征,其上有大量已知部分序列的 DNA 探针。微阵列技术就是利用分子杂交原理,使同时被比较的标本与微阵列杂交,通过检测杂交信号强度及数据处理,把它们转化成不同标本中特异基因的丰度,从而全面比较不同标本基因表达水平的差异。后来基于微阵列技术上改进的瓦片阵列技术,使用了覆盖全基因组相互交叠的探针,能够更精细地揭示 RNA 世界的状态和变化,该技术已经成功应用于多种物种的研究。由于每个 mRNA 是独立绑定到芯片上的,因此微阵列分析不受高丰度转录本的限制,在测定低丰度的转录本方面很有优势。但是微阵列存在背景干扰、饱和度、探针密度和质量等影响实验准确度的因素,而且最大的缺点是无法进行 denovo 转录组研究。目前,高通量的 cDNA 合成和以 ployA 拖尾的 RNA 二代测序(RNA-seq)已经迅速发展为一种很有竞争力的取代微阵列技术作为检测基因表达量的定量平台。首先,测序技术的出现创造了很多改进基因组实验的机遇,包括定量基因表达研究。先前大多数的转录本研究方法是依赖于目标寡核苷酸杂交到序列特异的特定位点,或者引物绑定到 qRT-PCR(实时定量 PCR)得到目标 cDNA。有标签的探针通过印迹杂交黏合 RNA 或者 cDNA 杂交到微阵列芯片的探针。其次,RNA-seq 的原理是数据通过序列比对匹配到基因,存在一些本质的优势。主要表现在:①由于没有指定的探针序列,所有转录本的研究均无偏好性,而且实验设计不需要随基因组序列改变而变化,这就保证了在研究菌株间大量的遗传变化的细菌时的特殊优势。采用这种方法还能发现新的遗传特征,而且能发现操纵子和非转录区域的改变,不断完善物种的注释结果。②RNA-seq 测序数据的软件比先前的寡核苷酸杂交更精确。这种方法使得转录本的研究在高分辨率的测序水平下进行,因此也可以进行基因组上更多重复区域的研究。③RNA-seq 的定量基因表达不会遇到由于探针的非特异性杂交导致的干扰。④鉴于基于杂交的方法通过放射性荧光信号检测基因表达水平,RNA-seq 对大量的比对上给定编码序列的数据典型地量化为 RPKM 或者 FPKM,这种测量方法不会导致饱和而且使得 RNA-seq 在测量表达水平的可变性动态范围更广。因此,在足够测序深度的情况下,高表达基因更容易辨识出来,同时对低表达基因的检测更为敏感;在定量测定基因表达量方面,cDNA 的 RNA-seq 测序能发现二倍体的杂合性和等位基因特定表达。

因此,高通量测序在转录组研究中的使用越来越广泛,而且随着测序技术的发展和成本的降低,高通量面临的问题正在被一一解决,在转录组研究方面已经发展为一种取代微阵列的技术。

细菌转录或者是原核转录同真核转录一样,是研究 mRNA 转录的过程,是蛋白质翻译的前提步骤。与真核生物不同的是,原核生物的转录和翻译能同时进行。研究水平上,转录组在细菌中的研究和应用相对滞后于真核生物。一方面,人们认为原核转录组比较简单,除了个别罕见样本,原核生物没有内含子,也不存在可变剪接和 RNA 编辑。更为关键的是原核转录组 mRNA 的富集比较困难,这是因为细菌 mRNA 3′末端缺少 polyA 尾巴,不能通过杂交固定 polyA 而提取。此外,细菌总 RNA 准备液中,95% 以上的 RNA 是 tRNA 和 rRNA,直接进行逆转录后测序,会使结果产生很大偏倚。因此,在研究细菌转录组时首先要去除 tRNA 和 rRNA,使 mRNA 间接富集。目前已应用于实际研究的方法有:①核糖体核糖核酸捕获。使用包含了 16S 和 23S rRNA 的保守区域寡核苷酸探针的磁珠进行 rRNA 捕获,这种方法已经被多次应用,但是不完全适用于所有物种,不同样品中的效率会有差异,甚至有些样品的 rRNA 不能被捕获。②rRNA 降解法。大多数原核生物的 mRNA 携带有 5′ 三磷酸盐,而 rRNA 和 tRNA 则是携带有单磷酸盐。因此,使用专门降解 5′P 的新型核酸外切酶对 tRNA 和 rRNA 等进行降解从而可分离得到 mRNA。③选择性逆转录 rRNA。利用核糖核苷酸酶以及脱氧核糖核苷酸酶消化去除逆转录出的 cDNA。④抗体捕获技术去除与特定蛋白质互作的 rRNA。这种方法主要是针对特定的一类 RNA,利用免疫共沉淀技术分离与 Hfq(细菌中位于小 RNA 的 mRNA 目标区域的一种蛋白质)相关 RNA。有文献表明,这种方法能减少将近一半的 tRNA 和 rRNA,以及 cDNA 相应的 reads。⑤选择构建合适的 cDNA 文库。比如一些能提供转录本定向的链特异性文库。

通过上述方法富集 mRNA 后就可以进行细菌转录组的研究。同真核生物一样,细菌转录组研究的方法主要包括 RNA-seq 和基因组瓦片阵列技术。随着测序成本的降低,比如 Illumina、SOLiD 平台等,直接对全转录组进行高深度测序已经成为细菌转录组研究的发展趋势。目前而言,Illumina、454、solid 等测序平台都曾用作细菌转录组的研究。对于高通量测序而言,不同的 reads 长度决定着唯一比对的数据比例,覆盖的深度决定基因表达定量的

动态范围。然而统计研究表明,如果超过一定的阈值,长的 reads 导致产生的数据量增长,幅度相对较小,因此,reads 读长的增加并不会持续增加有效数据,而 reads 深度则是最重要的因素。此外,测序之后要使用软件对 reads 进行组装,这些软件或者是基于重叠图,如 EDENA,或者是 de Bruijn 图,比如 AbySS、ALLPATHA、soapdenovo,还有基于特异性组装模式的 Velvet。或者是把 reads 比对到 reference 序列,比如局部比对搜索工具 BLAST、段序列比对软件 SOAP 等。大多数比对软件的算法都考虑了碱基质量值、reads 成对等信息。RNA-seq,就可以比较的方法来说,为了实现差异表达定量,要求计算生物学重复。但是较高的测序成本使得实现这种重复的成本比芯片杂交高。目前可以通过对测序 reads 比对到不同样品中的一个位点的预期分布进行建模的方法解决这一问题。综上所述,RNA-seq 已经成为研究细菌转录组的重要手段,而且在做表达量研究时 Deseq 的算法更准确。

细菌转录组的特征有:前人对细菌的 RNA-seq 研究已经使我们对细菌的基因表达有了初步的理解,大部分细菌基因组范围内 CDS 表达水平似乎连续分布,在活性区域和背景转录组间没有明显的分割。然而海洋生物的宏转录组研究发现,在 cDNA 样品中高频出现的基因序列在相应的基因组 DNA 样品中通常是很少的,甚至是没有的,这说明一些细菌可能在一种超出寻常的高水平转录一些不典型的基因集。随着新 CDS 的发现,细菌基因区域的注释不断完善,基于 RNA-seq 的研究已经进入更深入的层面。校正错误的起始位点、发现新的操纵子等非转录区域的识别使基因结构不断完善。比如在 *M. pneumoniae* 和 *H. pylori* 中,操纵子结构高度灵活,转录单元的注释非常复杂。从瓦片阵列和 RNA-seq 数据研究的结果表明,不同启动子在不同条件下似乎驱动同一个基因的表达,导致基因分割成亚微细粒,这种替代转录形式的水平在 *M. pneumoniae* 中类似于真核生物。实验还发现,所有基因组注释的修改都是在转录本 5′末端增加信息。在 Sulfo-lobus solfataricus 中,通过映射这些终端来检测推测的转录本降解产物,发现这些位点的富集与 RNA 分子的半生命周期负相关,揭示核糖核酸内切裂解机制在基因调控中的重要作用。通过细菌转录组研究发现 ncRNA 已经有很多成功的例子。通过海洋生物的宏转录组数据找到转录本并将其比对到海洋生物的基因组,结果表明某种特定的 ncRNA 在整个水柱中呈现出截然不同的空

间分布,并通过 RT-PCR 和印迹杂交成功进行了验证。在 *H. pylori* 中,通过对 RNA-seq 数据进行硅片分析和突变失活研究发现,有一种新的 ncRNA 调控作为反义 RNA 的趋化受体。推测在霍乱弧菌中有一种类似的代谢,生成一种在甘露醇代谢中下调的新的 ncRNA。链特异性的 RNA-seq 数据对完善 ncRNA 的注释很有作用,因为链特异性允许 reads 比对到特殊的链,也就是它允许检测大量的由 CDS 区域双向转录而来的顺式反义 ncRNA,已经证明可以阻止编码的蛋白质表达。这种转录本在全基因组 RNA-seq 和转录本起始位点识别的基础上确定,之前已经被检测和分类,然而其在基因组水平的盛行直到近期才得到赞同。简而言之,细菌转录组开始出现,更接近真核生物。相对于那些被固定多顺反子转录的操纵子,它们可能代表几种转录特定基因方法中的一种。此外,反义 RNA(顺式或反式)可能证明比先前的认识更重要。

RNA-seq 作为一种表达研究的手段,或许是目前在技术性重复方面及生物学重复表达方面更合适的方法。但是还存在一些问题,比如基因或者操纵子覆盖的高度可变性,被认为是融合了转录本二级结构和六碱基随机引物逆转录与第二条链合成的偏好性的结果。这种可变性一般在引起 RNA 表达丰度定量不确定的重复试验中是可重复的。在真核生物中,常使用金属离子水解在 RNA 逆转录前将其打断来减少转录本的二级结构,从而使覆盖度更均匀。事实证明,细菌 RNA 的打断也可以采用类似的方式。还有一个是二代测序平台建库时 PCR 扩增阶段的问题,会导致测序数据的冗余和最终数据集的偏差。为了避免这样的问题,直接对 RNA 进行测序而不进行 cDNA 逆转录的直接 RNA 测序技术和 FRT-seq 技术已经出现。这种方法最终会取代目前的方法,但是也存在缺点,即核糖核酸很难维持在高通量测序设备的自由测序环境下进行。目前学者们正努力减少 RNA-seq 所需要的起始量,从而实现研究单个细胞转录的伟大目标。

（李兰娟　秦　楠）

第六节　宏蛋白质组学

宏蛋白质组学(metaproteomics),又称元蛋白组学,是应用蛋白质组学技术对特定环境下所有混合微生物群落蛋白质组总和进行研究的一项新技术。在后基因组时代,基因组学方法已无法满足科学家对微生物群落功能研究,而宏蛋白质组学可以大规模研究微生物群落所有蛋白质的表达和修饰,分析微生物系统中微生物的功能,并为上游的功能基因表达状态和下游的代谢通路提供科学依据。

一、宏蛋白质组学的由来

细菌培养的方式是传统细菌研究的主要方法,不但所需周期长,而且只能获得不到自然界 1% 的微生物。近几年兴起的元基因组学技术,可对包括非可培养菌群在内的环境微生物群落进行基因组学分析,大规模研究微生物的种群,部分弥补了传统研究方法的局限性。元基因组学指直接提取环境样品中的总 DNA,并对其进行各种研究分析。由于微生物群落中存在着高度的遗传和功能多样性,在特定环境下基因表达信息远远超过基因序列本身,复杂环境条件下环境微生物基因特异性表达及其功能并不能通过元基因组学的研究得到完全诠释,而这种信息往往是生态环境中最重要的部分,宏蛋白质组学的出现可部分弥补这个弊端。

宏蛋白组学与普通微生物蛋白组学不同,它是研究某种环境下所有微生物的全体蛋白,而一般意义上的微生物蛋白质组学仅研究单种微生物的所有蛋白质,研究方法也有所不同。

二、宏蛋白质组学的研究方法

宏蛋白质组学研究包括三个步骤(图 8-6-1):①环境总蛋白质提取纯化;②蛋白质分离及鉴定;③数据对比处理。为了达到以上三个目的,并最终获取总蛋白质,可选择两种研究方法:①双向电泳(two-dimensional electrophoresis,2D-PAGE)加生物质谱(mass spectrometry,MS)的方法鉴定群落中各种蛋白质表达谱及各种蛋白质表达程度的相对变化;②鸟枪法,即多维色谱(multi-dimentional liquid chromatography,MDLC)与生物质谱相结合,可快速高效分离及鉴定大量蛋白质。

(一)蛋白质提取与纯化技术

微生物群的蛋白质提取与纯化技术是宏蛋白组学研究的最重要步骤,提取过程中要确保蛋白质在质量和数量上均反映客观事实。由于不同环境中微生物的种群及其构成均非常复杂,而且蛋白质受到环境介质的影响,使得获取恰当的蛋白质分析样品难度加大。分析中既要去除样品中的杂质,又要尽量保持原始的样品组成,并排除高丰度蛋白质的影响,难度很大。在科研实践中,往往需要根据目标蛋白质的不同以及后续分析方法的不同

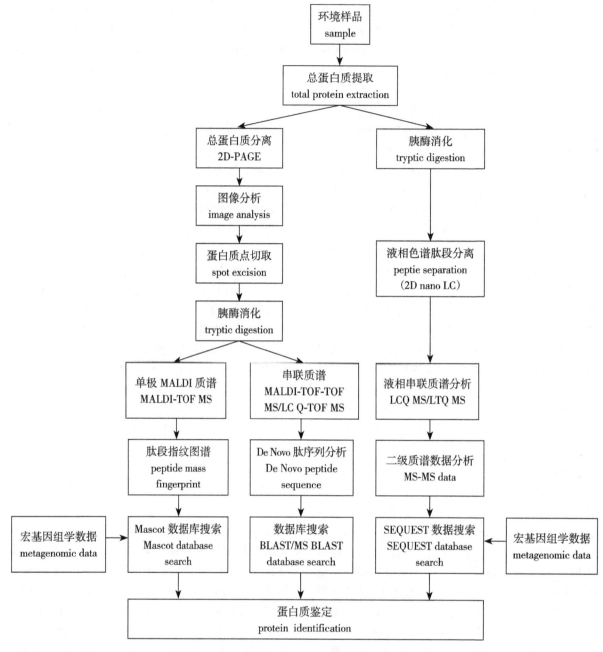

图 8-6-1　宏蛋白质组学研究的步骤

等,其提取方法也不同,以尽可能获取全蛋白组分析。最常用的方法有:①直接溶解法。主要将"水相"作为研究对象,如海水、湖水、土壤渗出液、生物体液等。这些样品以水为研究对象,组成相对简单,提取蛋白质相对容易,也比较容易得到理想的结果。②间接溶解法。对于粪便、土壤等复杂样品,由于干扰化合物的存在使样品提纯的难度加大。Benndord 等报道,可通过 0.1mol/L NaOH 从土壤样品中提取蛋白质、微生物、腐植酸等,经过一步酚抽提,将蛋白质和腐植酸分开,然后进行蛋白质组学

研究。目前在研究中的还有直接裂解法等,但需要进一步开发成熟。

（二）蛋白质分离和鉴定技术及数据分析

目前宏蛋白质组学研究策略中常用的分离方法为基于双向凝胶电泳的分离方法和基于液相色谱分离技术的鸟枪法。

1. 双向凝胶电泳法　此方法能对复杂蛋白质混合样本进行分离并定性和定量分析。经双向凝胶电泳分离蛋白质斑点,经成像分析和蛋白质鉴定,建立蛋白质数据库;并可用于差异蛋白质的分

析,以研究不同生理、病理状态下的蛋白质分子图的比较,筛选生物标志物,为机制研究和临床制药提供依据。但双向凝胶电泳对部分低丰度蛋白质、酸性蛋白质、碱性蛋白质以及疏水蛋白质的分离效果不佳。

2. 鸟枪法 以液相色谱(liquid chromatography, LC)分离方法为基础的宏蛋白质组学分析,需要将样品酶解成短肽,再经多维色谱进行分离,并可直接与质谱串联进行蛋白质鉴定。该方法分离效率高,操作简单方便,且灵敏度高。缺点是不直观,但其高通量的分析复杂蛋白质组分的能力将会使其成为宏蛋白质组学研究的主要工具。

蛋白质分离后的鉴定由质谱技术完成。根据分离方法的不同,其后续鉴定方案有所不同。根据质谱离子源的不同,将鉴定技术分为电喷雾离子化技术(electrospray ionization, ESI)和基质辅助激光解吸附电离技术(matrix-associated laser-desorption ionization, MALDI)。ESI是将蛋白质和肽段离子化的技术之一,可直接与液相色谱联合,组成液质联用系统(LC-MS),是分析复杂样品的首选技术,可用于低丰度蛋白的鉴定。基质辅助激光解吸附电离技术(MALDI-MS)是检测蛋白质酶解后的肽指纹图谱的技术,可结合2D方法进行单个蛋白质鉴定。

在获取蛋白质或肽段质谱图后,可以根据不同质谱方法与Blast等数据库进行比对分析,还可以通过元基因组学方法进行结构分析。对甲基化、磷酸化等翻译后修饰以及功能蛋白结构分析,结合分子生物学方法可进一步研究蛋白质的功能,为微生态群落的研究提供依据。

三、宏蛋白质组学在医学中的应用

2004年,Wilmes等首次明确提出宏蛋白质组学的概念,并应用2D-PAGE分析活性污泥生物除磷微生物生态系统,发现需氧处理过程和厌氧处理过程中的宏蛋白质组存在差异,并阐明了在生物除磷中的特殊微生物。此后,宏蛋白质组学开始在海水、河(湖)水、沼泽、土壤等环境领域广泛推广,并发现了不同微生物在生态环境中的作用。

之后Klaassens等首次将宏蛋白质组学研究方法用于分析婴儿粪便微生物。他们通过2D-PAGE和MALDI-TOF/MS方法,研究婴儿随着时间的变化其粪便微生物宏蛋白质组图谱变化,发现双歧杆菌在婴儿成长过程中逐渐增加。Verberkmoes等利用宏蛋白质组学技术研究双胞胎幼儿各自排泄物中蛋白质谱变化情况,并以此推测人体肠道微生态,

发现宏蛋白质组学相对于元基因组学呈非正态分布。Rudney等应用液相与串联质谱技术对分别取自口腔癌患者与正常人群的唾液样品微生物进行宏蛋白质组分析,并根据蛋白质理化性质差异分离鉴定出7000个多肽,其中357个多肽与微生物起源相关。通过系统进化方法分析发现口腔癌与正常人群口腔微生物群存在差异。

另外,宏蛋白质组学还在生物标志物寻找、功能基因的表达和代谢通路的过程等方面的研究中得到应用,用于进一步探索环境、宿主以及微生物之间的相互关系。

四、面临挑战与展望

蛋白质是生命活动的重要分子,生命所涉及的所有活动均需要蛋白质——酶的参与。宏蛋白质组学可通过研究某一环境下所有微生物全体蛋白的组成和功能,有效监控该系统的所有生命活动,对病理生理状态进行掌控,而开发新的生物标志物及生物模式,可了解微生物寄生个体的健康或疾病状态,并可通过积极有效的干预而调整这一体系运作,以期达到减少死亡、治愈疾病的目的。

同时,宏蛋白质组学研究因研究的系统结构复杂、稳定性差、纯化困难、蛋白质丰度差异较大、仪器价格昂贵、体积巨大等因素,限制了其广泛应用。目前宏蛋白质组学研究尚处于起步阶段,许多技术问题尚待解决,但随着高通量技术的成熟,宏蛋白质组学必然越来越成熟,并在医学微生态研究等方面发挥重要作用。

(李兰娟　盛国平)

第七节　单细胞分析技术

单细胞分析技术(single-cell techniques)主要指包括单个细菌或真菌等微生物的分离与分析方法。目前,在获取单细胞微生物后,进行单细胞基因组学和功能基因组学研究,主要包括单细胞基因组学、单细胞基因表达谱等。

纵观整个细胞生物学的发展历史,由于显微镜和染色方法的发明,使得对于组织样本的观察和单个细胞的观察成为现实。随着现代化定量分析技术的不断涌现,主要包括分子标记、单克隆抗体技术和分子杂交技术等,能够测定组织和活细胞中某些分子的基因水平和蛋白质水平的动态变化。随着激光捕获显微切割技术和荧光激活细胞分选技术的问世和成熟,使得单细胞分离和分析成为现

实。目前,基于单细胞分析技术是医学微生物研究的热点,在获得单细胞微生物的技术方法、单细胞微生物基因组学以及单细胞微生物功能基因组学等研究上取得了重要进展。

一、获得单细胞微生物的方法

目前,获得单细胞微生物的方法主要包括高通量微生物培养芯片、有限稀释培养法、单细胞显微操作技术、荧光激活细胞分选技术、激光捕获显微切割技术等。

(一)高通量微生物培养芯片法

根据微生物常规培养方法,使用"人工培养基"模拟自然生态环境状态将微生物从复杂微环境中经过培养获得的原理,科学家们设计了一种高通量的微生物培养芯片,可以同时获取高达数百种的微生物。Nichols D 等设计和发明了一种高通量的由数百个微型孔所组成的微生物分离芯片,每一个微型孔只包含单个微生物,通过这种微生物分离芯片的方法可以得到以前无法获得的大量微生物。这种高通量微流体芯片培养方法将为临床应用和基础研究带来极大的便利和高效。

(二)有限稀释培养法

采用稀释培养方法,通过减少培养基的营养成分以及破坏原有微生物的菌群结构和组成,有目的地获取特定微生物。主要适用于特殊微生物群的分离和培养。Kenters N 等采用稀释培养方法,将羊胃培养物经过稀释接种至含有羊胃内容物的条件性培养基中,经过培养后,在 1000 个培养试管中,有 139 个培养试管中均可见有微生物生长。

(三)单细胞显微操作技术

采用显微操作仪和荧光标记探针相结合的方法,将单个细胞微生物从微生物群体中分离出来,然后再采用扩大培养方法获取纯的微生物,或以获取的单个微生物作为基因组 DNA 模板进行多重置换扩增(multiple displacement amplification, MDA),所获取的基因组 DNA 作为后续实验分析的模板。Kvist T 等采用 Cy3 标记的探针检测目标微生物,然后采用显微操作仪对标记的微生物进行分离,以获取的单细胞基因组 DNA 作为模板进行 MDA 扩增,随后进行 16S rRNA 测序分析,证实基于 MDA 技术的单细胞显微操作技术是可以作为复合微生物系统的一种互补分析方法。

(四)荧光激活细胞分选技术

荧光激活细胞分选技术(fluorescence-activated cell sorting, FACS)又称为流式细胞术(flow cytometer,

FCM),是能够实现对细胞或单一微生物快速分选和定量分析的方法。流式细胞仪主要由四个功能系统组成,分别为:液流系统、光学检测系统、电子控制系统、数据储存与分析系统。其主要原理是:将经过荧光染色的样本包括细胞或微生物调制成悬液,通过气压装置进入流动相,在鞘液流与样品流的一定压力差下,使得样本中的细胞或微生物形成有序细胞柱,单个细胞通过喷嘴进入激光区,在激光的照射下激发特异性荧光,流式细胞仪根据荧光特性和细胞电荷情况,在高压静电场作用下将特定细胞分选出来。采用荧光激活细胞分选技术从复杂微生物中分离获得单细胞微生物已经得到很好应用,荧光激活细胞分选技术能够为探索复杂组织中微生物群体组成、发现新的微生物物种等提供强有力的手段和方法。

(五)激光捕获显微切割技术

尽管为较低的通量,但是基于荧光探针的激光捕获显微切割技术对于从复杂微生物中分离单个细胞是非常有好处的。

二、单细胞微生物获取后的分析方法

一旦获取单细胞微生物后,我们就可以应用单细胞 PCR 技术和单细胞基因组测序等方法对单细胞微生物进行检测,还可分析由单细胞微生物组成的群体之间的差异。

(一)单细胞 PCR 技术

由于单细胞 DNA 的数量非常少,因此,需要通过 PCR 扩增来获取足够的基因组 DNA。目前,单细胞 PCR 技术主要包括单细胞 DNA 的引物延伸预扩增技术和单细胞 mRNA 的引物延伸预扩增技术。MDA 技术使得完成单细胞基因组测序成为现实。

(二)全基因组扩增技术

全基因组扩增(whole genome amplification, WGA)技术在保证整个基因组全貌的基础上,通过非选择性扩增组织或单个细胞的基因组 DNA,能够最大限度地增加其 DNA 含量,为后续的多基因、多位点分析及基因组的全面研究提供足够的 DNA 模板。MDA 技术是一种保真性好、扩增效率高的全基因组扩增技术。MDA 技术主要是基于环状滚动扩增方法,通过 Phi29 DNA 聚合酶和随机引物对基因组 DNA 进行扩增反应,沿着模板链合成新的 DNA,同时取代模板链的互补链,被置换的互补链重新作为新的模板进行扩增,这样可以获得大量的基因组 DNA。MDA 技术的主要优点是:基因组 DNA 扩增的效率高、高保真性以及基因组 DNA 的产量高。

这样可以为后续的单细胞基因组测序等研究提供保证。

(三) 单细胞基因组测序

鸟枪测序法是一种分析大片段基因组 DNA 序列的策略。其基本原理是将基因组文库中大片段 DNA 随机切割成小片段,然后进行测序,借助序列重叠区域拼接成全段序列。单细胞微生物基因组鸟枪测序法的主要步骤包括基因组文库的构建、序列测定和序列的拼接等。目前,单细胞(特别是微生物)基因组测序主要是深度测序,包括 454 测序和 Illumina 测序等。454 测序是最早出现的第二代测序技术,可以大大降低单细胞测序的费用。紧接着出现了另一个第二代测序技术,即为 Illumina 测序。为了获得单细胞微生物的基因组序列,基于 MDA 技术的全基因组扩增技术显得尤为重要。

(四) 单细胞结构基因组学

结构基因组学(structural genomics)是以整个细胞或单个微生物的全基因组测序为目标,确定基因组的组织结构、基因组成及基因定位等,以建立整个细胞或单个微生物基因组的遗传图谱、物理图谱及转录图谱为主要研究内容(文末彩插图 8-7-1)。

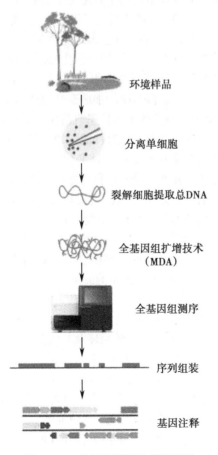

图 8-7-1 单细胞基因组学流程图

环境样品

分离单细胞

裂解细胞提取总DNA

全基因组扩增技术
(MDA)

全基因组测序

序列组装

基因注释

随着人类、大熊猫等重要生物的全基因组测序的完成,这些重要生物的基因组结构已经得到初步解析。但是,包括微生物在内的绝大部分生物的基因组结构特征等结构基因组学亟须得到解析。因此,微生物基因组测序仍然是本领域的研究热点。相对于微生物的元基因组学而言,单个微生物的基因组学研究无疑具有非常重要的价值。1995 年人类首次完成了流感嗜血杆菌的全基因测序,这是人类第一次完成了单细胞微生物的全基因组序列的测定,具有划时代的意义。

(五) 单细胞功能基因组学

随着以全基因组测序为目标的结构基因组学的发展,以基因功能鉴定为目标的功能基因组学(functional genomics)已成为目前研究的热点。它利用结构基因组所提供的信息和产物,采用系统生物学的方法和技术在基因组或系统水平上全面分析基因的功能,采用的实验技术和手段包括基因表达的系统分析(serial analysis of gene expression, SAGE)、DNA 芯片和微流控芯片等。

总之,随着荧光激活细胞分选技术和微流体芯片技术,到 MDA 技术和单细胞基因组测序等分析技术的发展,以及生物信息学和下一代测序技术的不断发展与人类微生物组学计划实施,从单细胞微生物的角度,掌握复杂微生物的结构组成、微生物的新物种发现和单细胞微生物的功能基因组学的解析等正逐渐成为现实。

(李兰娟 潘小平)

第八节 基因芯片技术

基因芯片又称 DNA 微阵列(DNA microarray),是把大量已知序列探针如基因、PCR 产物、人工合成的寡核苷酸等有序地固定于载体表面,集成在同一个基片(如玻片、膜)上,经过标记的若干靶核酸序列与芯片特定位点上的探针杂交,通过检测杂交信号,能快速、准确、大规模地对生物细胞或组织中大量的基因信息进行分析。其突出特点在于高度并行性、多样性、微型化和自动化。高度并行性不仅可以大大提高实验的进程,而且有利于 DNA 芯片技术所展示图谱的快速对照和阅读。多样性可以在单个芯片中同时进行样品的多参数分析,从而避免因不同实验条件产生的误差,大大提高分析的精确性。微型化可以减少试剂用量和减小反应液体积,降低实验费用。高度自动化则可以降低制造芯片的成本和保证芯片的制造质量。

作为一种敏感、特异、可定量和高通量的工具,基因芯片在自然环境中的微生物检测、鉴定等方面具有前所未有的应用价值。由于芯片点制技术的快速进步,基因芯片现在可以包含数千到数以十万计的探针。芯片已被开发应用于单个细菌基因表达谱的分析,最近在微生态学研究中已经取得了重大进展。

最初该技术是用来检测生长细胞中某些基因的表达,随后发现该技术也适合各种生态系统中菌群研究。近年来,基因芯片技术已较多地应用于肠道微生物群落的种系发生、遗传学和生态学等领域的研究。寡核苷酸芯片已被广泛应用于肠道微生物群落分布特征的研究,用于检测粪便样本中的某些细菌,包括微生态制剂的细菌。Wang 等分别应用膜芯片和寡核苷酸芯片检测了 20 种人体肠道优势菌。研究中应用通用引物扩增 20 种细菌的 16S rDNA 全长,用细菌种特异性探针检测肠道内的优势细菌。两种芯片的杂交结果均较可靠,与其他学者的研究结果基本一致,且膜芯片方法的敏感性更高、费用更低。Palmer 等应用种系发生 DNA 芯片对婴儿肠道微生物群落的分布特征进行了研究。该芯片包括 10 500 个 DNA 探针,其中有 9121 个种属特异性探针(5938 个属水平,3183 个种水平)。结果发现,婴儿的肠道群落构成存在明显的个体差异,且随着年龄的增长逐渐向成人肠道群落的构成特征转变。2008 年,Huyghe 等探索了一种新的分析复杂微生物群落种系组成情况的芯片设计方法。该芯片包含了 9500 种针对 16S rRNA 基因设计的 25bp 的寡核苷酸特异性探针,围绕细菌种系发生树中 7 个不同的分类水平(界、门、纲、目、科、属、种)进行设计,从而实现了对复杂细菌群落中已知和未知微生物的同步分析。通过对口腔细菌群落的分析表明,该芯片可较好地识别牙龈群落的微小变化(1%),解决了以往芯片研究中只能针对已知种群分布进行研究的缺陷。与传统的克隆文库构建技术相比,基因芯片的高通量性使大样本微生物群落分布特征研究成为可能。

此外,基因芯片技术还可用于微生物群落或微生态制剂对真核宿主细胞表达的影响等微生物组学领域的研究中,探寻微生物群落与宿主细胞可能的相互作用及微生态制剂的作用机制。Di Caro 等应用该技术研究了微生态菌株 *Lactobacillus rhamnosus* GG 对健康成年人十二指肠黏膜基因表达的影响。研究显示,包括 22 000 个基因的人基因组 U133A 芯片分别有 334 个基因表达上调,92 个基因表达下调,主要涉及细胞黏附、免疫应答、炎性反应、凋亡、细胞生长、转录、细胞信号传导、防御反应以及细胞分裂周期等功能相关基因。尽管这些改变产生的生物学作用尚不清楚,但该技术使人们有可能对微生态制剂促进人体健康的机制进行研究。Di Caro 等继续研究了健康人小肠黏膜暴露于克劳芽孢杆菌的基因表达模式,并对其中 5 种靶基因采用实时定量 PCR 进行比较研究。结果发现该菌可影响免疫应答、凋亡、细胞信号和黏附等相关基因的表达。Munakata 等通过抽提小鼠总 RNA,体外转录制备标记的 cDNA,再与 MG-U74Av2 芯片杂交,对 SPF 清洁级小鼠大肠上皮细胞的转录子进行了分析,并通过与重建肠道菌群的 GF 无菌小鼠的免疫相关基因如 *CRS*(cryptdin-related sequences)基因、I 型干扰素的特定亚群相关基因,MHCIb 类因子和某些补体基因等进行差异表达比较。结果发现,小鼠大肠中优势表达 *CRS2*、*CRS4*、*CRS7* 等基因。干扰素相关基因,包括 *Irf7*、*Isgf3g*、*Ifitl* 和 *Statl* 等的 mRNA 水平在 SPF 和菌群重建小鼠中明显降低,其结果与同时进行的 RT-PCR 结果有较高的一致性。

基因芯片技术应用于微生态学的研究,主要有以下几种芯片:菌群基因组基因芯片、功能基因片、系统发育基因芯片元基因组基因芯片和全基因组开放阅读框基因芯片,用于微生物群落的组成和功能的探索。①菌群基因组基因芯片应用来源于纯培养的或复杂群落中的细菌全基因组 DNA 进行构建,用于检测细菌个别种属或菌株。②功能基因芯片包含参与各种生化过程的关键酶基因的探针,用于监测微生物群落的生理变化。功能基因芯片可分为功能分类基因芯片和功能基因表达芯片,前者的目的主要是研究菌群是否具有一些涉及特定反应过程的基因,可知微生物群落的潜在功能,杂交靶标是菌群 DNA 的 PCR 产物;而后者用于研究这些特定功能基因的生理活性及其基因真实表达的情况,需提取环境样品的 mRNA,其杂交靶标是菌群 cDNA 的 PCR 产物。功能基因芯片的一个很好的例子是 GeoChip,目前包含 84 000 个参与碳、氮、磷、硫、金属生物化学循环及其耐药性和生物修复有关基因的寡核苷酸探针。③系统发育基因芯片(phyloarrays)包含与小亚基(SSU)rRNA 序列互补的探针,因此非常适合微生物群落的组成结构和差异分析。绝大多数的系统发育研究选择 SSU rRNA 基因,是基于这种分子的序列保守性的选择。④元基因组基因芯片不同于其他类型的基因芯片,是一种潜在的功能强大的技术，可直接从环境 DNA 中产生探针，并且可以应用于没有预先的序列信息的菌群研究。⑤全基因组开放阅读框基因芯片是一个或多个基因组中包含所有的开放阅读框的探针。传统意义上，全基因组开放阅读框基因芯片被用于细菌基因功能分析，但它也可以被用于比较基因组分析或在转录水平上多个细菌间的相互作用。在不同类型的基因芯片中，Phyloarrays 是目前最流行的，这与 NCBI、EMBL、RDP 和 Greengenes 数据库中几近全长的 SSU rRNA 序列的可用性有关。目前，超过 480 000 条人源性的 16S rRNA 基因序列可以在 NCBI GenBank 中检索到（长度 ≥ 1000bp）。依据这些序列数据库，许多不同类型的系统发育基因芯片最近被开发出来用以探索人类相关的菌群微生物，如 PhyloChip（针对所有细菌）、HOMIM（针对口腔菌群）、Microbiota Array（针对肠道菌群）、HIT Chip（针对肠道菌群）、AUS-HIT Chip（针对肠道菌群）、V-Chip（针对阴道菌群）和 OC Chip（针对口腔菌群）等。

基因芯片技术最关键的两个问题是探针的特异性和定量信号的灵敏性。为了解决这些问题，Chandler 等构建出一个能有效克服二级、三级结构影响的双探针体系（two probe proximal chaperone detection system），能有效防止空间结构（碱基堆积）对杂交的影响，并且显著提高单碱基错配的鉴别能力。Busti 等设计了种特异性的连接酶检测反应（ligase detection reaction，LDR）探针，其中每一对探针由鉴别寡核酸探针（discriminating oligo probe）和通用探针（common probe）组成，该方法能有效地分辨各菌种间 16S rDNA 单个碱基的差别。

基因芯片技术的应用前景取决于微生物基因组资料的完整性，需要构建可靠的数据库以保证基因表达芯片的设计和检测。寡核苷酸芯片技术目前仍存在敏感性较低、对种与亚种水平的鉴别能力较差等不足，同时还存在可重复性、可靠性、兼容性和结果的标准化等方面的诸多问题。寡核苷酸芯片用于评价基因表达的结果比长的 cDNA 芯片更为可靠，具有较好的可重复性，但需要设计特异性引物来扩增基因组中的每一个基因并进行荧光标记，同时需要两块芯片比较两种条件以尽可能减少或排除假阳性结果，因此费用较大。此外，还需要高质量的 DNA 和 RNA，大量数据和信息资料的统计学分析也增加了芯片研究的难度。

（李兰娟　凌宗欣）

第九节　无菌悉生动物模型的制备与应用

一、无菌动物与悉生动物的概念

（一）无菌动物

无菌动物（germ free animals，GF）是指机体内、外无可检出的一切活的生命体的动物，即以现有检测技术在动物体内、外的任何部位均检不出任何活的微生物和寄生虫的动物，此微生物指的是病毒、立克次体、细菌（包括螺旋体、支原体）、真菌和原虫等。这里所指的无菌是一个相对的概念，随着科学的发展，目前认为是无菌的动物或许将来可以检出病原体而不再是无菌动物，因此，这个"无菌"是相对的。无菌动物来源于无菌条件下对动物进行剖腹摘宫术，并置于无菌隔离器中人工哺乳或代乳而成。现已成功培育的有大鼠、小鼠、豚鼠、兔等多种无菌动物。

到目前为止，尚未确立统一的无菌动物微生物检定法，因此，研究者的检定方法各式各样，其中病毒和立克次体的检查尚有许多问题。例如，实验室最常用的无菌小鼠，用电子显微镜检查证明，胸腺细胞中仍存在白血病病毒，因而，现在所谓无菌动物专指体内、外未能检出细菌、真菌、原虫、寄生虫的动物较妥当。

使用大量抗生素也可以使普通动物暂时无菌，但是这种动物不是真正的无菌动物，称之为伪无菌动物（pseudo germ free animals）。因为这种无菌状态是暂时性的，某些残存的细菌在适当的条件下又会在体内增殖。即使能把体内细菌全部杀死，它们给动物造成的影响也是无法消除的，例如特异性抗体的存在、网状内皮系统的活化、某些组织或器官的病理变化等。因此，无菌动物必须是出生就无菌的动物。

（二）悉生动物

悉生动物（gnotobiotic animals，GN）现也称已知菌动物或已知菌丛动物（animals with known bacterial flora），是指在无菌动物体内植入已知微生物（主要是细菌）的动物。根据植入细菌种类数的不同，悉生动物可分为单菌（monoxenie）、双菌（dixenie）、三菌（trixenie）或多菌（polyxenie）动物。悉生动物和无菌动物均需要在隔离器内进行维持，使其不致被植入微生物以外的其他微生物所污染，所以必须比维持无菌动物更加注意。悉生动物的应用为研究动物与微生物间相互关系提供了可靠的手段。应用悉生动物作模型，可研究正常菌群的生理作用、抗生素对正常菌群的影响，以及微生物对动物的营养代谢、机体免疫发育和致癌作用等。

二、无菌动物的生物学特性

无菌动物的生物学特性与普通动物相比有显著差异。该差异不仅限于有无微生物、寄生虫的差别，而且微生物、寄生虫还影响着宿主形态、生理、营养、代谢、免疫应答、致癌和辐射损伤等方面。

(一) 形态特征

1. 消化系统　与普通 SPF 级动物相比，无菌动物的肠黏膜绒毛数量增多，形态细长；隐窝细胞数量减少，形态变短；肠道上皮细胞更新率降低，肠壁物质交换率下降，胆汁排泄代谢产物的速率也减慢。无菌动物的盲肠膨大，重量可达普通动物的 5~6 倍，如无菌啮齿类和兔类盲肠(包括内容物)的湿重有的可占体重的 25%。去掉内容物后的盲肠重量，两者间并无明显差别，这是由于无菌动物缺乏可分解黏液的菌群所致。此外，无菌动物盲肠内容物与普通动物相比较，其含水量、可溶性蛋白质、碳水化合物等均较多。无菌动物由于盲肠膨大，肠壁菲薄，常易发生盲肠扭转导致肠壁破裂而死亡。当无菌动物普通动物化或当无菌动物被梭菌、拟杆菌、沙门菌、链球菌单独感染后，盲肠就会变小。

2. 循环系统　无菌动物心脏相对较小、壁薄，血液中红细胞数所占百分比增多，白细胞数少，且数量波动范围小，这与无病原体入侵有关。

3. 免疫系统　由于无菌动物几乎没有受过抗原刺激，其淋巴结、脾及其他免疫功能基本处于原始状态。无菌动物的胸腺中网状上皮细胞体积较大，数量减少，其胞质内泡状结构和溶酶体少。脾缩小，无三级滤泡，网状内皮细胞功能下降。淋巴结、脾缺乏嗜派洛宁大淋巴细胞和浆细胞，无生发中心或生发中心不发达。

4. 呼吸、泌尿系统　肺、气管、支气管、肺泡、肾等器官和组织体积均有所减小。

(二) 生理学改变

1. 免疫功能　无菌动物网状内皮系统、淋巴组织发育不良，淋巴小结内缺乏生发中心，产丙种球蛋白的能力弱，血清中 IgM、IgG、IgA 水平低，多种免疫细胞数量减少，功能缺陷，包括 CD8$^+$ 肠上皮细胞、αβTCR$^+$ (T 细胞受体)肠上皮细胞。免疫功能处于原始状态，应答速度慢，过敏反应、对异体移植物的排斥反应以及自身免疫现象消失或减弱。

用低分子无抗原性饲料喂饲无菌动物时，血清中几乎检测不到丙种球蛋白和特异性抗体(在检查无菌动物的无菌性时，血清丙种球蛋白阴性可以作为无菌的一个辅助证据)。因为体内无微生物和寄生虫，血中无抗体，血清杀菌力低，吞噬细胞噬菌力也低，所以对微生物感染异常敏感，某些病原性弱和必须经腹腔或颅脑接种才能感染普通动物的微生物很容易感染无菌动物。

2. 生长率　无菌条件对不同种属动物的生长率影响不同。无菌禽类生长率高于同种的普通禽类；无菌大、小鼠与普通鼠差不多；无菌豚鼠和无菌兔生长率比普通者慢，可能由于肠内无菌，导致无法帮助消化纤维素以提供机体所需的营养所致。

3. 生殖　无菌条件对动物生殖影响不大。无菌大鼠和小鼠繁殖率高于普通大鼠和小鼠；无菌豚鼠及兔比普通者繁殖力低，可能与盲肠膨大有关。

4. 代谢　无菌动物血中含氮量少，肠管对水的吸收率低，代谢周期比普通动物长。

5. 营养　无菌动物肠道上皮细胞更新率比一般动物低，肠壁的物质交换也较慢。无菌动物通过胆汁排泄代谢产物的速率均减慢。无菌动物体内不能合成维生素 B 和 K，故易产生这两种维生素的缺乏症。悉生动物肠道内存在能合成某种维生素和氨基酸的细菌，尽管经高压灭菌的饲料不能供给足量的维生素，但也不会像无菌动物那样产生维生素缺乏症。

6. 抗辐射能力　无菌动物抗辐射能力强，以 X 射线照射无菌小鼠的存活时间长于普通动物，普通小鼠常因败血症而死亡。一般认为，这种存活时间的差异是由于受损细胞的寿命在无菌小鼠和普通小鼠之间存在差别的缘故。另据报道，无菌小鼠抗实验性烫伤引起的休克死亡能力也强于普通动物。然而，无菌大鼠出血引起休克的病理变化则与普通大鼠无差异。

7. 寿命　无菌动物的寿命普遍长于普通动物。

三、无菌动物、悉生动物在医学生物学中的应用

无菌动物与基因工程动物的有机结合为研究遗传基因、菌群和饮食等干预因素提供了有力工具。将无菌动物技术与动物遗传工程技术结合，可对实验中的遗传因素和微生物因素进行有效控制，进而有效研究微生物与宿主基因的相互作用，深入研究疾病发生过程中菌群、遗传、环境因素的作用。如华盛顿大学 Gordon 教授通过比较普通小鼠、无

菌小鼠及 *fiaf* 基因敲除小鼠(fiaf-/-),证实 FIAF 是菌群诱导的脂肪存储增加的重要因子。

目前,无菌动物及悉生动物模型已广泛应用于医学各领域,并取得了显著进展。

(一)微生态学研究

无菌动物是研究微生物与宿主的作用以及微生物间共生和拮抗作用的理想动物模型。无菌动物、悉生动物模型能将复杂、多因素的细菌感染分解为单因素分析,从而实现特定微生物的感染机制研究。

多器官功能衰竭是临床上常见的死亡病症,其机制的研究一直是现代医学的热点。研究表明,肠道细菌易位引起的肠源性感染是导致早期败血症的主因。得益于无菌动物的诞生,关于细菌易位途径及其发生机制、早期败血症的预防和控制等研究得以顺利开展,相关研究有望在调节宿主体内的微生态平衡和保持宿主防止致病微生物感染等方面取得突破,并最终实现对器官功能衰竭的有效控制。

任何微生物、寄生虫的感染,不仅取决于宿主机体的健康状况,还与宿主体内的微生态环境有关。举例来说:唾液霉形体和肺炎霉形体都能引发普通小鼠的肺炎,但不能使无菌小鼠患病。植入双歧杆菌的无菌豚鼠能保护豚鼠免遭志贺痢疾杆菌的攻击等。因此,关于宿主与寄生体、寄生体与寄生体间相互竞争拮抗或协调促进机制的探讨,将依赖于已知寄生体动物模型的广泛应用。

(二)微生物学研究

细菌性炎症时伴随有变性、渗出、增生等形态特征的生物体防御反应。细菌感染涉及复杂的多因素作用。使用无菌动物可把多因素分解成单因素,整体反应分解成局部反应,以利于实验结果分析。悉生动物活跃于微生物研究领域,科研人员可根据研究的需要,在无菌动物体内有目的地植入单一或多种细菌,观察这些细菌对机体的作用,研究特定微生物定植、致病机制。菌群的拮抗作用是生物屏障的一种,通过无菌动物和普通动物的比较研究,可以探讨在没有正常菌群的情况下微生物的致病作用。如在菌群存在状态下感染幽门螺杆菌,胃炎及胃上皮内瘤样病变较单独幽门螺杆菌症状严重,提示菌群在幽门螺杆菌致癌中发挥重要作用。无菌动物已大量应用于研究单一致病微生物与宿主、几种微生物之间、致病微生物感染与肠道菌群的相互作用。利用无菌小鼠研究约氏乳杆菌(*Lactobacillus johnsonii*),长双歧杆菌(*Bifidobacterium longum*)及大肠埃希菌(*Escherichia coli*)在小鼠体

内的动态变化及相互作用的结果提示,这类简单的细菌相互作用系统可能为研究复杂微生态系统的规律提供基本法则。

只有选用悉生动物才有可能了解到机体、微生物和致病因子三方面相互作用的关系。

(三)免疫学研究

无菌动物是研究免疫发生发展机制和生产优质疫苗的理想动物,因其体内不含任何微生物,机体免疫系统终生都不接触外来抗原,饲料中也不含抗原成分,全身免疫系统处于最原始的“休眠”状态。例如无菌动物不发生迟发型过敏反应,而感染一种大肠埃希菌的已知菌动物就可以发生迟发型过敏反应。

研究发现,肠道菌群对机体免疫系统的发育及功能有显著的影响。然而肠道菌群的复杂性及多样性使我们很难在普通动物体内研究某种细菌或细菌的成分对宿主免疫系统的特异性作用及其相关机制。相反,无菌动物及悉生动物模型可用于探索特定细菌或细菌产物与机体免疫系统间的相互作用。脆弱拟杆菌(*Bacteroides fragilis*)的共生因子多糖 A(polysaccharide, PSA)是第一个被发现可促进宿主免疫发育成熟的肠道共生菌成分。通过定植脆弱拟杆菌于无菌动物发现:PSA 可纠正无菌动物 T 细胞发育缺陷及 Th1/Th2 细胞的失衡,同时可以促进 Foxp3$^+$(叉状头转录因子 P3)Treg(调节性 T 细胞)的表达从而促进免疫耐受。最近研究还发现,通过定植分段丝状杆菌(segmented filamentous bacteria, SFB)于无菌动物后,可诱导免疫炎症细胞 TH17 的产生,促进其抗炎作用。通过对无菌动物的进一步研究发现,SFB 与肥胖、自身免疫性脑炎、自身免疫性关节炎的发生发展密切相关。

1. 免疫系统功能和机体受感染后感受性改变关系的研究 由于无菌动物机体内除去了生活的微生物,使无菌动物大大增强了对感染的感受性。如将无菌豚鼠从无菌系统中移至普通环境中饲养,常在几天内死亡,病因经常是梭状芽胞杆菌引起的感染。无菌动物的免疫系统在以下几个方面都明显降低:①特异性抗细菌抗体;②肺泡巨噬细胞的活力;③唾液中的溶菌酶和免疫球蛋白;④对内毒素的全身反应等。

2. 丙种球蛋白和特异性抗体研究 无菌动物血清中丙种球蛋白含量下降。用无抗原性饲料喂饲无菌动物(如无菌小鼠喂以水溶性低分子化学饲料),小鼠血清中就可以完全缺乏丙种球蛋白。在无菌小猪中用无抗原性或有限抗原性饲料时,血清

中就可以完全没有丙种球蛋白和特异性抗体存在。

（四）放射医学研究

用无菌动物研究放射的生物学效应，可以将由放射所引起的症状和由感染而发生的症状区分开来。研究证实，普通小鼠受 X 射线照射后，1 周以内引发菌血症，并最终死于细菌感染，而无菌动物能耐受更大剂量的 X 射线。普通和无菌大鼠经 X 射线照射，虽然症状相似，但后者死亡率远低于前者，其原因在于无菌大鼠主要表现照射损伤，而不受其他微生物感染的影响。因此，无菌动物在放射生物学上的应用，可排除动物所携带其他微生物等的干扰，从而实现放射线对动物机体直接影响的评价。

（五）营养学研究

未来的营养学及相关机制的研究需依赖已知菌动物，因为肠道菌群是宿主获得部分维生素（如 B 族维生素和维生素 K 等）和实现糖类、蛋白质二次代谢的主要来源，唯有研究已知菌动物才能掌握肠道菌群和宿主相互作用的方式及其作用机制。

（六）口腔医学研究

无菌动物为口腔医学中各种疾病的发生、发展研究提供了最为关键的基础。通过无菌动物的相关研究表明，没有细菌的参与，龋齿不可能发生，而链球菌是引发龋齿的主要原因，其中黏液性链球菌作用最强。此外，利用无菌动物的研究还发现细菌感染与其他牙科疾病有关，如悉生动物模型在牙周炎、齿槽脓漏等研究中得到了广泛的应用。这些研究不仅可解释各种病因与病理的作用关系，还对口腔疾病的有效预防提供依据。

（七）肿瘤学研究

微生物是机体细胞发生癌变的重要因素之一，在肿瘤学研究中微生物的相关机制探讨始终广受关注。如今无菌大鼠和小鼠已经广泛应用于微生物致癌机制、癌症的预防措施以及寻找癌症治疗药物等诸多领域，如：①研究发现无菌大鼠比普通大鼠易发生激素依赖性肿瘤；②无菌动物口服苏铁素不会出现肿瘤，而普通动物易出现肿瘤，因为普通动物的肠道菌群可分解苏铁素产生致癌物质；③无菌动物全身淋巴组织不发达，抗体水平低，适合人癌的移植实验；④无菌动物自发性尿道癌比普通动物多等。利用彗星分析技术的研究结果表明，菌群人源化大鼠（human flora associated rat，HFA 大鼠）体内存在的某些食物成分对致癌物遗传毒性具有抵抗作用。Kassie 等通过比较接种素食者和肉食者粪便得到的 HFA 小鼠显示，与食物相关的不同类型的肠道菌群对食物源性致癌物的遗传毒性具

有很强的影响。利用 HFA 动物还研究了异常隐窝的形成、结肠癌发生的癌前指示物及化合物诱导的结肠癌。

（八）药物代谢研究

外源性化合物特别是药物进入体内后，很多都经过肝脏代谢，而肝药酶 CYP450 是肝脏代谢药物的主要酶系。无菌动物对药物代谢有如下特点：①CYP450 代谢酶未受微生物影响，活性较低；②缺乏参与某些药物代谢的微生物。利用无菌小鼠和普通小鼠的比较研究发现，肠道菌群诱导小鼠肝脏 CYP3A 表达，抗生素（环丙沙星等）的使用可通过减少肠道菌群的石胆酸产生从而抑制 CYP3A 表达。

CYP450 系统对药物的代谢作用主要以氧化、还原为主，肠道菌群代谢主要以水解、还原为主。肠道菌群与 CYP 系统代谢的相反作用导致肝脏代谢后的药物代谢产物经肠道菌群代谢后重新吸收进入血液循环，形成药物的肝 - 肠循环。另外，共生于人肠道内的微生物，直接参与很多中药及部分前药的生物激活，从而产生有药理活性的药物。Bowey 等发现接种不同人肠道菌群的 HFA 大鼠对异黄酮和木脂素类植物雌激素显示出不同的代谢活性。人对异黄酮和木脂素类的不同代谢类型可以转入大鼠肠道，提示有的人群不能产生牛尿酚（大豆黄酮的一种代谢产物）是由于缺乏特定的肠道细菌种属。

（九）肠道疾病研究

早期动物模型的研究已经证实肠道微生物对肠道正常功能的建立和维持起重要作用：无菌大鼠的肠道较正常大鼠存在内容物传输延迟、消化间期移行复合波周期延长、结肠壁变薄、扩张等肠道运动功能减弱的特征。Husebye 等向无菌大鼠肠道内植入嗜酸乳杆菌、双歧杆菌或者肠道正常菌群后，上述胃肠道运动功能恢复正常，无菌大鼠肠道传输加快，消化间期移行复合波出现频率升高。最近 Mazmanian 等研究发现，正常的肠道微生物能够明确影响机体免疫反应。

目前越来越多的流行病学和临床资料表明肠道微生物与肠道疾病密切相关。已经有研究证实，肠易激综合征（irritable bowel syndrome, IBS）患者肠道微生物构成和数量与健康人群存在明显差异，其肠道微生物代谢产物含量异常，影响肠道功能。Tana 等研究发现，IBS 人群乳杆菌和韦荣球菌等产短链脂肪酸（SCFAs）的细菌含量增多，肠道内醋酸、丙酸及总体有机酸含量显著升高。醋酸和丙酸

含量越高,IBS 的症状越严重。IBS 可能伴随小肠内细菌过度生长,且两者症状相似。益生菌制剂可调节 IBS 患者肠道菌群,缓解 IBS 相关症状。炎症性肠病(IBD)主要包括溃疡性结肠炎和克罗恩病。已经证实,IBD 的发生发展和肠道菌群有着密切的关系,IBD 患者表现出明显的肠道菌群紊乱。Frank 等研究发现 IBD,患者肠道微生物中共生菌减少,尤其是厚壁菌和拟杆菌,提示肠道共生菌群与 IBD 密切相关。Mazmanian 等发现正常的肠道微生物能够影响免疫反应,并保护肠道抵抗 IBD 的发生发展。

无菌动物没有肠道微生物和肠道微生物的代谢产物,可以通过在肠道植入某一种或者某几种已知菌来研究肠道微生物及其代谢产物与肠道疾病的关系,阐明肠道疾病与肠道微生物相互作用的具体分子机制并探索治疗肠道疾病的方法。Kendle 等使用无菌大鼠研究发现,没有肠道细菌会导致更加严重的溃疡性结肠炎,通过给无菌大鼠定植肠道微生物后,溃疡性结肠炎的炎症反应明显减轻。进一步的研究发现与结肠细菌分解饮食纤维产生的抗炎物质短链脂肪酸(SCFAs)有关,给无菌大鼠饮用 SCFAs 后,醋酸溃疡性结肠炎的症状明显改善。

(十) 菌群人源化动物模型(HFA 动物模型)研究

虽然通过实验动物的研究,肠道菌群对动物疾病及健康状况的影响已经得到确认,但要清楚阐述人肠道菌群对人类疾病及健康状况的影响却很困难。在人体内研究肠道菌群时,遗传、环境及饮食等因素对肠道菌群的影响难以控制,此外,在受试者体内使用病原菌、致癌剂及毒性物质也存在道德限制。实验动物与人存在肠道菌群组成及代谢活性差异,因此将在实验动物体内获得的结果外推到人类不完全可靠。HFA 动物可以为研究人肠道菌群生态系统及代谢提供一个更好的模型。

国外的研究者已将 HFA 动物模型广泛应用于人肠道菌群在食物成分对宿主生理的影响中所起的作用、人肠道菌群对宿主生理作用的影响、替代人志愿者进行实验研究、人肠道菌群对不同食物成分的代谢作用,以及食品添加物对人肠道菌群的影响等研究领域。但国外的 HFA 动物模型主要局限于啮齿类动物,某些重要的人肠道菌群不能在啮齿类动物肠道内定植,因此啮齿类动物模拟人肠道菌群受到质疑。利用合适的动物建立 HFA 动物模型对于研究人肠道菌群的特性具有重要意义。猪的胃肠道结构、饮食与消化特性及胰岛素结构与人极为相似,利用小型猪接种人的菌群构建 HFA 动物模型,可很好地模拟人的肠道菌群结构特征。国内有学者构建了 HFA 猪,进行了猪肠道定植的肠道菌群与健康志愿者的肠道菌群相似性研究、人肠道菌群对免疫系统影响以及益生元对人肠道菌群的影响研究等。

因此,应用动物模型,特别是无菌动物和悉生动物模型,进一步深入研究菌群对宿主作用的分子机制,探索菌群与疾病发生发展的关系,可为人类疾病的防治提供有力的依据。

(李兰娟 羊正纲 易 萍)

参 考 文 献

1. Ling Z, Kong J, Liu F, et al. Molecular analysis of the diversity of vaginal microbiota associated with bacterial vaginosis. BMC Genomics, 2010, 11:488.

2. Li M, Wang B, Zhang M, et al. Symbiotic gut microbes modulate human metabolic phenotypes. Proc Natl Acad Sci USA, 2008, 105(6):2117-2122.

3. Fredricks DN, Fiedler TL, Marrazzo JM. Molecular identification of bacteria associated with bacterial vaginosis. N Engl J Med, 2005, 353(18):1899-1911.

4. Weinstock GM. Genomic approaches to studying the human microbiota. Nature, 489:250-256.

5. Kalisky T, Quake SR. Single-cell genomics. Nat Methods, 2011; 8(4):311-314.

6. Lasken RS. Genomic sequencing of uncultured microorganisms from single cells. Nature Reviews Microbiology, 2012, 10:631-640.

7. Zhang K, Martiny AC, Reppas NB, et al. Sequencing genomes from single cells by polymerase cloning. Nat Biotechnol, 2006, 24(6):680-686.

8. Wu HJ, Ivanov II, Darce J, et al. Gut-residing segmented filamentous bacteria drive autoimmune arthritis via T helper 17 cells. Immunity, 2010, 32(6):815-827.

9. Faith JJ, Rey FE, O'Donnell D, et al. Creating and characterizing communities of human gut microbes in gnotobiotic mice. ISME J, 2010, 4(9):1094-1098.

10. Guarner F, Malagelada JR. Gut flora in health and disease. Lancet, 2003, 361(9371):512-519.

11. Lofgren JL, Whary MT, Ge Z, et al. Lack of commensal

flora in Helicobacter pylori-infected INS-GAS mice reduces gastritis and delays intraepithelial neoplasia. Gastroenterology, 2011, 140(1):210-220.

12. Mazmanian SK, Round JL, Kasper DL. A microbial symbiosis factor prevents intestinal inflammatory disease. Nature, 2008, 453:620-625.

13. Maslowski KM, Vieira AT, Ng A, et al. Regulation of inflammatory responses by gut microbiota and chemoattractant receptor GPR43. Nature, 2009, 461:1282-1286.

14. Nicholson JK, Wilson ID. Opinion:understanding 'global' systems biology:metabonomics and the continuum of metabolism. Nat Rev Drug Discov, 2003, 2:668-676.

15. Gill SR, Pop M, Deboy RT, et al. Metagenomic analysis of the human distal gut microbiome. Science, 2006, 312 (5778):1355-1359.

16. Lanjuan Li. Symbiotic gut microbes modulate human metabolic phenotypes. In Metagenomics of the Human Body. New York:Springer Publishers, 2011:217-230.

17. 李兰娟. 感染微生态学. 第2版. 北京:人民卫生出版社, 2012:705-710.

第二篇

临床微生态学

第九章　生态防治原则

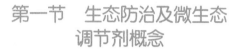

第一节　生态防治及微生态调节剂概念

一、生态防治

生态防治广义地说是包括生物措施在内的一切促进微生态系由病理性组合转化为生理性组合状态，即恢复微生态平衡，从而达到预防和治疗许多微生态失调引起的疾病的医疗措施。狭义地说，就是指通过以菌治菌的手段促进微生态平衡的措施。生态防治本质在于促进和恢复微生态平衡，即促进微生态系由病理性组合状态向生理性组合状态转变，也是回归自然的、协调的、和谐的动态平衡状态，由此使用包括生物措施在内的一切医疗措施。

二、微生态调节剂

微生态调节剂是指利用宿主自身的生理性细菌，包括原籍菌、共生菌或生理性真菌作为种子，通过发酵工程等，扩增其数量制成活菌制剂或生长促进剂，再回归宿主原生环境，通过调整微生态群落或种群结构，达到调整微生态失调或纠正微生态紊乱，恢复并保持微生态平衡，促进人体内外环境统一，使宿主处于健康状态的一类微生态工程制品。

微生态调节剂包括益生菌（probiotics）、益生元（prebiotics）及合生元（synbiotics）。其中补充益生菌的目的在于恢复肠道微生态平衡，修复肠道黏膜屏障，提高肠道定植抗力，抑制潜在致病菌过度生长，促进肠上皮细胞分泌黏蛋白及帕内特细胞分泌sIgA，调节全身免疫功能等。目前双歧杆菌和乳杆菌是人体最常用的益生菌。微生态制剂在对肝性脑病、炎症性肠病、肠易激综合征等的治疗取得了较好的效果，为这些疾病的治疗提供了另一种途径。

第二节　生态防治的基本理论

一、共生协同的结构理论

共生协同结构是指随宿主共同进化而来的定植在宿主特定解剖部位的微生物群，即包括又称为贮菌库（reservoir）的微生物来源、微生物与微生物群、微生物群与宿主共生（symbiosis）、微生物群（microflora）及宿主免疫系统（immune system），上述四个方面所构成的结构和功能关系称为共生协同结构。实际上是指宿主与微生物所构成的共生关系结构。从感染与微生态学来认识人携带的六大贮菌库，其中以肠道贮菌库尤为重要，它是创伤感染的主要策源地。从共生协同结构来分析其结构包括：①非共生菌主要包括外籍菌、非固有菌和过路菌，从生态关系来分析，它包括自然疫源原因菌以及中性菌和有益菌，它们共同组成贮菌库；②共生菌主要是指原籍菌、固有菌或常驻菌，就其生态组成来看包括部分原因菌（与宿主产生共生拮抗关系或表现为寄生关系），当然主要是由中生、栖生、互生和共生的生理性细菌组成；③从宿主免疫来看，自然疫源原因菌具有比较强的免疫原性，机会原因菌具有一定的免疫原性，而具有共生关系的菌群几乎无免疫原性。可见共生系统（symbiotic system）包括微生物来源的贮菌库（reservoir）、共生（symbiosis）及菌群（microflora）。贮菌库包括自然病原（natural pathogens）、机会病原（opportunistic pathogens）、中性菌（neutral organisms）；共生包括拮抗（antagonism）、寄生（parasitism）、中生（neutralism）、栖生（commensalism）和互生（mutualism）；菌群又包括相应的机会原因菌、中性菌、栖生菌及互生菌。

（一）共生协同结构的共生性和拮抗性

1. 共生协同结构中有益菌和中性菌（包括互生菌、栖生菌、中生菌）　它们的数量越大其共生性水平越高，相反机会病原和自然疫源菌数量越大其共生性水平越低。这正是研发口服微生态制剂的理论依据,以期增加有益菌和中性菌数量来提高共生性水平,达到抑制或排斥非共生菌群的目的。

2. 共生协同结构的拮抗性　共生协同结构内非共生菌(自然病原和机会病原)数量越大其共生结构的拮抗性越强,其共生性水平越低,这时适当选择抗生素类物质,以减少其数量,降低共生结构的拮抗性。因此,生态防治包括抗生素使用在内的生态防治方法。

(二)共生协同结构的形成和进化

微生物在与宿主初期接触时大部分被淘汰,随着进化过程逐步形成稳定的共生结构,逐渐增高至峰值,表现为以平台期为特点的平衡。这就是微生态系中共生协同结构随宿主进化过程中逐步形成具有高共生性水平的共生协同结构。经过临床实践和研究证明,医学界提出选择性脱污染疗法(selective decontamination)或称为选择性脱定植疗法(selective decolonization)或称为选择性肠道清洁术(selective decontamination of digestive tract),其方法是选择口服不吸收的窄谱抗生素,选择性抑制或杀灭个体菌群中的外籍菌或环境菌(如兼性菌、需氧菌和酵母等真菌),以减少机会病原或其毒素对机体的损害,防治内源性感染症和脓毒症。例如用环丙沙星等杀灭革兰阴性杆菌,用头孢菌素杀灭葡萄球菌,用制霉菌素杀灭酵母菌和真菌,这些抗生素不影响定植力。在应用选择性脱污染疗法对呼吸机相关性肺炎的预防、降低重症患者死亡率等的研究中证实切实有效。但也存在一些争议,主要是选择性脱污染是否能防治感染和降低死亡率以及是否会导致耐药菌的出现,这些问题尚需进一步研究证实。对于某些自然病原尚可使用疫苗,达到防治这类病原引起疾病的目的。然而对于中生菌、栖生菌或互生菌引起的菌群失调或紊乱,由于抗生素选择作用的目的性有限,不但不可能达到调整的目的,反而会加重这种失调、紊乱或引起新的菌群失调、紊乱(如抗生素相关性腹泻或假膜性肠炎的产生)。如此庞大的共生菌也不能制备成疫苗,所以对于共生菌引起的菌群失调和紊乱只能使用微生态制剂或益生剂去逐步调整,这就是使用微生态调节剂的基本理论根据。

二、优势种群和微生态平衡理论

微生态学认为,人体、动植物体表及体内寄居着大量的正常微生物群。宿主、正常微生物群和外环境构成一个微生态系统。在正常条件下,这个系统处于动态平衡状态。这一方面对宿主有利,能辅助宿主进行某些生理过程;另一方面对寄居的微生物有利,使之保持一定的微生物群落组合,维持其生长与繁殖。在微生物及其所栖生的宿主与环境所构成的相互制约、相互依赖的微生态系统内微群落水平中,少数优势种群对整个微群落起着决定性作用,一旦失去了优势种群,就会使相互制约、相互依赖关系被打破而引起微生态系失调或紊乱,微群落会失去平衡而引起宿主相应的组织或系统功能紊乱,导致相应疾病产生,如消化系功能失调产生腹泻或便秘等。因此补充微生态制剂实质上就是补充微群落结构中的优势种群(即微生态内涵),促进微生态平衡,达到防治微生态失调或紊乱的目的。

三、生物屏障结构理论

现代研究证实,原籍菌负责宿主定植抗力形成,并直接参与机体生物屏障构成,形成所谓分子生物膜结构,与宿主营养、代谢、免疫功能密切相关。这些原籍菌在促进和维持微生态平衡中起关键性作用,因此我们补充微生态制剂实质上就是坚固宿主生物屏障,促进微生态平衡,从而促进宿主健康。

(一)生态防治的原则

生态防治措施只是综合防治措施中的一种,像其他医疗措施一样,也必须是许多防治措施综合进行。目前尽管抗生素治疗感染取得了令人瞩目的成就,但长期使用广谱抗菌药物导致微生态失调,耐药菌株快速形成、流行,引起难以控制的甚至是致命的感染。目前微生态失调、耐药性的产生已是全球性公共卫生问题。合理应用抗生素十分必要,而微生态调节剂应用在预防和治疗感染中则显得更加必要。我们提出生态防治原则,首先要改变人们的认识,既不能认为微生态调节剂可包治百病,也不能认为单纯使用微生态调节剂对许多疾病可以达到防治目的。以下原则仅供大家在进行生态防治措施时参考。

1. 积极针对原发疾病的治疗　例如肝硬化、肝性脑病患者常存在小肠菌群过度生长。若治愈或缓解此类疾病,就容易纠正菌群过度生长状况。

2. 积极对症支持疗法　如急性胃肠炎患者出现脱水和水盐电解质紊乱,必须及时纠正电解紊乱,改善脱水状态,进行补液措施等。

3. 有明确感染性疾病患者的抗生素使用　根据共生结构理论,有明确感染性疾病患者宜首选抗生素使用,其原则是:

(1)剂量:用药适量,用合适剂量能达到防治目的时决不用大剂量。

(2) 窄谱：能使用窄谱抗生素取得疗效的，则尽可能不使用广谱抗生素。

(3) 尽量非口服用药：对全身感染或肠道以外的局部感染，尽量非口服用药，以免直接扰乱肠道菌群的生理性格局。如必须口服用药的，尽量选择使用消化道不吸收的抗生素。

(4) 尽可能选择不影响定植抗力的抗生素：这是用微生态学观点选择抗生素使用的重要原则，尽量使用不影响定植抗力，又对致病菌敏感的副作用少的抗生素为宜。

(5) 根据共生结构理论，对于来源于贮菌库或内毒素致严重感染或内毒素血症的患者，采用选择性脱污染疗法来预防和治疗感染。

4. 急性发作或严重患者的微生态制剂使用　对于菌群失调或紊乱患者，严重患者或急性期，建议扩大用量或增加用药次数，并宜采用多联菌制剂或数种微生态制剂合用，可能对于病情恢复有帮助。

5. 慢性和反复发作患者的微生态制剂使用　对于菌群失调或紊乱，慢性期或反复发作患者，早期治疗可扩大用量或增加服药次数，反复发作患者即有必要更换微生态制剂种类，以联合用药为好，这样既可能减少口服微生态制剂产生的耐受性，也可能减少因个体菌群差异造成不敏感性。

当前临床上大量应用广谱抗生素引起了菌群失调、细菌耐药性增加等弊端，因此合理应用抗生素的目的主要是为了减少或延缓耐药菌的发生，尤其是多重耐药菌的形成。除此之外，感染微生态学理论又给合理应用抗生素赋予了新的要求：保护原籍菌群，保持正常微生物形成的生物屏障，维护肠道微生态平衡，防止定植抗力的下降，防止肠道耐药菌的形成与过度生长，减少由肠道细菌易位引起的内源性感染。并且，当前的研究资料表明，抗生素与活菌制剂联合应用对某些感染性疾病的治疗效果优于单用抗生素的治疗效果。

6. 微生态制剂的维持用药　对于菌群紊乱或失调患者，经治好转者宜逐步减少用药量或减少用药次数（减至每日 2 次或每日 1 次），尽可能维持用药 1 周或 1 个月以上，以减少因停用微生态制剂造成疾病反复。

7. 微生态制剂与抗生素合用注意事项　在长期应用抗生素时，为防止菌群失调，可在应用抗生素的同时联合应用微生态制剂。但微生态制剂大部分都是活菌制剂，抗生素尤其是广谱抗生素的应用必然会对微生态制剂产生影响。近年观点认为，只要微生态制剂有足够活菌数量，其与抗生素同用不影响其效果。已有研究证实，抗生素与微生态制剂合用对某些感染的治疗效果优于单用抗生素的治疗效果。如抗生素与微生态制剂合用在治疗肠道艰难梭菌引起的抗生素相关性腹泻、Hp 感染等，其治疗效果优于单用抗生素的疗效。目前关于其确切机制仍有待于进一步研究。但在抗生素与微生态制剂联合应用时，我们认为仍需注意以下问题。

(1) 原则上选用不影响活菌制剂的抗生素同用；有时在临床上不能把握其机会病原或自然疫源菌感染的可能时，要选用其他一些抗生素同时使用，此时应注意：①尽量将抗生素通过非口服途径使用，如静脉滴注或肌内注射；②尽量避开抗生素血药浓度的高峰期，即抗生素与微生态制剂一般以相隔 6~8 小时用药为妥。

(2) 可选用益生元制剂，既可促进益生菌的生长，又不受抗生素的影响。

（二）菌群分析与生态防治

微生态制剂一般是无副作用的生物制剂，使用时如有条件，最好以粪标本菌群为依据施行。对于病情较重或急性期患者，一般以 2~3 天作 1 次标本微生态分析与观察；对于慢性或恢复期巩固治疗患者，原则上 1 周或 2~3 周作 1 次标本的微生态分析和观察，以便根据微生态失调或紊乱逐渐恢复平衡的情况来调整用药量和用药次数。对于临床上比较常见的革兰阴性菌减少或原籍菌减少失调症，宜补充低聚乳果糖等益生元制剂。

（三）注意生态防治方法中的营养调整

营养是微生态系的能量来源。微生态系的能量可直接来自宿主食饵，而能量是微生态系运转的动力源泉。生态防治中营养调整十分重要，营养调整措施包括如下几个方面。

1. 根据个体代谢类型调整

(1) 发酵型腹泻：个体主食多为碳水化合物，易腹泻，排便次数和量增加。调整方法是改变饮食结构，适当增加精肉、蛋汤、牛奶制品等蛋白质丰富的食物，使肠道发酵菌因缺乏发酵基质而不能过量繁殖。

(2) 腐败性腹泻：个体主食常以高蛋白高脂为主，易发生溏泄、便少、恶臭、排便困难。调整方法是增加蔬菜、水果摄入，并适当增加蜂蜜、蔗糖等含果糖的碳水化合物摄入，使腐败菌因缺乏基质而得以自行调整。

(3) 乳糖不耐受症：个体常不能喝牛奶，喝后常出现恶心、呕吐和腹痛、腹泻，尤其见于不常喝牛奶的高龄个体。调整方法是嘱其多喝酸奶，一段时间（一般1个月以上）后可逐渐加服牛奶制品，一部分患者的症状会由于补充了β-乳糖苷酶而逐渐得到改善。

（4）便秘：多见于习惯性便秘，饮食未减量，而大便次数显著减少，或2~3日一次，或1~2日一次，便少而困难，腹胀或腹部不适。调整方法是多补充长纤维蔬菜如芹菜和水果，可增加低聚异麦芽糖或水苏糖等双歧因子口服液用量或增加蜂蜜等制品，适当增加户外活动次数和时间，以促进肠道蠕动功能的恢复和增强。

（5）肠道外营养：因创伤或手术而较长期肠道外营养患者，常感胃肠道不适，腹胀。营养调整措施可联合使用微生态制剂3~5天后，恢复进食流质、半流质直至全饮食，少量多餐制，并补充异麦芽糖、水苏糖、低聚乳果糖等双歧因子制剂，有利于改善患者胃肠不适的症状。

2. 根据个体群落结构中种群减少或缺乏情况进行营养调整

（1）扶植双歧杆菌的主要食物和营养物质：如胡萝卜、香蕉、鲜生地、鲜麦冬、洋葱、芦笋、初乳、乳糖、异麦芽糖、野芝麻四糖、低聚棉仔糖、乳果糖以及维生素C、维生素B族及泛酸盐。这些物质到达结肠后，可促进其增殖。

（2）扶植乳杆菌的主要食物和营养物质：如乳糖、蔗糖、牛奶、乳酪等，这些营养物质可促进乳杆菌生长，而一般不易为其他菌所吸收利用。

（3）扶植大肠埃希菌的食物或营养物：乳糖、维生素B_6、乳果糖等。乳糖等不会被志贺菌和沙门菌等原因菌利用。

（4）扶植肠球菌的食物或营养物质：如叶酸、复合维生素B、蜂蜜、乳果糖、异麦芽糖等物质，新鲜的大叶蔬菜和一些水果，如酸枣等也可扶植肠球菌生长。

（5）扶植拟杆菌的食物或营养物：如精肉、猪肝、鲜鱼、复合维生素B、豆类制品、鸡肉汁等蛋白质丰富的食物，以及乳果糖、异麦芽糖、芦笋、洋葱等食物也有促进其生长作用。

根据个体微生态系群落结构中种群缺失或减少情况，既根据"缺则补之"原则补充含相应种群的微生态制剂，也可根据上述营养物质或食物采取边补边调策略，尽快调整菌群中缺失，促进微生态平衡。

四、生态防治方案的展望

当今社会，生命科学的研究飞速发展，从个体到细胞的研究，再到分子水平的研究，现在又进入系统生物医学的研究。生态防治方案是一个完整的实施方案，微生态学作为生命科学的一门分支也有其适应证（如菌群失调或紊乱），必须与生命科学发展相适应。它不可能包治百病，尤其值得一提的是有外科适应证的患者，应采取外科措施积极救治患者的生命。望广大医务工作者在实施过程中不断完善、不断修改，更应该不断深入地研究人体微生态与疾病之间的关系，寻找新的预防和治疗疾病的策略，为提高医疗质量而努力。

（李兰娟　陈春雷）

参 考 文 献

1. 康白. 与正常菌群有关的新概念. 中国微生态学杂志，1992，4：1-5.

2. 李兰娟. 感染微生态学. 第2版. 北京：人民卫生出版社，2012：1-16.

3. Sharma P, Sharma BC, Puri V, et al. An open-label randomized controlled trial of lactulose and probiotics in the treatment of minimal hepatic encephalopathy. Eur J Gastroenterol Hepatol, 2008, 20：506-511.

4. Macfarlane GT, Blackett KL, Nakayama T, et al. The gut microbiota in inflammatory bowel disease. Curr Pharm Des, 2009, 15：1528-1536.

5. Brenner DM, Moeller MJ, Chey WD, et al. The utility of probiotics in the treatment of irritable bowel syndrome: a systematic review. Am J Gastroenterol, 2009, 104（4）：1033-1049.

6. Lorente L, Blot S, Rello J. Evidence on measures for the prevention of ventilator-associated pneumonia. Eur Respir J, 2007, 30：1193-1207.

7. de Smet AM, Kluytmans JA, Cooper BS, et al. Decontamination of the digestive tract and oropharynx in ICU patients. N Engl J Med, 2009, 1：20-31.

8. Fuller R. Probiotics in human medicine. Gut, 1991, 32（4）：439-442.

9. Li YT, Wang L, Chen Y, et al. Effects of gut microflora on hepatic damage following acute liver injury in rats. J Trauma, 2010, 68（1）：76-83.

10. Ewaschuk JE, Endersby R, Thiel D, et al. Probiotic bacteria prevent hepatic damage and maintain colonic barrier function in a mouse model of sepsis. Hepatology, 2007, 46(3): 841-850.

11. Chen C, Li L, Wu Z, et al. Effects of lactitol on intestinal microflora and plasma endotoxin in patients with chronic viral hepatitis. J Infect, 2007, 54(1): 98-102.

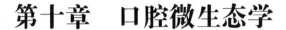

第十章 口腔微生态学

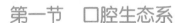

第一节 口腔生态系

口腔生态系(oral ecosystem)被定义为在人类进化进程中口腔常驻微生物与宿主口腔形成的,有密切共生关系的,能独立进行物质、能量及信息交流的生物系统。在口腔生态学研究中,基于口腔的结构特点,以生态区为基础将口腔生态系划分为牙生态系、牙周生态系、黏膜生态系(唇、舌、颊、腭黏膜)及存在于口腔中的特殊生态系(包括修复体,种植牙、殆矫治器等)。

一、牙生态系

牙生态系包括牙齿及其定植的微生物。牙冠和牙根是牙齿的两个主要生境,牙冠是牙暴露在口腔的部分,包括光滑面和窝沟两个生态点,依据所在位置光滑面又可分为唇侧面、舌侧面、颊侧面和邻面等生态位;牙根是牙包埋于牙槽骨中的部分。牙冠的光滑面氧化还原电势高,属口腔的自洁区,容易受到唾液冲洗、食物咀嚼摩擦和口腔卫生措施的影响,因此在光滑面上定植的微生物以需氧和兼性厌氧的微生物为主,而牙冠的邻面和窝沟氧化还原电势较低,属口腔的非自洁区,各种生理的或机械的自洁作用均不易达到,其定植的微生物则以兼性厌氧、微需氧和厌氧的微生物为主。

二、牙周生态系

牙齿周围的牙周膜、牙槽骨、牙骨质及牙龈统称牙周组织,它们是牙周生态系的组成部分。龈袋和牙周袋仅出现在病理的牙周。

牙龈是覆盖在牙槽骨和牙根部的口腔软组织,在正常情况下,附着于牙表面,封闭良好,微生物不易侵入。龈沟是牙龈与牙颈部间的空隙,正常龈沟不超过2mm,是口腔最大的滞留区,其氧化还原电势较低,是微需氧和专性厌氧微生物的最佳定植生境。龈沟液是龈沟的主要生态因子,多来自血清,含丰富的营养成分和多种活性蛋白质。龈沟

的病理性改变可能形成龈袋和牙周袋,深牙周袋可达6~7mm,其氧化还原电势由正常生理状态下的-100mV降至-300mV左右,有利于多种专性厌氧菌,如牙龈卟啉单胞菌、普雷沃菌属、梭杆菌属和螺旋体定植。

三、黏膜生态系

口腔黏膜包括唇、颊、腭和舌黏膜,黏膜表面上皮具有持续脱落再生的特性,黏膜表面定植的微生物不断经历吸附-脱落-再吸附的定植过程。口腔黏膜组织的另一特性是易受到唾液流动、口腔清洁措施及外界空气影响。

唇黏膜包括外侧的红色黏膜(外唇或红唇)和内侧黏膜(内唇)。红唇暴露在口腔外,受外环境因素影响较多,其定植微生物与人皮肤微生物相似,包括表皮葡萄球菌和微球菌。内唇与唾液和牙接触密切,其定植微生物受唾液和牙面微生物的影响,以唾液链球菌、缓症链球菌、口腔链球菌多见。

舌黏膜分为舌背和舌腹。舌背与腭黏膜和唾液接触密切,其定植微生物受唾液微生物和腭黏膜微生物的影响,唾液链球菌、缓症链球菌、口腔链球菌、奈瑟菌属和嗜血菌属为优势菌群。舌腹与下腭黏膜接触密切,并因其特殊的解剖位置形成滞留区和低氧化还原电势,是微需氧微生物和厌氧微生物的定植生境,具核梭杆菌、二氧化碳噬纤维菌属、普雷沃菌属的检出率明显高于舌背。

颊和腭黏膜有较高的氧化还原电势并受唾液微生物的影响较大,定植微生物以兼性厌氧菌如唾液链球菌、缓症链球菌、嗜血菌属、棒杆菌、罗斯菌属为优势菌群。此外,假丝酵母在颊和腭黏膜的定植也是口腔生态系微生物的特点之一。

四、特殊生态系

在口腔中存在一些特殊的生态区,包括因牙列发育畸形、排列不整齐或形态异常而使用的各类矫治器,以及因牙缺失而戴入的修复义齿和肿瘤术后戴用的赝复体。在这些性质、形态和位置不同的修

复体和矫治器表面定植的微生物种类和数量也存在一定的差异。以可摘局部义齿为例，其包括了人工牙、基托、𬌗支托、固位体和连接体。卡环是可摘局部义齿直接固位体，与基牙的颊舌面接触，不仅影响所在基牙颊舌面的生理性自洁作用，而且促进在此区域菌斑生物膜的形成。变异链球菌、假丝酵母的增加则可引起继发性龋患和口腔义齿性口炎。

第二节　口腔微生物群

口腔内有750多种不同种类的细菌，包括可培养和目前还不能培养、但用分子生物学方法如16S rRNA序列分析可鉴定出来的种群。在人类口腔微生物数据库（Human Oral Microbiome Database，HOMD，www.homd.org）保存了13个门的619种口腔细菌：放线菌门（Actinobacteria）、拟杆菌门（Bacteroidetes）、衣原体门（Chlamydiae）、绿弯菌门（Chloroflexi）、广古菌门（Euryarchaeota）、厚壁菌门（Firmicutes）、梭杆菌门（Fusobacteria）、变形菌门（Proteobacteria）、螺旋体门（Spirochaetes）、SR1、互养菌门（Synergistetes）、柔膜菌门（Tenericutes）和TM7。口腔微生物在种的水平上有96%属厚壁菌门、拟杆菌门、变形菌门、放线菌门、螺旋菌门和梭杆菌门。TM7、SR1和绿弯菌门目前在口腔内还没有被培养获得。750多种细菌在口腔的分布是不均衡的，常见的40种细菌占到细菌总数的85%。对健康口腔颊黏膜、上颌口腔前庭区、舌背、舌侧、硬腭表面、软腭表面、牙齿表面、龈下菌斑等不同部位标本的16S rRNA序列分析结果如下，包括可培养和不可培养的细菌种类。

一、颊黏膜微生物组

缓症链球菌、缓症链球菌 *bv.2*、溶血孪生球菌是颊黏膜表面的主要优势菌。颊黏膜表面常见细菌见表10-2-1。

表 10-2-1　颊黏膜微生物组

缓症链球菌（*Streptococcus mitis*）
链球菌克隆（*Streptococcus* clone）
婴儿链球菌（*Streptococcus infantis*）
副口链球菌（*Streptococcus peroris*）
副血链球菌（*Streptococcus parasanguinis*）
澳大利亚链球菌（*Streptococcus australis*）
血链球菌（*Streptococcus sanguinis*）

续表

格氏链球菌（*Streptococcus gordonii*）
嵴链球菌（*Streptococcus cristatus*）
缺陷乏养菌（*Abiotrophia defectiva*）
苛养颗粒链球菌（*Granulicatella elegans*）
毗邻颗粒链球菌（*Granulicatella adiacens*）
麻疹孪生球菌（*Gemella morbillorum*）
血孪生球菌（*Gemella sanguinis*）
溶血孪生球菌（*Gemella haemolysans*）
小坚果状巨型球菌（*Megasphaera micronuciformis*）
非典型韦荣菌（*Veillonella atypica*）
小韦荣菌（*Veillonella parvula*）/ 殊异韦荣菌（*Veillonella dispar*）
纤毛菌克隆（*Leptotrichia* clone）
浅黄奈瑟菌（*Neisseria subflava*）
副流感嗜血菌（*Haemophilus parainfluenzae*）
简明弯曲菌（*Campylobacter concisus*）
卟啉单胞菌克隆（*Porphyromonas* clone）
普雷沃菌克隆（*Porphyromonas* clone）
产黑色素普雷沃菌（*Prevotella melaninogenica*）

二、上颌前庭区微生物组

缓症链球菌、颗粒链球菌和孪生球菌是口腔上颌前庭区黏膜表面的主要优势菌。常见细菌见表10-2-2。

表 10-2-2　上颌前庭区微生物组

缓症链球菌（*Streptococcus mitis*）
婴儿链球菌（*Streptococcus infantis*）
格氏链球菌（*Streptococcus gordonii*）
链球菌克隆（*Streptococcus* clone）
唾液链球菌（*Streptococcus salivarius*）
苛养颗粒链球菌（*Granulicatella elegans*）
毗邻颗粒链球菌（*Granulicatella adiacens*）
血孪生球菌（*Gemella sanguinis*）
溶血孪生球菌（*Gemella haemolysans*）
具核梭杆菌多形亚种（*Fusobacterium nucleatum subsp. Polymorphum*）
简明弯曲菌（*Campylobacter concisus*）
普雷沃菌克隆（*Prevotella* clone）
卟啉单胞菌克隆（*Porphyromonas* clone）

三、舌背微生物组

缓症链球菌、澳大利亚链球菌、副血链球菌、唾液链球菌等链球菌和毗邻颗粒链球菌、韦荣菌是舌背的主要优势菌。常见细菌见表10-2-3。

表 10-2-3　舌背微生物组

缓症链球菌（*Streptococcus mitis*）
链球菌克隆（*Streptococcus* clone）
婴儿链球菌（*Streptococcus infantis*）
副口链球菌（*Streptococcus peroris*）
副血链球（*Streptococcus parasanguinis*）
唾液链球菌（*Streptococcus salivarius*）
澳大利亚链球菌（*Streptococcus australis*）
毗邻颗粒链球菌（*Granulicatella adiacens*）
血孪生球菌（*Gemella sanguinis*）
沟迹优杆菌（*Eubacterium sulci*）
优杆菌克隆（*Eubacterium* clone）
小陌生菌（*Atopobium parvulum*）
黏滑罗斯菌（*Rothia mucilaginosa*）
溶齿放线菌（*Actinomyces odontolyticus*）
放线菌克隆（*Actinomyces* clone）
小韦荣菌（*Veillonella parvula*）/ 殊异韦荣菌（*Veillonella dispar*）
非典型韦荣菌（*Veillonella atypical*）
消化链球菌克隆（*Peptostreptococcus* clone）
卡托菌克隆（*Catonella* clone）
纤毛菌克隆（*Lautropia* clone）
梭杆菌克隆（*Fusobacterium* clone）
浅黄奈瑟菌（*Neisseria subflava*）
简明弯曲菌（*Campylobacter concisus*）
卟啉单胞菌克隆（*Porphyromonas* clone）
普雷沃菌克隆（*Prevotella* clone）
产黑色素普雷沃菌（*Prevotella melaninogenica*）

续表

唾液链球菌（*Streptococcus salivarius*）
苛养颗粒链球菌（*Granulicatella elegans*）
毗邻颗粒链球菌（*Granulicatella adiacens*）
麻疹孪生菌（*Gemella morbillorum*）
血孪生球菌（*Gemella sanguinis*）
溶血孪生球菌（*Gemella haemolysans*）
黏滑罗斯菌（*Rothia mucilaginosa*）
小韦荣菌（*Veillonella parvula*）/ 殊异韦荣菌（*Veillonella dispar*）
韦荣菌克隆（*Veillonella* clone）
优杆菌克隆（*Eubacterium* clone）
消化链球菌菌株（*Peptostreptococcus* strain）
消化链球菌克隆（*Peptostreptococcus* clone）
纤毛菌克隆（*Lautropia* clone）
梭杆菌克隆（*Fusobacterium* clone）
浅黄奈瑟菌（*Neisseria subflava*）
简明弯曲菌（*Campylobacter concisus*）
卟啉单胞菌克隆（*Porphyromonas* clone）
普雷沃菌克隆（*Prevotella* clone）
苍白普雷沃菌（*Prevotella pallens*）
产黑色素普雷沃菌（*Prevotella melaninogenica*）

四、舌侧微生物组

在舌侧，缓症链球菌、缓症链球菌 *bv.2*、澳大利亚链球菌、链球菌克隆 DP009、FN051 等链球菌和毗邻颗粒链球菌、溶血孪生球菌，以及韦荣菌是主要优势菌。特别有意思的是，舌背和舌侧的菌群组成差别很大，如缓症链球菌 *bv.2* 是舌侧的主要优势菌，而在舌背则没有；副血链球菌是舌背的主要优势菌，而在舌侧则没有。常见细菌见表 10-2-4。

表 10-2-4　舌侧微生物组

缓症链球菌（*Streptococcus mitis*）
缓症链球菌（*Streptococcus mitis*）*bv.2*
婴儿链球菌（*Streptococcus infantis*）
链球菌克隆（*Streptococcus* clone）
澳大利亚链球菌（*Streptococcus australis*）
血链球菌（*Streptococcus sanguis*）

五、硬腭微生物组

在硬腭表面缓症链球菌 AF003929、缓症链球菌 *bv.2*、链球菌克隆 FN051、婴儿链球菌和毗邻颗粒链球菌、溶血孪生球菌，以及浅黄色奈瑟菌是主要优势菌。常见细菌见表 10-2-5。

表 10-2-5　硬腭微生物组

缓症链球菌（*Streptococcus mitis*）
缓症链球菌（*Streptococcus mitis*）*bv.2*
链球菌克隆（*Streptococcus* clone）
婴儿链球菌（*Streptococcus infantis*）
澳大利亚链球菌（*Streptococcus australis*）
副血链球菌（*Streptococcus parasanguinis*）
血链球菌（*Streptococcus sanguis*）
格氏链球菌（*Streptococcus gordonii*）
链球菌菌株（*Streptococcus* strain）
苛养颗粒链球菌（*Granulicatella elegans*）
毗邻颗粒链球菌（*Granulicatella adiacens*）
黏滑罗斯菌（*Rothia mucilaginosa*）
麻疹孪生菌（*Gemella morbillorum*）
血孪生球菌（*Gemella sanguinis*）
溶血孪生球菌（*Gemella haemolysans*）
小韦荣菌（*Veillonella parvula*）/ 殊异韦荣菌（*Veillonella dispar*）

续表

非典型韦荣菌（*Veillonella atypical*）
韦荣菌克隆（*Veillonella* clone）
优杆菌菌株（*Eubacterium* strain）
沟迹优杆菌 *Eubacterium sulci*）
极小陌生物菌（*Atopobium parvulum*）
梭杆菌克隆（*Fusobacterium* clone）
弯曲菌克隆（*Campylobacter* clone）
米氏西蒙斯菌（*Simonsiella muelleri*）
多糖奈瑟菌（*Neisseria polysaccharea*）
浅黄奈瑟菌（*Neisseria subflava*）
卟啉单胞菌克隆（*Porphyromonas* clone）
普雷沃菌克隆（*Prevotella* clone）

六、软腭微生物组

在软腭表面,缓症链球菌等链球菌和毗邻颗粒链球菌、溶血孪生球菌是主要优势菌。常见细菌见表 10-2-6。

表 10-2-6　软腭微生物组

缓症链球菌（*Streptococcus mitis*）
婴儿链球菌（*Streptococcus infantis*）
副口链球菌（*Streptococcus peroris*）
链球菌克隆（*Streptococcus* clone）
口腔链球菌（*Streptococcus oralis*）
链球菌菌株（*Streptococcus strain*）
澳大利亚链球菌（*Streptococcus australis*）
副血链球菌（*Streptococcus parasanguinis*）
血链球菌（*Streptococcus sanguis*）
格氏链球菌（*Streptococcus gordonii*）
毗邻颗粒链球菌（*Granulicatella adiacens*）
苛养颗粒链球菌（*Granulicatella elegans*）
溶血孪生球菌（*Gemella haemolysans*）
血孪生球菌（*Gemella sanguinis*）
黏滑罗斯菌（*Rothia mucilaginosa*）
韦荣菌克隆（*Veillonella*）
小韦荣菌（*Veillonella parvula*）/ 殊异韦荣菌（*Veillonella dispar*）
优杆菌克隆（*Eubacterium* clone）
优杆菌菌株（*Eubacterium* strain）
砂优杆菌（*Eubacterium saburreum*）
卡托菌克隆（*Catonella* clone）
简明弯曲菌（*Campylobacter concisus*）
浅黄奈瑟菌（*Neisseria subflava*）
多糖奈瑟菌（*Neisseria polysaccharea*）
卟啉单胞菌克隆（*Porphyromonas* clone）
普雷沃菌克隆（*Prevotella* clone）
苍白普雷沃菌（*Prevotella pallens*）
产黑色素普雷沃菌（*Prevotella melaninogenica*）

七、牙齿表面微生物群

在牙齿表面,链球菌克隆 EK048、血链球菌、格氏链球菌等链球菌和龋齿罗斯菌、溶血孪生球菌、毗邻颗粒链球菌、放线菌克隆 BL008、缺陷乏养菌是主要优势菌。常见细菌见表 10-2-7。

表 10-2-7　牙齿微生物组

缓症链球菌（*Streptococcus mitis*）
副口链球菌（*Streptococcus peroris*）
链球菌克隆（*Streptococcus* clone）
婴儿链球菌（*Streptococcus infantis*）
链球菌菌株（*Streptococcus strain*）
副血链球菌（*Streptococcus parasanguinis*）
嵴链球菌（*Streptococcus cristatus*）
口腔链球菌（*Streptococcus oralis*）
血链球菌（*Streptococcus sanguis*）
格氏链球菌（*Streptococcus gordonii*）
中间链球菌（*Streptococcus intermadius*）
缺陷乏养菌（*Abiotrophia defectiva*）
毗邻颗粒链球菌（*Granulicatella adiacens*）
溶血孪生球菌（*Gemella haemolysans*）
麻疹孪生球菌（*Gemella morbillorum*）
马氏棒杆菌（*Corynebacterium matruchotii*）
棒杆菌克隆（*Corynebacterium*）
坚硬棒杆菌（*Corynebacterium durum*）
罗斯菌克隆（*Rothia* clone）
龋齿罗斯菌（*Rothia dentocariosa*）
溶齿放线菌（*Actinomyces odontolyticus*）
内氏放线菌（*Actinomyces naeslundii*）
放线菌克隆（*Actinomyces* clone）
韦荣菌克隆（*Veillonella* clone）
小韦荣菌（*Veillonella parvula*）/ 殊异韦荣菌（*Veillonella dispar*）
纤毛菌克隆（*Leptotrichia* clone）
梭杆菌克隆（*Fusobacterium* clone）
具核梭杆菌动物亚种（*Fusobacterium nucleatum subsp. Animalis*）
优杆菌克隆（*Eubacterium* clone）
纤细弯曲菌（*Campylobacter gracilis*）
劳特罗普氏菌克隆（*Lautropia* clone）
杆状奈瑟菌（*Neisseria bacilliformis*）
奈瑟菌克隆（*Neisseria* clone）
黏液奈瑟菌（*Neisseria mucosa*）

续表

| 长奈瑟菌（*Neisseria elongata*） |
| 反硝化金氏菌（*Kingella denitrificans*） |
| 二氧化碳噬纤维菌（*Capnocytophaga gingivalis*） |
| 卟啉单胞菌克隆（*Porphyromonas* clone） |
| 普雷沃菌克隆（*Prevotella* clone） |
| 变黑普雷沃菌（*Prevotella nigrescens*） |
| 产黑色素普雷沃菌（*Prevotella melaninogenica*） |

续表

| 瓣膜心杆菌（*Cardiobacterium valvarum*） |
| 心杆菌菌种（*Cardiobacterium* species） |
| 丙酸杆菌克隆（*Propionibacte* clone） |
| 杆状奈瑟菌（*Neisseria bacilliformis*） |
| 啮蚀艾肯菌（*Eikenella corrodens*） |
| 屈弯弯曲菌（*Campylobacter curvus*） |
| 昭和弯曲菌（*Campylobacter showae*） |
| 简明弯曲菌（*Campylobacter concisus*） |
| 二氧化碳噬纤维菌克隆（*Capnocytophaga* clone） |
| 二氧化碳噬纤维菌（*Capnocytophaga gingivalis*） |
| 变黑普雷沃菌（*Prevotella nigrescens*） |
| 口普雷沃菌（*Prevotella oris*） |
| 普雷沃菌克隆（*Prevotella* clone） |
| 产黑色素普雷沃菌（*Prevotella melaninogenica*） |

八、龈下微生物组

在牙周健康部位的龈下，链球菌和麻疹孪生球菌、溶血孪生球菌等是主要优势菌，常见细菌见表10-2-8。

表 10-2-8　龈下微生物组

| 缓症链球菌（*Streptococcus mitis*） |
| 链球菌克隆（*Streptococcus* clone） |
| 链球菌菌株（*Streptococcus strain*） |
| 副血链球菌 *Streptococcus parasanguinis*） |
| 血链球菌（*Streptococcus sanguis*） |
| 中间链球菌（*Streptococcus intermedius*） |
| 格氏链球菌（*Streptococcus gordonii*） |
| 唾液链球菌（*Streptococcus salivarius*） |
| 缺陷乏养菌（*Abiotrophia defectiva*） |
| 苛养颗粒链球菌（*Granulicatella elegans*） |
| 毗邻颗粒链球菌（*Granulicatella adiacens*） |
| 麻疹孪生球菌（*Gemella morbillorum*） |
| 溶血孪生球菌（*Gemella haemolysans*） |
| 龋齿罗斯菌（*Rothia dentocariosa*） |
| 放线菌克隆（*Actinomyces* clone） |
| 内氏放线菌（*Actinomyces naeslundii*） |
| 尤氏优杆菌（*Actinomyces yurii*） |
| 短优杆菌（*Actinomyces brachy*） |
| 消化链球菌菌种（*Peptostreptococcus* species） |
| 韦荣菌克隆（*Veillonella* clone） |
| 小韦荣菌（*Veillonella parvula*）/殊异韦荣菌（*Veillonella dispar*） |
| 月形单胞菌克隆（*Selenomonas* clone） |
| 有害月形单胞菌（*Selenomonas infelix*） |
| 纤毛菌克隆（*Leptotrichia* clone） |
| 梭杆菌克隆（*Fusobacterium* clone） |
| 具核梭杆菌动物亚种（*Fusobacterium nucleatum subsp. Animalis*） |
| 具核梭杆菌多形亚种（*Fusobacterium Nucleatum subsp. Polymorphum*） |

第三节　口腔微生物多样性

微生物的多样性是微生物受到外界或内部等多种因素影响产生的从表型到基因型的变化，是微生物为适应环境的自我调节机制。微生物多样性包括种群和分布多样性、行为多样性、代谢多样性、功能多样性和遗传多样性等多方面。目前对口腔微生物多样性研究多限于种群和分布的多样性，其行为多样性、功能多样性、代谢多样性和遗传多样性的研究还待深入。

一、种群和分布的多样性

口腔是人体最大的微生物栖息地之一，在口腔生态系中定植的微生物种类极其复杂，包括细菌、古细菌、真菌、支原体、病毒和原虫等。口腔生态区特殊的解剖结构和生理特性形成了在不同年龄、不同生理状况及不同时间段的口腔微生物群落种类和分布的多样性。如无牙殆的口腔和牙列完整的口腔、刷牙前后的牙光滑面，微生物种群的数量和分布均存在明显的差异。无论在同一个体的不同生境，还是在不同个体的同一生境，不仅微生物种类存在差异，而且其种间存在复杂的相互关系，加之来自宿主个体和环境因素的影响，使微生物种群和分布的多样性十分丰富。

（一）种群多样性

种群多样性包含了微生物的种类和丰度的多样性。在微生物组研究中，用丰度（数量百分比或总检出率）表示微生物数量的多少。无论是高丰度的成员或是低丰度的成员都可能在生态系复杂的群落行为表现中作为关键物种存在。

种类多样性的讨论基于微生物的分类学,传统的原核生物的分类学中,种是基本的分类单位,依此归入属、科、目和门。种是相似菌株的集合,属是具有相同特征的不同种的集合。在现代微生物学中,依其染色性、培养特性、血清学反应等表型特征进行的传统分类方法,正在被灵敏和特异的基因型鉴定方法所取代。一些微生物的分类位置受到质疑而被列入新的种属。新种属的发现和命名,及其分类位置的变动是口腔微生物种群多样性的表现形式之一。

口腔生态环境的复杂性以及宿主自身的因素等,如年龄、口腔卫生措施、嗜好以及健康状态等,使其口腔微生物的组成各具特点并形成种群的多样性。

1. 细菌 细菌是口腔最优势,也是多样性最丰富的微生物。在人类口腔微生物数据库中记录了健康人口腔定植的13门细菌,其中厚壁菌门、变形菌门、拟杆菌门被认为是最优势和丰度最高的细菌种群。Keijser 等报告,仅唾液细菌就有185个属,5600个种系;而菌斑细菌有267个属,10 000多个种系。有研究者指出,目前可培养的口腔细菌仅占1%,如口腔的密螺旋体(Treponema)有60多种,而可培养的仅10种左右,包括齿垢密螺旋体(T.denticola)、嗜麦芽糖密螺旋体(T.maltophilum)、恶臭密螺旋体(T.putidum)、索氏密螺旋体(T.socranskii)、文氏密螺旋体(T.vincentii)、小密螺旋体(T.parvum)、中间密螺旋体(T.medium)等。

2. 古细菌 口腔甲烷菌(methane bacteria oralis)和史密斯甲烷菌(methane bacteria smithii)是近年在人口腔发现的古细菌。Lepp 等在牙周炎患者的牙周袋内发现产甲烷古细菌(methanogenic Archae),其丰度与牙周炎严重程度相关。

3. 真菌 真菌是口腔常见的真核微生物。Ghannoum 等首次应用 ITS 引物检测人口腔的真菌,在健康人口腔中检测出74种可培养的真菌属和11种不可培养的真菌属,其中假丝酵母的检出率最高,其他依次是曲霉菌属、镰孢菌属和隐球菌属。白假丝酵母是口腔最常见的假丝酵母菌种,约占40%,其次是近平滑假丝酵母、热带假丝酵母和似平滑假丝酵母。

4. 病毒 在人健康口腔中常见的病毒是疱疹病毒,其中 HSV-1 是口腔黏膜和唾液中最常见的单纯性疱疹病毒。

病毒样颗粒是不含病毒核酸的空壳结构,许多病毒结构蛋白都具有自行组装成 VLPs 的能力,并保持病毒抗原蛋白的天然构象。口腔病毒微生物组研究发现:在牙齿及周围组织的 VLPs 密度约为 8.5×10^7/ml 液体。

噬菌体是寄生于细菌体内的一类病毒,是一团由蛋白质外壳包裹的遗传物质。5名健康志愿者唾液样本的元基因组检测结果显示:唾液中的病毒主要以噬菌体的形式存在。Willner 等在口腔发现了260种 DNA 病毒,其中一种是 EB 病毒,其余都是噬菌体,包括大肠埃希菌噬菌体 T3、痤疮丙酸杆菌噬菌体 PA6 和缓症链球菌噬菌体 SM1。

5. 支原体 在口腔中检测到的支原体是肺炎支原体、口腔支原体、唾液支原体、人型支原体和溶脲脲原体(原称 T 株支原体)。

6. 原虫 牙龈阿米巴和口腔毛滴虫是从健康口腔中分离到的原虫类微生物,龈沟是其主要的定植生境。其定植分布可能与宿主的年龄有关,在12岁前的儿童口腔中很难检出。

（二）分布多样性

口腔微生物分布的多样性与口腔生态环境的复杂性有关。口腔不同部位因所在位置、结构和理化性质的不同而各具生态学特点。特定的微生物需要特定的生活小区或位点,这些特点影响了微生物的分布从而形成了分布的多样性。在同一牙齿的不同部位,光滑面因解剖结构及所处生境的不同,其微生物的分布也存在多样性。Zaura 等用测序法检测了3个健康个体口腔的牙面、颊、硬腭、舌、唾液的微生物组,发现牙邻面微生物的多样性最高,颊黏膜微生物多样性最低。在牙光滑面兼性厌氧菌如血链球菌、奈瑟菌属、放线菌属、罗斯菌属为优势菌,而在牙邻面和点隙沟裂以厌氧菌为优势菌种,龈沟微生物则为革兰阴性厌氧菌,其种类和丰度呈明显多样性。

检测显示127个健康人舌背链球菌种类和丰度具有多样性,结果如下:以其丰度的高低分别为副血链球菌、唾液链球菌、婴儿链球菌、澳大利亚链球菌、前庭链球菌、副口链球菌、缓症链球菌、嗜热链球菌、格氏链球菌和血链球菌。

（三）多样性研究的方法和技术

对口腔微生物种群和分布的多样性认识在很大程度上依赖于研究手段。以培养技术为基础的口腔微生物种群多样性研究结果与实际状况存在明显的偏差,表现为限于可培养微生物的种属。16S rRNA 基因技术、高通量指纹技术、元基因组学技术以及第二代基因测序技术(如454测序平台和

Illumina 测序平台）和基因芯片（gene microarray）等实验技术与方法，对更深入和更全面地研究和了解口腔微生物的生物多样性有着重要的意义。

罗爱华等学者使用人口腔微生物鉴定芯片（human oral microbe identification microarray，HOMIM）检测唾液发现，龋活跃个体的微生物多样性较非龋活跃个体高。Colombo 等使用 HOMIM 芯片检测牙周炎患者和牙周健康受试者龈下菌斑微生物多样性，提示牙周炎患者龈下菌斑的微生物多样性高于牙周健康受试者。在牙周健康受试者中常见的是放线菌、生痰二氧化碳噬纤维菌、人心杆菌、副流感嗜血菌、丙酸杆菌、龋齿罗斯菌和血链球菌。在难治性牙周炎受试者中则检测到了更高丰度的牙周致病菌，如微小小单胞菌（又名微小消化链球菌）、纤细弯曲菌、缠结优杆菌、有害新月形单胞菌、福赛斯坦纳菌、牙龈卟啉单胞菌、普雷沃菌属菌种、密螺旋体属菌种、啮蚀艾肯菌等。

Lyons 等用 TaqMan 系统成功地确定了龈下菌斑内的总菌量和牙龈卟啉单胞菌的丰度。Sakamoto 等指出，末端限制性片段长度多态性分析技术可有效地评估口腔菌群的多样性。Banerjee 等指出荧光原位杂交技术有助于确定龋坏牙本质内全部细菌的分布、丰度和生存能力。

变性梯度凝胶电泳因其实验技术较简便经济，已广泛用于微生物群落多样性、群落演替及动态性等多项研究。

二、行为多样性

微生物群落行为多样性是生态系动力学的主要表现形式和动力学机制之一，其涉及内容包括微生物群落演替、共生、竞争和拮抗等。

（一）演替

1. 生理性演替 在人的不同发育阶段，伴随宿主生理性变化引起的口腔生态系微生物群落变化称为生理性演替。因年龄增长引起的微生物组成和丰度的改变是最典型的生理性演替，即从新生儿的无牙口腔到幼儿期牙的萌出和牙列完整，口腔微生物群落的组成和丰度发生明显变化。在新生儿无牙口腔以厚壁菌门的细菌为主，唾液链球菌和奈瑟菌为优势菌。幼儿期牙的萌出，在牙面定植的微生物种群和丰度增多，血链球菌和变异链球菌被认为只存在于有牙的口腔。在少儿期，随着磨牙萌出和恒牙列的建立，口腔生态滞留区增多有益于厌氧菌的大量定植，拟杆菌门细菌明显增加，普雷沃菌属、卟啉单胞菌属、梭杆菌属等成为优势菌。在

正常生理状态下，15 岁左右青少年由于恒牙完全萌出，口腔解剖结构处于相对恒定的状态，口腔群落的演替处于一个相对稳定和持续的高峰群落期，称为演替峰顶。老年期因唾液分泌功能下降及牙丧失等多种因素的影响，微生物群落的变化表现为假丝酵母增加。

2. 病理性演替 因非生理因素，包括外环境因素或病理因素，如牙外伤，罹患龋病和牙周病等引起的口腔微生物群落的变化及移位称为病理性演替。群落的变化表现为过度增长或减少、优势种群的转换以及菌群的移位。在高龋患者口腔唾液中，变异链球菌数量明显增加。群落移位表现为微生物群落出现在新的定植生态区，如牙本质龋病灶位出现的各种微生物是典型的群落移位。失牙的口腔因戴用可摘局部义齿形成特殊生态区，在基牙支托上检出的牙龈卟啉单胞菌、齿垢密螺旋体、白假丝酵母也是微生物群落移位所致。

（二）共生、竞争和拮抗

共生、竞争和拮抗是生态系微生物群落行为的另一种表现形式。在生态系中微生物之间存在密切的共生关系，表现为相互集聚黏附、相互营养、通讯联系等方面。生物膜细菌之间的集聚是通过黏附素 - 受体特异性结合的一种特殊的行为方式。微生物间的食物链是典型的营养关系，包括相互提供生长所需的营养物质或生长因子。细菌产生的生物波（biowave）和密度感应信号系统被认为是行为多样性的典型范例。

微生物相互之间的竞争 - 拮抗是维护生态系生态平衡最重要的行为方式。微生物之间的拮抗可表现为定植生境、营养物质的竞争，也可表现为产生对其他细菌有抑制或杀灭作用的毒性物质或细菌素，从而影响生态系微生物的组成和丰度。有关共生和拮抗的详细内容详见第四节口腔微生物的相互关系。

三、代谢多样性和功能多样性

在牙菌斑生物膜内存在复杂和活跃的由微生物产生的各种物质代谢活动，包括糖代谢、蛋白质代谢、碱性物质代谢等，以及与其相关的功能基团存在的多样性称为代谢多样性和功能多样性。

（一）代谢多样性

糖代谢是微生物能量产生的基本代谢方式，大多数口腔链球菌如唾液链球菌、格氏链球菌和变异链球菌等均能利用其产生的糖基转移酶（如蔗糖基转移酶）合成细胞外多糖，包括水溶性细胞外多糖

和非水溶性胞外多糖。

水解尿素和还原硝酸盐是牙菌斑生物膜内最常见的产碱代谢。唾液链球菌和内氏放线菌产生的尿素酶，通过水解唾液和龈沟液中的尿素产生氨和二氧化碳。血链球菌产生 H_2O_2 和牙龈卟啉单胞菌合成的牙龈素等代谢活动会因多种因素的影响发生变异而形成代谢的多样性。

(二)功能多样性

微生物表面及产物中与黏附、代谢、通讯等有关的蛋白活性基团以及影响因素是功能多样性研究的重要内容。功能基因芯片(functional gene arrays，FGAs)是一种特异、敏感、定量(相对丰度)的高通量元基因组检测工具，在分析微生物群落功能结构及多样性等方面的研究中受到广泛的关注。这些功能基因编码的产物参与不同生物化学循环如碳、氮、和硫循环过程，以及有关氨基酸合成和运输、毒力因子产生和调节、噬菌体、应激反应、脂肪酸合成和代谢、碳水化合物合成和代谢等多个微生物群落的功能活动及变化。FGAs 的功能分类基因芯片则着重研究菌群具有的特定反应过程及其功能的分布、变化和多样性。

四、基因多样性

微生物细胞遗传信息的复制、变异、重组和转化形成了基因多样性。在同种细菌中可能存在多个基因型，如牙龈卟啉单胞菌的菌毛编码基因 *fimA* 因开放阅读框架核苷酸序列的差异被分为 7 型(Ⅰ~Ⅶ)。

影响基因多样性的因素与微生物生长状态、相互关系，以及宿主因素等有关，如生物膜细菌与游离细菌在基因通讯和调控方式上可能存在较大的差异。牙菌斑生物膜细菌的生长方式能直接或者间接地影响菌斑细菌的基因表达和调控，并能通过水平基因转移进行通讯。变异链球菌在游离态和生物膜状态的葡糖基转移酶(glucosyl transferase，GTF)和果糖基转移酶(fructosyl transferase，FTF)合成相关的编码基因 *gtfBC* 和 *ftf* 的调节存在差异。

基因表达和调控多样性的研究发现，格氏链球菌可诱导编码能黏附到唾液糖蛋白的 *sspA/B* 和与放线菌共同黏附的基因表达。

口腔生态系中不断形成的新种属是群落遗传多样性表现的另一形式。一些未能命名的基因型菌株显示了群落遗传多样性，如原被命名为内氏放线菌基因型 1、2 和 WVA963 的菌株，近期分别被命名为放线菌新种：口腔放线菌(*Actinomyces oris*)和约翰森放线菌(*Actinomyces johnsonii*)。

第四节　口腔微生物的相互关系

生态学是研究生物体与周围环境相互关系的学科，因此相互关系是生态学的核心内容之一。口腔微生物之间复杂的相互关系不仅影响口腔生态系微生物的组成和丰度，也是影响微生物多样性、生态系生态平衡以及机体健康和疾病发生与发展的重要因素。这种复杂相互关系存在于口腔细菌之间、细菌与真菌之间、细菌与病毒之间、真菌与真菌之间以及病毒与病毒之间。口腔微生物的相互关系可概括为相互集聚关系、相互营养关系、相互通讯关系和相互竞争与拮抗关系等。在口腔微生物相互关系的研究中，其种群类型和生态影响因素的复杂性使这一研究存在较大的困难而更具挑战性。

一、生物群落和共位群

研究群落关系而非单一菌种的生态特点是微生态学与微生物生态学的重要区别之处。在微生物相互关系的研究中，生物群落(biocoenosis)和共位群(guilds)是两个最重要的基本概念。

(一)生物群落

生物群落又称群落，是在特定空间即特定生境内，生物种群有规律的组合。这些生物种群在同一生态空间中相互之间存在的集聚、营养、通讯和竞争拮抗关系，是生态系动力学(即物质流、能量流和信息流产生)的基础。在复杂的生态系中，微生物种群无论是以游离态还是以生物膜形式存在，其群落方式永远是其定植和生存的基本特点和形式，并形成相对稳定的定植状态。

(二)共位群

在微生物生物学中，将代谢上相关并具有互补生理作用的种群称为共位群。在生态系中多个共位群构成微生物群落，共位群不仅是口腔生态系相互营养关系的典范，也是菌斑生物膜形成的基础。在口腔生态系相互营养和食物链的相关内容中将详细描述口腔微生物之间存在的代谢物质的流动和需求。

二、唾液和牙菌斑生物膜

(一)唾液

唾液也是口腔生态系最重要的生态因子，其具有适宜的温度、湿度、pH 值和氧化还原电位(Eh)，以及丰富的营养物质,如蛋白质、氨基酸、维生素、无机盐等,给口腔微生物的黏附、生长繁殖和定植提供了基本的和必要的条件。唾液具有的缓冲能力和流动性为口腔微生物的滞留和转运提供了有利的条件,唾液也因此被誉为口腔微生物的贮存库和运输器。

唾液的变化在影响口腔微生物的相互关系及口腔生态平衡中起到重要的作用。唾液通过离子浓度、缓冲能力、冲刷作用以及抗菌蛋白、酶等,调节和维持口腔正常微生物群定植的种类和数量、阻止外源性微生物的入侵,进而维护生态系的平衡。

(二)菌斑生物膜

牙菌斑生物膜是一个由多菌种及其胞外基质组成,并有一定空间结构的复杂生态系统(图10-4-1)。牙菌斑生物膜从形成、发育到成熟和老化的过程,也是微生物群落从简单到复杂的演替过程。在早期菌斑中兼性厌氧的球菌,如唾液链球菌、缓症链球菌、血链球菌是主要群落成分,在成熟菌斑中各种专性厌氧的革兰阳性和革兰阴性厌氧杆菌为主要的群落成分。

在牙菌斑的生长发育过程中,微生物通过合作或竞争关系而相互作用。细菌之间的相互作用通过不同的机制影响到牙菌斑生物膜生态系。

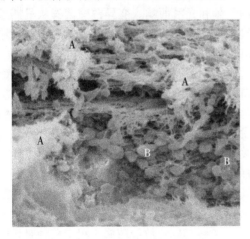

图 10-4-1　感染根管菌斑生物膜
A. 胞外基质;B. 微生物

三、相互关系

口腔生态系微生物的相互关系可归结为:①相互集聚与黏附;②相互营养与食物链;③相互通讯与信息流;④相互竞争—拮抗与生态平衡。

(一)相互集聚与黏附

黏附是细菌在组织细胞定植的基础和行为方式。细菌相互集聚则是发生在细菌种群间的一种特殊的行为方式,可能存在于同种细菌之间,也可能存在于不同种细菌之间。不同种细菌间的集聚称为共集聚(co-aggregation)。共位群细菌在相互聚集和增殖生长形成成熟的生物膜上起着重要的作用。

集聚桥(coaggregation bridge)是微生物集聚关系中一个重要的概念。不能直接在组织细胞上黏附的细菌,可通过中介细菌间接地黏附于组织细胞或其他不能产生集聚的细菌细胞,这些中介细菌因起到桥樑的连接作用被称为集聚桥。洛氏普雷沃菌可作为集聚桥介导衣氏放线菌与血链球菌的集聚;黄褐二氧化碳噬纤维菌作为集聚桥介导衣氏放线菌和龋齿罗斯菌的集聚。

Takemoto 等报告具核梭杆菌 ATCC10953 作为共聚桥,能与除表兄链球菌外的大多数链球菌产生共聚,对牙龈卟啉单胞菌、福赛斯坦纳菌和螺旋体也有很高的共聚力,从而有助于这些细菌在龈沟和牙根面的黏附和定植。在高氧浓度条件下,具核梭杆菌细胞可拉长变大,形成交织的网状结构,将牙龈卟啉单胞菌包裹于其中。研究发现具核梭杆菌 PK1594 菌株的相对分子质量为 3×10^4 的外膜多肽介导其与牙龈卟啉单胞菌 PK1924 和伴放线菌聚集杆菌 JP2 菌株的共聚。具核梭杆菌在牙面早期定植菌,如格氏链球菌、缓症链球菌、口腔链球菌、血链球菌,和晚期定植菌,如牙龈卟啉单胞菌、福赛斯坦纳菌和齿垢密螺旋体的相互集聚和特异性黏附中起集聚桥的作用。

(二)相互营养与食物链

由菌斑生物膜细菌的营养和食物链关系可见,短链脂肪酸是大多数口腔细菌的终末代谢产物,也是一些口腔细菌必要的碳来源。链球菌属细菌的主要代谢产物乳酸被韦荣菌利用,而韦荣菌提供的甲基萘醌不仅是普雷沃菌属和卟啉单胞菌属的重要生长因子,也是其他营养缺陷型微生物从生物膜中获取维生素 K 的重要途径。

牙龈卟啉单胞菌的代谢产物异丁酸是齿垢密螺旋体的生长因子;齿垢密螺旋体的代谢终末代谢产物琥珀酸则是牙龈卟啉单胞菌细胞膜上的脂质和磷脂。维生素 K 对大多数普雷沃菌属和卟啉单胞菌属细菌的生长具有刺激作用。福赛斯坦纳菌生长要求的 N- 乙酰胞壁酸可能来自具核梭杆菌。依赖杆菌属(Fretibacterium)及互养菌属 Synergistes 的命名也是因为该菌属细菌的生长需要其他共位群细菌的协助。在肉汤培养基中添加具核梭杆菌的超声破碎细胞滤液,可明显刺激依赖杆菌属生长。

(三）通讯联系与信息流

口腔微生物群落之间复杂的通讯关系包括物质、能量和信息交流的信号传导系统。

群体感应系统（quorum-sensing system）又称密度感应系统，是细菌通过感应特定的自诱导分子（即信号分子）来判断菌群密度和周围环境变化，并启动相应的基因调节表达和调节菌体的群体行为。群体感应效应影响生物膜形成及生物膜细菌毒力因子、酸耐受度等功能。自诱导分子-2（autoinducer-2，AI-2）是与群体感应效应相关的一种信号分子，AI-2的合成依靠 luxS 基因编码的 LuxS 酶催化。luxS 基因是广泛分布在革兰阳性和革兰阴性细菌基因组中高度保守的基因。

感受态刺激肽（competence stimulating peptide，CSP）是一种14~23个氨基酸残基组成的可溶性多肽，能介导细菌之间的信号传导，包括生物膜的形成、细菌素的产生和毒力因子的产生。多种口腔链球菌被证明可以产生 CSP，变异链球菌来源的 CSP 能诱导细菌素（变链素Ⅳ）基因。基于变异链球菌 CSP 设计的 STAMPs 能从多菌种生物膜中特异性消除变异链球菌，而不影响格氏链球菌与血链球菌等其他口腔链球菌生长。

嵴链球菌表面的精氨酸脱亚氨酶可启动牙龈卟啉单胞菌的一个信号转导级联，导致编码菌毛基因 fimA 的下调。Ltp1 基因能通过调节 luxS 转录活性，影响生物膜中 AI-2 依赖性信号转导通路，牙龈卟啉单胞菌的 ltp1 基因编码一种低分子量的酪氨酸磷酸酶，通过转录下调参与胞外多糖合成和运输的多种基因，从而限制生物膜的生长。格氏链球菌通过上调 ltp1 基因不仅能限制牙龈卟啉单胞菌单菌种生物膜的生长，还能限制牙龈卟啉单胞菌-格氏链球菌双菌种生物膜的生长。

（四）竞争-拮抗与生态平衡

生态平衡是生态系统在一定时间内结构与功能的相对稳定状态，是宿主和微生物在长期历史进化过程中形成的生理性组合。生态系的生态平衡是动态平衡，微生物之间的竞争和拮抗不仅是影响动态平衡的重要影响因素，也是生态系微生物多样性形成和影响的因素。

竞争关系包括对营养物质、定植生境的争夺，这种竞争关系不仅存在于不同种属的微生物之间，也发生在同种属微生物之间。

口腔细菌的一些代谢产物是重要的拮抗因子，如过氧化氢、短链脂肪酸、吲哚等。链球菌特别是乳杆菌等乳酸菌能产生大量的乳酸，从而降低生物膜的 pH 值，对于非耐酸性细菌的生长有明显抑制作用。血链球菌产生的过氧化氢能抑制同一生态中的变异链球菌，以及牙龈卟啉单胞菌、具核梭杆菌的生长。变异链球菌产生的变链素对血链球菌、格氏链球菌、肺炎链球菌均有抑制作用。副干酪乳杆菌 HL32 产生的分子量为 56kDa 的细菌素能抑制牙龈卟啉单胞菌、中间普雷沃菌，以及唾液链球菌和血链球菌的生长。

第五节　口腔微生物群与疾病

一、牙体牙髓病相关微生物

（一）龋病相关微生物

细菌是龋病发生的必要条件，龋病不是由某一种细菌所致，牙面上存在的多种细菌均与龋病发生相关。变异链球菌群、乳杆菌和放线菌是目前被认同的主要致龋细菌，其致龋性主要与产酸与耐酸力，合成胞内外多糖的能力，对牙面的黏附能力等三大生物学特性有关。

1. 变异链球菌群　与龋病关系最密切，致龋病能力最强的细菌，不仅产酸力强，且有较强耐酸性和对牙齿的高亲和力。变异链球菌群能引起点隙沟裂龋和光滑面龋。变异链球菌群从早期龋损处检出的数量明显增加，在龋病活跃的儿童唾液中检出数量明显高于无活跃龋病的儿童。

2. 乳杆菌　是具有很强的产酸能力和耐酸性的口腔常驻菌群。研究者们因为乳杆菌在牙菌斑生物膜中数量很少，对牙面的亲和力较低，动物实验发现其不能诱发光滑面龋等，而对乳杆菌与龋病的关系提出了质疑。尽管如此，大多数学者认为：乳杆菌不是龋病发生的初始致病菌，但参与了龋病的发展，特别是在牙本质龋和根面龋中起到重要作用。

3. 放线菌属　放线菌属中很多菌种对牙面有很高的亲和力，大量细菌可黏附于牙面上。其常作为菌斑中球菌黏附的支架，形成谷穗样结构，尤其对牙本质和牙骨质内的胶原有很强的亲和力，主要可引发邻面龋和根面龋。

4. 其他致龋菌　研究发现韦荣菌和奈瑟菌在龋齿的发生中起到一定作用。此外，非变异链球菌的致龋作用引起了人们的关注。值得注意的是，在根面龋的研究中发现，在根面龋部位，变异链球菌、乳杆菌、放线菌的检出率低，而与牙周病有关的菌种明显增加，如中间普雷沃菌和二氧化碳噬纤维菌。

(二) 牙髓根尖周病相关微生物

细菌是引起牙髓根尖周病的主要致病因子。牙髓炎和根尖周炎发生的严重程度与根管内细菌的数量、接触细菌时间的长短及机体抵抗力强弱等因素有关。厌氧菌是牙髓根尖周病的优势菌,尤其以革兰阴性专性厌氧菌最多,占 90% 以上。主要菌属有:卟啉单胞菌属、普雷沃菌属、链球菌属、梭杆菌属、消化链球菌属、拟杆菌属和乳杆菌属等,其次还有少量的兼性厌氧菌和需氧菌。根管内厌氧菌的内毒素、各种毒性酶和菌体表面物质及一些可溶性产物构成其毒力因子,是细菌导致牙髓、根尖周感染的重要物质基础。

深龋导致的牙髓充血、可逆性牙髓炎时,分离的细菌一般为链球菌属、乳杆菌属等。有自发痛和热刺激痛为主要症状的急性化脓性牙髓炎,普雷沃菌属、放线菌、链球菌检出率高。牙髓坏死腐败和显著出血病例常分离出专性厌氧菌,如产黑色素普雷沃菌属,特别是中间普雷沃菌,也可分离出真杆菌、放线菌、链球菌等。有症状的慢性根尖周炎患牙根管内可检出专性厌氧菌以及链球菌和肠球菌等兼性厌氧菌。而在无症状的慢性根尖周炎患牙,粪肠球菌等检出率高。急性根尖周炎患牙,检出的优势菌为消化链球菌、优杆菌和拟杆菌。

二、牙周病相关微生物

牙周病包括了牙龈病和牙周炎。牙龈病中常见的牙龈炎是非特异性菌斑聚集引起;而牙周炎是一种多因素疾病,菌斑微生物及其产物的侵袭是牙周炎的始动因子。现已证实,牙周炎的启动并非由单一细菌导致,而是多种微生物甚至整个菌斑生态系统共同作用,最终导致牙周组织的炎症及破坏。

在牙面上,菌斑生物膜可分为龈上菌斑和龈下菌斑。龈上菌斑以革兰阳性兼性菌占优势,如链球菌、放线菌等,靠近龈缘的龈上菌斑在成熟的过程中逐渐矿化形成牙结石。龈下菌斑主要分布在龈沟或牙周袋内,可以分为附着性龈下菌斑和非附着性龈下菌斑。附着性龈下菌斑是指附着在龈沟和牙周袋内相应牙面上的菌斑,主要为革兰阳性球菌、杆菌及丝状菌,为龈上牙菌斑向龈下延续形成,并与龈下牙结石的形成、根面龋、牙根吸收等有关。非附着性龈下菌斑是指附着在龈沟上皮、结合上皮、袋内上皮表面以及游离在龈沟液内的菌斑,主要为革兰阴性厌氧菌,如牙龈卟啉单胞菌等,这些微生物及其分泌的毒素可以直接侵入到上皮内或结缔组织中,直至骨面,与牙周炎时牙槽骨的快速破坏关系密切。Socransky 等通过对龈下菌斑的研究,发现龈下菌斑的聚集具有一定的规律,按照其聚集规律及与牙周炎的相关性,将其分为 6 个微生物复合体,分别以红、橙、黄、绿、紫、蓝表示。其中第一复合体(红色复合体)包括牙龈卟啉单胞菌、福赛斯坦纳菌和齿垢密螺旋体,与牙周炎关系最为密切,与牙周袋深度和探诊出血指数紧密相关。牙周致病菌的毒力因子主要包括细菌表面结构,如内毒素(脂多糖)、外膜蛋白、膜泡等;一些酶类,如胶原酶、蛋白酶、透明质酸酶、硫酸软骨素酶、神经氨酯酶等;及其代谢产物,如丁酸、乳酸、硫化氢、吲哚等。然而,细菌及其毒性产物引发的宿主免疫炎症反应,是牙周炎发生发展过程中导致牙周支持组织破坏的主要病理机制。

目前,研究者们认为伴放线菌聚集杆菌、牙龈卟啉单胞菌、福赛斯坦纳菌、具核梭杆菌、齿垢密螺旋体等为重要的可疑牙周致病菌。牙龈卟啉单胞菌被认为是慢性牙周炎最主要的可疑致病菌,伴放线菌聚集杆菌被认为是侵袭性牙周炎最主要的可疑致病菌。

三、口腔黏膜病相关微生物

许多微生物都通过侵袭口腔黏膜导致口腔黏膜炎症。一般根据致病微生物种类不同可以分为细菌感染、病毒感染、真菌感染、螺旋体感染、放线菌感染、支原体感染、衣原体感染和立克次体感染等。其中最多见的感染微生物为细菌、病毒、真菌和螺旋体。

(一) 与口腔黏膜病相关的细菌

引起口腔黏膜感染的细菌主要为革兰阳性球菌,包含金黄色葡萄球菌、溶血性链球菌等。金黄色葡萄球菌、溶血性链球菌引起的球菌性口炎又称为假膜性口炎,表现为黏膜充血、水肿和假膜形成。

由革兰阴性球菌 - 淋病奈瑟菌(俗称淋球菌)引起的淋球菌性口炎和咽炎主要见于有口交和滥交史的患者,表现为全口黏膜充血、发红,有浅表溃疡,并有黄白色假膜覆盖。

结核分枝杆菌可引起口腔黏膜结核性溃疡。

(二) 与口腔黏膜病相关的病毒

1. 单纯疱疹病毒(herpes simplex virus,HSV)是口腔最常见的疱疹病毒,可引起皮肤或者黏膜的水疱性损害,临床最常见的是复发性唇疱疹。另有报道显示,在口腔白斑组织和口腔鳞状细胞癌组织中均检测到了 HSV 的存在。

2. 水痘 - 带状疱疹病毒(varicella-zoster virus,

VZV）是另一类可引起面部感染的常见疱疹病毒，其基本特性与HSV相似。儿童在初次感染VZV时，引起水痘，并可潜伏多年，在机体免疫力下降时的成人期复发表现为带状疱疹。

3. 人乳头瘤病毒（humanpapillomavirus，HPV）低危性的HPV亚型大多与口腔黏膜部位的良性病损密切相关，如寻常疣、尖锐湿疣、局部上皮增生和口腔乳头状瘤。最常见的低危HPV亚型有HPV-6和HPV-11。在口腔病损中，还检测到了HPV-2，HPV-4，HPV-57。口腔局部上皮增生也是较常见的口腔良性病损的一种，且大多为HPV-13，HPV-32感染所致。有研究发现，在口腔黏膜白斑和口腔黏膜鳞状细胞癌中检测到HPV亚型，但具体亚型及其作用有待进一步证实。

4. 柯萨奇病毒（coxsackie virus） 为肠道病毒，经消化道感染，血行播散，最终侵犯多种组织、器官，引起手-足-口病和疱疹性咽峡炎，导致感染部位水疱形成。

5. 其他 人类免疫缺陷病毒（HIV）感染的急性期，感染者可出现发热、咽炎、淋巴结肿大、皮肤斑丘疹和黏膜溃疡等自限性症状。在HIV感染导致机体免疫功能低下者，还可继发感染另外一种病毒——EB病毒。EB病毒感染引起的口腔黏膜疾病主要有口腔黏膜毛状白斑。

（三）与口腔黏膜病相关的假丝酵母

假丝酵母（即念珠菌）为真菌，其中最常见和毒力最强的为白假丝酵母。口腔假丝酵母性损害是由假丝酵母引起的急性或慢性口腔黏膜损害的总称。临床表现为一些急、慢性红斑性或假膜性病损。具体疾病有：鹅口疮、义齿性口炎、口角炎和正中菱形舌炎等；另外，白假丝酵母被认为与口腔白斑的发生和癌变有关。

（四）与口腔黏膜病相关的螺旋体

主要有梅毒螺旋体和奋森密螺旋体。正常情况下，奋森密螺旋体和梭杆菌共同寄居于人类口腔牙龈部。当机体免疫力下降时，这两种细菌大量繁殖，协同作用引起樊尚咽峡炎、牙龈炎、溃疡性口炎以及口腔坏疽等。

第六节　研究热点和前沿课题思考

一、方法学探讨

牙菌斑生物膜是一个复杂的多细菌相互作用形成的微生态系，借助分子生物学方法使我们可以对菌斑生物膜的细菌组成、动态平衡和相互关系等有了更深入的认识。

（一）棋盘式DNA-DNA杂交技术

1994年，Socransky等首先报道了棋盘式DNA-DNA杂交技术（checker board DNA-DNA hybridization），该技术利用单张膜上的大量DNA探针同时检测1个或多个样本中的大量细菌。该方法是一种快速、敏感、相对便宜的微生物检测技术。缺点在于DNA探针的制备限于可培养细菌。在此技术上改进的反向捕获棋盘杂交技术（reverse capture checkerboard hybridization）是将PCR扩增的已知细菌的16S rRNA打到膜上，与样本中未知细菌的PCR扩增的16 SrRNA基因杂交，可以在一片膜上同时对1350个样本杂交。

（二）16S rRNA序列分析

16S rRNA序列分析是利用16S rRNA基因两端的保守序列作为PCR引物，通过PCR扩增染色体DNA上的16S rRNA基因进行序列分析，获得系统发育学信息，根据其高变区序列的差异可对细菌进行种属鉴定。一般属间的鉴定标准是97%相似度，种间的鉴定标准是99%相似度。

（三）变性梯度凝胶电泳技术

该技术是基于16S rRNA高变区的碱基序列不同来分辨不同的微生物群落。近年来该技术已广泛应用于微生物群落多样性、复杂微生物群落结构、演替规律、微生物动态性、重要基因定位以及表达及调控的评价分析。但该技术不能对样本中所有的DNA片段进行分离，只能对微生物群落中数量大于1%的优势种群进行分析，而且不同的实验条件可能导致不同的带型图谱，会影响结果分析。

（四）末端限制性片段长度多态性分析技术

该技术通过分析酶切16S rRNA PCR产物形成不同长度的末端限制性片段来研究微生物群落组成情况，包括菌种鉴定、微生物群落对比分析、群落中种群多样性评估等。T-RFLP技术用快速、高灵敏度和能输出定量的数据等优点，使该技术成为研究微生物群落特征的理想方法之一。

（五）前沿新技术

近年有一系列用于微生物鉴定的新技术，包括：①变性高效液相色谱技术（denaturing high performance liquid chromatography，DHPLC），该技术将PCR产物通过部分变性进行高效液相色谱分析，能分离只有一个碱基差异的DNA片段；②焦磷酸序列分析技术（pyrosequencing），该技术是新一代的

DNA 序列分析技术,可以对大样本细菌群体 PCR 产物进行高通量、高效率序列分析。Keijser 等利用该技术的研究结果显示,在人类健康口腔内有 19 000 个不同种类的细菌。

根据 16S rRNA 的研究结果,人类口腔内至少有 750 多种细菌,其中能被分离培养并命名的只有 280 种。这些不能被分离培养的细菌可能在口腔微生物群和口腔生态系中起着重要的作用,有些可能与全身系统性疾病相关。因此探索分离培养这些细菌的新方法,对口腔微生态学研究具有重要意义。Sizova 等采用微捕获器体内培养(minitrap in vivo cultivation)、单细胞长时间培养(single-cell, long-term cultivation)以及富集培养(cultivation via enrichment)方法,获得了分属于 3 个新菌属的 10 株细菌纯培养物。

二、研究的热点与难点

细菌为适应不断变化的环境,如营养缺乏、温度改变、渗透压变化、抗生素和 DNA 损害因子的存在等,有一套全面的反应系统来调整其细胞内的代谢过程。这些反应受全面调节因子(global regulators)控制,包括替换 sigma 因子如 Rpo S 和 Rpo H;小分子效应因子如(p)ppGpp;基因抑制因子如 Lex A;无机分子如多聚磷酸盐(polyphosphate)。这些反应通路广泛重叠,受环境中同一压力因素不同程度诱导,所有这些反应都包含了增加基因变化的功能,尤其是上调和激活对差错敏感的 DNA 聚合酶、下调纠错酶类和可移动基因成分的移动是这些反应的共同特征。利用这些机制,细菌在各种环境压力下进行基因的改变,包括在生物膜状态下的基因改变。

(一)毒素 - 抗毒素组合与压力 - 反应调节

毒素 - 抗毒素(toxin-antitoxin,TA)系统广泛分布,调节细菌凋亡和生长抑制,影响生物膜的形成。TA 组合编码一个稳定的"毒"蛋白,它的活性导致细菌生长停止或死亡,另一个编码不稳定的"抗毒"分子拮抗"毒"蛋白的活性。"抗毒"分子可以是反义 RNA,抑制"毒"蛋白的表达(Ⅰ型 TA 系统),也可以是不稳定的蛋白质,结合并灭活"毒"蛋白(Ⅱ型 TA 系统)。Ⅱ型 TA 系统的"抗毒"蛋白也能作为转录抑制因子调节 TA 的表达。"毒"蛋白通过 mRNA 的分解调节翻译过程,从而抑制 DNA 旋转酶调节 DNA 的复制。环境压力如氨基酸缺乏和细菌静止期会通过 Lon(DNA 结合 ATP 依赖蛋白酶 La)、ClpXP(酪蛋白分解蛋白酶)或其他蛋白酶降解

"抗毒"蛋白,激活染色体 TA 组合。

对三种口腔细菌体外生物膜的蛋白质组学研究显示,当牙龈卟啉单胞菌和格氏链球菌、具核梭杆菌一起时,牙龈卟啉单胞菌抑制 SpoT(一种 GTP 焦磷酸激酶)的表达,而后者与(p)ppGpp 的产生有关,说明牙龈卟啉单胞菌在三种细菌的混合群体中其环境压力减少。当齿垢密螺旋体生长于生物膜状态时,TA 系统相关基因和噬菌体基因移动相关基因上调,说明在生物膜状态下基因的移动性增加。

(二)Clp 蛋白分解复合体

Clp 蛋白分解复合体由蛋白分解核心蛋白 ClpP 和与之相连的 Clp ATP 酶组成,在细菌适应环境压力中起关键作用。Clp 复合体为一系列致病菌毒性的表达所必需。Clp ATP 酶含一个或两个核酸结合域,结合域间的空间及特定的序列构成了 Clp 复合体不同亚型:Clp A、Clp B、Clp C、Clp E、Clp L 和 Clp X。牙龈卟啉单胞菌有 Clp P 蛋白分解亚单位和 ATP 酶 Clp B、Clp C 和 Clp X,当 ClpXP 复合体缺失后该菌失去对高温的耐受力,但单菌生物膜的形成和格氏链球菌复合生物膜的形成增强。Clp P 敲除的变异链球菌变异株有 100 多种基因出现差异表达,包括压力反应相关基因、细菌素相关基因等。与野生型变异链球菌相比较,有 33 种蛋白质表达下调,21 种蛋白质表达上调。

(三)生物膜状态下的细菌及其相互关系

生物膜的形成是一个复杂的过程,需要与可逆和不可逆黏附、微菌落形成、稳定的 3D 结构形成等相关的许多基因的协调表达和同时调节。生物膜状态下的细菌生长较浮游状态明显降低。为证明生物膜状态下和浮游状态下细菌蛋白表达的差异,对牙龈卟啉单胞菌 W50 的细菌外膜蛋白进行了研究。在生物膜状态下,81 种外膜蛋白中 24 种蛋白质表达上调,包括血红素结合蛋白 IhtB、TonB 依赖性受体 P92、脂蛋白 RagB、内肽酶 PepO 等。对福赛坦纳菌生物膜状态下生长全细菌蛋白表达改变的定性、定量研究显示,在 348 种蛋白质中,44 种蛋白质在生物膜状态下较浮游状态下其表达发生了明显的变化,上调的蛋白质包括转移蛋白和 S 层蛋白,而丁酸产生通路的相关蛋白则明显下调。

在菌斑生物膜这样的群体中,细菌之间存在信息交流,通过这种交流,一个细菌会影响另一个细菌基因和蛋白表达。当牙龈卟啉单胞菌与格氏链球菌接触后,其蛋白质表达只发生少量的变化,主要是与黏附和信号分子相关调节通路的蛋白,这种微细的变化使得牙龈卟啉单胞菌能更好地附着

并与格氏链球菌共生。当具核梭杆菌加入后,牙龈卟啉单胞菌的许多生物通路上的蛋白质表达发生了显著变化,牙龈卟啉单胞菌的蛋白质合成明显增加。因此多数核糖体蛋白、翻译启动和延长因子的表达明显上调,但 DNA 修复与复制相关蛋白明显下调,说明牙龈卟啉单胞菌分裂繁殖下降。

(四) 健康和疾病口腔与口腔菌群变化机制的相关性

从 Löe 等人揭示菌斑微生物在牙周病发生发展中的作用开始,即开创了牙周病细菌病因学的新时代。20 世纪 70 年代后,随着厌氧微生物分离培养和鉴定技术的不断发展,人们发现不同牙周健康状态下龈下菌群的组成是不一样的。一组与牙周炎高度相关的可疑致病菌,如牙龈卟啉单胞菌、福赛坦纳菌、放线共生放线杆菌等被揭示。特异性菌斑学说(specific plaque hypothesis)代替了早期的非特异性菌斑学说(non-specific plaque hypothesis)。特异性菌斑学说为牙周炎细菌病因学提供了大量基础性的证据,但很快受到了质疑,因为这些可疑牙周致病菌在牙周健康部位也能分离到。同时,分子克隆和基因序列分析技术的应用发现了在口腔内大量以前未被认识的新的细菌种类的存在,与牙周炎相关的微生物远比我们想象的复杂。据此,学者们提出了牙周炎细菌病因学的生态菌斑学说(ecological plaque hypothesis)。口腔内有 750 多种细菌,菌斑生物膜中细菌间的相互关系极其复杂,牙周炎的病因学研究只能将这个复杂的生态系作为一个整体来看待,菌斑生物膜由健康的、与宿主共生的状态向致病的状态发生了转变,从而导致了牙周炎的发生发展。是什么因素导致了菌斑生物膜的这种转变,目前仍然不清楚。

有种观点认为,在菌斑生物膜的这种转变过程中宿主因素起关键作用。在健康状态下菌斑生物膜处于动态平衡,宿主通过其固有免疫系统能有效地将龈下菌斑生物膜控制在一个与宿主共生的水平,此时龈沟液的量很少,几乎没有组织分解产物为龈下菌群提供营养。当过多的菌斑聚集(非特异性的),非菌斑性因素(如免疫异常、激素水平改变、系统性疾病等)或环境因素(如吸烟、压力等)激发了宿主的免疫炎症反应,导致局部组织炎症、龈沟液增加、龈沟液中组织降解成分及其他细菌营养成分增多,从而引起龈下菌斑生物膜的细菌组成向含更多革兰阴性厌氧菌、致病性菌斑生物膜转变,最终造成牙周炎的发生。

人类口腔是一个复杂的生态系统,有大量种类繁多的微生物和多种不同的生境。在过去几十年间,对其中的许多微生物分离出来进行单独研究,获得了大量的信息,对口腔微生物有了深入的了解。今后应更多地采用宏蛋白组学、元基因组学和宏代谢组学等手段,研究整个生态系统的发展和功能。最终我们将通过对体内环境下如菌斑生物膜从健康部位到病变部位进行分析研究,来揭示口腔微生态的变化规律。

(肖晓蓉　章锦才)

参 考 文 献

1. He Z, Van Nostrand JD, Zhou J, et al. Applications of functional gene microarrays for profiling microbial communities. Current Opinion in Biotechnology, 2011, 23:1-7.

2. The Human Microbiome Project Consortium. Structure, function and diversity of the healthy human microbiome. Nature, 2012, 486, 207-214.

3. Keijser BJF, Zaura E, Huse SM, et al. Pyrosequencing analysis of the Oral Microflora of healthy adults. J Dent Res, 2008, 87:1016-1020.

4. Nasidze I, Li J, Quinque D, et al. Global diversity in the human salivary microbiome. Genome Res, 2009, 19:636-643.

5. Zaura E, Keijse BJF, Huse SM, et al. Defining the healthy "core microbiome" of oral microbial communities. BMC Microbiology, 2009, 9:259.

6. Palmer Jr RJ, Gordon SM, Cisar JO, et al. Coaggregation-mediated interactions of Streptococci and Actinomyces detected in initial human dental plaque. J Bacteriol, 2003, 185(11):3400-3409.

7. Rosen G, Sela MN. Coaggregation of Porphyromonas gingivalis and Fusobacterium nucleatum RK1594 is mediated by capsular polysaccharide and lipopolysaccharide. FEMS microbiology letters, 2006, 256:304-310.

8. Hojo K, Nagaoka S, Ohshima T, et al. Bacterial interactions in dental biofilm development. J Dent Res, 2009, 88:982-990.

9. Kreth J, Zhang Y, Herzberg MC. Streptococcal antagonism in oral biofilms: Streptococcus sanguinis and Streptococcus gordonii interference with Streptococcus mutans. J

Bacteriol,2008,190:4632-4640.

10. Aas JA,Paster BJ,Stokes LN,et al. Defining the normal bacterial flora of the oral cavity. J Clin Microbiol,2005,43(11):5721-5732.

11. Dewhirst FE,Chen T,Izard J,et al. The human oral microbiome. J Bacteriol,2010,192(19):5002-5017.

12. Hiyari S,Bennett KM. Dental diagnostics:molecular analysis of oral biofilms. J Dent Hyg, 2011,85(4):256-263.

13. Kubonima M,Tribble GD,Hendrickson EL,et al. Insights into the virulence of oral biofilms:discoveries from proteomics. Expert Rev Proteomics,2012,9(3):311-323.

14. Chunduri NS,Madasu K,Goteki VR,et al. Evaluation of bacterial spectrum of orofacial infections and their antibiotic susceptibility. Ann Maxillofacial Surg,2012,2(1):46-50.

15. Peyyala R,Ebersole JL. Multispecies biofilms and host responses:"discriminating the trees from the forest". Cytokine,2013,61(1):15-25.

16. Zijnge V,Ammann T,Thurnheer T,et al. Subgingival biofilm structure. Front Oral Biol,2012,15:1-16.

第十一章　皮肤微生态学

第一节　皮肤的微生态特点

人类皮肤在胚胎期宫内环境中是无菌的,人刚出生时,皮肤也是无菌的。但由于人类生存在一个充满微生物的环境中,皮肤位于体表,是人体的第一道防线,无时无处不与外部环境中的微生物相接触,皮肤为外界微生物提供了一个大面积易于到达的区域(成人的体表面积可达 1.5~2.0m²)。因此,出生后数分钟,细菌等微生物即开始定植。新生儿期全身体表定植较为简单的多样性微生物,至婴儿期,不同部位的皮肤由于湿度、温度和腺体分泌的不同出现越来越多的不同微生物群,且随年龄的增长、不同环境的接触、不同的遗传背景而发生一些改变。寄居的皮表的微生物与人体表面经过长期的相互适应,可持久地栖居在皮肤上。微生物群的种类和数量从新生儿、婴幼儿、青少年、壮年到老年符合一定的微生态学规律。尽管在不同个体或同一个体的不同部位之间存在差异,但与皮肤处于一个相对平衡状态,称之为皮肤正常微生物群。

皮肤正常微生物群在维持皮肤生态平衡,尤其在形成第一道生物屏障、抵御外来病原菌的入侵以及参加人体的组织发育、皮肤生理功能实施和维持健康等方面都功不可没。另外,早期皮肤的微生物群对于人体免疫系统的功能完善起着重要作用。

一、皮肤正常微生物菌群

皮肤的正常微生物菌群可分为常驻菌群(resident flora)与暂驻菌群(transient flora)两大类。常驻菌群是指能在皮肤上生长繁殖,长期定居在皮肤上的菌群。暂住菌群系指暂时附着于皮肤上,经一段时间后可以从皮肤上消失的菌群。

皮肤正常微生物菌群的种类较之外界环境中不计其数的微生物来说,只是很小的一部分,但从数量来看,每平方厘米有约 100 万的细菌。2009 年,美国国立卫生研究院(National Institutes of Health,

NIH)、美国国家人类基因组研究所(National Human Genome Research Institute,NHGRI)与美国国立癌症研究所(National Cancer Institute,NCI)联手合作,共同研究了 10 名健康人皮肤表面微生物群。该研究结果显示,皮肤表面覆盖了包括 19 个门,205 个属,有多达 11.2 万种细菌,这些细菌绝大多数与人类具有良好的共生关系,通常情况下并不致病,是人类生命存在不可分割的组成部分。

(一) 皮肤常驻菌群

1. **凝固酶阴性葡萄球菌(coagulase-negative staphylococci,CNS)**　正常皮肤中至少可分离到 18 种 CNS。最常见的是表皮葡萄球菌(S.epidermidis)和人葡萄球菌(S.haminis),其次是溶血葡萄球菌(S.hemolyticus)、头葡萄球菌(S.capitis)、沃氏葡萄球菌(S.warneri)、解糖葡萄球菌(S.saccharolyticus)等。

表皮葡萄球菌(S.epidermidis)是栖居人体皮肤上最优势的种群之一,它是人类皮肤上的主要共生菌,也是构成皮肤微生态系的主要成员之一。在躯干上部数量最多,占常驻葡萄球菌的 50% 以上。在维持皮肤微生态平衡中起重要作用。皮肤微生态失调时,表皮葡萄球菌可作为条件致病菌引起人类的一些感染炎症。

人葡萄球菌(S.haminis)是人类皮肤菌群中主要的共生菌群,喜栖居在腋窝、臀、耻骨联合附近、会阴和腹股沟及小腿皮肤上,特别是腺体分泌旺盛处。

2. **细球菌属(Micrococci)**　在皮肤常驻菌中比葡萄球菌要少见,但通常至少可分离到 8 个菌种,即藤黄细球菌(M. luteus)、变易细球菌(M.varians)、里拉细球菌(M.lylae)、西宫细球菌(M.nishinomiyacnsis)、克氏细球菌(M.kristinae)、栖息细球菌(M.sedentarius)、运动细球菌(M.agieis)以及玫瑰色细球菌(M.roseus),以藤黄细球菌最为常见,它与变易细球菌构成优势菌。M.lylae 和 M.kristinae 在儿童皮肤中较为常见,M.lylae 在寒冷季节更为常见。

3. **棒状杆菌属(Corynebacterium)**　为革兰阳性多形性棒状杆菌。常见有类白喉杆菌(diphtheroid),在皮肤常驻菌中占很大比例,分需氧性与厌氧性两大类;其次是短杆菌。

（1）需氧性类白喉杆菌:存在于潮湿的间擦部位,如腋窝、腹股沟、臀间沟、趾间,以及鼻、咽、眼结膜、外耳道等处。出汗多的人群中该菌的数量会较多。此菌又可分为嗜脂性与非嗜脂性两种,前者占多数,皮脂中的油酸可促进其生长。常见的嗜脂性棒状杆菌有微细棒状杆菌($C.minutissimum$),具有产生卟啉的能力,以往认为是单一菌种,实际上是由8种不同菌种组成的复合菌,可引起腹股沟及腋窝的浅表性红癣。纤细棒状杆菌($C.tenuis$)可引起腋毛癣,细菌生长在腋毛、阴毛的毛小皮的细胞内和细胞间,出现黄色小结节,不侵犯毛根及皮肤。

（2）厌氧性类白喉杆菌:是毛囊、皮脂腺的常驻菌。此类菌的分类很不一致,一般根据其菌落形态、被噬菌体分解的易感性,可分为三种类型。痤疮棒状杆菌($C.acanes$)最为多见,呈革兰染色阳性,具有嗜脂性,大量存在于面部、头皮、前额、上胸、背部等皮脂溢出部位的皮脂腺、毛囊周围。它是栖居人类皮肤上的最优势种群之一,是构成人类皮肤上微生态系的主要成员之一,在维持皮肤微生态系稳定性以及皮肤脂类代谢方面起着重要作用。当皮肤微生态失调时,该菌的某些菌株的过度繁殖则成为痤疮的主要发病机制之一。肉芽肿性棒状杆菌($C.granulosum$)常从皮脂分泌旺盛的皮肤上分离出,但数量仅次于痤疮棒状杆菌,约占20%,常从黑头粉刺中分离到,可能是痤疮病原菌之一。该菌在各个取材部位均有少量存在。贪婪棒状杆菌($C.avidum$)喜栖居于潮湿的间擦部位,尤其是腋部、会阴处、鼻腔周围。

（3）其他杆菌:短小棒状杆菌($C.parvum$)、黄色棒状杆菌($C.flavidum$)及类白喉棒状杆菌($C.diphtheroides$)等在棒状杆菌中占一定比例。短小棒状杆菌产蛋白分解酶,呈快速生长,趾缝中最为常见,尤其是足癣患者。此菌可引起足臭。

4. **真菌菌群（Mycoflora）**　正常皮肤菌群中,真菌也占了一定比例,特别是一些酵母菌,是正常皮肤菌群的优势菌。

（1）马拉色菌（Malassezia）:依据基因组比较及核糖体大亚单位的序列分析,马拉色菌可分为糠秕马拉色菌($M.furfur$)、厚皮马拉色菌($M.pachydermatis$)、合轴马拉色菌($M.sympodialis$)、球形马拉色菌($M.globosa$)、斯洛菲马拉色菌($M.sloofiae$)、钝形马拉色菌($M. obtusa$)以及限制性马拉色菌($M.restricta$),最近还有一些新的菌种发现。最早被人们认识的是糠秕马拉色菌,是一种嗜脂性马拉色菌,需在脂肪含量高的环境才得以生长,上胸背部皮脂溢出部位此菌含量最为丰富。体外培养需在含橄榄油的培养基中生长。在正常情况下以芽生孢子（blastospore）形式存在,致病状态则呈菌丝型。目前认为其不仅是花斑糠疹的病原菌,与脂溢性皮炎的发病也有密切关系。

（2）念珠菌属（Candida）:正常情况下,口腔黏膜中此菌的检出率高达40%。正常皮肤上白念珠菌($C.albicans$)的检出率达15%;腐生性的近平滑念珠菌($C.parapsilosis$)及热带念珠菌($C.tropicalis$)为非嗜脂性酵母菌,在趾间的检出率更高。它们往往在继发性感染的皮损上大量发现,尤其是在滥用广谱抗生素,以及长期免疫抑制剂或糖皮质激素使用后,诱发真菌感染时多见。

（3）皮肤癣菌:与足癣有关的一些皮肤癣菌也可作为一部分人群趾间的常驻菌。

5. **原生动物**　如毛囊蠕螨（Demodex folliculorum）,可长期存在于毛囊皮脂腺,在头面部皮脂丰富的部位检出率较高。

6. **病毒**　正常皮肤菌群包括病毒,并经元基因组学研究方法证实。在人的健康皮肤上,可无症状携带多种人乳头多瘤病毒。单纯疱疹病毒（Herpes simplex virus,HSV）和水痘-带状疱疹病毒（varicella-zoster virus,VZV）可长期甚至终生存在于某些部位的皮肤上。前者主要见于皮肤黏膜交界处,如口唇周围及生殖器部位,病毒可能以一种潜伏的、无包膜形式寄生在基底细胞,正常情况下,由于受局部防御系统的限制而难以复制。一旦具备合适条件,如宿主抵抗力下降、局部免疫缺陷时即可致病。

（二）皮肤暂住菌群

1. **金黄色葡萄球菌（Staphylococcus aureus）**　人类皮肤对凝固酶阳性的金黄色葡萄球菌寄居有天然的抗性,因而此菌不容易定着在正常皮肤上。但如果不考虑数量差异,仅从定性出发,则在整个皮肤生态系均可见其踪迹。间擦部位,尤其是会阴部此菌的带菌率可高达20%,鼻部带菌率更高,20%~40%的人群中可持续携带此菌。医院工作者、糖尿病患者、静脉药瘾者、透析患者带菌率更高。银屑病、特应性皮炎皮损及非皮损处均可广泛存在。金黄色葡萄球菌是引起皮肤黏膜化脓性感染的最常见细菌。近年来,耐甲氧西林的金黄色葡萄球菌（methicillin-resistant Staphylococcus aureus,MRSA）在全球范围内广为流行,应引起人们高度重视。

2. 链球菌（Streptococcus） 为革兰染色阳性，球形或卵圆形，呈双或长短不一的链状排列，根据其在血琼脂平板产生溶血与否及其溶血性质可分为 α、β、γ 三类。此属细菌种类多，分布广。α溶血性链球菌及 γ 非溶血性链球菌通常可存在于正常人的鼻部及咽喉部，皮肤上检出率不高，但在新生儿后期皮肤上检出率可以很高。β 链球菌致病力较强，最容易引起化脓性感染。

3. 八叠球菌（Sarcina） 婴儿期正常皮肤上此菌检出率很高。

4. 奈瑟菌属（Neisseria） 为革兰阴性菌，专性需氧，能产生氧化酶和触酶。此类菌在正常鼻咽黏膜中检出率很高，皮肤上较少见。此菌属中只有脑膜炎球菌和淋球菌对人类致病，其他大部分为非致病性细菌。

5. 革兰阴性杆菌（gram-negative rods） 在皮肤的常驻菌群中并不多见，这是由于皮肤干燥的缘故。但作为皮肤的暂住菌往往是由于胃肠道分泌物和排泄物污染，部分正常人群潮湿的间擦部位，如会阴、腋下、趾间以及鼻黏膜可检测到此类菌。主要有下列几种。

（1）不动杆菌（Acinetobacter）：厌氧，在自然界中广泛存在，25% 以上的人群正常皮肤中可发现此菌，男性比女性检出率更高，尤其是在夏季，由于出汗增多，湿度增高，此菌的数量明显增加。

（2）肠道杆菌（Coliform bacilli）：最多见的为肠道埃希菌属（Escherichia），为一群有动力的革兰阴性杆菌，是人类肠道正常菌群。其中最常见的是大肠埃希菌（E.coli），简称大肠杆菌，在婴幼儿正常皮肤中可检测到，一般不致病，在肠道内合成维生素 B、K，对人体有益。但某些型别的大肠埃希菌在机体免疫力下降时可引起皮肤感染。

（3）变形杆菌（Proteus）：也是人类肠道正常菌群，其菌毛能促进吞噬作用，降低该菌的致病力。变形杆菌可暂住在正常人皮肤上，一般不致病，只在特定条件下，此菌含量明显增多时才可成为条件致病菌。

（4）假单胞菌属（Pseudomonas）：广泛分布于自然界，有许多种，临床上最重要的是铜绿假单胞菌（P.aruginosa），简称绿脓杆菌，也是肠道的常驻菌。但在皮肤上是暂住菌，住院患者、免疫力低下者，此菌数量显著增加。铜绿假单胞菌有多种毒力因子，包括结构成分、毒素和酶，可引起手术切口感染、烧伤患者及重症药疹患者的创面感染，甚至可引起败血症。

（5）粪产碱杆菌（Alkaligenes faecalis）：肠道常驻菌，少数正常人皮肤中也可检到此菌。

二、皮肤正常微生物菌群的影响因素

尽管皮肤常驻菌群是相对稳定的，但可受到许多因素的影响而发生改变，菌种的数量及其所占的百分比出现变化。这些影响既有来自机体内部的因素，也有来自环境的因素或细菌之间的相互影响。

（一）皮肤的结构特点

皮肤的结构特点对于皮表微生物菌群的定居非常重要。皮肤是由表皮、真皮和皮下组织三部分构成，其间有丰富的血管、淋巴管、神经、肌肉以及由表皮衍生的皮肤附属器，后者包括毛囊及其相关的毛发以及皮脂腺、外泌汗腺、顶泌汗腺和指（趾）甲等。表皮由里向外可分为基底层、棘细胞层、颗粒层、透明层和角质层，其中基底层借助基底膜带与真皮相连接。表皮由两大类细胞构成，即角质形成细胞和树枝状细胞。表皮在皮肤屏障功能中起着主导作用，同时也是皮肤免疫系统的重要参与者，与皮肤的生理功能和许多皮肤病的病理过程密切相关。

一般直径在 200nm 的细菌以及直径为其 1/2 大小的病毒都不能进入皮肤。其次，最外层角质层细胞不断代谢脱落，不时可清除一些寄居的微生物。表皮的干燥环境以及 pH 值偏酸性，不利于有些微生物的生长繁殖。

皮肤附属器为皮肤的特殊结构。皮脂腺和汗腺不断分泌排泄到皮肤表面。皮表脂质膜中的皮脂可以被皮肤表面一些常驻菌，如痤疮棒状杆菌、糠秕孢子菌产生的脂酶分解为长链游离饱和脂肪酸及油酸等，对化脓性葡萄球菌、链球菌、白念珠菌等致病菌具有一定的抑制作用。青春期后，皮脂分泌中的某些不饱和脂肪酸，丙酸～辛酸、十一烯酸等对一些皮肤癣菌，如石膏毛癣菌等具有抑制作用。这可解释为何白癣到青春期即可自愈。另外，在正常皮肤表面，一些真菌和细菌互相拮抗，甚至它们还能产生一些抗菌物质来抑制致病微生物的繁殖。真皮成分组成的分子筛结构也能将入侵到真皮的微生物限制在局部，有利于白细胞的吞噬消灭。

（二）外界气候与生态区温度、湿度的影响

生态区局部皮肤的温度会受到多种因素影响，包括局部皮下脂肪的厚度、肌肉的强度、血液供应量、皮表的形态及外界的温度。外界气温在

15~40℃时,皮肤的温度在 30~40℃,皮肤的血液循环明显受到外界温度的影响,寒冷环境下皮肤小血管收缩,血流量减少,皮肤温度随之降低。

皮肤的湿度也随外界环境的改变而改变。表皮最外层角质层可吸收外界水分,能从大气中吸收相当于其自身重量的 3~4 倍的水分。常驻菌往往受到外界大环境及生态区局部环境的影响。外界环境气候变化,即温度和湿度的改变会影响生态区的局部环境,温度和湿度增加,角质层的水合作用增加。

一般说来,皮肤湿润可促进细菌生长,皮肤干燥则抑制细菌生长。温度和湿度增加,可使酵母菌,如念珠菌和糠秕马拉色菌以及皮肤癣菌由非致病型转变为致病型。但也有一些细菌适宜在干燥寒冷的环境生长,如细球菌。

(三)年龄因素

年龄也是明显的影响因素。婴幼儿携带微球菌、棒状杆菌和革兰阳性菌比儿童或成人更常见,比例更高,婴幼儿也可携带较高比例的致病菌。青春期前,皮肤常驻菌主要是表皮葡萄球菌及八叠球菌,腹股沟及会阴部可分离到大肠埃希菌,但糠秕马拉色菌及痤疮棒状杆菌水平很低。如糠秕马拉色菌在 5 岁以下儿童少见,随后的 10 年中,随年龄增加菌量增加,15 岁时接近成人水平。痤疮棒状杆菌的数量也随着青春期到来、皮脂分泌量的增加以及游离脂肪酸量的增加而增加。

(四)部位因素

皮肤正常菌群的成分因部位不同而不同,如面颈部及手部等暴露部位,暂驻菌的比例更高,细菌密度更高。而头面及躯干上部等皮脂腺丰富的部位,嗜脂菌的密度明显增高。尤其是头皮,作为一个特殊的生态区,葡萄球菌、丙酸杆菌、糠秕马拉色菌的密度更高。腋窝、会阴部、趾间相对闭塞部位,温度与湿度的增加,为皮肤寄居菌提供了特殊的生态小环境,能使通常暴露部位和平坦部位不存在的细菌得以生长。腋窝的正常菌群主要是葡萄球菌和棒状杆菌。会阴部则可分离到红癣的病原菌,即微细棒状杆菌。趾间也有大量细菌,主要是革兰阴性菌、皮肤癣菌以及一些条件致病菌。相比之下,上臂和大腿相对干燥,通常细菌数量要少得多,有些细菌在任何部位均可生长,如表皮葡萄球菌。

(五)皮肤 pH 值

皮肤常驻菌群(主要指表皮葡萄球菌)生长适宜的 pH 值是 6.5~8.5,最佳 pH 值为 7.5~8.0。成人皮肤 pH 值一般是 4.5~6.0,但正常菌群也能很好耐受及生存。新生儿及婴幼儿的皮肤 pH 值比成年人高,可高达 6.0~7.0,因而比成人皮肤更适合常驻菌生长。成人皮肤 pH 值低,主要是由于皮表脂膜中的脂肪酸增加所致。因此,嗜脂性的糠秕孢子菌及类白喉杆菌的菌量明显增加,使成人皮肤的总菌落数不比婴幼儿少。气温增加、湿度增加和 pH 值升高,则皮肤菌群中表皮葡萄球菌有增加趋势。

(六)氧与二氧化碳

皮肤正常菌群中,既有厌氧菌如痤疮棒状杆菌,又有专性需氧菌如短颈细菌科,以及兼性厌氧菌如葡萄球菌、棒状杆菌等,因此皮肤中的氧和二氧化碳的浓度对微生物的定居具有重要作用。表皮虽然与外界相接触,但表皮细胞内的氧却来源于真皮小血管的供应。然而表皮内的 PO_2 较之动脉血氧浓度要低,PCO_2 则与动脉血中的相关。说明表皮角质形成细胞或微生物新陈代谢需要消耗氧。

为何正常菌群中一些厌氧菌如痤疮棒状杆菌等能在皮肤上生长繁殖?近年来,人们提出了生物膜(biofilm)的概念。其含义是多种微生物菌群及其代谢产物聚集附着于皮表形成了一个自我封闭系统,营养物质及空气弥散入该系统。在该环境中,PO_2 以不同水平梯度存在于生物膜中。一旦 PO_2 与 PCO_2 发生改变,则微生物的种类及其数量均可发生改变,如封包使 PO_2 下降,PCO_2 上升,则革兰阴性杆菌及棒状杆菌的数目显著增加。

(七)紫外线的影响

紫外线可以抑制或杀灭皮肤的一些正常菌群。体外研究发现,UVA 剂量在 $50mJ/cm^2$ 时就可杀灭糠秕孢子菌,UVB 在 $250~900mJ/cm^2$ 也可将糠秕孢子菌及白念珠菌杀灭。但葡萄球菌对紫外线不甚敏感。UVB 剂量高达 $900mJ/cm^2$ 才可将表皮葡萄球菌杀灭,而这样高的剂量对金黄色葡萄球菌仅起抑制作用。这些结果可以解释日光对脂溢性皮炎有一定的治疗作用。紫外线与太阳光均可用于治疗银屑病,这是与照射后皮肤中的维生素 D 产生有关,还是与对皮肤菌群的直接或间接作用相关,尚有待进一步研究。

(八)黏附因素

黏附是微生物在皮肤表面定居的第一步,微生物的定居能力与黏附能力呈正相关,引起黏附的细菌表面分子称黏附素。黏附素通过吸附到宿主细胞表面的特殊受体而发挥黏附作用。这种特殊受体称之为黏附受体,其成分是糖或糖结合物。黏附素起着微生物与宿主细胞的桥梁作用,人体不同解剖部位其表皮细胞对细菌的黏附受体是不同的,这可解释为何皮肤常驻菌因部位不同而异。

磷壁酸(teichoic acids)是葡萄球菌和链球菌的细胞壁成分,可作为黏附素与表皮细胞相应的黏附受体结合,表皮细胞表面与之相结合的特异受体是纤连蛋白(fibronectin, Fn),为一种糖蛋白受体。

革兰阴性菌的黏附素主要是菌毛,由菌毛蛋白组成。如大肠埃希菌的黏附素有普通菌毛、P菌毛、S菌毛等。大多数大肠埃希菌在合适条件下可表达普通菌毛,能黏附到人类几乎所有的上皮细胞。

白念珠菌的黏附素为甘露糖-蛋白质复合物,与宿主表面糖蛋白受体结合起到黏附作用。

除了微生物因素以外,宿主因素也影响黏附能力。对某些致病菌易感的患者可能是由于其角质形成细胞对这些致病菌有更强的黏附性。研究发现,特应性皮炎患者的角质形成细胞对金黄色葡萄球菌的黏附力较之正常人大大增强,其原因是由于细胞表面黏附受体增多。有证据表明,鼻黏膜携带金黄色葡萄球菌的易感个体,其HLA的表达与细菌的定居有密切关系。

(九)菌群间的相互作用

正常皮肤微生物菌群发挥着抵御外来病原菌入侵的屏障作用,它与人体、环境三者之间达成一个和谐的统一体。事实上,这道微生物防线的机制非常复杂,既有微生物群与宿主之间的相互联系,又有微生物之间的相互作用。菌群之间可以相互拮抗,也可以相互促进,以保持这道防线的完整性,这对于维持皮肤的正常微生态平衡起着重要作用。

1. 菌群间的拮抗作用(reciprocal antagonism) 菌群间拮抗作用表现为:菌群间相互竞争消耗共同的营养物质;产生不利于其他细菌生长的pH值或氧化还原电势;通过竞争结合位点的黏附受体而使其他细菌无法定居;抑制物产生从而拮抗其他微生物生长。目前已知的抑制物主要有如下几种。

(1)脂类分解产物:皮脂及其代谢产物可作为微生物的抑制剂。许多常驻菌具有脂酶活性,痤疮棒状杆菌可使甘油三酯水解为游离脂肪酸,长链游离饱和脂肪酸和油酸对化脓性链球菌及革兰阴性菌具有抑制作用,但对葡萄球菌无明显抑制作用。糠秕孢子菌具有脂氧合酶作用,能使油酸转变成壬二酸,这种物质能同时抗丙酸杆菌和葡萄球菌,对一些真菌也有抑制作用。丙酸杆菌产生的丙酸对石膏毛癣菌等有抑制作用。被常驻菌分解的产物短链脂肪酸局部聚集达高浓度时也起到抑制剂的作用。

(2)细菌水解酶:痤疮棒状杆菌可通过释放细菌水解酶抑制葡萄球菌和其他丙酸杆菌生长,葡萄球菌产生溶菌酶可抗其他微生物定居,芽胞杆菌也能产生类似水解酶的物质而发挥抗其他微生物作用。

(3)抗生素:皮肤正常菌群中许多成员都能合成抗生素。例如,一些真菌可产生链霉素、青霉素、放线菌素等。因此,在皮肤癣病的皮损边缘可检测到抗生素耐药性,感染部位可分离出青霉素。一些皮肤癣菌可以产生肽类物质而抑制短杆菌甚至病毒的生长,从而抑制脚臭产生。凝固酶阴性的葡萄球菌及少数棒状杆菌可产生环状多肽细菌素,抑制或杀死分类学上与其相邻近的菌株或菌种(特别是金黄色葡萄球菌),其作用机制可能是通过吸附到特殊的菌体外膜上的受体而发挥作用。

(4)其他抑制物:白念珠菌可产生CO_2从而抑制其他真菌生长。这可解释白念珠菌感染的皮损处往往缺乏其他真菌生长。链球菌、需氧球菌可产生H_2O_2抑制金黄色葡萄球菌生长。

2. 菌群之间的相互促进作用(reciprocal enhancement) 皮肤菌群中也存在微生物间相互促进或者一种微生物促进另一种微生物生长的现象(共生关系)。与上述种类繁多的抑制物相比,皮肤菌群产生的促进因子的种类要少得多,促进因子主要包括一些脂类、氨基酸及辅酶等。痤疮丙酸杆菌与表皮葡萄球菌是较好的共生关系,它们都可生活在毛囊皮脂腺囊中。由于表皮葡萄球菌耗氧和降低局部环境pH值而使痤疮丙酸杆菌很好地繁殖,丙酸杆菌和棒杆菌分解皮肤角质化残余物,分泌益生素物质可刺激表皮葡萄球菌等生长;而丙酸杆菌、表皮葡萄球菌分解皮脂类物质供棒杆菌等的生长。已证实,细球菌能合成一些营养因子促进产抗生素的真菌繁殖。皮肤菌群中厌氧菌的生长可导致其他厌氧菌对氧的敏感性下降。

三、皮肤正常微生物菌群对机体生理作用的影响

(一)防御作用

皮肤正常菌群的第一功能是生物屏障作用,具有重要的保护防御功能。皮脂腺分泌脂质,皮肤菌群中常驻菌痤疮丙酸杆菌和表皮葡萄球菌等分解皮脂形成游离脂肪酸,使皮肤表面处于偏酸性状态,即酸性乳化脂膜,可以中和沾染皮肤上的碱性物质,可以抑制金黄色葡萄球菌、链球菌、真菌等致

病微生物生长和繁殖。有层次并且有序地定植在皮肤上的微生物群，犹如一层生物屏障，对机体裸露的表皮起了占位保护作用，使外袭致病菌无法在皮肤表面定植，从而减少感染的机会。

(二) 免疫作用

皮肤是一个重要的免疫器官。皮肤正常微生物群中一些菌群，可作为自然存在的非特异性抗原，刺激机体免疫系统，增强机体免疫力。表皮葡萄球菌可以通过诱导宿主免疫反应增强皮肤的防御能力。有研究显示，表皮葡萄球菌可以通过 TLR 信号传导系统训练皮肤固有免疫能力，促使角质形成细胞对有害病原体产生有效反应，从而对机体起到额外的保护作用。缺乏表皮葡萄球菌的启动效应，就会降低宿主清除感染的能力。

近年来研究发现，皮肤正常菌群能分泌各种抗菌肽，帮助机体杀灭致病菌。许多表皮葡萄球菌的菌株可以产生羊毛硫抗生素，即一种含羊毛硫氨酸的抗菌肽，这类肽类对表皮细胞没有伤害性，但对其他微生物，如金黄色葡萄球菌和 A 组链球菌具有毒性。

相关研究显示，表皮葡萄球菌可直接分泌细菌素，包括表皮素、epilancin K7、epilancin 15X、Pep5 以及葡萄球菌素 1580，可抑制病原球菌的繁殖；还可分泌酚溶性调节肽 (phenol-soluble modulin) γ 和 δ，直接抑制 A 组链球菌和金黄色葡萄球菌生长，并可与宿主来源的抗菌肽，如 IL-37、人 β- 防御素协同发挥对病原菌的抑制作用。铜绿假单胞菌对人体也具有保护作用，它可以产生一种抗菌肽 PsVP-10，具有抗链球菌活性。铜绿假单胞菌可以帮助宿主建立一个不利于真菌感染的环境，它能阻止真菌从酵母形态转变成致病的菌丝形态，其产生的绿脓菌素以及吡咯尼林、羟氧吩嗪等化合物能杀灭或抑制多种真菌的生长。

(三) 营养作用

在表皮分化的过程中，角质形成细胞由基底层向角质层逐渐移行，细胞器消失，逐渐角质化脱落，一些残留物如磷脂、氨基酸 (如半胱氨酸和胱氨酸) 等既可供细菌生长也可以被人体细胞重新吸收利用。皮肤的葡萄糖含量 (为血糖的 1/3)、水分 (占人体的 1/4) 以及内含的电解质 (如钾、钠、钙等)，为皮肤菌群提供良好的培养基并且能促进其生长。而皮肤微生物分解磷脂、固醇类、角质蛋白也可被皮肤细胞吸收并促进细胞生长，同时在皮表与角蛋白共同构成乳化脂质膜，起到滋润皮肤、延缓老化和减少皱纹产生的作用。

第二节 皮肤微生态的研究进展

皮肤微生态学是研究皮肤 - 寄居微生物 - 环境构成的微生态系相互作用、相互制约的客观规律的一门科学，即皮肤的细胞水平和分子水平的生态学，它是微生态学的一个分支。

皮肤覆盖人体表面，是机体内环境和外环境相交界的一个生物活性界面。皮肤作为一个大的生态系，是由不同生态层次所构成，皮肤的微环境为微生物群的定居和繁衍提供了一个很好的场所。皮肤表面存在着大量的微生物群，包括细菌、真菌、病毒、衣原体和某些原虫等，这些正常微生物群就像地球表面的许多国家和多个民族，栖居在人体不同部位的皮肤上。以往曾认为这些微生物是"无用的"，甚至是"有害的"。随着微生态学的研究手段和方法的更新，尤其是微生物分子生态学研究的发展、元基因组学技术的应用，彻底改变了人们的传统认识，使得人们可以进一步理解这些皮肤微生物群与宿主、环境之间是如何保持着协调的、生理的，又是相互制约的、动态的平衡，以利于宿主和生态体系。一旦受到各种因素影响，如微生物群的组成和结构以及基因发生改变，则平衡变为失衡，不仅扰乱人体的生理功能，还会导致各种感染性皮肤病和炎症性皮肤病的发生。

皮肤微生态的发展与人们的研究手段密不可分。

一、显微镜的发明和细菌培养成功找到了致病微生物

17 世纪 Antonie van Leenwenhoek 发明了显微镜，人们认识到微生物的存在。通过显微镜人们发现了致病微生物和人类疾病之间直接的一对一的关系。梅毒硬下疳分泌物涂片的显微镜观察证实梅毒螺旋体是导致梅毒的直接病因；淋菌性尿道炎脓性分泌物镜检和培养确定了淋病奈瑟菌是引起淋病的病原菌等。人们开始研究单一致病微生物的致病性。此后人们又进一步揭示了致病微生物和人类一些疾病之间的非直接关系，如人乳头瘤病毒感染会导致女性宫颈鳞状细胞癌；而痤疮棒状杆菌与痤疮的炎症相关等。人们的认识是基于病原学的模式来研究人为什么会受到病原菌感染，感染后的临床表现，疾病的发生发展和转归，这就是传统的对感染性疾病的认识模式。

在传统的认识观的指导下，人们的研究焦点集中于致病微生物引起疾病的机制以及对人体免疫

系统的影响,倡导改善卫生条件,远离致病微生物,以减少感染,控制疾病,保护人类健康。基于这一理论,人们使用消毒剂、杀菌剂和抗感染药物,杀灭微生物,祛除疾病,成功挽救了数以万计的大量的感染性疾病患者的生命。

二、无菌动物及悉生动物模型的建立挑战了人们传统的卫生观念

然而卫生条件改善了,远离病原微生物人类是否就不会得病了?研究者们发现发达国家卫生条件显著改善,人们的生活环境更为整洁,饮用水更洁净,使用了更多的抗生素,可另一些疾病的发病率会突然增长,如哮喘、荨麻疹、特应性皮炎等。这如何解释呢?在皮肤科门诊,我们经常发现有些人过于注重清洁卫生,为了清除体表微生物,反复洗涤,甚至使用消毒剂、杀菌剂,其结果是瘙痒更为剧烈,更容易罹患过敏性疾病及炎症性疾病。这又是为什么呢?

在无菌动物实验室,实验鼠一生都生活在无菌的环境中,它们吸入超纯净的空气,全身没有细菌,可是这些实验鼠的生长发育却受到很大影响。与有微生物寄生的实验鼠相比,无菌鼠身上的脂肪较少,需要多进食30%的食物才能维持正常体重,其心脏比普通鼠小20%,免疫系统也不能正常发育。因此,绝对无菌的观念受到人们反思。微生物对人体健康的影响受到重视。人们发现每个人身上微生物的数量是人体细胞的10倍之多,只有少数微生物在内外环境改变与机体的平衡失调时会使人得病,而更多的人体微生物在人类的漫长进化中与人类息息相关,对人类的健康起着至关重要的作用。有的可制造各种维生素和氨基酸,帮助人体生理功能正常实施。另外一些微生物的经常接触,也可有助于机体免疫系统的正常发育。

三、元基因组学的发展开拓了人们对皮肤微生态学研究的新思路

正常皮肤每平方厘米定居着大约100万的细菌,有上百种的类型,用传统的皮肤拭子和活检标本培养,在标准的实验室条件下能培养到的细菌还不到1%,而且许多细菌的生长会被生长更快的微生物群超过,其结果只能得到易培养的细菌或真菌种群(如葡萄球菌和马拉色菌等)。因此,单靠传统的培养鉴定方法,存在许多难以克服的缺陷和不足,人们无法对皮肤微生态进行深入研究。

元基因组学的发展拓宽了人们对皮肤微生态

学研究的新思路,使人们对所有皮肤微生物群及其基因有了更为全面的了解。元基因组学成为免培养、通过功能基因筛选和(或)测序分析作为研究手段来分析皮肤微生物群的方法。分析细菌微生物组的方法包括扩增原核生物的小亚基核糖体RNA和用PCR直接扩增来自皮肤样本的基因。16S rRNA基因存在于所有的细菌和古生菌,包括保守区域作为PCR引物的结合点,可变区域用于PCR产物的高通量测序后的系统分类,将大于97%相同的序列归为一类。

在一个物种中,序列的差异被假设为是种内的种属变化。在1个物种中,序列的数量代表这个种属在原始皮肤样本中的相对丰度。这样,通过提供所有存在种属的鉴别和相对丰度,这种元基因组学方法即可提供皮肤细菌群落的全景象图。对于真菌生物,通常选择18S rRNA基因和内转录间隔区进行真菌通用引物的PCR扩增。

采用元基因组学方法,研究者们已着手对不同生态区的微生物群的多样性、种群结构、进化关系、功能活性、相互作用以及与环境之间的关系进行深入研究。

2007年,美国国立卫生研究院采用元基因组学方法启动了人类微生物组的研究计划,最近公布了人类微生物基因序列的参考目录,包括整个基因组及16S rRNA基因序列的数据库。他们对232例健康成年人的微生物含量进行了全面研究,描绘了健康志愿者的皮肤微生物组在不同的空间、时间和个体的变化。利用16S rRNA测序的元基因组研究显示,成人皮肤细菌和肠道菌群的绝大多数可分为四个门:放线菌门、厚壁菌门、拟杆菌门和变形菌门,在这些门中存在上千种特殊种类。例如一项关于51个健康志愿者手掌微生物的研究显示有4742种特殊类型,平均一个手掌上有158种类型。

对20个不同皮肤生态区的微生物研究显示,相似的生态环境,如腋下和腘窝有相似的微生物构成。所有的个体,痤疮丙酸杆菌在皮脂腺丰富的生态区,如前额、耳后皱褶处和背部占优势。葡萄球菌和棒状杆菌则在潮湿的部位,如腋窝占优势。

除了不同的物种组成,每个生态区有其特有水平的微生物群多态性和暂时性的波动。例如不同受试者的肘窝在物种构成上有很高的多态性,称之为beta多态性。但对于同一个体的肘窝却很少有多态性,称为alpha多态性。研究者将微生物群从一个栖息地移植到另一个栖息地,如从舌部移到前额,这些舌部的微生物群仅仅短暂的出现在前额,

最终又恢复到前额的微生物群。

在人类皮肤任何生态区,除了丰富的丙酸杆菌、葡萄球菌和棒状杆菌属以外,大部分微生物的种属构成少于总菌群的1%。这些少数的物种以往未能得到很好的研究,而且以前的研究方法也无法使人们了解其在皮肤的定植。如以前认为革兰阴性微生物很少定植在皮肤,但采用元基因组学方法,研究者发现干燥的皮肤生态区如前臂或腿部也有着丰富的革兰阴性微生物群。这些低丰度的物种不仅被发现,有些可能还被视为皮肤生态系统的关键菌群。

采用元基因组学方法,在过去的十年里,研究者已描绘了健康志愿者的皮肤微生物组群及其在不同个体不同空间领域发生的变化。皮肤的微生物群可能通过我们意想不到的方式来动态平衡宿主的免疫应答,需要我们重新认识这些以往被认为是"无用的"甚至是"有害的"皮肤微生物群对人体的影响。科学家们虽然能够将某种疾病与某些微生物的存在或缺失联系起来,但却无法将许多疾病的"罪魁祸首"锁定在某种致病微生物。事实上,很可能是多种微生物群落的变化起着共同的作用,即微生物菌群的构成结构发生变化而增加了某种疾病的风险。

最近,Fitz-Gibbon 等人利用元基因组学方法,在菌株水平和基因水平比较了49例痤疮患者和50例健康人鼻部皮脂腺单元的皮肤微生物群,发现痤疮患者和健康人鼻部痤疮杆菌的相对丰度无显著统计学差异,核糖体型1(RT1)和RT2、RT3痤疮丙酸杆菌相当均匀地分布于痤疮患者和健康人鼻部,但痤疮患者中RT4和RT5痤疮丙酸杆菌占优势,RT6则主要见于正常人群的鼻部,该项研究提示RT4和RT5痤疮丙酸杆菌与痤疮发病密切相关,RT6则与健康皮肤相关。研究给人们带来启发,今后痤疮的治疗有必要采用微生态制剂调节皮肤微生物群,使其回到健康状态,即恢复到自然共生菌结构的靶向治疗,而不是采用抗生素来杀灭痤疮丙酸杆菌。

元基因组学的研究还可以揭示一些非感染性皮肤病的发病与皮肤微生物的改变相关。一项研究显示,在特应性皮炎(atopic dermatitis, AD)急性发作期,葡萄球菌物种从35%增加到90%,令人惊讶的是金黄色葡萄球菌和表皮葡萄球菌均增加,而且与发病无关的非葡萄球菌在丰度上也发生改变。相关研究发现,表皮葡萄球菌可产生一些细胞因子选择性地抑制金黄色葡萄球菌,虽然目前还无法解释表皮葡萄球菌的增加是为了拮抗金黄色葡萄球菌还是由于与金黄色葡萄球菌相互作用促进彼此定植,但这一结果提示,AD可能是由于皮肤正常微生物群的改变和失衡而影响疾病的发生。

另一项研究发现播散性神经性皮炎患者皮表缺少一些有益的皮肤共生菌,而使另一些菌的数量增多,导致了炎症反应。

四、尚未解决的问题

尽管元基因组学方法为研究者提供了有效的研究手段,但皮肤微生态这一微妙神奇的世界仍然有太多的东西值得人们深入了解。如微生物群是如何影响皮肤的信息储存和新陈代谢的?一些关键问题,如皮肤微生物群的构成如何影响皮肤的健康?为何不同个体同一生态区微生物构成却有所不同,是由地理环境、生活方式所决定还是由遗传因素所决定?能否通过对皮肤微生物的调控来干预防治皮肤病?我们有理由相信,随着分子生物学研究的不断深入,研究者们有希望——破解上述问题。有朝一日,医生们或许可以利用一个人的微生物图来预测皮肤病,诊治皮肤病。

第三节 微生态失调与皮肤病

皮肤正常微生物群与人体健康的关系已受到人们高度重视。在长期的生物进化过程中,皮肤正常微生物群与宿主之间形成了互利的统一体,它对于发挥皮肤的正常生理功能起着重要作用。但这种作用是有前提条件的,只有在微生物、宿主和环境三者之间保持动态的生态平衡时,皮肤的微生物群才会有益于宿主的健康。一旦这一生态平衡遭到破坏,即正常微生物之间或正常微生物与宿主之间的平衡在内、外环境影响下由生理性平衡转变为病理性失衡状态,即称之为微生态失调。此时,不但外界的病原菌会入侵宿主,皮肤正常微生物群也在一定条件下由不致病性转变为致病性,侵入表皮、真皮和皮肤附属器引起各种感染性和非感染性皮肤病。

一、细菌性皮肤病

临床上最为常见的细菌性皮肤病是由化脓性球菌,即葡萄球菌和链球菌感染所致的化脓性皮肤病。

(一)病因病理机制的认知

引起化脓性皮肤病的致病菌主要是金黄色葡

萄球菌,其次是表皮葡萄球菌和腐生葡萄球菌;链球菌主要为 A 群 β 型溶血性链球菌。

金黄色葡萄球菌的致病性最强,能产生多种毒素和酶作用于宿主的表皮细胞,包括凝固酶、葡萄球菌溶血素、杀白细胞素、肠毒素、表皮剥脱毒素及中毒性休克综合征毒素(toxic shock syndrome toxin 1,TSST-1)等。

A 群 β 型溶血性链球菌又称化脓性链球菌,占链球菌感染的 90%,是链球菌中致病力最强的细菌。致病性与菌体的表面结构和细菌产生的多种胞外酶及毒素有关。主要致病物质包括黏附素、链球菌溶血素、致热外毒素及透明质酸酶、链激酶、链道酶等。

人体正常皮肤具有保护作用。通常情况下,这些细菌虽然可以在皮肤上着落或定居,但不会引起感染。若少量细菌从表皮穿越到真皮,可被真皮中的白细胞、巨噬细胞、血清中特异性与非特异性因子所吞噬和杀灭。即使较大量细菌入侵深部组织,也会被白细胞和血清因子将致病菌限制于局部区域。正常情况下,受趋化因子的影响,中性粒细胞浸润,组织水肿,小血管损伤,局部出现化脓性坏死。但如果人体免疫防御机制功能不全,则致病菌容易扩散或入侵血液循环引起败血症。

下列情况则有利于致病菌入侵导致感染:①皮肤损伤,皮肤的各种外伤、手术切口、烧伤、虫子叮咬或瘙痒性皮肤病,由于反复搔抓、摩擦或洗烫,皮肤的完整性受到破坏,有利于化脓菌入侵;②接触外来毒力较强的菌株,或大量化脓菌在皮肤上生长繁殖;③患有慢性消耗性疾病,如糖尿病、肺结核、营养不良、代谢紊乱,易出现皮肤化脓性感染;④小儿皮肤薄嫩、生理屏障功能尚未健全以及老年人因皮肤变薄、过分干燥、脱屑均易遭受化脓菌感染;⑤免疫功能下降或免疫缺陷,由于免疫屏障功能削弱以致不能抵御化脓菌的入侵。

(二) 临床表现的基本特点

1. 原发感染　致病菌直接侵入皮肤所引起的病变。根据病变部位深浅不同,临床表现亦不相同。若侵犯表皮上部则形成脓疱疮,皮损主要为红斑、水疱及脓疱。侵犯新生儿的大疱性脓疱疮,可表现为烫伤样松弛性大疱,大片表皮剥脱,致病菌为凝固酶阳性噬菌体Ⅱ组 71 型金黄色葡萄球菌。侵犯毛囊及毛囊周围称之为毛囊炎,皮损为丘脓疱疹。侵犯毛囊深处及附近组织时形成疖,皮损为炎性结节。若多数毛囊深部及其周围组织受累则形成痈,初为红色弥漫性浸润性斑块,继之组织化脓坏死,

表面有多个脓点,重者形成溃疡。原发感染大多为一种化脓菌单独感染,也可由两种或多种细菌混合感染。抗生素治疗多数有效。

2. 继发感染　在原有皮肤病,如各种皮炎、湿疹等皮肤病基础上继发感染。原有皮损加重,病程延长。在原有病变基础上出现潮红、糜烂、渗液、丘脓疱疹等。病原菌往往是多种混合感染,单用抗生素治疗效果不明显。通常认为皮损处的细菌数超过 $1 \times 10^6/cm^2$ 才考虑伴继发感染。

(三) 防治策略

应注意个人卫生,保持皮肤清洁。积极治疗原发病,如及时治疗各种瘙痒性皮肤病,避免皮肤擦伤。以局部抗感染为主,金黄色葡萄球菌与链球菌对青霉素、红霉素及四环素类药物的耐药率较高,局部用药应选择有效的抗感染制剂,原则上选择无系统用药的敏感的抗菌药物,如 0.5% 新霉素溶液、莫匹罗星软膏和夫西地酸软膏。如有全身症状则应结合药敏试验选择敏感抗生素系统应用。

二、真菌性皮肤病

真菌(fungi)种类繁多,可达 150 万种之多,仅极少数(不超过 100 种)会引起人类疾病。真菌依据菌落形态不同可分为酵母菌(yeast)和霉菌(mould)两大类。真菌性皮肤病根据致病真菌入侵组织深浅不同,通常分为浅部真菌病(superficial mycosis)和深部真菌病(deep mycosis)。临床上最为常见的是由皮肤癣菌引起的皮肤真菌病。

(一) 病因病理机制的认知

皮肤癣菌的共同特点是亲角质蛋白,主要侵犯皮肤角质层、毛发、甲板引起相应疾病。依据部位不同分头癣、体癣、股癣、手癣、足癣、甲癣等。

皮肤癣菌的病原菌有三大属,即小孢子菌属(Microsporum)、表皮癣菌属(Epidermophyton)及毛癣菌属(Trichophyton)。常见致病菌有红色毛癣菌(T.rubrum)、须癣毛癣菌(T.mentagrophytes,又称石膏毛癣菌)、断发毛癣菌(T.tonsurans)、紫色毛癣菌(T.violaceum)等。正常情况下,皮表干燥,最外层角质层不断代谢脱落,不利于真菌定居生长。尽管少数真菌可作为暂住菌寄居在皮肤上,但并不引起疾病。只有在温暖潮湿以及特殊环境条件下才可致病,易感真菌入侵并向周围皮肤蔓延。

使用广谱抗生素、糖皮质激素、免疫抑制剂、抗肿瘤药物以及器官移植、烧伤抢救、各种导管和插管留置以及静脉营养的患者,条件致病菌的感染率将明显增加。

慢性疾病、老年、免疫力低下的患者,皮肤癣菌病的发病率增加,病情顽固,迁延不愈或反复发作。

致病真菌入侵主要通过分泌各种酶及真菌毒素溶解角蛋白,使自身适应在宿主细胞内生活。石膏样小孢子菌能产生弹力蛋白酶,溶解角蛋白、弹力蛋白和胶原蛋白。一些皮肤癣菌可产生角质蛋白酶及其他酶类,如 S- 半胱酸和硫基丙氨酸酶,裂解角蛋白的双硫键,使角蛋白分解变质从而被非蛋白酶消化。红色毛癣菌细胞壁的甘露聚糖蛋白成分可抑制淋巴细胞对抗原的反应性增殖,因而具有抑制宿主免疫反应的作用。

(二)临床表现的基本特点

手足癣因感染不同的真菌而其临床表现各异。常见为指(趾)间擦烂型,表现为第 3、4、5 指(趾)间浸渍脱屑或糜烂。也可表现为鳞屑角化型,掌跖呈片状鳞屑斑或角质增厚,冬季易皲裂。水疱型则呈散在或密集的小水疱,干涸后脱屑。甲癣表现为指(趾)甲板增厚变形,质地粗糙松脆,呈黄褐色,无光泽。

体癣表现为单发或多发环形、多环形暗红色鳞屑性斑片,周边为小丘疹、丘疱疹组成的堤环状隆起,中心脱屑,色素沉着或接近正常皮肤,皮损呈离心性向外发展。股癣是位于股部的体癣,表现为股部的弧形或环形鳞屑性斑片。由于春夏季的温度和湿度适宜浅部真菌生长,因而皮损呈冬轻夏重,常伴瘙痒。

(三)防治策略

注意个人卫生,保持皮肤清洁、干燥。积极治疗各种瘙痒性皮肤病,避免搔抓以破坏局部的皮肤屏障功能。避免滥用广谱抗生素导致皮肤微生态失调。治疗以局部抗真菌制剂为主。

目前已有微生态制剂被原卫生部批准作为生物添加剂使用,其作用主要是调整皮肤菌群失调,补充皮肤常驻菌,提高皮肤的定植抗力,改善皮肤正常微生物群的生态平衡,抑制或杀灭致病菌,起到防治皮肤病的目的。有报道称,微生态制剂也可用于治疗浅部真菌病等的辅助治疗,原则是先局部抗真菌治疗,然后选用微生态制剂。

三、痤疮和皮肤微生态失调

痤疮是一种皮肤科常见的、慢性、复发性毛囊皮脂腺的炎症性疾病。好发于青春期,男性略多于女性。

(一)病因和病理机制认知

痤疮为多因素疾病,其发病机制涉及多个病理生理环节。包括雄激素水平增高、皮脂大量分泌、微生物定植,尤其是痤疮丙酸杆菌增殖、毛囊皮脂腺导管异常角化以及炎症和免疫反应等。而微生物定植被认为是引起丘疹、脓疱、结节等炎症性皮损的重要原因。在痤疮皮损中,可以检测到不同的微生物,包括痤疮丙酸杆菌、表皮葡萄球菌、糠秕马拉色菌、革兰阴性杆菌和厌氧菌等。目前认为痤疮丙酸杆菌与痤疮的炎症关系密切。痤疮丙酸杆菌的脂酶可水解甘油三酯为甘油和游离脂肪酸,后者可刺激毛囊及毛囊周围发生非特异性炎症反应,诱导产生趋化因子、IL-1、补体、反应氧自由基等炎症因子,吸引中性粒细胞进入粉刺腔。中性粒细胞可释放水解酶进一步损伤毛囊,并使其破裂,出现炎症性丘疹、丘脓疱疹、结节和脓肿。

(二)临床表现的基本特点

痤疮皮损主要位于面部及上胸背皮脂分泌丰富的部位,尤其是面颊、额部及鼻颊沟。表现为与毛囊一致的圆锥性白头粉刺、黑头粉刺,进而发展为炎症性丘疹、丘脓疱疹、结节和囊肿,通常无自觉症状,炎症明显时可伴疼痛。

(三)目前治疗的局限与思考

对于炎症性痤疮,目前的治疗方法仍然采用各种抗生素(包括红霉素类及四环素类抗生素)来杀灭痤疮丙酸杆菌,以及联合应用维 A 酸类药物控制炎症。新近的一项研究显示,在痤疮患者鼻部的毛囊皮脂腺单元中,痤疮丙酸杆菌的总丰度与健康人群之间无统计学差异,但痤疮丙酸杆菌不同基因型的构成与正常人之间存在差异。痤疮患者中,核糖体型 4(RT4)与 RT5 痤疮丙酸杆菌明显占优势,而健康人群中 RT6 痤疮丙酸杆菌则明显高于痤疮患者。这值得人们思考,痤疮的治疗是否有必要采用广谱抗生素来杀灭所有的痤疮丙酸杆菌。有学者认为,盐酸米诺环素能有效治疗重症痤疮与其显著的抗炎活性分不开。

曾有学者应用皮肤益生菌制剂(即正常人面部提取并获得的面部有益菌群添加到化妆品中研制成)治疗 142 例痤疮患者,治愈 81 例,有效 45 例,无效 16 例。提示微生物调节剂可调节面部正常菌群结构,调整毛囊皮脂腺的微生态失调,以恢复微生态平衡,达到治疗的目的。

第四节　皮肤病的微生态学防治进展

皮肤的微生态失调系指皮肤微生物群之间及

微生物与宿主之间的生理性组合状态在内环境(即生物环境,指宿主)和外环境(即非生物环境)的影响下转变为病理性组合状态。按照微生态学观点,皮肤的各种感染事实上是微生物异常侵染皮肤所致的微生物群与宿主之间相互作用的结果,即微生物攻击宿主皮肤以及宿主对这种攻击的反应的总和。根据引起感染的"原因菌"不同,皮肤感染分内源性感染、外源性感染、混合性感染及污染。后者为外籍菌对正常皮肤微生物群生态空间的定植。

对皮肤病的生态防治目的是调整皮肤的微生态失调,恢复和促进微生态平衡。因此,皮肤病的生态防治措施应包括保护宏观生态环境、改善微生态环境、合理使用抗生素、应用微生态制剂以扶植正常菌群,促进微生态平衡,提高宿主的免疫力,增强宿主的适应性。

一、保护宏观生态环境

人类生活在宏观生态环境之中,空气、水、阳光、土壤和植被均是人类和其他生物赖以生存的必要因素。人类应该顺应自然规律,保护自然环境,促进生态平衡。如果任意改造大自然,破坏生态环境,造成大气污染、水土污染,势必影响人类自身的健康。

二、改善皮肤的微生态环境

(一)保持皮肤的清洁干燥

皮肤角质形成细胞不断更新换代,汗腺、皮脂腺时时刻刻都在分泌与排泄。皮肤直接与外界环境相接触,外界环境中的各种尘埃、微生物、致敏物及刺激物很容易着陆或黏附于皮肤表面,与汗液和皮脂混合在一起,形成污垢,影响皮肤的新陈代谢。汗液的浸渍将削弱角质层的防御功能,易受到外袭致病菌的定植引起感染,或过敏原的刺激而诱发过敏性皮肤病。因此,保持皮肤的清洁干燥对于皮肤的护养和保健以及皮肤疾病的防治尤为重要。

(二)注意饮食合理搭配

糖、脂肪、蛋白质、维生素、水、电解质和微量元素是维持机体生命活动必不可少的,皮肤的新陈代谢也离不开这些营养成分。要保持皮肤的健康,维持正常的生理功能,需要饮食的多样化,进行合理搭配。饮食要以谷类为主,多吃蔬菜水果,常吃奶类、豆类,以及适量的鱼、肉、蛋、禽,以保证营养均衡。饮食要有规律,不暴饮暴食,不过分节食。

(三)保持乐观的精神状态

人是一个有机统一的整体,劳逸结合、充足的睡眠以及乐观的精神状态则有利于调节机体的神经内分泌活动及免疫功能,使各类激素的分泌达到均衡,以保证皮肤的健康,使皮肤变得细腻、有光泽、富有弹性。反之,若长期精神紧张、焦虑忧郁,则体内的神经内分泌活动及免疫系统处于抑制状态,不利于皮肤的生态平衡。

(四)积极治疗各种原发皮肤病

患各种瘙痒性皮肤病时,如湿疹、皮炎、银屑病等,由于皮肤的搔抓摩擦,表皮缺损,炎性渗出,皮肤的屏障功能大大削弱,容易引起金黄色葡萄球菌等外袭致病菌的感染。研究表明,上述皮肤病皮损处金黄色葡萄球菌的定植率显著高于正常人皮肤。因此,应积极治疗各种原发皮肤病,调整皮肤的微生态平衡。

三、合理应用抗生素

皮肤的各种感染性疾病离不开抗生素的治疗,抗生素在人类长期的防病治病过程中立下了不可磨灭的功勋,挽救了千千万万个生命。但如果滥用抗生素,往往在抑杀致病性微生物的同时,也抑杀了皮肤的正常微生物群,扰乱了微生物之间的相互制约关系,导致微生态失调。

因此,对于皮肤的感染性疾病,抗生素的使用原则是:①尽量选择窄谱敏感抗生素;②选用不影响宿主定植抗力的抗生素;③选用价廉副作用小的抗生素;④皮肤的局限性病灶宜选择局部外用药物。抗生素抑杀致病菌后,宜补充生态制剂,使得受抗生素扰乱后的皮肤微生物群之间及微生物与宿主之间的病理性组合重新恢复到生理性组合状态。

四、微生态制剂的应用

早在1958年,Gleeso White在第一次剑桥皮肤科专题讨论会上已提到对皮肤正常菌群的研究,讨论了皮肤菌群与皮肤疾病关系的重要性。近年来,微生态学已受到人们的高度重视,皮肤的微生态制剂在皮肤病的预防治疗上已初见成效。

皮肤的微生态制剂系利用正常人体皮肤的有益菌及其生物活性酶制作微生态制剂来抑制或杀灭有害的微生物,以调整皮肤的微生态失调,达到防治皮肤病的目的。皮肤的微生态制剂的理论依据有下列几种学说。

(一)生态平衡学说

宿主、正常皮肤微生物群和外界环境三者构成一个微生态系统。通常微生态系统处于动态平衡状态,它一方面对宿主有利,参与或辅助皮肤的正常生理功能,已成为机体不可缺少的组成部分;另一方面对微生物有利,使之保持一定的微生物群落的组合,维持其生长繁殖。在皮肤整个微生物群中,各菌群之间相互制约,一些优势种群对整个微生物群起决定作用,一旦失去优势种群,则整个微生物群将会解体或更替。例如,由于外界环境的突然变化,或长期使用广谱抗生素、系统疾病、手术、创伤、营养失衡等,则微生态平衡将遭到破坏,出现皮肤正常菌群失调(微生态失调),导致外来菌入侵或正常菌群转变为致病菌而引起皮肤感染。此时若利用皮肤益生菌治疗,补充正常微生物菌群,调整菌群失调,恢复微生态平衡,可以达到治病目的。

(二)生态拮抗学说

皮肤正常微生物群直接参与防御微生物入侵的屏障结构,它起到生物屏障与化学屏障作用。生物屏障指皮肤上的正常菌群形成生物膜样结构,通过定植保护作用影响过路菌或外袭菌的定植、占位、生长与繁殖。化学屏障指皮肤的一些正常菌群,如糠秕马拉色菌、痤疮棒状杆菌可产生脂酶分解皮脂为脂肪酸,与汗液中的乳酸共同起抑制过路菌及致敏病繁殖的作用。一些正常菌群还可产生抗菌物质,如痤疮棒状杆菌可释放水解酶抑制金黄色葡萄球菌及化脓性链球菌;需氧菌可产生 H_2O_2 抑制金黄色葡萄球菌生长。

(三)免疫学说

皮肤的微生态制剂可作为非特异性免疫调节因子,刺激宿主免疫细胞,使之激活产生各种细胞因子及抗体,促进巨噬细胞的吞噬活力或作为佐剂发挥作用,阻止致病菌的定植,制约外袭菌的生长繁殖。

(四)延年抗衰老学说

正常微生物群参与了皮肤病的防治,同时也参与皮肤保健,起到抗衰老作用。老年微生态学研究认为,皮肤的衰老是由于随着年龄的增长,皮肤正常微生物种群的质量和数量发生改变,影响了宿主相应功能的改变,导致皮肤各种生理功能减退。皮肤益生菌通过补充正常优势种群,提高皮肤的定植抗力,调整皮肤菌群失调,增强皮肤的各种功能。同时作为非特异性免疫刺激剂,提高皮肤的免疫功能,促进皮肤正常微生物群的生态平衡,抑制或杀灭致病菌,起到防治皮肤病的目的。同时,通过激活机体细胞内超氧化物歧化酶(superoxide dismutase,SOD)、过氧化氢酶及谷胱甘肽过氧化物酶作用,抗氧化物产生,减少自由基损害,起到延年益寿抗衰老的作用。

值得注意的是,生态防治应有一个整体观念,并不是使用了生态制剂就是生态防治疗法。生态防治应包括从宏观环境到微观环境的调整,全面的营养调整,抗生素的合理应用,免疫调节剂的应用,中医中药疗法以及微生态制剂的应用。皮肤微生态制剂属于生物制剂及化妆品,主要起着调整皮肤微生态平衡的作用。它不可能包治百病,临床医师应恰当掌握其适应证,绝不可滥用微生态制剂。

对于皮肤的各种感染性疾病,仍需要抗生素、抗真菌药物及抗病毒药物治疗,应提倡先抑后补,在抗感染治疗后再选择合适的微生态制剂。对于条件致病菌感染,可选用脱定植方法或免疫调节剂。只有在皮肤优势菌种的失调或紊乱时,才考虑使用皮肤的益生素或促生素,以达到治疗或预防疾病的目的。

第五节　皮肤微生态学展望

微生态学是生命科学的分支之一,是近年来快速发展起来的一门新兴学科。皮肤微生态学是微生态学的一个分支,其研究的范畴包括皮肤以及附属器上所栖居的微生物种群之间以及微生物与宿主、环境之间的相互作用、相互制约、相互竞争又相互依存的复杂关系。它涉及皮肤微生态系的结构、皮肤微生态平衡与失调的理论以及皮肤疾病生态防治和皮肤保健抗衰老的理论与实践。

由于皮肤位于体表,皮肤的微生物群种类繁多、数量巨大。皮肤的微生态学有待深入研究。以往的研究大多停留在皮肤微生物菌群的类型和数量上,对菌种的结构和多态性知之甚少,近年来随着分子生物学技术的进步,尤其是元基因组学的应用,皮肤表面越来越多的细菌种类被鉴定出来。

目前人们已着手研究丰富全面的正常皮肤微生物群及疾病状态的皮肤微生物群的基因组信息、宏基因文库、皮肤微生物种群间的相互关系及生态功能。一旦这些微生物群的功能以及和宿主之间的共生关系进一步阐明,最终人们会揭示皮肤表面如此庞大的菌群之间以及微生物和宿主表皮细胞之间是如何进行通讯交流来保持和谐共处、动态平衡的。这些具体机制的阐明,对于今后人们控制皮肤菌群朝着有利于机体的方向演变有着重要的意义。皮肤微生态学的发展必将为许多皮肤病的诊断和治疗带来新的观念和方法,尤其在抗生素的合理应用方面,从而推动临床医学的进步。

皮肤微生态制剂是皮肤微生态学应用研究的成果,它不同于其他药物,它最突出之处是克服了滥用抗生素所造成的菌群失调、耐药菌株的增加以及药物不良反应,体现了"已病治疗、未病防病、无病保健"的目的。由于该制剂无不良反应,皮肤病患者使用起到防病治病的目的,对健康人群则起到提高健康水平、防病抗衰老的作用。从目前临床应用情况看,皮肤的微生态制剂的确在治疗一些皮肤疾病中取得了较好的疗效。因此,可以预见,皮肤的微生态制剂将有一个良好的开发和应用前景。

(方 红)

参 考 文 献

1. 赵辨. 中国临床皮肤病学. 江苏:江苏科学技术出版社,2010.
2. 李兰娟. 传染病学. 第8版. 北京:人民卫生出版社,2013.
3. 李兰娟. 感染微生态学. 第2版. 北京:人民卫生出版社,2012.
4. 张学军,刘维达,何春涤. 现代皮肤病学基础. 北京:人民卫生出版社,2010.
5. Gfatter R,Hackl P,Braun F. Effects of soap and detergents on skin surface pH,stratum corneum hydration and fat content in infants. Dermatology,1997,195:258-262.
6. Cogen AL,Nizet V,Gallo RL. Skin microbiota:a source of disease or defence? Br J Dermatol,2008,158:442-455.
7. Ruocco E,Donnarumma G,Baroni A,et al. Bacterial and viral skin diseases. Dermatol Clin,2007,25:663-676.
8. Webster GF. Skin microecology:the old and the new. Arch Dermatol,2007,143(1):105-106.
9. Chen YE,Tsao H. The skin microbiome:current perspectives and future challenges. J Am Acad Dermatol,2013,69(1):143-155.
10. Kim BS,Jeon YS,Chun J. Current Status and Future Promise of the Human Microbiome. Pediatr Gastroenterol Hepatol Nutr,2013,16(2):71-79.

第十二章　呼吸系统疾病与呼吸微生态的关系

第一节　呼吸系统微生态概述

呼吸系统由鼻、咽、喉、气道和肺等器官组成。以环状软骨为界，分为上呼吸道和下呼吸道。健康人的呼吸系统中，微生物主要寄居在上呼吸道，即为呼吸道的正常菌群，它们在宿主及外环境作用下在菌群种类和数量上保持一定的微生态平衡。从微生态学角度看，呼吸道正常菌群本身就是机体的一道天然防御屏障，当此屏障功能受损，外源性病原体大量侵入或内源性病原体大量生长而导致微生态结构被破坏，可引起呼吸道感染。

健康人上呼吸道有许多需氧、微需氧和厌氧菌定植，包括21个属约200种以上，以厌氧菌浓度最高。上呼吸道定植菌于出生后不久就开始出现，处于动态生态平衡。在类型或数量上可以随季节和环境稍有变化，维持相对稳定状态。出生前胎儿在子宫内通常是无菌的。部分自然顺产分娩的新生儿咽部可检出微生物，主要为粪链球菌、表皮葡萄球菌等母体阴道内正常菌群的细菌。而正常情况下该类细菌在出生后数天内即被正常呼吸道菌群所代替。出生后婴儿发育生长的同时，其呼吸道内的菌群构成也不断完善。随着宿主免疫功能不断发育，定植于黏膜表面的微生物逐渐减少。平均年龄为12个月的婴儿其呼吸道内肺炎链球菌和卡他莫拉菌的量分别以每月2%的速度递减。新生儿降生以后呼吸道由无菌到有菌的过程，经过初级演替的胎儿呼吸道内初步形成了由正常菌群组成的呼吸道微生态系统。

人体口咽部常见的定植菌有草绿色链球菌、葡萄球菌、化脓性链球菌、卡他莫拉菌、奈瑟菌、乳杆菌、非脆弱拟杆菌、白念珠菌，偶尔见到革兰阴性杆菌和肺孢子菌。而鼻咽部常见有金黄色葡萄球菌、肺炎链球菌等链球菌属、卡他莫拉菌、奈瑟菌、流感嗜血杆菌。生理性草绿色链球菌对近缘细菌产生生物拮抗和定植抗力，在平衡黏膜菌群和缓解炎症反应中发挥着作用。国外报道鼻腔金黄色葡萄球

菌定植率为20%~30%，国内尚无普通人群金黄色葡萄球菌定植率的报道。其定植多在鼻前庭，部分为长期定植，另一部分表现为间歇定植。关于健康人鼻咽部病毒携带状况的国内外研究均较少，有报道认为呼吸合胞病毒、腺病毒、甲型流感、疱疹病毒可在鼻咽部定植，但在正常机体定植率非常低。年龄、居住环境、基础疾病对于人体呼吸道微生态的组成存在影响。例如儿童尤其是婴幼儿上呼吸道肺孢子菌的定植很常见。小于20个月的幼儿85%血中肺孢子菌抗体阳性，10.5%健康儿童以及15%有呼吸道症状或细支气管炎婴幼儿鼻咽冲洗液可检测到肺孢子菌，而对于健康成年人肺孢子菌定植罕见，HIV人群其定植率可达10%~69%。另外有研究显示长期生活在孤儿院、托儿所等环境中的儿童其正常菌群中机会性致病菌携带率明显高于长期生活在正常家庭的儿童。对于1型糖尿病、血液透析、静脉途径吸毒、外科手术患者以及获得性免疫缺陷患者，其金黄色葡萄球菌（包括耐甲氧西林金黄色葡萄球菌）的定植率明显增加。而部分肺功能差的慢性阻塞性肺疾病患者气道多有铜绿假单胞菌、肺炎克雷伯菌等革兰阴性杆菌的长期定植。

正常菌群参与宿主呼吸道防御机制。其可以作为抗原刺激宿主产生抗体，刺激巨噬细胞和其他清除机制，增强干扰素活性，正常菌群释放杀菌素、脂肪酸等终末代谢产物等可构成防御外界致病原的生物屏障。有研究显示，生理性草绿色链球菌对化脓性链球菌、肺炎链球菌、革兰阴性杆菌有抑制生长作用，非脆弱拟杆菌科抑制肺炎克雷伯菌、大肠埃希菌、支原体及沙雷菌的生长。另外，呼吸道内共存的细菌和病毒之间还存在着一定的相互促进生长的关系。一项研究对来自79名澳大利亚土著儿童的435个鼻咽黏膜液样品和88名非土著儿童的570个鼻咽黏膜液样品进行分析比对后发现，当肺炎链球菌、流感嗜血杆菌和卡他莫拉菌共存时，三者的增殖在宿主水平和微生物水平上均呈正相关。同时鼻病毒与上述三种主要的呼吸道致病菌之间亦在微生物水平上存在正相关。

当然,广义的呼吸微生态还应包括肺脏免疫防御功能。肺固有免疫的主要细胞成分包括肺泡巨噬细胞、中性粒细胞、自然杀伤细胞(NK cell)、树突状细胞和嗜酸性粒细胞。巨噬细胞、中性粒细胞及肺脏上皮细胞均有丰富的 TLR。它们就像警报系统,当感染发生时向固有免疫系统及适应性免疫系统发出警报。NK 细胞通过对病原感染的细胞产生细胞毒活性、分泌细胞因子以及调节后续的适应性免疫反应等几个方面参与早期固有免疫。树突状细胞识别微生物产物后,可促进功能性树突状细胞成熟并诱发抗原特异性的适应性免疫应答。在健康人中,大多数微生物的侵袭会被宿主的固有免疫系统有效的清除,否则适应性免疫可在几天内被激活,产生放大的特异性免疫反应。适应性免疫主要由 T 细胞和 B 细胞来完成。当气道受过敏原刺激或感染后,黏膜下固有层的淋巴细胞则产生免疫球蛋白。上呼吸道以产生分泌型 IgA 为主,下呼吸道以产生 IgG 为主,其中 IgG 对吞噬细胞吞噬吸入的外界颗粒和细菌、抗原起着重要作用。当致病原刺激持续存在,树突状细胞携带抗原到区域淋巴结内成为抗原递呈细胞而特异性地激活 T 细胞(效应性 T 细胞)。效应 B 细胞分泌抗体作用于遥远部位细胞外的病原体及其毒素,效应 T 细胞则到达感染部位或杀伤受感染的宿主细胞或协助其他细胞清除病原。另外一些淋巴细胞增殖、分化为记忆细胞而成为适应性免疫系统的一个重要部分,以备下次同样病原侵入时能够快速发生免疫应答。但病原体同样也发展了其自身的巧妙对抗人体免疫的众多武器以与宿主相互作用(pathogen host interaction)。病原体感染的第一个步骤就是在宿主体内定植,如细菌可通过产生肽酶(用于降解防御素)、黏附素(adhesins)、sIgA 蛋白酶及生物被膜等多种手段达到定植的目的。成功定植的细菌可以通过吞噬的方式进入细胞,有些细菌已经获得了在巨噬细胞中生存及繁殖的能力,它们可以阻止细胞中吞噬体和溶酶体的融合并从吞噬体中逃脱进入营养丰富的细胞质,同时还可逃脱抗体、补体及抗生素的攻击。

(瞿介明 刘凯雄)

第二节 呼吸微生态系统与肺部感染

一、医院获得性肺炎与呼吸微生态系统

医院获得性肺炎(hospital acquired pneumonia, HAP)的发生是宿主防御功能受损与致病微生物相互作用的结果。医院获得性肺炎的病原体主要来源于:①上呼吸道定植病原体迁延至下呼吸道;②病原污染的空气气溶胶的吸入;③血源性感染或邻近病灶的直接扩散。其中上呼吸道定植病原体迁延至下呼吸道是 HAP 发生的最主要机制。当抗生素的不合理应用、人工气道的建立、鼻饲、抑酸剂的过度应用,鼻咽、口咽部的潜在致病原大量生长(如金黄色葡萄球菌、铜绿假单胞菌、肠道革兰阴性杆菌),细菌定植者的 HAP 发生率显著高于无定植者。口咽细菌定植是肠道革兰阴性细菌和铜绿假单胞菌引起的重症监护病房获得的 HAP 的独立危险因素。国内有研究发现,医院下呼吸道感染者中胃腔与口咽部定植菌有同源性。国外有研究表明,通过基因同源性分析确定定植的细菌可引起内源性感染。因此有人提出,对于口鼻咽的金黄色葡萄球菌去定植能否减少医院获得性肺炎的发生。目前的研究显示,对于外科手术患者(尤其是心脏外科手术)采用莫匹罗星软膏鼻腔金黄色葡萄球菌去定植可减少术后肺炎的发生率。但对于危重患者是否可以采用鼻腔金黄色葡萄球菌去定植存在争议。目前研究已发现 ICU 病房耐甲氧西林金黄色葡萄球菌(methicillin-resistant *Staphylococcus aureus*,MRSA)感染的危险因素包括了鼻前庭 MRSA 定植、同一个 ICU 中同时有两名以上的患者 MRSA 定植、机械通气、中心静脉置管、完全肠外营养、先前抗生素使用以及 ICU 住院时间较久。

正常情况下,口咽部上皮细胞表面能与革兰阴性杆菌结合的受体被纤维连接素所覆盖,使革兰阴性杆菌的定植率低于 10%,并且多为短暂性。但在危重应激状态下,许多危重患者唾液中蛋白水解酶增加,可能降解细胞表面纤连蛋白,从而增加细菌与咽部上皮细胞黏附,促进细菌定植。有研究显示,部分入院患者在入院 3 天后即可在口咽部检出肠道革兰阴性杆菌(enteric gram-negative bacilli,EGNB)。故在患有严重的系统性全身疾病时,EGNB 检出率可达 35%,危重患者可高达 75%。细菌进入下呼吸道后,常借助于其表面特异性结构黏附于呼吸道上皮完成其定植。另外,气道纤毛清除系统也具有抗定植能力,但当诱发 HAP 的危险因素存在时,如意识障碍、机械通气等,纤毛清除系统受损,有利细菌的定植。另外,诸多研究发现抑酸治疗与肺炎发病危险升高有关,尤其是医院获得性肺炎,其中包括呼吸机相关性肺炎。当胃酸浓度降低时,可在胃内发现细菌,其原因可能与咽下的

细菌未被胃酸杀死,或确实发生细菌在胃内定植有关。Herzig 等开展的一项大样本前瞻性研究结果显示,质子泵抑制剂抑酸治疗与医院获得性肺炎发病危险升高有关。在该研究中,接受抑酸治疗患者的医院获得性肺炎的发生率高于未服用抑酸药者(4.9% vs 2.0%)。多因素分析显示抑酸治疗与医院获得性肺炎危险增加相关(*OR*:1.3)。因此对于危重患者抑酸治疗需要慎重。气管插管不仅跨越了会厌部防御屏障、损伤了气管黏膜,使致病微生物容易定植于气管、支气管,而且削弱了咳嗽反射和纤毛运动、加重气管导管球囊上分泌物的革兰阴性菌污染、早期(<8 小时)即可导致气管导管内细菌生物被膜的形成,易使污染的分泌物进入下呼吸道。同时机械通气相关肺损伤可使肺泡局部防御功能降低,有利于细菌生长繁殖而引发呼吸机相关性肺炎(ventilator associated pneumonia,VAP)。机械通气早期(高峰 2~4 天)上呼吸道定植菌以肺炎链球菌、金黄色葡萄球菌和流感嗜血杆菌(I 类致病微生物)为主,之后革兰阴性肠杆菌属和假单胞菌属细菌(II 类致病微生物)迅速增加。上呼吸道是定植于下呼吸道的 I 类致病微生物"储存库"。短期抗生素治疗虽可减少 I 类致病微生物的下呼吸道定植和早发性 VAP,但却是 II 类致病微生物定植下呼吸道的危险因素,持续使用抗生素则是晚发性 VAP 的独立危险因素。

近年来诸多研究采用益生菌维护和重建呼吸微生态系统以防治 HAP 的发生。Siempos 等的一项荟萃分析显示益生菌可使 VAP 的发生率降低 34%,并且可缩短 ICU 住院时间,延迟下呼吸道铜绿假单胞菌定植的出现。近期一项随机双盲对照研究共纳入 146 名机械通气时间超过 72 小时的 ICU 重症患者,研究显示益生菌可降低 VAP 的发生率(40.0% vs 19.1%,*P*=0.007)。尤其是革兰阴性菌造成的 VAP,同时可降低抗生素使用时间和住院天数,降低口腔和胃肠道的潜在致病病原体,如金黄色葡萄球菌、肠杆菌属、非发酵类革兰阴性菌的定植数量。笔者的一项荟萃分析同样显示益生菌可降低危重患者医院获得性肺炎的发生率(*OR* 0.75,95% CI 0.57~0.97,*P* = 0.03)。因此推测口腔和胃肠道潜在致病菌的数量降低减少了可迁移到下呼吸道的细菌数量,以及益生菌的全身免疫调节作用机制可能是益生菌减少 HAP 发生的原因。

二、慢性阻塞性肺疾病急性加重与呼吸微生态系统

目前关于细菌感染在慢性阻塞性肺疾病急性加重(acute exacerbation of chronic obstructive pulmonary disease,AECOPD)中的作用存在着两个学说:细菌阈值假说和新型菌株假说。多种方法(包括诱导痰、支气管肺泡灌洗液、支气管镜防污染毛刷)均显示,25%~50% 的稳定期 COPD 患者下呼吸道存在细菌定植,且肺功能越差,定植率越高。2002 年,Miravitlles 最早提出在 COPD 稳定期患者气道内存在低浓度的细菌寄居,在机体免疫功能作用下,这些细菌与机体保持平衡状态,而在各种外因或机体发生变化后,这种平衡被打破,一旦菌量骤增超过某个阈值,就会出现气道炎症反应,产生临床症状,导致 AECOPD。多项研究证实,与稳定期相比,AECOPD 期间,气道细菌负荷量增加。既往支持细菌载量学说的研究多是横断面研究,而且常规细菌培养方法表明 AECOPD 的致病菌与下呼吸道内的慢性定植菌相同,但无法进一步区分致病菌株的不同,无法检测菌株抗原的变异。细菌阈值假说也逐渐受到"新致病菌株学说"的挑战。一项前瞻性队列研究历时 81 个月,完成 104 例 COPD 患者 3009 次随访,对痰标本进行潜在致病菌分子分型。结果显示,以前稳定期存在的未分型的流感嗜血杆菌、溶血嗜血杆菌、卡他莫拉菌菌株浓度与 AECOPD 时无明显差别,甚至在 AECOPD 时期,痰标本中肺炎链球菌浓度低于稳定期。但是,流感嗜血杆菌和卡他莫拉菌新菌株的浓度在 AECOPD 时期明显升高。另一项前瞻性研究显示,81 例患者随访 56 个月,每月常规留取稳定期以及 AECOPD 时的痰标本,结果显示气道内定植菌菌株并非保持不变,而是会发生菌株抗原的改变,提示 COPD 患者下呼吸道的细菌感染是一个动态的、复杂的过程,并且流感嗜血杆菌、卡他莫拉菌、肺炎链球菌的新型菌株与 AECOPD 相关。多项研究证实 AECOPD 时可以检出稳定期定植菌的新型致病菌株,所以认为 AECOPD 可能并不是原定植菌引发的,而是由新致病菌株的获得或菌株抗原决定簇的改变导致感染。

对于 AECOPD 患者,细菌与病毒的相互作用也逐渐被认识。研究发现同时感染人鼻病毒(human rhinovirus,HRV)和流感嗜血杆菌的 AECOPD 患者,其气道细菌负荷和血清 IL-6 水平比未感染 HRV 的患者更高,肺功能下降和症状评分也比单纯细菌感染的患者更高。大量的研究表明,COPD 患者的气道内长期存在细菌的慢性定植,这些定植细菌负荷与 COPD 的气道炎症程度和疾病进展密切相关,细菌负荷越大,急性加重次数越频繁。同样细菌负

荷量增加也有利于特定病毒的定植感染。当气道细菌增加后，在 TNF-α 刺激下，气道上皮细胞产生 ICAM-1 和 TLR3(dsRNA 病毒受体)的表达，增加 COPD 患者病毒感染的易感性。

三、流感后呼吸微生态系统改变

流感继发肺部感染常见的病原体为肺炎链球菌、流感嗜血杆菌，金黄色葡萄球菌(其中 MRSA 较多)以及呼吸道合胞病毒。Palacios 等采用多重聚合酶链反应对阿根廷 199 例新型甲型 H1N1 流感患者行口鼻咽拭子检测，其中 152 例患者检测出潜在致呼吸道感染的病原体，包括肺炎链球菌 62 例(35.5%)、流感嗜血杆菌 104 例(52.3%)、肺炎克雷伯菌 2 例、金黄色葡萄球菌 35 例(其中 MRSA 6 例)、呼吸道合胞病毒 A 11 例和人鼻病毒 5 例。流感后呼吸微生态系统的改变对于重症流感的救治具有重要的意义。肺炎链球菌感染是重症新型甲型 H1N1 流感的危险因素，在重症患者中其检出率为 56.14%，而在轻症患者中仅为 25%。美国 CDC 对 77 例新型甲型 H1N1 流感死亡病例的肺标本进行组织病理和免疫组化分析发现，22 例有下呼吸道感染，平均住院天数为 6 天，其中检出肺炎链球菌 10 例、化脓性链球菌 6 例、金黄色葡萄球菌 7 例(5 例是 MRSA)、流感嗜血杆菌 1 例，同时合并多种细菌感染 4 例。

新型甲型 H1N1 流感病毒和肺炎链球菌在疾病过程中具有协同机制。首先，新型甲型 H1N1 流感病毒的神经氨酸酶可以导致呼吸道上皮细胞损伤，细胞外分子结构和基底膜成分暴露后增加细菌定植机会。其次，流感病毒介导的免疫效应因子功能低下，可降低正常部位的局部免疫力。宿主感染新型甲型 H1N1 流感病毒后，继发细菌性肺炎易感性也增加。

Giamarellos-Bourboulis 等研究发现，由新型甲型 H1N1 流感患者分离的血外周单核细胞对 MRSA、铜绿假单胞菌及灭活白念珠菌刺激可产生强烈的免疫反应。而对于肺炎链球菌，由 Th1 细胞介导的固有免疫存在缺陷，并出现 CD4 淋巴细胞和 B 淋巴细胞减少、T 调节淋巴细胞增加的适应性免疫反应改变。新型甲型 H1N1 流感患者具有合并肺炎组的 T 调节细胞量较无肺炎组高，T 调节细胞量增加与内源性抗炎症介质激活有关。另外，病毒和细菌的协同作用可以是双向的，在动物模型观察到细菌可以增强病毒的致病力，这可能与肺炎链球菌的多种蛋白水解酶水解激活血凝素

(hemagglutinin, HA)有关。有些流感病毒株的 HA 可由纤溶酶裂解活化。用产生链激酶(纤溶酶原活化物)的链球菌致小鼠肺感染时，给予的纤溶酶原可转变为纤溶酶，从而活化带有纤溶酶敏感性 HA 的病毒，病毒的肺内增殖和致病性都增强。研究发现，细菌感染可导致肺内病毒活化酶分泌增多，如铜绿假单胞菌的蛋白酶虽无直接活化 HA 的作用，但经鼻感染时在呼吸道分泌液中活化酶的活性升高；经呼吸道给予大肠埃希菌内毒素时，肺内的病毒活化酶向呼吸道分泌增多。还有些病毒株具有可由激肽释放酶等炎症蛋白酶裂解活化的 HA，这样的病毒株可在细菌感染所致的炎症部位更有效地活化，从而扩大感染病灶。

对于上述呼吸系统微生态改变在肺部感染发生中的作用，提示我们在临床科学研究工作中应该从微生态的角度重新审视肺部感染的发生、发展及转归过程，深入研究肺部感染病原体之间的"cross talk"，对呼吸微生态进行充分的"挖掘"和展示，从而为肺部感染防治提供新的思路和有效途径。

（瞿介明 刘凯雄）

第三节 微生物在呼吸系统的定植与感染

同人体体表与其他腔道一样，健康人群呼吸道存在多种微生物定植，主要集中口、鼻、咽、喉等上呼吸道部位。目前认为在非吸烟的健康人群下呼吸道亦存在细菌定植，定植率约为 4%~40%。正常定植的不同种微生物、微生物与人体在相互依存及相互制约的过程中，形成一个局部的微生态系统，保持着种群与数量的动态平衡，同时抵御外来致病微生物的侵袭。如果呼吸道的这种微生态平衡遭到破坏，导致菌群失调，继而引起局部或者全身的感染，出现相应症状及体征。

微生物及微生态学是个不断发现、提出与推翻、动态发展的学科，其特点之一为对研究方法及技术的依赖。以最具代表性、研究最有成效的肠道菌群为例，肠道黏膜活检与传统粪便相比，在肠道菌群构成的研究结果上有所差异。另一方面，PCR 相关技术规避了传统培养敏感性不足的弊端，但易受到序列选择及分析的限制，容易忽略相对罕有的微生物种类，同时在定量比较上缺乏可信度。对于呼吸系统微生态的研究来说，痰标本、气管镜下保护性毛刷或者支气管肺泡灌洗液对于下呼吸道

定植微生物的代表性及敏感性存在明显差异。就目前研究水平，呼吸道样本中检测到的微生物一般可分为潜在致病微生物（potentially pathogenic microorganisms，PPMs）及非潜在致病微生物（non-potentially pathogenic microorganisms，non-PPMs）（表12-3-1）。前者通常致病力较强，是常见的呼吸道感染病原体。后者主要为正常的口咽部或者消化道定植菌，对于免疫健全个体通常不致病。当然，这种分类随着研究手段及临床证据的补充而不断变化。

表 12-3-1　潜在致病微生物及非潜在致病微生物举例

微生物种类	潜在致病微生物	非潜在致病微生物
举例	肺炎链球菌、多种嗜血杆菌、卡特莫拉菌、金黄色葡萄球菌、铜绿假单胞菌及肠杆菌科的一大类（大肠埃希菌、奇异变形杆菌、肺炎克雷伯菌、阴沟肠杆菌、黏质沙雷菌）	多种棒状杆菌、奈瑟菌、肠球菌、凝固酶阴性葡萄球菌、草绿色链球菌及真菌（如白念珠菌）

一、定植与感染的关系

定植为持续携带病原体，但缺乏致病性临床表现的阶段。定植可以是微生物和宿主之间建立长期持续的共生关系或是无害关系的最后一步，可向侵袭性感染发生转化。定植或感染的鉴别与合理控制，是临床工作中的难点与重点。

一些常规定植于鼻咽腔、口腔的PPMs在合并危险因素或者细菌载量超过阈值、病菌致病力出现改变时可由定植转变为感染。危险因素包括：近期有抗菌药物使用史、近期接受侵入性诊断治疗措施（如气管插管、气管切开、中心静脉插管、各种管道引流）、免疫功能低下。从感染控制的角度而言，局部定植成为PPMs的储菌库与传染源，在医疗护理机构与社区生活的个体之间得以传播。MRSA正常定植于鼻前庭。2010年中国CHINET细菌耐药性监测网显示MRSA检出率为51.7%（11.5%~77.6%），地区性的流行病学调查资料显示定植可占所有MRSA检测阳性患者的68%。由于其致病力强且广泛耐药，成为医院获得性肺炎和呼吸机相关性肺炎中与病死率相关的唯一病原体独立危险因素，而且有社区化趋势。另一方面，上呼吸道的定植菌难免干扰下呼吸道标本的获取，影响其准确性。针对定植患者进行不必要的或者过度

的抗感染治疗，将导致抗菌药物过度使用，发生相关的诱导耐药及药物不良反应等问题；而延误、不恰当的抗感染治疗又不利于感染的控制、预后的改善。目前临床实践多结合临床表现与实验室检查，而主要的问题为过度治疗导致的愈演愈烈的耐药问题。

二、急性感染时呼吸道定植的改变

病原体的致病力主要体现在四个方面：侵袭力、毒力、数量及变异性。以肺炎链球菌为例，所有的肺炎链球菌的感染都是从定植即携带细菌的状态开始的。从穿透黏液，黏附到上皮细胞及细胞外基质，接触基底层，生物膜的形成，最后进展为侵袭性的感染，各种毒力因子及表面抗原发挥各自的作用（表12-3-2）。调控基因 cpsA-D 编码蛋白CpsA-D，在转录、翻译及翻译后水平上调控荚膜多糖的合成及表达，改变荚膜的厚度，同时影响其他表面结构，在侵袭过程中发挥重要作用。

即使定植部位产生急性炎症反应，对病原体进行免疫清除，产生抗体，进行吞噬，病原体亦无法在短期内完全清除，定植状态可持续数周到数月。相关动物研究表明，机体可能通过 2 型 Toll 样受体识别肺炎链球菌，而 $CD4^+$ T 淋巴细胞可能较体液免疫发挥更大作用。与之相应，肺炎链球菌亦有一套进化机制拮抗机体的免疫防御。溶血素可引起细胞内细胞因子的广泛渗出，加重局部中性粒细胞浸润，促进炎症扩散。此外，肺炎链球菌分泌的金属蛋白酶可以裂解 IgA，阻断抗体介导的细胞毒及吞噬作用。

拮抗其他微生物也是肺炎链球菌成功定植的条件之一。有观点认为由一种细菌激发的机体免疫反应可以清除与其竞争的另一种细菌，而本身不受影响。而细菌素（bacteriocin）参与同种内的竞争；同时细菌不断接触外源性的 DNA 进行整合、表达，从而增加其竞争力及适应性。

三、慢性呼吸系统疾病的呼吸道定植现象

慢性呼吸系统疾病，如慢性阻塞性肺病、支气管哮喘、支气管扩张、肺囊性纤维化均存在气道的微生态改变。病理状态下的免疫功能紊乱促进了定植，而微生物的定植又加重局部炎症、损伤，导致进一步的结构破坏及功能障碍，形成恶性循环。

50% 以上的稳定期 COPD 患者的下呼吸道有细菌定植，微生物构成较正常人群更为复杂多样，

表 12-3-2 肺炎链球菌主要毒力因子在定植及疾病中的作用

肺炎链球菌的毒力因子		在定植中的作用
上气道定植	荚膜（capsule）	防止鼻腔黏液的捕获，附着到上皮细胞表面，防止调理吞噬作用
	磷酸胆碱（ChoP）	作用于鼻咽部上皮细胞表面的血小板活化因子受体（rPAF）
	毒力蛋白 A（choline-binding protein A）	连接细菌和宿主细胞的桥梁，而且在 SPN 穿越血脑屏障、诱发脑膜炎过程中扮演着重要的角色
	神经氨酸酶 A（neuraminidase）β- 半乳糖苷酶（β-galactosidase）乙酰葡糖胺糖苷酶（N-acetylglucosaminidase）	分解细胞表面或体液中的多糖、糖蛋白、低聚糖上的唾液酸残基，暴露宿主细胞表面的 Sp 黏附受体，从而促进细菌的黏附
	透明质酸酶（hyaluronate lyase）	裂解细胞外基质中的透明质酸成分
	肺炎链球菌黏附和毒力因子 A（pneumococcal adhesion and virulence A）	连接纤连蛋白
	烯醇酶（enolase）	连接纤溶酶原
上气道中的竞争作用	细菌素（bacteriocin）	作用于同种生物的小分子抗菌肽
呼吸道感染	肺炎链球菌溶血素（pneumolysin）	Sp 的一个重要的毒力因子，可引起广泛的毒性效应
	Sp 表面蛋白 A（pneumococcal surface protein A）	与乳铁蛋白结合使其丧失功能并抑制补体活化，降低 C3b 在 Sp 表面的沉淀，从而干扰补体介导的吞噬调理作用
	自溶酶 A（autolysin A）	细菌细胞自溶，释放溶菌素
	SP 表面抗原 A（pneumococcal surface antigen A）	参与细菌黏附，同时对抗氧化压力
	Pneumococcal iron acquisition A pneumococcal iron uptake A	ABC 系统组成部分（ATP-binding cassette）
	神经氨酸酶 A（neuraminidase A），神经氨酸酶 B（neuraminidase B）	暴露宿主细胞表面的 Sp 黏附受体，帮助定植；改变竞争菌的表面分子 / 改变宿主的糖蛋白清除功能

不同的解剖位置、疾病阶段均存在差异。上段支气管树定植菌群多样性较低，更多为口咽部的菌群。卡特莫拉菌、副流感嗜血杆菌在稳定期的 COPD 患者中最为多见，而铜绿假单胞菌在中、重度 COPD 中占主要地位。定植与急性加重频率、气流受限程度、COPD 严重程度相关，这些因素共同加重了肺部疾病的进展。说明即使在稳定期，局部微生态环境的缓慢改变伴随着定植菌的动态演变，提示气道微环境对于不同微生物具有选择作用。COPD 急性加重期患者下呼吸道的样本中，可分离到多达 1200 种细菌。进一步研究结果支持 AECOPD 是由新致病菌株的获得或者稳定期定植菌株抗原决定簇的改变导致的感染，且较稳定期定植菌株引起的急性感染的病情更为凶险。

支气管扩张及肺囊性纤维化呼吸道的细菌定植，同样涉及免疫受损及病原体侵袭力增强两个因素的共同作用。铜绿假单胞菌的定植是常见，它与疾病的预后、并发症、死亡率密切相关。通过对铜绿假单胞菌的定植研究发现，在定植过程细菌出现高突变以及细菌群体感应（quorum sensing）。前者主要通过 DNA 错配修复（mis-match repair，MMR）系统的失活、SOS 反应（SOS response）使细菌获得侵袭力、穿透力、亲和力、代谢适应能力的提高。而细菌群体感应调节指的是细菌之间存在信息交流，许多细菌都能合成并释放一种被称为自诱导物质（autoinducer，AI）的信号分子，胞外的 AI 浓度能随细菌密度的增加而增加，达到一个临界浓度时，AI 能启动菌体中相关基因的表达，调控细菌的生物行为，产生毒素、形成生物膜、产生抗生素、生成孢子、产生荧光等，以适应环境的变化。

四、真菌在呼吸系统中的定植与感染

真菌普遍定植于口咽部,但侵袭性感染相对少见。真菌致病的另一个途径为菌体成分引起的过敏反应。同样,条件致病真菌异常定植或增殖导致真菌感染的发生。导致人体内条件致病真菌异常增殖的因素有:严重创伤或感染、慢性消耗性疾病、先天性免疫缺陷、获得性免疫缺陷综合征(acquired immuno-deficiency syndrome,AIDS)、长期使用广谱抗菌药物、长期使用糖皮质激素或免疫抑制剂、长期留置导管或放置静脉插管等。念珠菌是临床标本包括痰标本中分离率最高的真菌,一旦进入下呼吸道由酵母相转为菌丝相,毒力增强并大量生长繁殖,产生细胞毒性和引起炎症反应。肺孢子菌肺炎一度流行于 HIV 感染人群,曾被视为 AIDS 的"标志病"。但如今越来越多的非 HIV 相关免疫缺陷人群,如免疫抑制剂治疗、结缔组织病、恶性血液病、慢性肾脏病者罹患肺孢子菌肺炎。正常健康人可慢性携带肺孢子菌,但 COPD 患者中肺孢子菌的高检出,提示肺孢子菌慢性定植导致肺部的炎症及不可逆结构改变。而结构破坏或者气流受限的环境更利于肺孢子菌的定植,再次显示了呼吸道微生态的相互适应、相互选择的关系。

细菌之外的微生物如真菌、病毒的研究资料有限。真菌如何与宿主发生作用,细菌、真菌和宿主的平衡如何被打破而发生感染,仍是需要今后研究和解答的问题。不同条件下的人体真菌微生态调查可有效提高人们对真菌影响人类健康及其疾病的认识。此外,慢性呼吸系统疾病患者在吸入药物,如支气管扩张剂、激素条件下气道微生态的改变对于疾病的长期管理及治疗有重要意义。

(瞿介明　王婕)

第四节　微生态与呼吸道其他疾病的关系

气道定植菌随着宿主的年龄及基础身体状况而处在不断变化中,当正常菌群发生改变或者有外来细菌出现时,亦会对宿主的机体状况产生一定影响。除了肺部感染,呼吸系统的其他疾病,如肺囊性纤维化、儿童喘息性疾病、肺癌等的发生发展亦与微生态系统有着密不可分的联系。

肺囊性纤维化(cystic fibrosis,CF)是高加索人最常见的限制寿命的常染色体遗传性疾病,常导致多个系统的并发症,疾病常导致肺部进行性损害,胰腺损伤,严重影响生长及营养吸收。现已证实囊性纤维化跨膜传导调节因子(cystic fibrosis transmembrane conductance regulator,CFTR)的突变可导致气道及肠道的微环境改变,且在婴儿、儿童及其他年长的成人中对患有 CF 及未患 CF 人群相比显示细菌的定植模式不同。CF 患儿的呼吸道及肠道细菌谱不同,始于婴儿期,致病菌的定植(如葡萄球菌及铜绿假单胞菌的定植)与长期肺功能受损,更加频繁的发作及更早的致病率、致死率有关。

一项近期研究提示,患者清除细菌缺陷出现在出生后,早期细菌定植及清除缺陷导致肺组织的损坏。CF 患者的慢性细菌定植与肺功能进行性下降有关,并为影响患者死亡的最主要因素。肺纤维化中的微生物慢性定植导致的肺部损伤是造成呼吸衰竭的重要原因。一项研究通过对出生到 21 个月的 CF 患儿呼吸道及肠道微生态的研究发现,与正常患儿相比其微生态具有显著性差异。具体可表现为一些细菌如韦荣球菌属、链球菌的增多,细菌的多样性随着时间显著性增多,而在呼吸道中细菌多样性发生得更快。呼吸道及消化道增多的细菌具有高度的一致性,其中肠道增加的 16 个菌属有 14 个在呼吸系统亦有增多。而改变饮食习惯可导致呼吸道及肠道的细菌谱发生改变。该研究提示,营养因素和肠道定植模式是 CF 患者呼吸道菌群微生物发展的决定因素,可在 CF 早期通过改变饮食或益生菌的策略进行早期干预。

儿童期哮喘常是指哮喘样喘息症状反复发作,原因可能是哮喘的早期表现或者是一些自限性病毒感染症状。这两种病因在喘息的临床表现上很难区分。反复喘息的患儿咽部细菌定植与哮喘的早期症状发生具有一定的相关性。为了探讨新生儿咽部定植菌状况与未来 5 年发展为哮喘的可能性,一项前瞻性研究对 321 名母亲患有哮喘的 1 月龄的无症状新生儿的咽部进行肺炎链球菌、流感嗜血杆菌、卡他莫拉菌、金黄色葡萄球菌培养。对入选儿童进行随访,并在 4 岁时检测血嗜酸性粒细胞计数和总 IgE 及特异性 IgE。5 岁时通过肺功能测定确诊是否发生哮喘。5 岁患儿平均哮喘发生率为 14%,在新生儿有细菌定植者中 33% 发展为哮喘,无细菌定植的新生儿的概率为 10%(优势比为 4.57,95% CI 2.18~9.57)。该研究提示新生儿口咽部定植肺炎链球菌、流感嗜血杆菌、卡他莫拉菌或这些细菌的组合可增加反复喘息及早期哮喘风险。呼吸

道合胞病毒是婴幼儿最常见的下呼吸道感染病毒，可导致年长儿童反复喘息。另有研究对呼吸道合胞病毒感染后应用抗生素的患儿分析其引发气道高反应的相关性。研究认为咽部菌群影响淋巴系统的免疫反应，感染后应用抗生素导致的咽部菌群失调，特别是链球菌属的缺乏可能降低肺部 T 细胞功能，增加气道炎症反应，引发气道高反应。喘息患儿与健康儿童相比的咽部定植优势菌减少，非优势菌增多。

肺癌是全世界最常见的癌症之一，与吸烟密切相关。现有越来越多的学者关注到慢性炎症在肺癌的发生、发展中的重要作用。有研究以期通过分析肺切除术后分离出的细菌探讨不同细菌的慢性定植与肺癌发生类型的相关性。研究通过 RT-PCR 的方法对 32 名患者的切除病肺进行细菌检测，结果提示所有的病肺均可分离出支原体。可见慢性炎症在肺癌的发生、发展中具有一定作用，但仍需更多的研究来探讨不同细菌的慢性感染与肺癌发生的相关性。对 30 个肺癌患者下呼吸道标本中厌氧菌种类及多样性进行研究发现，取得的 47 个标本中共有 22 个标本（73.3%）可以分离出厌氧菌，16 个标本（53.3%）分离出不止一种厌氧菌，其中最常见的为放线菌属以及消化道链球菌，其次是迟缓真杆菌、韦荣球菌、普雷沃菌属、拟杆菌属、乳杆菌等。药敏测试可见青霉素和甲硝唑耐药率最高，耐药率分别为 36% 和 38%。研究结果提示有必要对肺癌患者下呼吸道感染的潜在病因进行监测。

呼吸道微生态在慢性炎症、喘息、气道高反应的发生、发展中均有一定作用。更多地关注整个微生态，而非只强调常见致病菌的分离，对呼吸道微生态进行调节，使其维持在一个健康的平衡状态可成为一个临床预防、治疗疾病的新思路。

（瞿介明　柯荟）

第五节　呼吸系统微生态学防治的主要措施及展望

呼吸系统微生态的平衡与稳定对患者的预后和转归具有重要作用。抗菌药是把双刃剑，因为抗菌作用既能杀死致病菌群，也能杀死正常菌群，对于感染患者我们需合理使用抗生素。肺炎初期即使用广谱抗生素以覆盖所有可能的致病菌，并尽早查明感染病原，根据病原种类及细菌药物敏感试验结果调整抗生素。当明确了可能的病原体时，需调整为对病原菌敏感、有效的尽可能的窄谱抗生素。用量应注意足量、按时服用。尽量避免使用损害厌氧菌的抗生素，如氨苄西林、链霉素、卡那霉素和甲硝唑。严格掌握药物的适应证并避免不良反应。用于预防全身感染的抗菌药抗菌谱应同时包括社区获得性微生物（如肺炎链球菌）和潜在的医院获得性致病微生物，而不影响正常菌群。根据潜在的病原体及其发病途径选择广谱抗菌药。根据药物、年龄和患者具体情况给予正确的剂量、足够的持续时间和恰当的时间间隔。注意抗菌药的耐药性，生物体如果对一种药物产生耐药性，则可能对其他抗菌药也耐药。选择抗菌药物时还要考虑抗菌药物的费用。

另外，选择性消化道去污（selectively decontaminate the digestive tract，SDD）涉及在消化道使用局部（非吸收）性抗生素以达到消毒口咽和胃肠的作用。目标是减少吸入致病性的分泌物，从而减少 ICU 中呼吸机相关性肺炎的发生率。SDD 包括局部（口咽）和肠内（鼻胃）不能吸收的抗菌药（如：妥布霉素、多黏菌素、两性霉素）；可能给予或不给予全身性（静脉注射）抗菌药。必须注意经常洗手，菌群监测微生物定植和产生耐药性。最新的报道显示选择性消化道去污在危重疾病治疗中应用时，VRE 和 MRSA 较少见，故 SDD 减少死亡率而不增加耐药，因而可能降低治疗费用。

近年来，越来越多的临床证据支持益生菌对人体的获益。益生菌可以缓解肠道渗透性、增强肠道特定 IgA 反应，促进肠道防御屏障。通过益生菌对微生态菌群进行调节可改善疾病预后。理想的益生菌常可耐受胃酸和胆汁盐的降解、贴附到肠道上皮细胞上、不致病、非侵入性、能够调节免疫反应并和抗菌药共生。临床试验提示益生菌可预防甚至治疗上呼吸道感染及中耳炎。同时益生菌在大肠中发酵，高剂量的益生菌可能导致腹部不适、腹胀和腹泻。益生菌含有活性微生物，抗菌药可能杀死或减少益生菌的疗效，患者应单独服用抗菌药和益生菌，间隔至少 2 小时。亦由于益生菌为活菌，其在危重症患者中的应用是否会增加感染概率，有待进一步的研究。

（瞿介明　陈慧贤）

参 考 文 献

1. 朱迎钢,瞿介明. 医院感染治疗中的一个难以决策的问题:定植还是感染? 中国呼吸与危重监护杂志,2011,9(10):421-423.

2. Margolis E,Yates A,Levin B. The ecology of nasal colonization of Streptococcus pneumoniae,Haemophilus influenzae and Staphylococcus aureus:the role of competition and interactions with host's immune response. BMC Microbiology,2010,10(1):59.

3. American Thoracic Society. Infectious Diseases Society of America. Guidelines for the management of adults with hospital-acquired,ventilator-associated,and healthcare-associated pneumonia. Am J Respir Crit Care Med,2005,171(4):388-416.

4. Rosell A,Monsó E,Soler N,et al. Microbiologic determinants of exacerbation in chronic obstructive pulmonary disease. Arch Intern Med,2005,165:891-897.

5. McCullers JA. Insights into the interaction between influenza virus and pneumococcus. Clin Microbiol Rev,2006,19:571-582.

6. Wark P. Viral and bacterial interactions in pneumonia. Expert Rev Respir Med,2010,4(2):221-228.

7. Liu K,Zhu Y,Zhang J,et al. Probiotics'effects on the incidence of nosocomial pneumonia in critically ill patients:a systematic review and meta-analysis. Crit Care,2012,16:R109.

8. Whitters D,Stockley R. Immunity and bacterial colonisation in bronchiectasis. THORAX,2012,67(11):1006-1013.

9. Oliver A,Mena A. Bacterial hypermutation in cystic fibrosis,not only for antibiotic resistance. Clinical Microbiology and Infection,2010,16(7):798-808.

10. Kadioglu A,Weiser JN,Paton JC,et al. The role of Streptococcus pneumoniae virulence factors in host respiratory colonization and disease. Nature Reviews Microbiology,2008,6(4):288-301.

11. Cabrera-Rubio R,Garcia-Núñez M,Setó L,et al. Microbiome diversity in the bronchial tracts of patients with chronic obstructive pulmonary disease. J Clin Microbiol,2012,50(11):3562-3568.

12. Huang YJ,Lynch SV. The emerging relationship between the airway microbiota and chronic respiratory disease:clinical implications. Expert Rev Respir Med,2011,5(6):809-821.

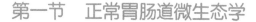

第十三章　胃肠道微生态学

第一节　正常胃肠道微生态学

微生态学研究发现,人体体表及体内存在着大量的共生菌群,这些细菌超过 1000 个种,总重量超过 1.275kg,其中大部分寄居在人体肠道中,约 1kg。正常胃肠道菌群(gut microbiota)是指在宿主一定的生理时期,定植于宿主胃肠道内并随着宿主长期进化过程形成的微生物群。在生理状态下,主要表现为有益于宿主的微生物群落,但在病理情况下,也可表现为有害于宿主的微生物群落。这些微生物适应了胃肠道生存环境,构成了一个由微生物、宿主、环境三者之间呈生态平衡的统一体,称为胃肠道微生态系统,是机体最庞大的微生态系统。

胃肠道细菌主要寄居在结肠和远端小肠,胃、十二指肠、空肠及回肠也寄居着一定数量的细菌。胃肠道正常菌群,一般是指结肠菌群而言。

一、胃肠道菌群的分布

人的胃肠道细菌主要由厌氧菌、兼性厌氧菌和需氧菌组成,其中专性厌氧菌占 99% 以上,而仅双歧杆菌与拟杆菌就占细菌总数的 90% 以上。双歧杆菌和乳杆菌是胃肠道正常微生物体系中的重要成员并与宿主终生相伴。

胃的解剖部位决定了各个部分有其独特的生态环境。从微生态学角度分析,分泌区和非分泌区的生态环境可完全不同,分泌区可见大量酵母菌,非分泌区则有乳杆菌定植。这些正常存在的菌种可因人的生理状态改变而改变。由于胃液中含有胃酸,具有杀菌作用,所以大部分外籍菌都被杀死,但这并非指胃内容物为无菌状态。研究显示,胃内容物中可分离出乳杆菌、酵母菌、链球菌、双歧杆菌、大肠埃希菌等,但只有乳杆菌和酵母菌可大量被分离出来。由此可推断,乳杆菌和酵母菌很可能是胃内的原籍菌。

值得一提的是,幽门螺杆菌作为胃内的外籍菌自 1983 年发现以来,引起了全世界医学界的广泛兴趣并作了大量研究。有研究显示幽门螺杆菌感染是胃部各种良恶性疾病的一个重要的致病因素。

一般来说,小肠属于过渡区,所以小肠上段正常菌群基本上与胃相似,即空肠细菌浓度一般少于 10^3/ml,而回肠末端细菌浓度为 10^3~10^7/ml,并且大多数为革兰阴性菌。在结肠,细菌数量远远多于小肠(文末彩插图 13-1-1),这主要是因为结肠内容物的移动较为缓慢所致,且因为结肠内环境呈中性或弱碱性,有利于细菌大量繁殖。结肠生态环境内的总细菌数在胃肠道中数量大,包括原籍菌和外籍菌。外籍菌大多来自上部生态环境,与食物无关。粪便中 10%~30% 为细菌,其中厌氧菌的数量超过需氧菌的 100~1000 倍,主要包括厌氧的革兰阳性

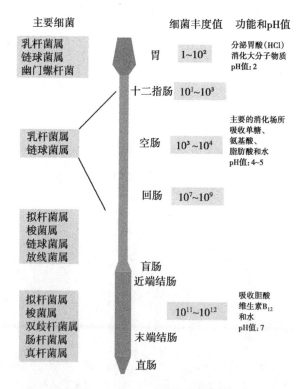

图 13-1-1　人体胃肠道细菌含量分布图

胃肠道菌群分布呈逐渐增高至峰值后下降的趋势。胃肠道 pH 值的升高和肠道蠕动频率降低,有利于以原籍菌为优势菌群的肠道细菌大量繁殖,保护肠道功能并维持肠道优势菌群状态

菌(如消化球菌、消化链球菌、肠球菌)及不同种的肠杆菌科细菌等。

在正常人体内,结肠的主要菌种相对稳定,无致病作用,即宿主、细菌及肠内生态环境呈平衡状态。正常肠道内菌群有其自身的调节机制。①在胃酸的作用下大部分细菌被杀灭,使得小肠内细菌浓度保持在低水平;②肠道蠕动使得大量细菌向下端排移,肠道分泌物如非结合性胆酸、溶菌酶等,可抑制细菌生长;③微生物之间的相互作用,包括需氧菌、兼性厌氧菌可利用氧进行繁殖,大量消耗氧气,从而有利于专性厌氧菌的生长;④许多细菌产生细菌素可抑制异种细菌生长,故一些同种菌种可保持在菌群中的稳定状态。因此通过肠道的菌群自我调节,外来的致病菌在健康状态下不易生长。

二、肠道菌群的构成

正常肠道微生物群按其存在的环境可分为三部分:原籍菌、共生菌及外籍菌。肠道菌按照其与人体的关系可分为三部分(图13-1-2):①共生性的生理性细菌(symbiotic flora),一般为专性厌氧菌,是肠道的优势菌群,如双歧杆菌、拟杆菌、优杆菌和消化球菌等,是膜菌群的主要构成者,具有营养及免疫调节作用;②共栖性的条件致病菌(parasitism flora),以兼性需氧菌为主,为肠道的非优势菌群,如肠球菌、肠杆菌,在肠道微生态平衡时是无害的,在特定条件下具有侵袭性,对人体有害;③病原菌(pathogenic flora),大多为过路菌,长期定植的机会少,生态平衡时,这些菌数量少,不会致病,如果数量超出正常水平,则可引起人体发病,如变形杆菌、假单胞菌和韦氏梭菌等。

肠道菌群组成是具有宿主特异性的,在人的一生中不断进化演变,并可随着宿主内外环境的变化而变化。

近年来,正常肠道菌群已经被视为人生存所必需的一个"生理器官",人是由真核细胞和微生物原核细胞共同构成的"超级生物体"。针对这一人体"器官",结构和功能的研究揭示它在人体健康和疾病的发生中都具有重要作用。这一微生物群广泛参与机体正常生理功能的维持,从营养状态到个体行为及应激反应,并可影响正常肠道组织形态及解剖结构。

三、肠道菌群失衡

肠道菌群失衡(intestinal flora dysbiosis)是指由于肠道菌群组成改变、细菌代谢活性变化或菌群在局部分布变化而引起的失衡状态。很多因素例如抗生素、应激、辐射、肠蠕动改变及饮食变化等都可

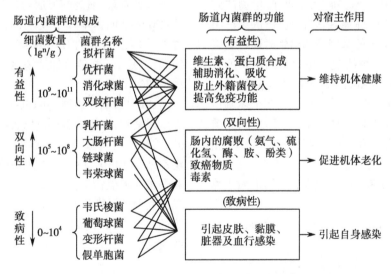

图 13-1-2　人体胃肠道菌群的生态分类

胃肠道菌群分布呈以原籍菌为优势菌群为主,保护肠道功能并维持肠道优势菌群状态。生理状态下,协调机体完成消化、免疫等功能,参与人体生长过程。病理状态下,肠道正常菌群构成或分布破坏,表现为条件致病菌或病原菌为主的过路菌过度繁殖,会导致肠道生理功能紊乱,出现一系列胃肠道疾病,甚至全身性疾病

引起肠道菌群失衡,这种肠道微生态失调将导致包括自身免疫性疾病、过敏性疾病、结肠癌、代谢性疾病及细菌感染等的发生。自身免疫性疾病的发病起始因素仍不清楚,由于现代生活方式的改变导致的肠道菌群失衡可能是其发病率增加的诱导因素。研究显示,过敏患者肠道双歧杆菌减少,而脆弱杆菌、葡萄球菌及大肠埃希菌增加,提示过敏患者可能存在肠道菌群失调。在诱导肠道肿瘤形成的动物模型中,肠道无菌状态下,肠道炎症及肿瘤形成明显减少。另外,动物体内实验也证实,一类产肠毒素的脆弱杆菌的定植与结肠癌发病相关。

四、益生菌制剂的应用

肠道正常菌群和机体健康息息相关,利用肠道菌群内在的可调节性可以开发出用于治疗目的的益生菌制剂。大量研究显示,益生菌制剂对抗生素相关性腹泻、代谢综合征、过敏、肠易激综合征、溃疡性结肠炎等具有明显的治疗作用。

有研究者指出,对于机体一些器官如胃肠道、免疫系统及其他一些感觉器官的完全发育来说,哺乳动物全基因组并不能提供所需的全部信息,其发育所需信息部分来自于环境,包括自身的微生物环境。表明胃肠道微生物群是一些机体器官发育所需的刺激信号的来源,这也在某种程度上可用于治疗目的的药物开发。

此外,在菌属和菌株层面,个体间微生物的差异性非常显著,每个个体拥有其自身独特的菌群组成形式,这主要由宿主的基因型和出生时通过垂直传播在肠道定植的菌群决定。用元基因组学的方法对来源于单卵双生和双卵双生成人及其母亲的粪便细菌多样性分析显示:单卵双生成年个体肠道菌群之间的相似性和双卵双生成年个体之间肠道菌群组成相似性无差别,且与来源于不同家庭相比,各家庭成员之间肠道菌群组成更相似。这一研究表明,早期环境暴露是影响成人后胃肠道微生物群的关键因素。

(郑鹏远 刘志强 梅璐)

第二节 幽门螺杆菌与胃部疾病

研究显示,胃内容物中可分离出乳杆菌、酵母菌、链球菌、双歧杆菌、大肠埃希菌等,但只有乳杆菌和酵母菌可大量被分离出来。由此可推断,乳杆菌和酵母菌很可能是胃内的原籍菌。值得一提的是,幽门螺杆菌(Helicobacter pylori,Hp)作为胃内的外籍菌自1983年被Barry J. Marshall 和 Robin Warren 发现以来,引起了全世界医学界的广泛兴趣并作了大量研究。

幽门螺杆菌感染呈全球性分布。目前研究证实 Hp 和一些上消化道疾病发生有着紧密的联系,是慢性胃炎、胃十二指肠溃疡的重要致病因素,与胃癌、胃黏膜相关淋巴组织淋巴瘤的发生密切相关,世界卫生组织已将其列为I类致癌因子。

一、幽门螺杆菌与胃炎

目前已公认幽门螺杆菌与慢性胃炎关系密切,是慢性活动性胃炎的一个主要致病菌,通常将由持续 Hp 感染引起的慢性胃炎称为 Hp 相关性胃炎。Hp 引起慢性胃炎的机制可能与以下几个方面有关:①Hp 具有鞭毛结构,可以穿过黏液层移向胃黏膜,并可分泌黏附素与上皮细胞紧密结合;②Hp 产生的多种酶及代谢产物,如尿素酶及其产物氨,过氧化物歧化酶,蛋白溶解酶,磷脂酶 A2 和 C 等,通过不同途径可造成胃黏膜损害;③Hp 通过分泌空泡毒素 A(Vac A)等物质而引起细胞损害,其细胞毒素相关基因(cag A)蛋白能引起强烈的炎症反应。Hp 感染后可以通过细胞免疫、体液免疫诱发机体的自身免疫反应,引起或加重胃炎。

二、幽门螺杆菌与消化性溃疡

研究发现,溃疡的形成与幽门螺杆菌的存在有关:Hp 感染明显增加了发生胃和十二指肠溃疡的危险性,大约 1/6 的 Hp 感染者可能发生消化性溃疡病;治疗 Hp 感染可加速溃疡的愈合并大大降低溃疡的复发率。

Hp 引起消化性溃疡的机制可能为:①Hp 能够产生尿素酶,水解尿素形成氨,使局部胃黏膜 pH 值升高,阻碍了胃酸抑制胃泌素的生理作用,导致胃泌素增高;②Hp 能引起局部黏膜产生炎症反应,破坏黏液 - 碳酸盐屏障;③Hp 产生的磷脂酶 C 使胃黏膜表面的活性磷脂分解,又能够造成表面黏液细胞的退变,使胃的黏膜保护作用受到阻碍,最终导致溃疡。

三、幽门螺杆菌与胃癌

胃癌的发生与幽门螺杆菌有关:①胃癌患者中的 Hp 感染率高。②Hp 抗体阳性的人群中发生胃癌的危险性大。③根治 Hp 有助于降低胃癌切除术后复发率。④Hp 感染与胃癌的癌前病变的发生有关,感染了 Hp 的患者中,萎缩性胃炎的发病时间总体提前,Hp 与萎缩性胃炎的病变范围扩大和疾病进展有关,Hp 阳性的患者患萎缩性胃炎的危险系数是阴性者的 6.4 倍。Hp 感染的患者中肠上皮化生、异型增生检出率明显升高,经根除 Hp 治疗后,以上病变有不同程度好转甚至消失。⑤1998 年,Watanabe 等首次报道 Hp 感染的蒙古沙土鼠可发生胃癌,这是 Hp 感染可诱发胃癌的直接证据。

Hp 诱发胃癌的可能机制有:Hp 导致的慢性炎症有可能成为一种内源性致突变原,Hp 通过产生亚硝酸盐还原酶而还原亚硝酸盐。N- 亚硝基化合物是公认的致癌物,Hp 的某些代谢产物可促进上皮细胞变异。

Hp 被认为是胃癌的 I 类致癌原,故根除 Hp 有可能预防胃癌,最佳根除时间为癌前病变发生前。但胃癌的发生除 Hp 之外尚有其他危险因素,包括宿主和环境因素等。随着资料的积累,有关 Hp 与胃癌的关系会进一步明确,从而进一步促进胃癌发生干预方法的完善。

四、幽门螺杆菌与胃黏膜相关淋巴组织淋巴瘤

1983 年,Issacson 和 Wright 首先提出黏膜相关淋巴组织(mucosa-associated lymphoid tissue,MALT)淋巴瘤的概念,认为淋巴结外的某些原发性淋巴瘤起源于黏膜相关的淋巴样组织,如胃、唾液腺、甲状腺与肺等,统称为 MALT 淋巴瘤。

Hp 感染是胃 MALT 淋巴瘤的主要病因学因素。在胃 MALT 淋巴瘤患者中,90% 以上伴有 Hp 感染,并且 90% 以上淋巴瘤具有 Hp 相关性胃炎及淋巴滤泡增生活跃。对那些单纯 Hp 相关性胃炎且出现淋巴滤泡而未达到胃 MALT 淋巴瘤者进行根治 Hp 治疗,淋巴滤泡可消失。胃淋巴瘤患者在抗 Hp 治疗后 70%~80% 可治愈,但再感染后又可复发。Hp 为淋巴瘤发生、生长提供抗原刺激,进而诱使淋巴滤泡形成、B 细胞浸润,最终发展成为胃 MALT 淋巴瘤;胃 MALT 淋巴瘤往往在 Hp 持续感染所引起的炎症性淋巴组织增殖的背景上发生。

五、幽门螺杆菌感染的治疗

我国幽门螺杆菌感染率总体上很高,成人中感染率达到 40%~60%。2012 年第四次全国幽门螺杆菌感染处理共识报告建议根除幽门螺杆菌适用于:①消化性溃疡;②胃黏膜相关淋巴组织(MALT)淋巴瘤;③Hp 阳性慢性胃炎伴消化不良;④慢性胃炎伴胃黏膜萎缩或糜烂;⑤早期胃肿瘤已行内镜下切除或手术胃次全切除;⑥长期服用质子泵抑制剂;⑦胃癌家族史;⑧计划长期服用非甾体抗炎药(包括低剂量阿斯匹林);⑨其他:如不明原因的缺铁性贫血、特发性血小板减少性紫癜、淋巴细胞性胃炎、胃增生性息肉等等;⑩个人要求治疗。

随着 Hp 耐药率上升,标准三联疗法(PPI+ 克拉霉素 + 阿莫西林或 PPI+ 克拉霉素 + 甲硝唑)根除率已低于 80%。为了提高 Hp 根除率,推荐铋剂 + PPI + 2 种抗生素组成的四联疗法,抗生素组成方案有四种:①阿莫西林 + 克拉霉素;②阿莫西林 + 左氧氟沙星;③阿莫西林 + 呋喃唑酮;④四环素 + 甲硝唑或呋喃唑酮。

免疫接种对于幽门螺杆菌的预防和治疗具有一定的作用。有效的疫苗接种能够诱导患者机体产生保护性的免疫反应,进而破坏幽门螺杆菌与机体间建立的耐受平衡。目前,国内外学者主要对幽门螺杆菌抗原进行了较为深入的研究,主要是通过幽门螺杆菌的培养而进一步分离抗原蛋白,或利用基因工程手段,重组抗原蛋白组分作为疫苗研制的主要途径。

近年来,益生菌制剂的应用为防治 Hp 感染提供了新思路,其不仅能提高 Hp 根除率,亦可改善胃肠道微生态环境,减少抗生素相关不良反应,从而提高患者对 Hp 根除治疗的依从性。在抗幽门螺杆菌的抗生素疗法中加入一些益生菌(例如双歧杆菌、嗜酸乳杆菌等)可以有效地提高根除率,对根除失败的患者可能有效。益生菌可能通过代谢产物竞争性黏附、抑制炎症反应等直接或间接途径提高 Hp 根除率,对 Hp 相关疾病的防治具有重要意义。

然而,目前益生菌在消化系统中的作用机制、生物学特性等尚未完全明确,在临床应用方面亦存在诸多问题,如益生菌菌株的选择、治疗剂量和疗程以及如何与其他药物联合应用等,均有待进一步研究。关于益生菌对 Hp 的抑制作用能否提高 Hp 根除率,还需要更多设计严谨的多中心临床研究来证实,在临床应用中还有许多关键性问题都值得研究和探索。

(郑鹏远 刘 霞)

第三节 抗生素相关性腹泻及感染性腹泻的微生态学改变

抗生素相关性腹泻(antibiotic associated diarrhea,AAD)是指由于服用抗生素引起肠道敏感菌受到抑制而非敏感菌大量繁殖,造成肠道菌群失调并进而

出现的严重程度不同的腹泻,同时需要排除其他病因(炎症性肠病、肠易激综合征、食物过敏等)。几乎所有抗生素均可引起 AAD,常见的有林可霉素、头孢菌素、阿奇霉素、氨苄西林等,氨基糖苷类抗生素相对较少发生,总发生率约为 5%~39%,以儿童和老年人多见。感染性腹泻是指由明确的致病微生物感染所引起的急性或慢性腹泻,常见病原体有各种致病菌、病毒、寄生虫和真菌等。

从一般意义上讲,AAD 主要是由于肠道菌群紊乱所致,感染性腹泻是由明确致病微生物所致,但是实际上目前临床常见的感染病因中有相当的是肠道正常菌群的成员,如大肠埃希菌、葡萄球菌、铜绿假单胞菌等。它们只是在特定条件下引起感染,所以从微生态学的观点看,某些感染性腹泻也是一种菌群失调,也许把这些细菌称为"病因菌"比"致病菌"更合理。

一、病因和发病机制探讨

(一)抗生素相关性腹泻

抗生素相关性腹泻的病因和发病机制复杂,目前尚未完全清楚。多数研究显示抗生素抑制了肠道内正常菌群的生长,破坏了肠道正常格局,出现肠道菌群失调甚至出现"无菌状态"是腹泻的主要原因,小鼠应用抗生素前后的肠黏膜电镜扫描图清晰地显示了这一结果(文末彩插图 13-3-1)。

正常人体肠道生理菌群中 90% 以上是厌氧菌,少量是兼性厌氧菌和需氧菌。它们与肠道环境和宿主之间形成相互依存、相互制约的稳定微生态系,在机体发挥着重要的生理功能。肠道菌群平衡是保障肠道功能正常的重要条件,包括机械、生物、化学、免疫屏障功能。宿主为肠道菌群的定植提供了空间和营养素;肠道菌群反过来则提高了宿主抗感染能力,原籍菌构成了肠道菌群主要的定植抗力;肠道菌群帮助了宿主免疫系统的成熟发育,缺乏肠道菌群或肠道菌群结构发生变化与各种感染、过敏、炎症性肠病等相关。

抗生素的应用可能导致两方面后果:①肠道菌群一定比例的菌种数量减少甚至被彻底消灭,某些新的菌种过量繁殖,或促进了肠道菌群耐抗生素基因的变异,提高了潜在致病菌的侵袭风险,严重时引起菌群失调;②肠道菌群结构的改变可以影响肠上皮细胞产生的黏液素、细胞因子和抗菌肽,进而削弱肠上皮屏障,最终使肠道处于易感染状态。菌群失调导致食物中多糖发酵减少,鹅脱氧胆酸浓度增加,同时肠道产生对宿主有害的脂多糖及肽聚糖等,肠道黏膜屏障损伤,消化吸收障碍,继发腹泻。

通常肠道菌群失调根据严重程度分为三度:①一度失调,是抗生素抑制了一部分细菌,而促进了另一部分细菌生长,造成了某些部位的正常菌群在组成上和数量上出现异常,但在诱因去除后可逆转为正常比例;②二度失调,是在一度失调基础上菌群由生理波动转为病理波动,是不可逆的比例失调;③三度失调表现为正常菌群大部分被抑制,只有少数非正常菌群和(或)条件致病菌数量异常增多逐渐成为优势状态,甚至继发二重感染,这种情

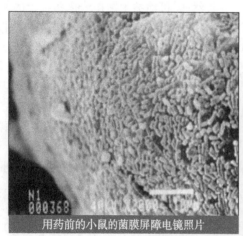 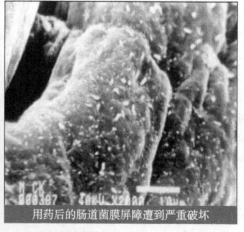

左图:用药前的小鼠的菌膜屏障电镜照片 | 右图:用药后的肠道菌膜屏障遭到严重破坏

图 13-3-1 小鼠胃肠道细菌失调电镜图片

左图为抗生素使用前,小鼠肠道电镜图片可见黏膜表面广泛覆盖大量双歧杆菌、乳杆菌为主的肠道定植菌;右图为抗生素大量使用后,肠道表面几乎全部裸露,或被弧状菌和球状菌等为主过路菌定植(山东农业大学动物科技学院牛钟相教授提供)

况彻底地改变了宿主与肠道菌群之间的稳态,死亡率高。

(二)艰难梭菌相关性腹泻

10%~20% 的 AAD 与艰难梭菌(*Clostridium difficile*,CD)感染有关,艰难梭菌是艰难梭菌相关性腹泻(*Clostridium difficile*-associated diarrhea,CDAD)的致病菌。严重 CDAD 者可以在结肠黏膜表面形成斑点状黄白色假膜,并出现严重并发症,称为假膜性肠炎(pseudomembranous colitis,PMC),死亡率高达 15%~24%,是 AAD 中的严重类型,所以进行单独阐述。但艰难梭菌是否是 PMC 的主要病因,学术上仍有争议。

艰难梭菌产生的最主要的致病毒素是 A 毒素(肠毒素)和 B 毒素(细胞毒素),A 毒素基因(*tldA*)为 9770bp,有两个可读框(open reading frame,ORF),编码 A 毒素的 ORF 长 8130bp,产物为 2710 个氨基酸;B 毒素基因(*tCdB*)的 ORF 长 7098bp,编码 2366 个氨基酸。A 毒素和 B 毒素与人肠上皮细胞受体结合,刺激活化肠黏膜上皮细胞的 c-AMP,细胞内 C-磷酸鸟嘌呤核苷增加,肠液过度分泌,水分和电解质大量丢失。另外,A 毒素还可以刺激 T-84 细胞、外周单个核淋巴细胞产生 IL-8 而导致炎性反应,并可减少中性粒细胞凋亡,加强中性粒细胞在 A 毒素反应中的作用。

(三)感染性腹泻

引起肠道感染性疾病的常见病原体有沙门菌、志贺菌、各种肠致病性大肠埃希菌和耶尔森菌等。这些致病病原体可以通过分泌毒素,如志贺痢疾杆菌产生强烈内毒素、霍乱弧菌释放肠毒素和直接侵袭肠壁刺激机体迅速产生炎症反应,分泌促炎细胞因子和趋化因子,引起肠黏膜充血、水肿和渗出,引起腹泻。另外,肠道炎症部位提供病原菌代谢所需营养素、排斥定植的肠道菌群,改变肠道菌群的定植屏障,清除部分原籍菌群,导致肠道微生态失调,二者互为因果。一般在急性感染性腹泻中可见专性厌氧菌明显减少,肠杆菌数升高;在慢性感染性腹泻中,总需氧菌增加,原籍厌氧菌减少。

从微生态观点看,正常微生物群的增加和减少,都是微生态失调的一个侧面反映,微生态失调也可看作是一种综合的病因,而且是一个本质的病因。

二、临床表现的基本特点

抗生素相关性腹泻及感染性腹泻,临床均以腹泻为主要表现,临床症状可轻可重。

感染性腹泻根据病原体的不同有相应的临床表现,如志贺菌、沙门菌和霍乱弧菌等,此处不再详述。

AAD 轻者仅表现稀便 2~3 次/日,持续时间短,多数停用抗生素可自愈;中型者腹泻次数增加,可以合并肠道机会菌感染,粪常规可见红、白细胞,值得注意的是此时易误诊为感染性肠炎而进一步大剂量使用抗生素,导致病情进一步加重;重型者在严重肠道菌群紊乱基础上继发特殊条件致病菌感染,如艰难梭菌感染所致假膜性肠炎,临床症状重,水样便 10~30 次/日,或有脓血便和粪便中漂浮假膜,伴有腹痛、腹胀,结肠镜下可见结肠黏膜表面假膜形成,甚至出现中毒性结肠炎、麻痹性肠梗阻、肠穿孔等严重并发症。

三、诊断

粪便直接涂片革兰染色可以估计总细菌数和观察各类细菌组成比例的大致情况,并判断肠道菌群紊乱程度。正常情况下粪便一般是以革兰阴性多形态杆菌为主,占 80%;如果粗大的革兰阳性杆菌或阳性球菌为优势种群则可以判定为肠道菌群紊乱。近年来不断兴起和逐渐开展的分子生物学技术为诊断肠道菌群紊乱和 AAD 提供了快速、准确的检测方法,如荧光定量 PCR、PCR 变性梯度凝胶电泳、PCR 温度梯度凝胶电泳和基因芯片等。

(一)AAD 的诊断

使用抗生素后出现腹泻并排除其他相关原因所致腹泻,就要考虑 AAD 诊断;若同时发现肠道菌群紊乱证据,诊断 AAD 基本成立。此外,大量机会菌(如变形杆菌、克雷伯菌等)变为优势菌,或检出特殊病原菌(如金黄色葡萄球菌、白念珠菌等)感染证据也为诊断 AAD 提供有力支持。

(二)感染性腹泻的诊断

根据不同病原菌感染的相应临床表现和粪便检出相应病原菌,如志贺痢疾杆菌、霍乱弧菌等,可以诊断。在此不再详述。

四、治疗

(一)一般治疗

注意休息、补液、防治水电解质紊乱及对症支持治疗,同时积极防治脱水性休克等并发症。

(二)病因治疗

对于病原体明确的感染性腹泻,选用针对性的抗菌药,最好根据药敏结果选择敏感抗生素,如细菌性痢疾可以选用氟喹诺酮类及复方新诺明等。

AAD可以停用相关抗生素,大约1/5的AAD患者在停用抗生素后3天内临床症状缓解。对于严重病例,如中度以上CDAD可予以甲硝唑或万古霉素口服,Tolevamer是一种非抗体性高分子阴离子聚合物,口服给药可用于治疗CDAD,主要是结合并中和毒素A和毒素B。

(三)微生态制剂在AAD及感染性腹泻防治中的应用

由于AAD的主要原因是菌群失调,同时基于目前对感染性腹泻微生态失调的认识和抗生素应用带来的耐药菌产生和传播等问题,我们在防治AAD及感染性腹泻时,有必要由单纯的"防菌杀菌"向"杀菌与促菌相结合"转变,即在选择性消除病因菌的同时扶植有益菌生长,恢复微生态平衡。因此采用微生态制剂来恢复肠道正常菌群,通过改进肠道屏障功能和免疫刺激作用来健全保护机制是恰当的。

微生态制剂具有以下作用:①调整微生态失调:微生态制剂可通过调整正常菌群含量、比例等作用而纠正微生态失调;②生物拮抗作用:微生态制剂具有定植性、排他性及繁殖性,微生态制剂中的活菌可以通过占位性保护作用,并可通过产生多种有机酸、抑菌物质及营养竞争等作用,对致病的微生物发生拮抗作用;③免疫作用:正常菌群能够刺激肠道sIgA的分泌和促进抗炎因子的产生,益生菌制剂可更好地刺激宿主的特异性免疫反应,产生抗毒素以维持生态平衡。

无论在抗生素治疗的初期还是中期给予益生菌制剂均能显著减少AAD的发生率,并缩短腹泻的持续时间和腹泻次数。对于已出现PMC的患者,用益生菌制剂配合适当的抗生素进行治疗,不仅疗效好而且能防止其复发。但应注意在应用益生菌制剂时,尽量避开抗生素血药浓度高峰期,以相隔6~8小时用药为好。

微生态制剂应用原则上宜灵活叠加选用多联菌制剂或几种制剂联合使用,严重患者或急性期宜扩大用量,病情好转后逐步减量,尽可能维持用药1周或1个月以上。目前临床上常用的微生态制剂有益生菌、益生元和合生元三类产品。但如何根据不同的菌群失调状况做到有针对性的准确评价及补充相应的微生态制剂尚需进一步研究。

五、预防

对于抗生素相关性腹泻的预防,首先要严格抗生素适应证,同时在选用抗生素时注意适量、窄谱、尽量选择不影响定植抗力抗生素(如头孢拉定、多黏菌素、红霉素等)。在应用抗生素同时,适当选用微生态制剂也有利于减少抗生素相关性腹泻的发生。

(郑鹏远 卢高峰)

第四节 炎症性肠病的微生态学研究

炎症性肠病(inflammatory bowel disease,IBD)是一组病因不明的慢性肠道疾病,包含两个独立的疾病,即溃疡性结肠炎(ulcerative colitis,UC)和克罗恩病(Crohn disease,CD)。

一、IBD病因和发病机制

迄今为止,IBD的特异性致病因素仍不清楚。随着免疫学、遗传学、分子生物学等学科的迅速发展,以及动物模型制作的方法日趋成熟,IBD的病因学探索已初具端倪。目前认为本病由多因素相互作用所致,主要包括感染、免疫、遗传、环境及精神心理等因素。

(一)感染因素

肠道菌群对IBD的发生发展起到重要作用。结肠炎动物模型中,使用化学物质如硫酸葡聚糖钠(DSS)诱导肠道炎症时,须在肠道菌群存在的情况下进行,无菌动物(germ-free)无法被诱导出肠道炎症反应,而重建肠道菌群后则可重新诱导炎症反应,提示肠道菌群可能是启动和(或)维持肠道炎症的关键因素之一。肠道细菌通常较少能够进入肠黏膜固有层,当肠黏膜完整性被破坏时,肠道菌群参与对黏膜固有层(lamina propria,LP)的浸润。

IBD的肠道炎症病变常发生在细菌密度较高的部位,如结肠、直肠和回肠。IBD患者肠道分离出的细菌主要包括副结核分枝杆菌和(或)禽分枝杆菌副结核亚种(*Mycobacterium aviumsbspeciesparatuberculosis*,MAP)、黏附侵袭型大肠埃希菌(adherent-invasive *Escherichia coli*,AIEC)、空肠弯曲菌(*Campylobacter jejuni*)、艰难梭菌、真菌、双歧杆菌和乳杆菌等,可能是导致IBD发生潜在感染型致病菌,但仍缺乏有效证据。多数学者认为细菌感染可能为其促发因素。

许多微生物曾被怀疑与IBD有关,包括细菌、病毒、原虫和衣原体等,但至今还没有足够的依据证明是IBD的特异性病原体。因此,明确是否存在诱发IBD的特异性病原体及其产物,可能是未来研究的重要方向之一。

肠道菌群可产生多肽化学趋化物质,如 F-met-leu-phe(FMLP)、脂多糖、糖肽多糖等复合物,这些细菌产物是重要的炎症激活物,能刺激上行调节的炎症介质释放,导致炎症反应激活而发病。

(二)免疫因素

免疫紊乱也是 IBD 基本的发病机制之一。除传统的体液、细胞免疫外,新近研究表明,肠上皮、细胞黏附因子、细胞因子、活性氧代谢产物(ROMs)、一氧化氮(NO)以及抗中性粒细胞胞质自身抗体(antineutrophil cytoplasmic autoantibody,ANCA)、结肠炎结肠结合抗体(colitis colon-bound antibody,CCA-IgG)等均可能与 IBD 的发病有关。"宿主 - 微生物"相互影响对维持肠道免疫系统功能稳定具有重要作用。免疫系统持续监视肠道定植菌,并通过调节微生物识别、天然免疫通路(Nod2)、Th17 细胞通路、IL-23 基因的表达等抗菌机制维持免疫平衡。免疫调节功能失调可导致过敏、IBD、1 型糖尿病和多发性硬化等疾病。

IBD 患者对肠道细菌无法产生有效的适应性免疫应答,DC 细胞无法将细菌抗原提呈给 T 细胞而导致肠道炎症发生。细胞毒性 T 细胞抗原 -4(cytotoxic T-lymphocytes antigen-4,CTLA-4)与抗原提呈细胞(antigen presenting cell,APC)表面的 B7-1、B7-2 受体结合,可阻止 CTL 细胞活化、促进 CTL 细胞凋亡和抑制炎症因子释放,从而维持肠道免疫耐受功能。Th17 细胞参与 IBD 的致病过程。IBD 患者肠黏膜固有层 Th17 细胞活化并大量分泌 IL-17 等炎症因子,加重炎症反应。IL-23 能够促进已分化的 Th17 增殖,IL-23 缺陷鼠(IL-23-KO)因 Th17 无法增殖而不能诱发肠道炎症,将 IBD 模型小鼠的 Th17 细胞过继转移后,则可成功诱导 IBD,提示 Th17 是 IBD 致病过程中的影响因素之一。

(三)基因遗传因素

IBD 发病与基因遗传有关。IBD 患者一级亲属发病率显著高于普通人群,而患者配偶的发病率不增加。CD 发病率单卵双胞胎显著高于双卵双胞胎。

元基因组研究发现 IBD 患者具有遗传易感性基因位点(CD、NOD2、ATG16L1、UC、MDR1、IBD、IL-12B p40、STAT3)。*NOD2/CARD15* 基因突变已被肯定与 CD 发病相关,这种突变普遍见于白种人,而中国、日本等亚洲人群并不存在,反映出不同种族、不同人群遗传背景的不同。

(四)其他因素

1. 环境因素 近几十年来,IBD 发病率持续增高,这一现象首先发生在经济高度发达的北美、北欧,继而是西欧、南欧,最近是日本、南美。提示环境改变可能与 IBD 发病有关,例如低纤维素饮食、高生活压力、吸烟和口服避孕药应用等可能与 IBD 发病有关。

2. 精神心理因素 近年研究发现中枢神经系统和消化系统之间通过神经和体液存在着广泛的联系,为精神和胃肠之间相互作用的机制研究奠定了基础。

二、IBD 的诊断与治疗

(一)临床表现及诊断

溃疡性结肠炎临床表现为慢性腹泻,黏液脓血便,以及腹痛,症状严重程度不同,反复发作。大便常规和培养 3 次以上无原因菌发现。内镜检查及 X 线钡剂灌肠显示结肠炎病变,伴有溃疡形成。结肠镜检查对本病诊断有重要价值,结肠镜及活组织检查可明确诊断并确定病变范围和摘除较大的假性息肉。腹部平片有助于发现中毒性巨结肠等严重并发症。全消化道钡餐检查可了解整个胃肠道的情况,特别是小肠有无病变,有助于 UC 和 CD 的鉴别。

克罗恩病临床表现主要为腹泻、腹痛(尤其慢性)和腹块。内镜检查和 X 线检查有助于 CD 的诊断。胃肠道钡餐造影能了解末端回肠或其他小肠的病变和范围,钡剂灌肠有助于结肠病变的诊断,气钡双重造影可提高诊断率。X 线腹部平片可见肠袢扩张和肠外块状影。腹部 CT 检查对确定是否有增厚且相互分隔的肠袢及与腹腔内脓肿进行鉴别时有帮助。

(二)治疗

1. 溃疡性结肠炎 常规治疗包括休息、易消化且富营养的饮食、补充维生素 B、C 以及适当补液,纠正水电解质紊乱及酸碱失衡等。肾上腺皮质激素、柳氮磺胺吡啶(sulfasalazine,SASP)和 5- 氨基水杨酸(5-aminosalicylic acid,5-ASA)为目前控制本病最有效的药物。外科手术指征包括:肠穿孔、大量或反复出血、肠狭窄并发肠梗阻、癌变或多发性息肉;结肠周围脓肿或瘘管形成;并发中毒性巨结肠经内科治疗无效。

2. 克罗恩病 目前尚无根治疗法。临床以支持治疗和对症治疗为主。主要为加强营养、纠正代谢紊乱、改善贫血和低白蛋白血症,甚至全胃肠外营养(total parenteral nutrition,TPN)。外科手术不能治愈 CD,而且术后复发率高。

(三)益生菌在 IBD 治疗中的应用

目前,益生菌主要用于 UC 的临床治疗。如双歧杆菌、嗜酸乳杆菌、肠球菌、酪酸梭状芽胞杆菌及益生菌制剂(VSL# 3)等能缓解和改善轻中度 UC 的炎症程度和临床症状,并能够有效改善 UC 术后抗生素治疗的副作用,以及预防和缓解 UC 术后并发症。

世界胃肠病组织(WGO)2011 年报告提出,益生菌(*E. coli* Nissle 菌株)在缓解 UC 及维持缓解期的疗效接近美沙拉嗪(mesalazine),但益生菌对克罗恩病(CD)的治疗无效。

益生菌的作用机制包括:①产生竞争性抑制产物,益生菌能够产生有机酸、氢氧化物和细菌素(bacteriocins)等,这些产物能抑制致病菌代谢,并抑制其产生毒性产物,从而有效阻止致病菌生存;②阻断黏附位点;③竞争主要营养物质,以阻止有害微生物繁殖;④降解毒素受体;⑤刺激免疫,益生菌可以调节天然免疫和获得性免疫,通过与非定植菌、黏膜细胞相互作用而调节免疫防御;⑥恢复肠道黏膜屏障功能完整性;⑦短链脂肪酸(SCFAs)如乙酸、丙酸和丁酸的缺乏促进 IBD 发生,而益生菌能够产生大量 SCFAs,促进肠黏膜恢复;⑧益生菌通过诱导肠上皮细胞基因表达,促进肠道上皮分泌黏液,形成保护性屏障,阻止肠道免疫细胞与抗原富集的肠腔内复合物接触。

三、研究进展及展望

人们对维持人类健康的肠道微生物长期以来认识不足,但随着临床和基础研究的不断发展,人们对肠道细菌的认识不断进步,并且益生菌对 IBD 的治疗作用也日益受到关注。

通过对肠道菌群代谢组学的研究,未来极有可能会出现一种新的疾病诊断手段,但是在临床应用之前还需要大量的研究证据。综合研究宿主基因型、免疫表型特点以及肠道共生菌;宿主相关基因型和(或)免疫型与具有易感或生态失调特征的肠道微生物之间的联系,将有助于 IBD 诊断和治疗。

(郑鹏远 陈东晖 于 泳)

第五节 结肠癌与肠道微生态

肠癌包括小肠恶性肿瘤和大肠恶性肿瘤。小肠恶性肿瘤仅占胃肠道恶性肿瘤的 1%。大肠恶性肿瘤中最常见的是结肠癌,在消化道肿瘤中其发生率仅次于胃癌和食管癌。近 20 年来我国结肠癌的发病率逐年增加,现已升至恶性肿瘤的第五位。

一、结肠癌的病因和发病机制

结肠癌的发生与结肠黏膜受环境和遗传等多种因素的作用有关。流行病学研究结果显示,散发性的结肠癌与环境因素关系密切,而与遗传性因素的关系不明显;发生于家族性腺瘤性息肉病患者中的结肠癌病例,遗传性因素的表现最为明显。

环境因素中最主要的是饮食因素,高脂饮食、高动物性蛋白饮食、低纤维素饮食都是结肠癌的发病原因,这些因素会在肠道微生物的作用下改变肠腔内容物的组成,从而导致结肠癌的发生发展。肠道菌群的变化与结肠癌的发生也有密切的关系。

二、肠道菌群与结肠癌的发生

结肠癌患者与结肠癌癌前病变患者肠道菌群发生明显改变,双歧杆菌、乳杆菌数量减少,双歧杆菌的减少更为明显,而肠杆菌、肠球菌数量则明显增加。结肠腺瘤性息肉、结肠绒毛状息肉等结肠癌癌前病变患者与结肠癌患者发生了相似的肠道菌群变化,而结肠增生性息肉及炎性息肉等非结肠癌癌前病变患者无明显的肠道菌群变化。

近年的研究表明幽门螺杆菌的感染也是结肠癌的一种致病因素。一项欧洲流行病学调查发现,近年来幽门螺杆菌的感染率下降,而同时结肠癌的发病率也逐年下降。另一项在美国历时三年共 156 000 例临床病例调查研究显示:幽门螺杆菌感染者发生肠道肿瘤的风险显著增加。该项研究中结肠腺癌患者发生幽门螺杆菌感染的患病率为 18%,而没有发生肠道息肉病变的患者仅有 9% 合并幽门螺杆菌感染。与没有幽门螺杆菌感染的病例相比,幽门螺杆菌感染性胃炎患者更容易发生结肠癌及腺瘤性息肉、绒毛状腺瘤或高度异型性增生等结肠癌癌前病变。幽门螺杆菌感染胃炎患者中肠道腺瘤越大和数量越多,发生结肠癌的关联强度越大。

幽门螺杆菌感染参与结肠癌发生发展的机制尚不明确,可能有以下关系:①幽门螺杆菌的感染可导致人体内胃泌素明显升高,胃泌素具有促进消化道正常黏膜上皮增殖、消化道肿瘤细胞增殖作用;②幽门螺杆菌自身的毒力因子可直接损害肠道黏膜上皮细胞,在肠道内饮食性致癌物质的作用下,肠道黏膜上皮细胞容易发生癌变。国内外的实验研究表明,胃泌素可促进肠道黏膜上皮细胞由腺瘤细胞加速发展为腺癌的过程,并可促进结肠癌肿瘤细胞的 DNA 及蛋白质的合成而直接促进肠道癌细胞的增长;胃泌素可通过诱导 COX-2 持续过表达,进而抑制肿瘤细胞凋亡、促进血管生成因子释放、激活基质金属蛋白酶,从而引起内皮细胞增殖、诱导肿瘤血管形成,加速肿瘤组织扩散和转移。但也有研究表明幽门螺杆菌与结肠癌并无明确的相关性,而是与结肠癌患者不良的饮食及生活习惯有关。

三、结肠癌的临床表现、诊断与治疗

(一)结肠癌的临床表现及诊断

结肠癌常见的临床表现为便血、排便习惯和粪便性状的改变、腹痛等症状,在晚期会出现恶病质表现。对于发生于直肠及下段结肠的病例,行肛门指诊检查是发现早期病变的最简单最直接的方法。结肠镜检查能明确病变部位、大小及肠腔狭窄程度,行结肠镜下病理组织活检可明确病变性质,是诊断结肠癌最直观的方法。

(二)结肠癌的治疗

外科手术切除治疗是目前首选的也是能够达到根除目的的治疗方法。结肠癌根治性切除术是经典的结肠癌手术方式。放疗及化疗依然是结肠癌非手术治疗的主要辅助治疗措施。

目前新的治疗方法包括内镜下治疗、靶向治疗、生物治疗和基因治疗等方法。

分子生物技术的长足发展为结肠癌的治疗提供了更多的手段和方法。以表皮生长因子受体(epidermal growth factor receptor, EGFR)为靶向的治疗药物和作用于肿瘤血管内皮生长因子(vascular endothelial growth factor, VEGF)的靶向治疗药物是目前最为热门的靶向治疗药物,包括西妥昔单抗和帕尼单抗以及贝伐珠单抗等药物。生物治疗主要包括自体疫苗、特异性主动免疫治疗和特异性被动免疫治疗,是通过细胞因子来补充、诱导或活化增强体内固有的生物学反应而阻断肿瘤细胞的增殖。基因治疗包括癌基因和抑癌基因治疗、基因缺陷纠正治疗、反义基因治疗等多种治疗方法,目前还处于实验研究阶段,有望成为治疗肿瘤的最佳方法之一。

四、益生菌在结肠癌中的治疗作用

结肠癌患者手术前常规行肠道准备,口服抗生素及清洁冲洗肠道药物对肠道菌群具有杀灭和物理冲刷作用,术中肠黏膜缺血及术后禁食可导致肠道黏膜屏障作用减弱,术后应用的广谱抗生素和化疗药物对肠道菌群有杀灭作用。结肠癌患者经手术及放化疗治疗后会出现肠道内厌氧菌和需氧菌的数量比例明显倒置,肠杆菌、肠球菌数量明显增加,而双歧杆菌、乳杆菌、拟杆菌等厌氧菌数量明显减少,及时补充肠道益生菌对结肠癌患者肠道内菌群紊乱具有很好的治疗效果。

结肠癌患者在治疗前就补充双歧杆菌、乳杆菌等益生菌对于防止术后肠道菌群紊乱及改善肠黏膜营养具有积极意义,还可辅助应用于常规的手术前肠道准备。结肠癌患者手术后及放化疗后应用益生菌更可改善临床症状、增加肠道营养和减少并发症的发生。目前国内外的研究采用含有双歧杆菌、乳杆菌、酪酸梭菌、肠球菌等肠道有益菌的活菌药物,经观察腹泻症状和分析大便细菌菌群成分说明,益生菌药物对结肠癌患者具有积极的治疗作用。而且还发现应用益生菌药物后结肠癌患者的免疫指标如 sIgA、IgG、IgM、CRP 及 IL-6 均有变化,表明肠道黏膜免疫功能紊乱得到改善,说明肠道有益菌对于肠道黏膜免疫功能具有调节作用。

五、展望

肠道微生态系统与结肠癌的发生发展有着密不可分的关系,肠道菌群中的有益菌可减少与饮食有关的致癌因素引发的肿瘤,合理应用益生菌药物可用于预防和治疗肿瘤,而肠道内致病菌具有诱发和加速肿瘤发展的作用。肠道菌群在结肠癌的作用是否为主要因素抑或只是辅助作用,目前尚缺乏明确的研究证实。此外,目前的试验研究主要集中在细胞实验和动物实验基础之上,尚缺乏大规模的临床试验观察来证实。随着试验研究的深入,将会进一步揭示出肠道微生态系统与肠道肿瘤的关系,为肠道肿瘤的预防与治疗带来更好的方法措施。

(郑鹏远　刘　超)

第六节　胃肠道微生态学的研究展望及热点思考

正如公元前 400 年希波克拉底所预言的那样"死亡来自肠道,消化不良是所有疾病的根源"(Death sits in our bowels, bad digestion is the root of all evil),未来我们将有可能利用肠道菌群谱来认识和诊断疾病,通过调整肠道菌群来治疗和预防疾病,应用肠道菌群谱来开发新的药物。所以,越来越多的学者将人体肠道内微生物群落看作是人体的第

二大基因组,因其蕴含的海量重要遗传信息或许是揭开生命奥秘的密钥。

想要了解肠道微生物构成、与人体关系和其代谢机制,那么肠道微生物的研究方法就显得尤为重要了。早期研究技术以微生物分离培养为基础,但肠道中的大部分微生物在实验室条件下无法被培养,这就制约了胃肠道微生态学的研究。因此,指纹技术(变性梯度凝胶电泳)、末端限制性片段长度多态性分析、核糖体间隔基因分析、16S rRNA 测序等新的分子生物学技术的应用,极大地拓展了肠道微生物的研究领域。

肠道中大部分细菌均是对人体有益的细菌,如双歧杆菌、乳杆菌等;但也有少数对人体有害的细菌,如产气荚膜杆菌、假单胞菌、粪肠球菌、葡萄球菌和铜绿假单胞菌等。在正常状态下,肠道细菌可维持菌群稳定,有益细菌可抑制有害细菌的生长和繁殖,发挥着"体外器官"的作用。随着环境、年龄、生理、食物以及药物等条件的改变,肠道菌群谱亦会相应发生改变。

胃肠道细菌失调不仅会导致多种胃肠道疾病,如幽门螺杆菌(Hp)感染、腹泻、便秘、炎症性肠病、过敏等,还会诱发肥胖、衰老、癌症、糖尿病、代谢综合征和心血管疾病等,下面就其中一些研究热点做一讨论。

一、肠道微生态平衡和便秘

便秘(constipation)是由多种病理因素引起的一种临床常见症状,主要表现为排便次数减少,排便困难或粪便过硬。通常采用致泻性中药、西药或中西药结合的方法和措施来缓解和治疗便秘。虽已取得了很好的效果,但药物的治疗又带来了一些潜在的副作用,如造成机体肠道菌群失调和紊乱等。因此寻找作用温和的缓解和治疗便秘的药物具有重要的临床意义。

便秘和肠内菌群有着密切的联系,肠道内菌群既可以诱发便秘,也能借助便秘产生各种危害机体的有害物质。现代医学研究证实,长期便秘会诱发不同的疾病而提早老化。粪便长期积存在肠道中,使有害菌大量繁殖,产生有害物质,并随着循环代谢,引起机体多个器官的损害。

而通过微生态制剂来调节肠道菌群,对缓解便秘也有着较好效果。便秘患者服用双歧杆菌或乳杆菌制剂,它们在体内代谢过程中产生多种有机酸,使肠腔内 pH 值下降,电势降低,调节肠道的正常蠕动,缓解便秘症状。双歧杆菌产生的有机酸还可使肠管

内渗透压增高、水分分泌增加,粪便中水分增多而缓解便秘。并且还有大量研究证实,益生元、合生元均有缓解便秘的效果,所以微生态制剂有望为便秘患者带来福音。寻找能大量产生有机酸的双歧杆菌、乳杆菌等益生菌,将是未来研究的热点之一。

二、肠道微生态和炎症性肠病

炎症性肠病的发病机制与基因易感性、环境(微生物群)以及肠道免疫反应密切相关。其共同特征是都存在着肠道菌群的失衡。通过微生态制剂调节肠道菌群可以改善 IBD,尤其是 UC 的症状。虽然其具体机制仍不明确,但是可以肯定的是肠道内菌群在发病时起了重要作用,就像胃炎、胃溃疡、胃癌的特殊致病菌幽门螺杆菌的发现一样,IBD 有无特殊病原体的存在? 其和肠道菌群有何联系? 具体机制是什么? 这些仍有待我们去研究发现。

三、肠道微生态和肠道肿瘤

近些年来,肠道菌群在肠道肿瘤病因学方面的作用越来越引起人们的重视。有研究证实,拟杆菌在肠内增加有致癌作用,而结肠癌和肠道菌群的关系尤为密切。

肠道肿瘤遗传和诱导的动物模型也显示,在无菌条件下,结肠炎和肿瘤形成减少。结肠癌患者肠道内拟杆菌、梭菌、梭杆菌和普雷沃菌属数量较正常人高,而且高发区和低发区的人群在肠道菌群构成方面存在很大差异。而肠道菌群构成的不同是由环境因素和饮食习惯所决定的,不同饮食习惯的个体患结肠癌的危险性也不同,因此肠道菌群及其代谢产物是结肠癌发生的直接因素,而饮食习惯和环境是间接因素。

肠道内的致病微生物含有高活性的 7-α 脱羟基酶,在结肠中该酶可催化初级胆酸转变为次级胆酸,而次级胆酸在结肠癌的发生中是一个重要的促进剂。益生菌制剂可调节肠道内微生物群的代谢及 7-α 脱羟基酶的活性,降低次级胆酸的水平,从而起到预防肿瘤的作用。乳杆菌可通过其细胞壁中的胞壁酰二肽(muramyldipeptide,MDP)、脂磷壁酸来激活免疫系统中的巨噬细胞、NK 细胞及 B 细胞等免疫效应细胞,使之分泌具有杀瘤活性的细胞毒性效应物质,如 IL-4、IL-6、TNF-α 以及多种抗体,从而起到抗肿瘤的作用。

在肿瘤发病过程中有没有致病性更强的病原体? 有没有抗癌性较强的有益菌? 值得我们进一步探讨。

四、肠道微生态和过敏

经典的"卫生假说"（hygiene hypothesis）认为生活方式相对干净，环境卫生状况改善，对感染性致病原以及微生物暴露几率逐渐减少，会使机体Th1功能发育障碍，削弱机体免疫功能，当机体再次遇到过敏原时，使机体免疫功能倾向于过敏状态，导致食物过敏和其他过敏性疾病的发生率增加。

人出生后微生物的定植立刻开始，所有婴儿最初定植的是大肠埃希菌和链球菌，出生后第一周完成厌氧菌属、拟杆菌属、双歧杆菌属和梭菌属定植。人工喂养婴儿粪便中可以发现以上所有菌株，但母乳喂养的婴儿主要以双歧杆菌和乳杆菌占优势，断奶后成人型的肠道菌群逐渐建立。

大量研究证实，食物过敏婴儿与非过敏婴儿间肠道菌群组成有明显不同。健康的肠道菌群对促使免疫系统成熟有非常重要的作用。婴儿期肠道菌群的建立和演替决定其免疫系统平衡的时间、肠道菌群的组成和数量，在具有过敏倾向的儿童发生和发展过敏性疾病的过程中起重要作用。工业化社会改变了人们的环境条件、生活方式和饮食习惯，从而导致肠道菌群的改变可能在食物过敏的发病机制中扮演重要角色。

五、肠道菌群和代谢性疾病

随着社会生活水平的提高，人类健康正面临着肥胖、糖尿病、冠心病等代谢性疾病的严重挑战。近年来，越来越多的科学研究结果表明，肠道菌群的组成与代谢性疾病具有密切的关联。

有实验证实，将一株来自肥胖患者的肠道细菌引入无菌小鼠体内，引起了严重的肥胖和胰岛素抵抗。为肠道菌群作为病因参与肥胖、糖尿病等代谢性疾病的发生、发展提供了最直接的实验证据。

针对代谢性疾病的不同特点使用特定菌株对于治疗疾病是有帮助的，例如尿肠球菌可以代谢肠道内的胆固醇变成粪胆醇，不能被再吸收，从而降低血清胆固醇水平。这些研究将有助于阐明肠道菌群与饮食相互作用，引起肥胖和糖尿病的机制，有望发展出以肠道菌群为靶点、预防和治疗肥胖和糖尿病的新方法。

六、食品添加剂等化学物质与肠道菌群

随着现代食品工业的发展，食品添加剂等化学成分被广泛使用，有助于食物的保存、改善口感等。但随着人们对健康及食品安全认识的提高，食品添加剂的使用越来越成为社会争议的焦点之一。

低聚木糖（xylo-oligosaccharides，XOS）是近年发展起来的一种功能性食品添加剂，作为一种食物成分被摄入后，通过调节结肠微生物区系而发挥益生元作用。XOS通过选择性增殖肠道有益菌、抑制有害菌而调节人和动物胃肠功能，并有纠正和治疗微生态失调相关性疾病的作用。

研究者在种类繁多的肠道细菌中发现克雷伯菌属细菌，并验证了其对三聚氰胺的转化能力。他们将克雷伯菌属细菌定植于大鼠的肠道中，发现三聚氰胺的毒性显著增加，肾脏中的结石数目增多。由此明确肠道细菌尤其是克雷伯菌属细菌能转化三聚氰胺生成三聚氰酸，进而产生结晶而具有肾毒性。

因此，不是所有的食品添加剂对人体都是有害的，但只有合理使用食品添加剂才会更有利于人体的健康。同时，食品添加剂等化学成分对肠道菌群、肠黏膜屏障的影响尚需进一步深入研究。

七、肠道微生态和压力

压力（stress）是人类21世纪的流行病。长期的压力使人们处于应激状态及亚健康状态中，而胃肠道是对应激反应最为敏感的器官之一。应激状态一方面引起机体LBP/CD14系统（内毒素受体）表达上调，使机体对内毒素敏感性增高（致敏阶段）；另一方面，由于免疫抑制、肠道通透性增高以及菌群紊乱等因素，促进肠源性内毒素易位并聚积于局部组织。组织内毒素通过上调的LBP/CD14系统激活多种炎性细胞，释放炎性细胞因子（TNF-α、IL-1、PLA2等），使肠黏膜损伤加重，促进内毒素易位，致使炎症反应不断放大、加重，最终导致全身失控性炎症反应。

在对小鼠接受慢性束缚应激的处理后发现，空肠中嗜酸性粒细胞对心理应激作出响应，可表达促肾上腺皮质激素释放因子（corticotropin-releasing factor，CRF）。在嗜酸性粒细胞CRF的表达中，P物质（substance P，SP）及其受体可调节应激的效应。嗜酸性粒细胞源性CRF可激活肥大细胞，以诱导空肠上皮屏障功能障碍。

所以，除了正确的心理辅导以外，调节肠道菌群可能是人体面对压力等应激因素，调节机体内环境，健康长寿的重要方法之一。

八、展望

胃肠道微生态的研究虽然取得了引人注目的成绩，但是仍有许多尚未解决的问题存在。

进一步建立各种参数可控的人类肠道微生物群的体外模型,对肠道微生物群的筛选、鉴定、演变及机制方面的研究至关重要。要对新的有效的治疗方法进行评估,就必须把更多的精力放在肠道微生物群体外模型的建立及优化上。能够模拟整个胃肠道系统及其各个部分的体外模型非常重要,难题是必须建立一个能够模拟人类肠道微生物多样性的发酵系统。目前已经发展的计算机控制的动态人类胃肠道模型由相互连接的五个容器组成,包括胃部、小肠、升结肠、横结肠、降结肠,其温度、pH值、氧气等参数都经计算机软件控制。而这一系统和人体肠道黏膜微生物群在代谢和功能方面仍存在差异。对于如何刺激该系统中微生物群的定植应进一步改善,另外应建立相应模型研究肠道黏膜与肠道菌群之间的黏附作用及益生菌的黏附对肠道菌群的调节作用。

总之,针对肠道菌群的研究正增加我们对人类健康与疾病的认识,并有助于新型的生物治疗药物的开发。

（郑鹏远 梅璐 于泳）

参 考 文 献

1. 李兰娟. 感染微生态学. 第 2 版. 北京:人民卫生出版社,2012.

2. 袁杰利. 肠道微生态与健康. 沈阳:辽宁科学技术出版社,2012.

3. 熊德鑫. 肠道微生态制剂与消化道疾病的防治. 北京:科学出版社,2008.

4. World Gastroenterology Organisation Global Guidelines: Probiotics and prebiotics. 2011.

5. Cotter PD, Ross RP, Hill C. Bacteriocins--a viable alternative to antibiotics? Nat Rev Microbiol, 2013, 11 (2):95-105.

6. Cao HL, Wang BM, Zhang ZH, et al. Distribution trends of gastric polyps:an endoscopy database analysis of 24 121 northern Chinese patients. Journal of Gastroenterology and Hepatology, 2012, 27 (7):1175-1180.

7. Sekirov I, Russell SL, Antunes LC, et al. Gut microbiota in health and disease. Physiol Rev, 2010, 90:859-904.

8. Prakash S, Rodes L, Coussa-Charley M, et al. Gut microbiota:next frontier in understanding human health and development of biotherapeutics. Biologics:Targets and Therapy, 2011, 5:71-86.

9. Zheng PY, Feng BS, Oluwole C, et al. Psychological stress induces eosinophils to produce corticotrophin releasing hormone in the intestine. Gut, 2009, 58:1473-1479.

10. Kau AL, Ahern PP, Griffin NW, et al. Human nutrition, the gut microbiome and the immune system. Nature, 2011, 474 (7351):327-336.

11. Vigsnaes LK, van den Abbeele P, Sulek K, et al. Microbiotas from UC patients display altered metabolism and reduced ability of LAB to colonize mucus. Sci Rep, 2013, 3:1110.

12. Abraham C, Medzhitov R. Interactions between the host innate immune system and microbes in inflammatory bowel disease. Gastroenterology, 2011, 140 (6):1729-1737.

13. Sonnenberg A, Genta RM. Helicobacter pylori is a risk factor for colonic neoplasms. Am J Gastroenterol, 2013, 108 (2):208-215.

14. Kim SW, Kim HM, Yang KM, et al. Bifidobacteriumlactis inhibits NF-kappa B in intestinal epithelial cells and prevents acute colitis and colitis-associated colon cancer in mice. Inflamm Bowel Dis, 2010, 16 (9):1514-1525.

15. Serino M, Luche E, Chabo C, et al. Intestinal microflora and metabolic diseases. Diabetes & Metabolism, 2009, 35 (4):262-272.

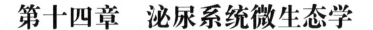

第十四章 泌尿系统微生态学

第一节 泌尿系统的微生态学研究

一、泌尿系统的微生态状况

正常人群中,从肾小球到尿道外括约肌(男性)或膀胱颈(女性)均为无菌环境。在上述结构以远,情况则不同。男性尿道寄存有葡萄球菌、链球菌和类白喉杆菌等。其生长的细菌数为每毫升排出的尿液中含 $10\sim10^4$ 个细菌。革兰阴性肠道病原菌在男性尿道中罕见,但常可在新生儿或婴儿的包皮上发现。常规认为正常前列腺分泌物无菌,但当检查时流经尿道,可有葡萄球菌、链球菌和类白喉杆菌存在。近期研究发现,正常人群、前列腺炎患者以及不孕不育人群前列腺液内存在多种寄生菌,构成一个相对封闭的"微环境"。

女性尿道常见细菌与阴道前庭、阴道相似,主要包括下列细菌:乳杆菌(每毫升培养转移肉汤大于或等于 10^5 个);葡萄球菌,主要为表皮葡萄球菌(每毫升 $10^2\sim10^4$ 个);类白喉杆菌和链球菌(每毫升 $10^2\sim10^5$ 个)。4~12 岁健康女孩阴道前庭的革兰阴性菌生长(34%)较正常妇女(10%)更常见,有时甚至多于 10^5 个。

男性膀胱尿细菌的潜在污染源为尿道和包皮;女性膀胱尿细菌污染源多为阴道前庭、阴道、阴唇和阴毛。尿路感染(urinary tract infection,IUT)是最常见的泌尿系统微生态失调的表现。通常由致病细菌引起。

(一)细菌导致泌尿系统微生态失调的步骤及机制

细菌与尿路上皮的黏附及机体对细菌的防御反应在泌尿系统微生态平衡和失平衡中起重要作用。下面以最常见的尿路致病性大肠埃希菌株(strains of uropathogenic *Escherichia coli*,UPEC)引起的膀胱炎为例加以说明。

1. 细菌与尿路上皮的黏附 细菌主要的黏附结构为细菌表面的黏附素,有助于细菌在组织中的黏附定向,也调节宿主上皮细胞对感染的反应。细菌表面聚集的黏附素或是单体形式,或是寡聚体形式,也有的是超分子纤毛。UPEC 相关的菌毛包括:S 菌毛、Dr 家族黏附素、P 菌毛和I型菌毛,其中I型菌毛分布最广。前 3 种菌毛与上尿路感染关系密切。UPEC 中I型菌毛包括 1~3mm 长度不等的纤毛,它们有一长约 7nm 厚的底座,由螺旋排列的重复 FimA 亚基组成。接合器蛋白 FimF、FimG 以及黏附素 FimH 构成菌毛远端宽约 3nm 的伞毛状结构。FimH 与含甘露糖蛋白受体结合,介导细菌和各种宿主细胞接触。FimH 有两个功能区:羧基端的菌毛蛋白功能区与 FimH 固定于I型菌毛结构上有关;氨基端的黏附素功能区为纵形排列的 β 桶状结构,有一呈袋状的糖基结合域,能与 D- 甘露糖残基结合。两功能区间有较长的连接区域,有助于黏附素区与宿主细胞糖蛋白受体上的甘露糖残基定位结合。FimH 与膀胱上皮细胞腔表面的受体结合是 UPEC 在膀胱克隆并造成疾病的关键。

膀胱壁的组织结构特点和黏附区域:膀胱腔表面由 3~4 层移行细胞覆盖,上皮细胞与平滑肌及膀胱外壁的浆膜层之间为基底膜和固有层分隔。尿路上皮细胞包括较小的、相对分化差的基底层和中间层上皮细胞,表面为较大的、多核的表层细胞。后者也称为伞状细胞,在其表面分布着许多水晶状排列的六角形复合物,它们由四种称为 Uroplakin 的膜蛋白组成,分别称为 UPIa、UPIb、UPII和UPIII。这些膜蛋白组成 16nm 宽的六角形复合物,并进一步形成直径 0.3~0.5mm 的斑片,几乎覆盖整个膀胱腔表面。体外实验证明,来自人和小鼠的 UPIa、UPIb 能与带I型菌毛的大肠埃希菌特异结合。I型菌毛与宿主 UPIa,UPIb 等受体的结合使 UPEC 在尿路中获得立足点。

2. 菌毛介导的细菌侵入 与流行的假设不同,UPEC 并不是严格的细胞外致病菌。10 年前有学者通过电镜发现感染的大鼠和小鼠膀胱上皮细胞内裹 UPEC,膀胱上皮细胞内裹细菌曾被认为是宿主的先天性防御反应之一。然而最近的研究提示细胞内裹细菌更有利于细菌致病。在鼠类膀胱炎模型中，具有I型菌毛的大肠埃希菌进入膀胱后能侵入上皮细胞内，而且细胞内细菌的生存率显著高于细胞外细菌。

感染小鼠膀胱的电镜观察显示：膀胱表层细胞的膜蛋白通过与菌毛尖端I型菌毛的相互作用，包裹内吞附于其上的细菌。体外实验也发现人类培养的膀胱癌上皮细胞能包裹内吞具I型菌毛的埃希菌。研究表明，FimH是介导细胞内裹细菌的有效成分，即使在其他细菌毒素不存在时，FimH作为侵入素也能介导细菌内裹而进入宿主细胞中。最初发现FimH介导的细菌侵入膀胱上皮细胞需要宿主细胞信号传导链的激活，其中涉及酪氨酸激酶、磷酸肌醇-3激酶和局部肌动蛋白细胞骨架重排。进一步研究发现，局部肌动蛋白细胞骨架的重排可引起经FimH介导黏附于细胞表面的细菌包裹与内吞。

I型菌毛介导UPEC进入膀胱上皮细胞后得到庇护，使UPEC避免尿流的冲刷及尿和膀胱中的各种宿主防御反应，同时使UPEC拥有了营养丰富的外部环境。体外、体内实验均证实，带I型菌毛的UPEC入侵细菌可在膀胱细胞内生存繁殖。

3. 膀胱细胞的防御

（1）膀胱细胞的初步防御：细菌在膀胱上皮上无法克隆增殖。尿的流动和排出能冲走未附壁和黏附力差的微生物，低pH值和低渗尿可抑制细菌生长，尿中的盐类、尿素和有机酸可降低细菌的生存率；乳铁蛋白清除了细菌所需的铁；Tamm-Horsfall蛋白、低分子量糖、分泌的IgA和尿路黏附液也作为抗黏附因子有效地抑制了细菌与膀胱表面的接触。如果细菌能逃避这些机体防御反应措施而附于并侵入膀胱细胞，则将触发机体的其他防御反应。

（2）膀胱细胞的脱落为进一步防御反应：正常情况下，膀胱腔表面上皮细胞的更新率很低，但尿路感染患者的尿中经常发现与细菌有关的脱落膀胱细胞碎片。感染和受损的膀胱上皮细胞的脱落排出是宿主的一种防御反应。鼠膀胱炎模型中，FimH介导的细菌附着侵入是引起上皮细胞片状脱落的关键。FimH除直接触发细胞脱落外，更可能引起可溶性脂多糖（lipopolysaccharide，LPS）等其他细菌因子进入宿主膀胱细胞而导致细胞脱落。宿主的遗传特性也影响膀胱细胞脱落的频率和程度。具有I型菌毛的大肠埃希菌感染造成的膀胱细胞

脱落类似于细胞凋亡。其间包括宿主DNA的裂解和蛋白溶解酶半胱天冬酶（caspase）的激活。这些半胱氨酸蛋白酶是启动和执行凋亡路径的关键成分。可透入细胞的半胱天冬酶抑制剂Boc-aspartyl(Ome)-fluormethylketone同时也显著减少膀胱的细菌清除率。UPEC感染12小时后，对照组小鼠膀胱内细菌比Boc-aspartyl(Ome)-fluormethylketone治疗组少85%。上述结果说明细胞片状脱落是宿主的一种防御机制。

4. 中性粒细胞浸润和细胞因子 C57BL/6小鼠经尿道接种入UPEC 6小时后，大量的膀胱上皮细胞发生片状脱落。同时中性粒细胞浸润进入膀胱上皮和膀胱腔。中性粒细胞浸润是膀胱及肾脏清除细菌的关键。尿中出现中性粒细胞是尿路感染的标志。膀胱上皮细胞上，中性粒细胞受体CD11b/CD18(Mac-1)和黏附分子ICAM-1的相互作用是中性粒细胞迁移至膀胱上皮的关键。

过去10年，对中性粒细胞动员进入膀胱和肾脏分子机制的研究结果突出了细胞因子和趋化性因子的重要性。膀胱炎或肾盂肾炎患者尿中出现IL-6和IL-8，提示这些分子在尿路感染中可能具有某种作用。UPEC感染后的IL-6和IL-8主要来自于膀胱和肾脏上皮细胞。IL-6具有多种免疫功能，包括放大中性粒细胞动员信号。尿路感染（UTI）患者尿中IL-6水平浓度与感染严重程度相关，但IL-6在UTI致病中的确切作用仍不清楚。IL-8是CXC趋化性细胞因子家族的成员之一，具有很强的中性粒细胞趋化作用。

膀胱细胞的脱落、中性粒细胞的浸润对尿路中的UPEC构成严重的威胁。此外，一氧化氮和尿路上皮防御因子等抗微生物因素也起到控制UTI的作用，它们由尿路上皮细胞伴随着肥大细胞和巨噬细胞等免疫细胞的活动而产生。尽管有这些宿主的防御措施，但仍有很多细菌顽固地存在于膀胱中长达几日甚至几周。

（二）单纯性尿路感染和复杂性尿路感染

单纯性尿路感染是发生于结构和功能正常尿路的感染。主要为发生于女性患者的急性膀胱炎和肾盂肾炎，引起感染的病原体通常对抗生素敏感并易被普通口服抗生素根治。在发生感染前，泌尿系统通常具有正常的微生态环境。而且在使用适当的抗生素后，失衡的微生态环境又可以恢复到平衡。

复杂性尿路感染存在有增加感染机会或降低抗生素治疗效果的因素。尿路常常有功能性或结构性异常，细菌的毒力增加或有抗药性，主要发生

于男性患者。复杂性尿路感染的微生态环境处于失衡状态,在这种失衡状态下,致病菌容易引起反复感染,而且一旦感染后,又不易被控制。

二、泌尿系统的微生态结构特点

尿路能抵抗微生物感染的机制非常复杂。尿液无菌主要归因于尿液的 pH 值,另外还与尿液的高张性、尿素及其他溶质有关。Orskov 等发现,Tamm-Horsfall 蛋白与细菌结合,防止细菌黏合到上皮细胞表面,加快尿路上皮细菌的清除。Tamm-Horsfall 蛋白是由肾脏分泌的糖蛋白,尿液中含有大量该蛋白,大约为 50mg/L。因为一些细菌嗜好 Tamm-Horsfall 蛋白,并与之结合,故而具有天然的抗菌作用。

正常情况下,下尿路每天由尿液洗涮 4~8 次,除了牢固黏附在尿路上皮细胞上的细菌,如奈瑟淋球菌和某些大肠埃希菌外,上述洗涮作用能清除潜在的病原菌。男性尿道的长度(平均成年男性为 20cm)提供了足够的保护作用,细菌极少会达到膀胱,除非有器械等异物插入。女性尿道短得多(平均成年女性为 5cm),容易使微生物逆行进入,这可能是女性的尿路感染发病率是男性 14 倍的一个原因。

肾脏髓质的低张状态不利于绝大多数微生物生长,高血糖时常常使这一天然屏障削弱,进而造成肾盂肾炎发病率增高。

绝大部分尿路感染由粪肠细菌群引起。因为仅少数 O 血清型的细菌造成尿路感染,很多研究者致力于研究大肠埃希菌致病过程的差异。研究发现,只有当具有毒力因子的细菌上升至尿道,结合于黏膜并进而形成细菌克隆,穿透浸润到上皮下组织后才能造成尿路感染。另外一些和无症状尿路感染有关的细菌株仅留在黏膜内或保留在尿液中,不黏附或侵入组织中。有人认为,激素(如雌二醇)可以改变上皮细胞的受体性能,例如停经前后、月经期间或妊娠早期,尿路上皮细胞特别容易与引起尿路感染致病的大肠埃希菌黏附。上皮细胞表面覆盖的黏多糖可能调节它们的受体性能并防止细菌黏附。

三、泌尿系统的微生态平衡

(一)泌尿系统的微生态平衡内因

泌尿系统微生态平衡的内因主要指机体的一系列防御机制。尿液的高渗透压、高浓度尿素成分、尿 pH 值及尿液中的有机酸等都是防御微生物感染的重要因素。

尿路在神经的支配与协调下,排尿的生理活动也可将微生物"冲刷"到体外,防止、减少尿路感染的机会。

尿路上皮抵抗微生物黏附的机制复杂。动物实验认为,尿路上皮细胞可以分泌糖蛋白、黏多糖和氨基葡聚糖等,这些糖蛋白具有抗微生物黏附的作用。

机体的免疫反应也是重要的防御机制,该反应包括局部与全身两部分。免疫球蛋白 IgG 和 IgA 由尿路上皮下的浆细胞分泌,可使光滑型菌族转变成粗糙型,而后者毒力变低。此外,刺激补体可导致细菌溶解。上述非特异性免疫反应可以阻止细菌黏附。同时,机体的特异性免疫反应也起很大作用。

(二)泌尿系统的微生态平衡外因

细菌黏附于黏膜表面的机制与细菌表面特异性分子配体或黏附素有关,这些特异性分子配体或黏附素与特异性受体互相结合。细菌的黏性使微生物停留,以阻止尿液或分泌物的冲洗。细菌与黏膜的黏附是细菌克隆和相继而来的感染的重要条件。一些外部干预(如诊断、治疗措施)也会使泌尿系统的微生态平衡改变,从而导致泌尿系感染的发生。留置导尿由于破坏了泌尿系的微生态平衡,提供了外界细菌侵入泌尿系的机会,为尿路感染的高危因素。有作者对留置 3~4 周的导尿管表面生物膜进行分子技术检测,发现其内有大量菌群存在,而这些菌群和尿路感染的发生发展密切相关。有研究发现,体外冲击波碎石(extracorporeal shock-wave lithotripsy,ESWL)引起感染的风险较小,但对于复杂性肾结石、肾结石合并输尿管结石患者,ESWL 可能改变泌尿系统的微生态平衡,造成尿路感染。在这些情况下,有必要在操作前预防性使用抗生素。另外,随着腔内技术的发展,各种泌尿腔道内的侵入性检查和治疗破坏了泌尿系微生态的平衡,往往引起尿路感染的发生,严重的甚至可导致败血症。因此,如何减少腔内器械操作对泌尿系微生态的影响,减少感染发生,成为需要研究和解决的新课题。

(金晓东　沈周俊)

第二节　微生态失调与泌尿系统疾病的关系

一、尿道炎的微生态失调认知

尿道炎(urethritis)分为非特异性尿道炎、非淋菌性尿道炎和淋菌性尿道炎。

(一)非特异性尿道炎

非特异性尿道炎(nonspecific urethritis)多见于女性。致病菌主要为大肠埃希菌、肠球菌和葡萄球菌,少数为变形杆菌、副大肠埃希菌、产气杆菌、铜绿假单胞菌等,多为混合感染。

(二)非淋菌性尿道炎

非淋菌性尿道炎(nongonococcal urethritis, NGU)是指由除淋球菌以外的多种病原体,主要通过性接触而传播的尿道炎。1976年,世界卫生组织已经将其定为性传播疾病。目前,NGU在西方国家和我国的发病率均已超过淋病而跃居首位,成为最常见的性病,尤其多发生于性旺盛的青少年。NGU最常见的病原体是沙眼衣原体和支原体,其中支原体又包括解脲支原体和人型支原体,其他引起NGU的病原体包括阴道毛滴虫、白念珠菌、肝炎病毒、疱疹病毒、人乳头瘤病毒等。

(三)淋菌性尿道炎

淋菌性尿道炎(gonorrheal urethritis)由淋球菌感染引起,主要通过性接触传播,属于性传播疾病。淋球菌是革兰阴性的奈瑟双球菌,为需氧菌,表面有菌毛帮助其黏附于黏膜表面。人是淋球菌唯一天然宿主,有易感性,发病后导致患者免疫力低下。淋球菌感染的特点是侵犯泌尿生殖道黏膜,以柱状上皮及移行上皮为主,好感染部位为尿道、尿道旁腺及尿道腺。性交时,带有淋球菌的分泌物进入尿道、阴道、宫颈口等处,黏附于黏膜表面,并在此处繁殖,引起黏膜炎症反应,表现为局部水肿、充血、白细胞浸润、脓性渗出。菌毛还有助于淋球菌沿泌尿生殖道黏膜上行。

二、细菌性膀胱炎的微生态失调认知

细菌性膀胱炎(bacterial cystitis)是泌尿系统最常见的疾病,但是多数病例并不单独发病,而是泌尿系统感染的一部分或是泌尿系统其他疾病的继发感染。致病菌多数为大肠埃希菌。正常情况下,细菌不易进入膀胱,即使细菌进入膀胱,也不易造成感染,因为膀胱局部微环境具有很强的定殖抗力:①在尿道通畅时,尿液的不断冲刷和稀释可带走绝大部分细菌;②男性在排尿终末时,前列腺收缩,排泄前列腺液于后尿道,有杀菌作用,阻止细菌由尿道进入膀胱;③膀胱黏膜可分泌黏液,内含IgG、IgA和有机酸,具有杀菌能力,另还通过局部吞噬细胞的作用来杀菌;④尿液pH值低,内含高浓度尿素及有机酸,尿过于低张或高张,均不利于细菌生长。在机体存在下列易感因素的情况下,细菌容易进入宿主的膀胱及在膀胱内生长繁殖引起膀胱炎:①梗阻因素,如良性前列腺增生、尿道狭窄、子宫肿瘤压迫等;②局部病变,如膀胱结石、肿瘤,膀胱内异物等;③机体对细菌抵抗力下降,如糖尿病、恶病质、应用免疫抑制剂及皮质激素患者。引起细菌性膀胱炎的感染途径:①上尿路感染经常引起膀胱炎,这是感染的重要途径,如肾盂肾炎患者常同时伴有膀胱炎;②另一重要路径是经尿道感染,特别是女性和婴儿尤为多见,细菌由性交、导尿及机械检查等带入膀胱;③膀胱附近组织和器官的炎症,如盆腔炎可经淋巴管蔓延到膀胱;④膀胱与邻近器官相通(如膀胱阴道瘘时),感染可直接进入膀胱。通过后两种途径造成感染的机会很少。膀胱炎按病程的急缓又分为急性膀胱炎及慢性膀胱炎。

(一)急性细菌性膀胱炎

除因急性肾盂肾炎或经尿道放置器械而引起者外,几乎全在女性发病,因女性尿道短而直,尿道外口畸形常见,如处女膜伞、尿道口处女膜融合等。新婚和妊娠期妇女较为常见。本病起病急骤,症状多于性交36~48小时后发生,或于劳累、着凉至机体抵抗力下降时得病。致病菌多为大肠埃希菌,占60%以上,肠球菌、葡萄球菌也较常见。

(二)慢性细菌性膀胱炎

常继发于上尿路急性感染,也有一开始即为慢性。其主要易感因素为:①下尿路病变,如良性前列腺增生、慢性前列腺炎、尿道狭窄、膀胱结石或异物、尿道口处女膜融合、处女膜伞、尿道旁腺炎等;②机体抵抗力低下,不能彻底清除膀胱内的致病菌,使感染由急性转为慢性或一开始就为慢性病程。

三、肾盂肾炎的微生态失调认知

(一)急性肾盂肾炎

急性肾盂肾炎(acute pyelonephritis)经常由革兰阴性杆菌所引起,占70%以上,其中又以大肠埃希菌最为常见,其次是变形杆菌、克雷伯菌、产气杆菌、铜绿假单胞菌等。革兰阳性菌约占20%,常见的为链球菌和葡萄球菌。病原菌多从尿道侵入,造成上行感染。正常情况下,肾实质及肾盂内无细菌生长。上行感染过程的完成与尿道-膀胱反流和由于输尿管入膀胱段的结构不良而引起的膀胱-输尿管反流有密切关系。输尿管的逆行蠕动为细菌从输尿管下段上行至肾脏提供了条件。有实验证实:细菌可以沿着停滞或缓慢向下流动的液柱上行,在2小时内枯草杆菌可以上行1.5m。也有人观察到了大肠埃希菌的逆行现象。急性肾盂肾炎的易感因素主要是尿路梗阻及尿路先天性异常。

（二）慢性肾盂肾炎

大多数慢性肾盂肾炎（chronic pyelonephritis）是由于上行性感染所引起，且多见于女性。致病菌也多为大肠埃希菌。致病原因有：①急性肾盂肾炎病程迁延转为慢性。急性尿路感染经过治疗，症状消失，但仍有"无症状菌尿"，细菌持续存在，引起尿路反复感染、肾实质破坏、纤维组织增生致肾瘢痕形成，从而导致肾功能不同程度的损伤。②病程发展一开始即为慢性过程。在临床上，并无明显的急性阶段而直接发展为慢性肾功能不全的慢性肾盂肾炎也偶有发生。主要易感因素是尿路梗阻所致的尿流不畅，如后尿道瓣膜、膀胱憩室、尿路结石和神经源性膀胱等。另外，膀胱 - 输尿管反流也是引起上尿路反复感染的主要诱因。在上述情况下，上尿路局部环境发生改变，尿液淤滞不能很好排出，如此时尿液中存有细菌就不能被尿液冲刷出来，尿流缓慢利于细菌逆流上行，另外，淤滞的尿液也有利于细菌的生长繁殖。另有学者认为，集合系统内有 P 血型抗原受体存在，有助于细菌进入肾脏。

四、肾皮质脓肿的微生态失调认知

肾皮质脓肿（renocortical abscess）多见于青年人，致病菌大多为金黄色葡萄球菌，其次为大肠埃希菌和变形杆菌等。大多数病例是由于疖、痈、龋齿、扁桃体炎、肺部感染、伤口感染、肾邻近组织感染、骨髓炎和前列腺炎等远处感染病灶中的细菌经血流播散至肾皮质而引起。偶可在尿路梗阻或膀胱 - 输尿管反流时细菌由尿路逆行入肾皮质而引起。病变发展可从肾皮质向外破溃形成肾周围脓肿。正常机体的肾具有清除细菌的能力，若入侵的细菌过多且侵袭力强而机体局部或全身免疫力下降时，则细菌可在局部停留且大量生长繁殖而引起局部的化脓性感染。易感因素有：局部因素主要有尿路梗阻、既往肾盂肾炎后肾内瘢痕形成、肾缺血性改变如低血压及动脉和静脉狭窄等；全身性疾病主要有糖尿病、肝硬化、免疫功能低下，甚至是低血钾等，均可诱发血行感染。

五、肾周围炎与肾周围脓肿的微生态失调认知

病变位于肾固有筋膜与肾周筋膜之间，此部位脂肪丰富，组织结构疏松，血运相对比较差，感染容易发生且易扩散。此部位的化脓性炎症称为肾周围炎（perinephritis），若形成脓肿则称肾周围脓肿（perinephric abscess）。致病菌可来自肾或肾外病灶。肾源性包括肾皮质化脓性感染、肾积脓以及急、慢性肾盂肾炎和黄色肉芽肿性肾盂肾炎等，上述病灶穿破周围包被组织而进入肾周围间隙。致病菌多数为大肠埃希菌、变形杆菌和铜绿假单胞菌等。国外有学者报道，20 世纪 80 年代以前肾周围炎及肾周围脓肿以金黄色葡萄球菌感染为主，而 80 年代后则以大肠埃希菌和变形杆菌感染为主，这可能和广谱抗生素的广泛应用，感染发生早期就被控制而通过血行扩散的机会减少有关。

六、泌尿系腔内手术所致的尿源性脓毒症的微生态失调认知

尿源性脓毒症（urosepsis）是腔内泌尿外科术后并发症之一，发生率不高，但一旦出现，病情凶险。与结石治疗相关的感染性休克发生率为 1%，而死亡率高达 66%~80%。其主要是由尿液和（或）结石中释放出来的细菌和毒素，在高压灌注液的驱动下，通过肾盂静脉和肾小管、淋巴管及肾窦部逆流入血，引起全身性重症感染。引起尿源性脓毒血症的病因尚未完全明确，但可以明确的是，细菌学因素是尿源性脓毒症最重要的原因。由于结石使尿液淤滞容易并发感染，同时结石作为异物促进感染的发生。即使在应用有效抗生素后，尿中白细胞消失，尿培养阴性，结石中的细菌仍有可能残留。同时研究发现，结石内细菌与尿中浮游菌菌种多不相同，结石内细菌的耐药性、毒力均强于尿液中浮游菌；另外取自膀胱的尿培养和肾盂来源的尿培养结果也常不一致，只有 23%~25% 的肾盂尿液和膀胱尿液有相同的病原。所以，术前常规中段尿培养不能明确肾盂尿和结石内细菌，脓毒症一旦发生，针对病原菌的敏感抗生素治疗相当困难。

（周卸来　沈周俊）

第三节　泌尿系统微生态失调的防治策略

一、尿道炎微生态失调的防治策略

（一）非特异性尿道炎

1. 保持会阴部清洁是预防非特异性尿道炎的基础，因为它可以消除上行感染所致非特异性尿道炎的病原。

2. 避免过度劳累，不憋尿，性生活后排尿。

3. 多饮水,保持每天足够的尿量。

4. 消除尿道口或尿道内所存在的梗阻因素,如尿道肉阜或尿道狭窄,是预防及最终治疗尿道非特异性感染的根本,因为梗阻是泌尿系非特异性感染(包括尿道)的一个最基本的易感因素。

5. 积极处理尿道以上的泌尿系及尿道周围器官已经存在的非特异性感染,处理生产或外伤引起的尿道损伤,也是预防尿道非特异性感染的一个重要手段。

6. 绝经后妇女会经常发生尿道感染,并易反复感染,雌激素的缺乏引起阴道内乳杆菌减少和致病菌的繁殖增加是感染的重要因素。雌激素替代疗法以维持正常的阴道内环境,增加乳杆菌数量并清除致病菌,可以减少尿路感染的发生。

7. 一旦确诊非特异性尿道炎,则应合理选用抗生素治疗。

(二)非淋菌性尿道炎

1. 杜绝性乱,加强卫生宣教。

2. 彻底治疗,配偶或性伴侣同时治疗。

3. 严格消毒 NGU 患者用过的衣物或器械等。

4. 妊娠期感染要积极治疗,防止新生儿感染。

5. 治疗　一般选用阿奇霉素、米诺环素、四环素、多西环素、红霉素等。非淋菌性尿道炎治疗不彻底容易复发,所以治疗周期较一般细菌感染要长。

(三)淋菌性尿道炎

1. 加强卫生宣教,取缔卖淫嫖娼。

2. 对淋病患者的衣物、被褥、接触过的卫生洁具及器械要彻底消毒。

3. 对患者的配偶或性伴侣要同时治疗。

4. 治疗　首选头孢曲松,其他头孢类抗生素、喹诺酮类、复方磺胺甲噁唑也可选用。治愈标准:症状及体征消失,尿常规检查阴性,治疗结束后第一周和第二周从尿道及宫颈管取材作涂片和培养,连续两次阴性。

二、细菌性膀胱炎微生态失调的防治策略

(一)急性细菌性膀胱炎

注意会阴部清洁,便后手纸不向前擦,性交后马上排尿对减少尿道口被污染有一定帮助。婴儿期要注意换洗尿布和注意会阴部的清洁。减少不必要的导尿和尿道操作。以上措施对减少经尿道径路引起的膀胱炎、肾盂肾炎均能起到一定的预防作用。治疗包括:①一般治疗:多饮水;口服碳酸氢钠以碱化尿液,减少对尿路的刺激;忌辛辣食物;注

意休息。②抗生素的应用:头孢菌素类、氨基糖苷类、磺胺类、喹诺酮类等抗菌药物均可酌情选用。

(二)慢性细菌性膀胱炎

消除易感因素,使尿流通畅,减少细菌上行感染的机会;增强易感人群的全身抵抗力。治疗:先应用抗菌药物控制感染,感染控制后,尤其对久治不愈或反复发作的慢性细菌性膀胱炎,需做详细全面的泌尿系检查,发现并治疗原发病灶和诱发因素,主要是解除梗阻,控制原发病灶,使尿路通畅。对病程较长、机体抵抗力弱者,应增强营养及进行全身支持治疗。

三、肾盂肾炎微生态失调的防治策略

(一)急性肾盂肾炎

主要是针对感染途径和易感因素进行预防。具体预防措施有:

1. 保持会阴部清洁,以减少尿道口周围的致病菌群。

2. 及时治疗皮肤、呼吸道、骨髓等机体其他部位的感染,以防血行感染。

3. 治疗尿路梗阻及先天畸形,以消除易感因素。

4. 多饮水,勤排尿,以冲洗尿路,避免细菌繁殖。

5. 对膀胱 - 输尿管反流患者,每次排尿后数分钟再重复排尿一次,以减少尿液潴留。

6. 治疗　①一般治疗:患者应卧床休息,并给予足够的营养;输入足量的液体和电解质,以维持体液平衡,且使每日尿量保持在 1500ml 以上,以利于局部炎性物质和细菌的排出。②抗菌药物的应用:开始根据经验选用抗生素,后续根据治疗效果和细菌培养及药敏试验结果酌情调整药物。

(二)慢性肾盂肾炎

彻底治愈急性肾盂肾炎,以防病情向慢性发展;解除尿路中存在的梗阻因素,纠正膀胱一输尿管反流,以消除尿路反复感染的诱因。治疗主要包括全身支持治疗、清除病灶、消除易感因素和抗菌药物的应用。

1. 全身支持治疗　加强营养和纠正贫血,每天保持足够液体量的摄入,另可用中药调节机体免疫功能,以提高机体对致病菌的抵抗力。

2. 清除病灶　对有慢性前列腺炎、膀胱炎、尿道炎、包皮炎和盆腔炎等感染病灶需彻底控制或清除。

3. 消除易感因素　对于引起尿流不畅的结石、畸形、狭窄、膀胱 - 输尿管反流等,一般需在病情控制后通过外科手术来解决。

4. 抗菌药物的应用　因致病菌主要是大肠埃希菌,所以应选择对大肠埃希菌敏感的抗生素,或根据细菌培养和药敏试验结果进行选药。治疗中的主要困难是在应用抗菌药物时,症状减轻,尿中白细胞减少或消失,细菌消失,而在停药之后又复发。治疗慢性肾盂肾炎时,抗菌药物应如何应用尚无肯定的标准,一般主张选用高效和毒性小的抗生素。抗菌药物至少应用 2~3 周,另还需要继续长期应用小剂量口服抗生素来抑制细菌生长,维持 1~2 个月或数个月。有的学者曾试用不同方法,如连续治疗 1~2 年或采取每一个月治疗一周,或几种抗菌药物轮流应用等,但尚未得出明确的结论。治疗过程中需定期复查尿液中的白细胞和做细菌培养,以观察抗菌药物的应用效果。慢性肾盂肾炎治疗上的难以彻底性,主要与感染肾实质纤维化影响局部血流,进入机体局部免疫细胞数量少,抗菌药物难以进入局部从而导致局部血药浓度低有关。

四、肾皮质脓肿微生态失调的防治策略

(一)预防策略

1. 及时有效治疗肾外感染,如疖、痈、龋齿、扁桃体炎、肺部感染、伤口感染、骨髓炎等,防止其发生血行扩散。目前,由于广谱抗生素的显著药效及广泛应用,原发感染一般都能被及时有效地控制,肾皮质感染的发生率较前大为减少。

2. 消除肾内诱发因素,如解除尿路梗阻、消除膀胱-输尿管反流,及时治疗低血压及肾动、静脉狭窄以改善肾内血流等,提高肾组织对致病菌的抵抗能力,减少肾皮质感染的发生率。

(二)治疗策略

肾皮质脓肿一旦确诊,应立即选用有效抗生素进行抗感染治疗,经此治疗的脓肿多能自行缩小、消失。若脓肿较大,药物治疗后脓肿无缩小,血象无改善,症状无好转,则还应在抗感染的基础上于 B 超或 CT 引导下行脓肿穿刺引流。若肾痈形成或并发肾周围脓肿,则需行切开引流术。如脓肿引流不畅,肾脏破坏严重,必要时可行肾切除术。在上述对症处理的基础上,针对肾皮质脓肿,应改善患者的全身情况,加强营养,保证足够的液体摄入量,以提高患者的抗感染能力从而加快疾病的恢复。

五、肾周围炎及肾周围脓肿微生态失调的防治策略

主要是针对病因及感染途径的预防。如积极治疗肾皮质脓肿、肾积脓及肾盂肾炎等肾性感染,以防感染进展突破包被而扩散至肾周围间隙;及时治疗皮肤感染、呼吸道感染、盆腔感染等肾外感染灶,以防感染灶内的细菌经血液或淋巴扩散至肾周。此外,通过各种方法改善机体的微环境,提高机体的抵抗力,可从根本上降低感染的发病率。治疗包括:如在脓肿未形成以前就得到诊断,则可根据感染的来源选择合适的抗生素,加上局部理疗和全身支持疗法,可增加脓肿自行吸收的机会;如脓肿一旦形成,自行吸收的机会很少,则应在上述保守治疗的基础上,根据脓肿的大小及部位,选择 B 超或 CT 引导下脓肿穿刺引流或手术切开引流。肾周围脓肿若继发于尿路结石而引起脓肾,或继发于感染的肾积水,该侧肾功能又基本丧失,应考虑做肾切除。

六、尿源性脓毒症微生态失调的防治策略

尿源性脓毒症一旦发生,病情凶险,死亡率高,所以主要应以预防为主。结合前述尿源性脓毒症的病因和相关因素,预防其发生的主要措施包括:①术前行血、尿常规检查,如明确或怀疑尿路感染时,应作中段尿培养及药敏试验,同时应用抗生素抗感染治疗;尿培养不一定都能获得阳性结果,如能获得阳性结果,则根据结果酌情调整抗生素的应用,尽可能待尿常规正常,尿培养转阴后进行手术。但需提醒的是膀胱尿和肾盂尿,结石内和尿中的细菌常有不同,即使尿常规和尿培养都阴性,也不能完全控制尿源性脓毒症的发生。②术前常规预防性应用抗生素,使患者在手术时血液中能维持有效的抗生素浓度,阻止细菌入血后的迅速繁殖和扩散。③术中尽量避免反复穿刺,减少损伤;采用较大的操作通道,利于灌注液回流;尽量采用低压灌注,降低灌注液流量,缩短手术时间。上述措施均可有效预防细菌和毒素的吸收。④术中如见穿刺尿液较浑浊甚至脓尿,宜先一期穿刺造瘘,引流尿液,待感染控制后再行二期碎石取石治疗。⑤术后要保持肾造瘘管和输尿管支架管引流通畅。⑥术后常规采用广谱抗生素抗感染治疗。⑦术后严密观察患者病情变化,特别是术后 12 小时内。如患者突然出现寒战高热、烦躁不安、呼吸急促、心率增快、血压下降现象,要马上意识到尿源性脓毒症的可能,立即采取有效的干预措施,避免感染性休克的发生。

(陈善闻　沈周俊)

第四节 泌尿系统微生态学 研究展望

泌尿系统是机体排泄代谢产物,维持水、电解质和酸碱平衡的重要系统,由于其特殊的解剖结构和功能,如肾组织内丰富的血供,尿路内衬有抗菌能力很强的移行上皮,尿液只能由上而下地流动,以及尿路内皮及腺体产生的特殊分泌物等,使泌尿系统在正常情况下能维持其微生态的动态平衡,防止微生物通过下行或上行的途径入侵而导致微生态失调。但是,如果因为各种原因使肾血供下降、尿路梗阻、老年女性雌激素水平下降、尿液反流等,泌尿系统的正常微生态会被破坏,机体其他部位或体外的致病微生物就易侵入泌尿系统,造成泌尿系统微生态失调及泌尿系感染。如果此感染得不到及时控制而进一步加重或持续存在,可使泌尿系微生态失调进一步恶化,形成恶性循环。尿路感染(urinary tract infection,UTI)在各年龄人群中均有发生,是引起老年人脓毒血症的最常见原因。随着人类寿命逐渐延长,各种感染性疾病在老年人中的发病率均明显提高,在大于65岁的老年人群中,UTI的患病率仅次于呼吸道感染,居感染性疾病的第二位。泌尿系统感染在感染性疾病中的发病率占我国人口的0.91%。

所以如何维持泌尿系统微生态平衡,防止感染的发生以及在泌尿系统感染发生后如何及时控制感染,重新建立泌尿系统微生态平衡,是泌尿系统微生态研究的主要任务。近年来,随着微生态学的发展,越来越多的学者认识到人体微生态学的复杂性,并提出了微生态平衡理论,也逐步改变了抗感染的治疗策略,提出了单纯杀菌转向杀菌同时促菌的治疗新理念。随着微生物学的发展,越来越多的微生态制剂被应用于泌尿系统微生态失调的防治,使用微生态制剂的目的是希望在"扶正祛邪"的基础上恢复正常泌尿系统微生态平衡,提高治疗效果,降低复发率。但是,目前我们只从药物的药理作用推断其治疗效果,而其对泌尿系统微环境的主要调控,对泌尿系微生态的整体作用机制还需要进一步的探索。

随着社会的发展,人口老龄化的进程不断加深;随着医学事业的发展,有关感染、泌尿系统结构和功能等的研究不断深入;随着材料、物理、信息、计算机等学科的发展,新的技术、仪器设备和材料不断应用于临床治疗泌尿系统疾病。上述改变均可导致泌尿系统微生态的变化,这些变化及其特点均将成为今后一个时期内泌尿系统微生态学研究的重点和热点。

一、老年人泌尿系感染微生态的特点

不同年龄人群泌尿系统感染的发生率不同。青少年和成年人群中女性的感染率远远高于男性。在女性,年龄每增加10岁,感染率便增加1%,至65岁时达10%,有50%的女性一生中至少有一次泌尿系感染。在老年人群中,无论男性和女性,尿路感染都是一个重要问题。但随着年龄的增长,男性尿路感染发生率的增长又显著快于女性。有一组资料显示,老年人泌尿系感染男女发病率之比为1:0.8,而非老年人为1:3.1。老年人尿路感染致病菌以革兰阴性杆菌属为主。据报道,社区居住的老年人获得性尿路感染的80%由革兰阴性杆菌引起(如大肠埃希菌),20%由革兰阳性球菌引起(如肠球菌和对青霉素耐药的金黄色葡萄球菌)。对于养老院内的老年人或住院患者,大肠埃希菌仍是最常见的致病菌,铜绿假单胞菌、肠球菌和念珠菌、其他肠杆菌及条件致病菌也常有报道。老年女性大肠埃希菌感染多于男性,是导致绝经后妇女尿路感染的主要病原菌。对于老年男性,如果伴有痴呆、严重的前列腺肥大、尿潴留、尿失禁、长期导尿管的使用、膀胱造瘘留置导尿管等都是引起尿路感染的主要原因。老年女性如果在绝经前有尿路感染史,并有尿失禁、膀胱疝、尿潴留等症状,则更易发生尿路感染。老年女性绝经后非复杂性尿路感染常表现为有症状或无症状的菌尿,反复发作的频率显著高于青年女性。因为绝经后膀胱残余尿显著增加,而且雌激素分泌减少,阴道上皮和尿道黏膜对局部病原菌易感性增加;还有一些由于阴道黏膜乳杆菌缺失引发的尿路感染,使阴道pH值升高。

老年患者组织器官发生退行性变化,机体防御功能、抵抗力明显下降,加上糖尿病本身的侵袭与损害及其并发症的存在和抗生素的长期使用,泌尿系统感染发生率明显增加。糖尿病合并尿路感染以肾盂肾炎、膀胱炎多见。当并发神经源性膀胱合并尿潴留时,高糖尿的环境为细菌入侵、滋生、繁殖提供了有利的条件。老年糖尿病泌尿系统感染患者应在控制好血糖的同时控制好感染,避免外源性感染和内源性感染,改善医疗环境,强化消毒隔离观念,避免扰乱正常菌群,减少耐甲氧西林的葡萄球菌、耐万古霉素的肠球菌及真菌的产生。

目前对老年人,特别是高龄人群泌尿系统微生

态的特点、平衡、失衡尚缺乏明确、系统的阐述，其必将成为该领域今后研究的一个重点方向，以期有效预防老年人泌尿系统微生态失调的发生，提高老年人的生活质量。

二、腔内操作下泌尿系统微生态的改变

20世纪70年代以来，随着现代电子学技术和现代光学技术的发展，泌尿外科诊断和治疗的模式发生了很大的变化，使泌尿外科一些常规的诊断和治疗方法更多地转变为利用内镜进行操作，从而形成了腔内泌尿外科学。近几十年，特别是近十几年来，腔内泌尿外科得到长足的发展。经尿道、经膀胱、经输尿管以及经肾盂、肾盏的操作种类越来越多，操作越来越复杂，操作时间越来越长。腔内泌尿外科主要涉及利用内镜对下尿路的疾病进行诊断和治疗，如膀胱肿瘤、前列腺增生、尿道狭窄、膀胱结石等；经尿道对上尿路疾病进行诊断和治疗，诊断方面主要是通过其他影像学检查仍然原因不明的上尿路出血、充盈缺损或梗阻，原因不明的单侧肉眼血尿和单侧尿路细胞学阳性，或者上尿路肿瘤治疗后的一些随诊，治疗方面可用于输尿管结石、输尿管和肾盂肿瘤、输尿管肾盂内的异物取出等。目前国际上腹腔镜已经大量应用于泌尿外科，如根治性肾切除术、肾部分切除术、肾盂成形术、肾脏移植中活体供肾的摘取、膀胱全切、前列腺癌根治术。在这些操作下，泌尿系统微生态也发生相应的改变。

腔内操作过程中可能带入外籍菌和环境菌，加之操作过程中易造成腔内表皮损伤，这些因素均增加了泌尿系感染的风险。例如近几年来不断有输尿管镜或肾镜下碎石后发生脓毒症的报道，且该脓毒症常发病凶险，甚至导致患者的死亡。随着输尿管支架管材料的不断改进，其留置时间得到了延长，但这些材料开始影响尿路上皮与尿液成分，导致支架管周围形成包覆物、细菌生物膜，支架管表面形成的细菌生物膜可导致泌尿道感染及严重的败血症。所以，对泌尿系腔内操作下

微生态的改变及其对全身微生态的影响应该进行系统、深入的研究，设法减少腔内操作对微生态的干扰，尽快恢复腔内操作后泌尿系微生态的平衡，以在充分利用腔内操作优势的同时，减少其并发症的发生。

三、泌尿系统微生态失调的个体化治疗

泌尿系统微生态失调的致病微生物种类繁多，有细菌、真菌、病毒、衣原体、支原体及寄生虫等，感染途径也各有不同。对于泌尿系统微生态失调的治疗首先应明确感染的部位和致病菌。患者尿路感染的临床表现多为不典型，故应依据尿培养和药敏结果有针对性地用药。其次应明确是首次发作还是多次复发，是单纯性还是复杂性，是下尿路还是上尿路感染。细菌是泌尿系感染的主要致病微生物，随着细菌生存环境恶劣程度的不断增加，抗生素大量、广泛应用，过度应用，甚至滥用，细菌的耐药问题不断突出。很多临床实践表明对于泌尿系统微生态失调的治疗表现为杀菌容易但恢复泌尿系统微生态却很难。继发感染未消除、泌尿系统微生态内环境平衡未恢复或许是复发的关键因素。不同年龄、性别、患有不同伴发疾病患者群的泌尿系统微生态环境各不相同，其对泌尿系感染的易感性，感染后的病情和病程也各不相同。

目前，针对泌尿系微生态失调，尤其是细菌感染性失调的治疗方法很多，争议也很多。对症治疗、积极恢复泌尿系统微生态已成为泌尿系统感染治疗的新策略；动态监测继发感染、评价泌尿系统微生态更是指导泌尿系统感染治疗的关键。近年在泌尿系统感染治疗过程中，动态监测继发感染、菌群密集度、优势菌、pH值、H_2O_2等多个指标，个体化对症治疗中动态监测并消除继发感染和积极恢复泌尿系统微生态，可明显降低泌尿系统感染复发的风险。如何针对泌尿系微生态失调的不同情况，制订标准化、个体化的治疗方案，是以后泌尿系微生态研究的又一努力方向。

（沈钰珍　沈周俊）

参 考 文 献

1. Beveridge LA, Davey PG, Phillips G, et al. Optimal management of urinary tract infections in older people. Clinical Interventions in Aging, 2011, 6: 173-180.

2. Gordon LB, Waxman MJ, Ragsdale L, et al. Overtreatment

of presumed urinary tract infection in older women presenting to the emergency department. Journal of the American Geriatrics Society, 2013, 61 (5): 788-792.

3. Woodford HJ, George J. Diagnosis and management of

urinary tract infection in hospitalized older people. Journal of the American Geriatrics Society, 2009, 57 (1): 107-114.

4. Andreu A, Planells I. Etiology of community-acquired lower urinary infections and antimicrobial resistance of Escherichia coli: a national surveillance study. Medicina Clinica, 2008, 130 (13): 481-486.

5. Fabre R, Merens A, Lefebvre F, et al. Susceptibility to antibiotics of Escherichia coli isolated from community-acquired urinary tract infections. Medecine Et Maladies Infectieuses, 2010, 40 (10): 555-559.

6. Igarashi T, Suzuki H, Naya Y. Computer-based endoscopic image-processing technology for endourology and laparoscopic surgery. International Journal of Urology, 2009, 16 (6): 533-543.

7. Tabibian JH, Gornbein J, Heidari A, et al. Uropathogens and host characteristics. J Clin Microbiol, 2008, 46: 3980-3986.

8. Wiles TJ, Kulesus RR, Mulvey MA. Origins and virulence mechanisms of uropathogenic Escherichia coli. Exp Mol Pathol, 2008, 85: 9-11.

9. Song J, Abraham SN. Innate and adaptive immune responses in the urinary tract. Eur J Clin Invest, 2008, 38 (Suppl 2): 21-28.

10. Nazarko L. Reducing the risk of catheter-related urinary tract infection. Br J Nurs, 2008, 17: 1002-1006.

11. Choe HS, Son SW, Choi HA, et al. Analysis of the distribution of bacteria within urinary catheter biofilms using four different molecular techniques. Am J Infect Control, 2012, 40: 249-254.

12. Li LJ, Shen ZJ, Wang H, et al. Investigation of infection risk and the value of urine endotoxin during extracorporeal shock wave lithotripsy. Chin Med J, 2001, 114: 510-513.

13. Choong FX, Regberg J, Udekwu KI, et al. Intravital models of infection lay the foundation for tissue microbiology. Future Microbiol, 2012, 7: 519-533.

14. Rahn DD. Urinary tract infections: contemporary management. Urol Nurs, 2008, 28: 333-341.

15. Fihn SD. Acute uncomplicated urinary tract infection in women. N Engl J Med, 2003, 349: 259-266.

第十五章　女性生殖道微生态系统

女性生殖道以宫颈管为界,分为上生殖道(子宫、输卵管、卵巢)和下生殖道(阴道、宫颈阴道部)。上生殖道相对无菌,下生殖道通过阴道口与外界相通,有微生物群定植,正常阴道菌群以乳杆菌为优势菌。阴道黏膜、宫颈阴道部黏膜与栖居于黏膜表面的微生物一起,共同组成阴道微生态系统,是本章讨论的主要内容。

阴道口毗邻肛门,来自外阴部的细菌甚至来自粪便的菌群易于侵入,性交可直接将微生物带入阴道,加上精液、月经、激素对阴道微生境的影响,阴道微生态系统总体上较脆弱,易发生以阴道菌群异常和阴道 pH 值异常为特征的改变,导致阴道对致病微生物的抵抗力降低,继发感染,病原体可逆行侵入上生殖道,引发上生殖道感染如子宫内膜炎、盆腔腹膜炎等。相关疾病常见、多发,危害女性健康和生活质量,与不孕不育、胎儿与新生儿健康、产科异常等有密切关系,还是艾滋病等多种性传播疾病的高危因素,阴道微生态异常已日渐成为严重的公共卫生问题。

第一节　阴道微生态系统的结构与功能

阴道微生态研究的主要内容有阴道微生境中菌群定植演变的规律,相关阴道疾病发生发展的微生态学机制,阴道菌群与宿主相互作用规律等。阴道微生态系统由阴道微生境和阴道菌群组成,前者具有更为重要的地位。一般来讲,有什么样的微生境,就会有什么样的微生物群落,这是微生态学的基本原理,也是认识和理解微生态学现象的立足点。生理状态下,阴道微生境有利于乳杆菌等有益菌定植,不利于致病菌、条件致病菌等定植。然而阴道微生境选择菌群、菌群反作用于微生境及机体的机制十分复杂,还有很多未知的领域有待深入研究。

一、阴道微生境

阴道微生境是阴道菌群的生存微环境,主要

由阴道黏膜、宫颈阴道部黏膜、周边血管、淋巴结、阴道分泌物等组成。阴道黏膜向阴道腔内形成许多横行皱襞,由上皮和固有层构成,上皮较厚(约 150~200μm),为非角化型复层鳞状上皮。因上、下生殖道相通,上生殖道黏膜的生理病理对阴道微生境亦有重要影响。

(一)下生殖道黏膜

下生殖道黏膜包括阴道黏膜与宫颈阴道部黏膜。阴道黏膜上皮层由复层鳞状上皮细胞固着于基底膜上构成,鳞状上皮细胞间无紧密连接,有利于小分子物质(如炎症因子等)在细胞间交换,激活阴道黏膜局部免疫等。阴道黏膜固有层的浅层是较致密的结缔组织,含有丰富的毛细血管和弹性纤维,深层有丰富的静脉丛。上生殖道黏膜的上皮层由分泌细胞、纤毛细胞等柱状上皮细胞构成,分泌细胞可分泌黏液。2011 年,Hickey 等提出上生殖道黏膜上皮细胞间为紧密连接,雌二醇可降低或破坏细胞间的紧密连接。

上、下生殖道黏膜上皮细胞均可通过 MUC 家族基因编码、表达一组糖蛋白。该糖蛋白是黏液的主要成分,具有黏附细菌、假丝酵母等微生物、阻隔病原体直接接触阴道与子宫黏膜上皮细胞的作用。其中以宫颈黏液最多、最重要,既可阻隔阴道菌群及外源性病菌逆行侵入子宫,又可适时利于精子穿过进入子宫。机体可通过精巧的调节机制,调节宫颈黏液分泌。在月经前半周期亦即排卵前期,卵巢主要分泌雌激素,在其作用下宫颈黏液分泌增加,黏液稀薄、清亮,排卵时雌激素分泌达高峰,宫颈黏液分泌量也最多、最稀薄、韧性最大,精子易于穿过。在月经后半周期亦即排卵后期,孕激素分泌增多,宫颈黏液变黏稠,具有阻止精子通过的作用。怀孕时由于孕激素水平增高,使得宫颈黏液更为黏稠、密实,形成黏液栓(cervical mucus plug,CMP),可阻隔阴道内的微生物入侵子宫。2008 年,Habte 等报告 CMP 所含黏液蛋白 MUC1、MUC2、MUC5AC 以及 MUC5B 具有显著抗 HIV 的作用。

2003 年，Grant 等报告阴道黏膜上皮细胞与子宫内膜细胞可表达特异性模式识别受体（pattern recognition receptors，PRRs），如 Toll 样受体（Toll-like receptors，TLRs）、NOD 样受体（NOD-like receptors，NLRs）等，识别微生物表面保守的病原相关分子（pathogen-associated molecular patterns，PAMP），从而介导细胞因子、炎症因子以及抗菌肽等的分泌。性激素影响黏膜上皮细胞的抗原提呈作用，1995 年，Wira 等报告雌激素可增加卵巢切除后大鼠的子宫内膜黏膜上皮细胞提呈抗原的作用以及子宫分泌黏液中 IgA、IgG 的浓度。

1999 年，Fichorova 等报告子宫内膜上皮细胞与宫颈内膜上皮细胞可分泌细胞因子，如白细胞介素 -6（interleukin-6，IL-6）、IL-7、IL-8、巨噬细胞集落刺激因子（macrophage colony-stimulating factor，M-CSF）、肿瘤生长因子（tumor growth factor-β1，TGF-β1）、前列腺素 E2（prostaglandin E2，PGE2）。阴道黏膜上皮也可分泌 IL-8、M-CSF、TGF-β1、PGE2，调节阴道局部免疫反应。

阴道分泌物是阴道定植菌群最直接的微生境。除了宫颈黏液，还含有少量子宫内膜分泌物和阴道渗出物，以及脱落的阴道黏膜上皮细胞、白细胞、细菌及细菌的代谢产物等。黏液中除了前述各种糖蛋白如 MUC1，还含有相当数量的抗菌肽、细胞因子、炎症因子和有机酸等。其中的抗菌肽主要有防御素（α 型，β 型）、化学增活素、蛋白酶抑制剂、及各种酶。2003 年，Ganz T 等报道防御素主要通过在细菌细胞膜上形成孔样缺失直接杀死细菌；2002 年，Verani A 指出化学增活素 CL3/MIP-1α、CCL4/MIP-1β、CCL5/RANTES 与 CXCL12/SDF-1α 可阻止 HIV-1 病毒与靶细胞的复合受体 CCR5 与 CXCR4 受体结合，抑制 HIV 病毒感染；分泌型白细胞蛋白酶抑制剂（secretory leukocyte protease inhibitor，SLPI）由阴道黏膜上皮细胞、子宫内膜上皮细胞、宫颈内膜上皮细胞分泌，主要存在于阴道分泌物，McNeely 等报告 SLPI 对多种病原体具有广谱抑制作用，其中包括 HIV-1。

抗菌肽分子的浓度受激素水平影响，随月经周期、妊娠期等波动。Denison 等报告分泌型白细胞蛋白酶抑制剂（secretory leukocyte protease inhibitor，SLPI）在分娩前的羊水中其浓度达到峰值。Fahey 等报告孕激素可明显增加 SLPI 在宫颈黏液中的浓度，特别是即将分娩的孕妇，其 SLPI 达到峰值。2005 年，Fahey 等报告在月经中期（排卵期），β 型防御素、SLPI 等在阴道分泌物中的浓度明显下降且持续 7~10 天。尽管阴道分泌物所含抗菌肽的抗菌谱较宽，但对定植在阴道表面的正常菌群无显著抑制作用。2011 年，Wira 等报告将上生殖道分泌物分别与淋病奈瑟菌、假丝酵母、HIV-1 及卷曲乳杆菌共同培养，观察其感染活性，发现该分泌物具有抑制淋病奈瑟菌、假丝酵母与 HIV-1 感染靶细胞的活性，但对乳杆菌无抑制作用。乳杆菌对人体内源性抗菌肽具有躲避机制，该机制的细节尚不清楚。Pivarcsi A 等报告革兰阳性菌细胞壁成分肽聚糖（peptidoglycan，PGN）等可刺激阴道黏膜上皮细胞产生 β- 防御素，β- 防御素具有抗菌肽的作用。

（二）生殖道黏膜免疫

女性生殖系统面临着极为复杂的微生物环境，机体相应逐步进化形成了强大而精巧的黏膜免疫机制，是阴道菌群最重要的选择性微生境参数之一。

女性生殖道黏膜免疫分固有免疫与特异性免疫两大类。固有免疫是指参与固有免疫的细胞成分识别多种病原体，激活免疫细胞（巨噬细胞、NK 细胞、中性粒细胞以及树突状细胞等）消灭病原体，启动特异性免疫应答的过程。这是机体在种系发育和进化过程中形成的、出生时即具备的非特异性的防御功能。

参与固有免疫的免疫细胞主要有巨噬细胞和树突状细胞，以吞噬并消化病原体为主要免疫方式。2011 年，Hickey 等报告巨噬细胞占生殖道内白细胞数目的 10%，主要位于黏膜下间质层及子宫肌层结缔组织；子宫内膜的树突状细胞位于子宫内膜黏膜下的间质层内，阴道的树突状细胞位于阴道黏膜细胞层。作为抗原提呈细胞（antigen presenting cell，APC），巨噬细胞与树突状细胞在特异性免疫反应的启动中有重要作用，病原体暴露或被吞噬后，引起巨噬细胞与树突状细胞的构型改变，将病原体的抗原提呈给主要组织相容性蛋白（major histocompatibility complexes，MHC）Ⅰ或Ⅱ，而后 MHC 信号提呈给初始化 T 细胞，最终引起特异性免疫的广泛激活。

NK 细胞与中性粒细胞也是重要的固有免疫细胞。NK 细胞具有杀伤细胞的活性，在子宫内膜白细胞中的比例可高达 70%。2007 年，Witkin 等报告生殖道系统内的 NK 细胞与血液内 NK 细胞的表型有明显差异，女性生殖道内的 NK 细胞表达 CD9，而血液内的 NK 细胞不表达。2007 年，Mselle 等报告即使是在生殖道系统内，不同组织部位的 NK 细胞其表型也有所不同，子宫内膜内与宫颈内膜内的

NK细胞同时表达CD69与CD94,而宫颈阴道部上皮的NK细胞不能同时表达CD69与CD94。2005年,Wira等报告子宫内膜下间质内的NK细胞数量受性激素影响,随月经周期的变化而变化,一般在子宫内膜分泌期(排卵后至下次月经来潮)其数量可达生殖道内白细胞总量的70%,而在其他月经周期其数量约占生殖道内白细胞总量的10%~30%,输卵管内的NK细胞数量则最低。除参与固有免疫,NK细胞对受孕与妊娠也有影响。2011年,Tang AW等报告NK细胞数量或活性过高,可能与女性的反复流产有关。

中性粒细胞与NK细胞不同,2005年,Wira等报告中性粒细胞主要集中分布在输卵管,其数量从上生殖道至阴道呈逐渐减少的趋势,且整个月经周期基本稳定,不受激素影响。2007年,Mselle等报告中性粒细胞可表达TLR1-9,通过吞噬杀伤、产生细胞毒性物质、释放抗菌肽等来对抗病原体。此外,中性粒细胞可产生蛋白酶抑制剂,如α防御素等来对抗病原体。

育龄期女性子宫内膜细胞可能也具有抗微生物作用。2002年,Fahey等人发现非绝经女性在子宫内膜增生期与子宫内膜分泌期,子宫内膜黏膜细胞与金黄色葡萄球菌502A共培养后,具有明显抑制该菌生长的作用。而绝经后女性的子宫内膜黏膜细胞与金黄色葡萄球菌502A共培养后,无抑制该菌生长的作用。

特异性免疫指体内抗原特异性T/B淋巴细胞接受抗原刺激后,活化、增殖、分化为效应细胞,产生一系列生物学效应的过程。生殖道内许多细胞具有将抗原提呈给MHC分子的活性,如巨噬细胞、树突状细胞、朗格汉斯细胞等经典APC细胞。2010年,Wira等报告宫颈内膜与子宫内膜的黏膜上皮细胞也具有抗原提呈作用。感染病原体时,抗原提呈细胞直接将病原体的抗原提呈给T细胞与B细胞,同时已激活的CD4+T细胞将产生某些细胞因子,进一步激活T细胞与B细胞。由此,T细胞与B细胞将大量增殖与分化。细胞介导的免疫反应主要通过CD8+T细胞产生干扰素γ(interferon γ,IFN-γ)导致被感染细胞凋亡,IFN-γ同时具有激活细胞内抗病毒基因、阻止病毒复制的作用。体液免疫主要由抗原提呈细胞递呈抗原给B细胞,或由CD4+T激活B细胞后,由B细胞产生大量IgA、IgG,并分泌到黏膜表面,抗体结合病原体后通过巨噬细胞或其他杀伤细胞分解病原体。

在阴道定植的乳杆菌可能参与黏膜免疫,其可

激活免疫细胞释放炎症因子如TNF-α、IFN-γ、IL-12等,调节固有免疫与特异性免疫。2003年,Ganz T等报告乳杆菌可调节细胞因子的表达、免疫细胞表面蛋白的构型成熟以及淋巴细胞的扩增。2000年,Hocini等报告干酪乳杆菌NTU101具有提高CD4+T细胞表面CD154活性,并引起其与树突状细胞表面的CD40相互结合的作用,最终引起CD4+T细胞数目显著增加。1991年,Wira等报告乳杆菌通过调节树突状细胞引起肠道黏膜的B细胞迁移、产生分泌性IgA抗体,发挥其抗病原体感染的作用。

综上所述,阴道微生境是一个多因素、多维度、多层次的异常复杂的体系,体现了人体生殖系统各种生理功能的综合作用。这是在漫长的生命进化过程中,人体与微生物相互作用、共同进化的结果,最终形成了有利于有益的乳杆菌等定植,而不利于病原菌、条件致病菌定植的阴道微生境。乳杆菌等有益菌得以成为阴道中的优势菌,并有机地整合、参与到生殖道的生理功能系统中,成为其中不可或缺的组成部分,在维护阴道微生态平衡、保障人体生殖功能中发挥着重要作用。

二、阴道菌群

阴道正常菌群以乳杆菌为主,栖居于阴道黏膜表面,代谢糖原产酸,使阴道内微环境呈酸性,与阴道内的黏液组成生物膜(biofilm),可阻止有害菌群在阴道内定植,以及阻止病原体如HIV等的感染,对生殖道具有重要保护作用。其机制包括产酸维持阴道酸性环境,产生H_2O_2、抗生素等杀菌物质,调节阴道黏膜上皮细胞的局部免疫等。

(一)阴道菌群研究方法

细菌培养是研究细菌生理和表型特征最基本的方法,在临床上具有重要价值。但很多阴道细菌难以培养,以生化表型为主的传统细菌培养鉴定技术用于阴道细菌鉴定有很大局限性,如尽管公认乳杆菌是大多数健康女性阴道内的优势菌,但对乳杆菌种和种以下水平的认识,则是在分子生物学技术广泛应用于细菌分型鉴定之后。常用的分子鉴定技术包括16S rRNA测序、PCR-限制性片段长度多态(PCR-RFLP)、随机扩增多态性DNA(RAPD)、变性梯度凝胶电泳(DGGE)、温度梯度凝胶电泳(TGGE)等。

2005年,革命性的新一代核酸测序技术问世。以罗氏454基因组测序仪和Illumina公司Solexa GA为代表的新一代高通量深度测序平台能够快速、低成本地测定人体标本中的微生物核酸序列,

近几年来被大量用于人体菌群研究,阴道微生物组学研究由此取得突破性进展。典型做法是直接提取标本中的细菌 DNA,以通用引物扩增 16S rRNA 基因片段,然后对扩增子测序。16S rRNA 基因存在于所有细菌中,既有保守的序列区域可作为通用引物或特异性引物的靶点,同时又有可用于细菌鉴定或研究种系关系的可变区序列,将测序结果与大型 16S rRNA 序列数据库进行比对,得到阴道微生物组信息。因标本中可能含有 PCR 抑制物,以及各引物扩增某些核酸片段的效率更高,因而存在研究检测结果与菌群的真实状态不一致的可能性。若需检测标本中的已知种类细菌,则用属或种特异性引物定性或定量 PCR 扩增 16S rRNA 基因可变区片段即可。

新一代核酸测序技术也用于检测样本中微生物群落的全部 DNA 信息,亦即用于元基因组学研究。元基因组学研究菌群的组成、结构,与研究微生物群落 RNA 信息的宏转录组学(metatranscriptomics)、研究微生物群落蛋白质信息的宏蛋白组学(metaproteomics),以及宏代谢组学(metametabolomics)等方法结合,用于菌群组成、功能、代谢、进化等基础微生态研究,已成为微生态领域的大的发展趋势。

(二)阴道菌群组成

综合近年来阴道微生物组学的最新研究成果,目前比较公认的阴道正常菌群以卷曲乳杆菌(*L. crispatus*)、惰性乳杆菌(*L. inners*)、加氏乳杆菌(*L. gasseri*)、詹氏乳杆菌(*L. jensinii*)为最常见的阴道优势菌。其中卷曲乳杆菌产 H_2O_2 的能力最强,阴道菌群以卷曲乳杆菌为优势菌的妇女不易患 BV 等感染性疾病。

2011 年,Ravel J 等报告采用高通量焦磷酸测序技术研究 396 例育龄妇女阴道菌群的 16S rRNA 基因序列特征,一共发现 282 种菌系型。依据乳杆菌是否为优势菌和优势乳杆菌的具体种类,将阴道菌群分五种类型,其中四种类型分别以卷曲乳杆菌、惰性乳杆菌、加氏乳杆菌和詹氏乳杆菌为优势菌群,其中优势乳杆菌 16S rRNA 基因序列的数量超过总菌群 16S rRNA 基因序列总量的 50%。第五种类型的菌群其乳酸菌少,以厌氧菌和兼性厌氧菌为优势菌。但这五种类型菌群所包含的细菌种类基本一致,并没有发现显著差异。此外,该研究发现菌群类型与种族有一定相关性,80.2% 的亚裔妇女和 89.7% 的白人妇女以乳杆菌为阴道优势菌;在西班牙裔妇女和黑人妇女这一比例分别只有

59.6% 和 61.9%,而以加德纳菌等为阴道优势菌的妇女比例则分别达 34.3% 和 38.9%。

2012 年,Aagaard K 等报告利用元基因组技术研究 24 例孕妇阴道菌群,并与 60 例非孕妇女的阴道菌群比较,发现孕妇阴道细菌的种类和数量都较非孕妇女少,其阴道菌群以乳杆菌目、梭菌目、拟杆菌目、放线菌目为优势菌。

2013 年,Magnus 对 163 名育龄妇女阴道菌群 16S rRNA 基因的 V3~V4 可变区测序,发现健康女性阴道中卷曲乳杆菌、惰性乳杆菌等乳杆菌为优势菌,乳杆菌 DNA 序列的数量达总菌群 DNA 序列总量的 90%。

少数健康女性的阴道以其他细菌,如阴道阿托波菌(*Atopobium vaginae*)、巨球菌(*Megasphaera*)为优势菌,其阴道酸度也维持在正常范围。实际在分子测序分析技术用于细菌鉴定之前,阿托波菌属的三种菌曾被分类命名为 *L. minutus*、*L. rimae* 和 *Streptococcus parvulus*,阴道阿托波菌则是于 1999 年在瑞典从健康妇女阴道中分离出来的。也有学者认为阿托波菌与细菌性阴道病(bacterial vaginosis,BV)有关,且可能是 BV 治疗失败的因素之一。

除了乳杆菌,女性阴道内检测鉴定出的丰度相对较高的细菌还有普雷沃菌属(*Prevotella*)、巨型球菌属、纤毛菌属(*Sneathia*)、阿托波菌属(*Atopobium*)、链球菌属(*Streptococcus*)、小类杆菌属(*Dialister*)、毛螺菌属(*Lachnospira*)、厌氧球菌属(*Anaerococcus*)、嗜胨菌(*Peptoniphilus*)、*Eggerthella*、*Finegoldia*、*Rhodobaca*、*Anaerotruncus*、脲原体(*Ureaplasma*)、支原体(*Mycoplasma*)、气球菌属(*Aerococcus*)、*Parvimonas*、葡萄球菌属(*Staphylococcus*)、棒状杆菌属(*Corynebacterium*)、韦荣球菌属(*Veillonella*)、加德纳菌属(*Gardnerella*)、孪生球菌属(*Gemella*)和动弯杆菌属(*Mobiluncus*)等。

(三)阴道菌群的酶与代谢产物

正常阴道分泌物中含有乳杆菌合成分泌的胞外酶,如乳酸脱氢酶(lactate dehydrogenase,LDH)、过氧化物酶、蛋白水解酶、核酸酶、脱羧酶等。当阴道菌群异常时,阴道乳杆菌减少、致病菌和(或)条件致病菌增多,阴道分泌物中的酶谱发生相应变化,乳杆菌合成分泌的 LDH、过氧化物酶、脱羧酶等减少甚至消失,如 BV 患者阴道分泌物中 LDH、过氧化物酶活性下降,而致病菌、条件致病菌的胞外酶,如 BV 菌群的唾液酸苷酶、脯氨酸氨肽酶,滴虫性阴道炎的胱氨酰蛋白酶等明显增加。此外,病菌毒性强时破坏白细胞释放白细胞酯酶,白细胞酯酶

活性增高,而滴虫、真菌和 BV 菌群对白细胞的毒性相对较低,其阴道分泌物中的白细胞酯酶的活性变化不明显。

阴道菌群正常时阴道分泌物中的化学成分主要是乳杆菌产生的乳酸、少量乙酸,以及一些条件致病菌,如加德纳菌、肠球菌等产生的少量精胺等。阴道菌群异常时,乳酸减少或消失,H_2O_2 减少或消失,琥珀酸、乙酸、丁酸等脂肪酸增加。BV 时尸胺、腐胺、三甲胺等可明显增加,产生鱼腥味,真菌性阴道炎时琥珀酸、丙酸明显增加,滴虫性阴道炎时透明质酸明显增加。

(四)影响菌群组成的因素

需要强调指出的是,所有前述种类繁多、复杂的细菌,均有机会在女性阴道中定植甚至成为优势菌,最终阴道中形成什么样的菌群,所包含细菌的种类、特别是优势菌的种类,主要取决于阴道微生境的特征。各种细菌对阴道微生境的适应能力,决定了其在阴道微生境中的生长增殖速率的差异,在生长速率方面有持续优势的细菌将最终成为阴道优势菌。影响、选择阴道菌群的因素主要如下。

1. **种族及遗传的影响** 不同种族女性的阴道菌群存在差别,如 2002 年 Pavlova 等报告女性高加索人的阴道菌群不以乳杆菌为优势菌,其阴道 pH 值普遍 >4.5。Peipert 等人在 2008 年报告黑种人一直以来较其他种族人群具有更高的 BV 患病率。

2. **年龄与性激素的影响** 年龄影响性激素水平,性激素水平不但与阴道上皮细胞合成糖原的水平有关,还通过调节黏膜免疫影响阴道菌群。青春期后,雌激素水平逐渐增长,促进糖原在阴道复层鳞状上皮细胞内沉积,伴随着阴道内乳杆菌生长并成为阴道菌群中的优势菌,阴道分泌物 pH 值大多 <4.5。绝经后,女性体内的雌激素水平逐渐下降,糖原在阴道黏膜上皮细胞的沉积减少,阴道内乳杆菌减少甚至消失。2008 年,肖冰冰等报告 20~40 岁不同年龄组间阴道乳杆菌的组成和数量的差异无统计学意义,但 50 岁以上的女性其阴道缺失乳杆菌。

3. **性行为的影响** 2011 年,Borovkova 等报告性活跃的女性其阴道内的乳杆菌减少,其他杂菌增多,可能与精液的影响以及外源性细菌增多有关。

4. **药物的影响** 1990 年,Redondo-Lopez 等报告长期应用抗菌药物可造成阴道菌群失衡,阴道乳杆菌减少或消失,可诱发 BV、需氧菌性阴道炎、外阴阴道假丝酵母阴道炎等阴道感染性疾病,增加对

HSV-2,HIV-1 等性传播疾病的易感性。2006 年,Ocaña V 等报告氯霉素、氨曲南、诺氟沙星、环丙沙星、头孢他啶、头孢曲松、链霉素与卡那霉素的浓度为 10μg/ml 时,不能抑制所有乳杆菌试验菌株生长,部分乳杆菌试验菌株对万古霉素的最低抑菌浓度(minimum inhibitory concentration,MIC)为 1μg/ml;甲硝唑对所有乳杆菌试验菌株的 MIC 为 1000μg/ml。因此,Ocaña V 等指出甲硝唑短疗程治疗 BV 和滴虫性阴道炎,对阴道乳杆菌的影响较小。

5. **避孕药物与器具的影响** 长期应用避孕药可使阴道菌群发生变化,且该变化也与年龄有关系。2012 年,Kazi 等报告 20~30 岁口服避孕药的女性,阴道拭子分离培养阳性率为发酵型乳杆菌(*L.fermentum*)32%,假丝酵母菌属(*Candida sp.*)10%,大肠埃希菌(*E.coli.*)28%,腐生葡萄球菌(*S.saprophyticus*)18%,无乳链球菌(*S.agalactiae*)23%。31~40 岁口服避孕药的女性,阴道拭子分离培养阳性率为发酵型乳杆菌 28%,假丝酵母菌属 24%,大肠埃希菌 24%,腐生葡萄球菌与无乳链球菌则仅为 13% 与 11%。可见口服避孕药可致阴道菌群改变,增加 30 岁以上妇女患外阴阴道假丝酵母菌病的几率。2005 年,Verstraelen 等报告,女性上环后 BV 发病率升高,可能与上环导致子宫内膜无菌性炎症、炎性分泌物增加有关。

6. **基础疾病的影响** 机体的全身性疾病可对阴道菌群产生较大影响,如 2011 年 Schellenberg 等报告部分 HIV 感染者的阴道菌群分布发生变化,多以大肠埃希菌为优势菌。糖尿病患者阴道假丝酵母分离阳性率提高。

综上所述,健康女性阴道正常菌群以乳杆菌为优势菌,但易受各种复杂因素的影响发生异常改变。阴道菌群异常时不但可直接引起生殖道黏膜组织的病理反应,各种病菌还可逆行引起上生殖道甚至盆腔的感染,严重危害生殖功能,导致病理反应。因阴道黏膜局部抵抗力降低,因而对性传播疾病,以及其他外源性感染的易感性增强。

三、阴道微生态检测诊断

阴道微生态检测诊断主要包括两方面内容:一为微生境参数的检测,了解微生境的特征;二为阴道菌群的检测,了解菌群的组成。前者包括黏膜免疫检测、pH 值检测等,后者有菌群培养、菌群涂片染色镜检、菌群酶检测、菌群代谢产物检测、核酸检测等。但在临床上以阴道分泌物涂片染色镜检方法最为重要,具有其他方法难以取代的优势。

（一）阴道菌群涂片染色镜检

1. Nugent 评分 具体评分方法为：阴道分泌物涂片、革兰染色，油镜观察每视野内乳杆菌形态的细菌、加德纳菌/拟杆菌形态的细菌、动弯杆菌形态的细菌的平均数量，分别用 0 到 ++++ 的分值来表示（表 15-1-1）。三种形态的细菌得分相加即得 Nugent 评分分值（0 至 10 分）。在 FDA 评价抗菌药物治疗 BV 的临床试验指南中，Nugent 评分是疗效判断的"金标准"。

表 15-1-1 Nugent 评分

	乳杆菌	加德纳菌	动弯杆菌
0	++++	0	0
1	+++	+	+~++
2	++	++	+++~++++
3	+	+++	
4	0	++++	

评分标准：BV（评分≥7），正常菌群（评分≤3），或中间型菌群（评分在 4~6）

2. 人体菌群分型和诊断 我国学者曾忠铭提出采用密集度、多样性、优势菌、机体炎性反应性四个指标用于人体菌群分型和诊断。菌群密集度指标本（微生境）中细菌分布、排列的密集程度，分四级，反映菌群的生物量；菌群多样性指菌群中所有细菌种类的多少，也分为四级，反映微生境的选择压力；优势菌指菌群中生物量或种群密集度最大的细菌，对整个菌群的功能及其对宿主的生理病理意义有重要影响；机体反应性是指阴道局部有无炎症，观察指标为有无白细胞、脓细胞渗出以及有无吞噬现象等，可反映菌群的致病性。

依据上述指标，将人体菌群分为需氧菌群、厌氧菌群、先锋菌群和特殊菌群。正常阴道菌群属于特殊的乳酸菌群，其密集度为Ⅰ~Ⅱ级、多样性为Ⅰ~Ⅱ级、优势菌为粗大革兰阳性杆菌，白细胞少。典型BV 菌群密集度为Ⅲ~Ⅳ级、多样性为Ⅲ~Ⅳ级、粗大革兰阳性杆菌减少或消失，显示阴道细菌过度生长，阴道菌群由乳酸菌群向厌氧性菌群转变。

此外，国外还有阴道乳杆菌评级（lactobacillary grades，LBG）的方法。

（二）生化标志物检测

阴道生化标志物达数十种、上百种，其中在临床检测诊断方面具有实用价值的主要有以下几种。

1. H_2O_2 乳杆菌产 H_2O_2，可作为阴道菌群正常的标志。Hawes 等发现阴道分泌物中 H_2O_2 阴性的 BV 患者，其复发率是 H_2O_2 阳性患者的 10~20 倍，因而对预后判断有价值。临床上常通过过氧化物酶处理阴道分泌物释放新生态氧，从而使指示剂显色的原理来检测 H_2O_2。2010 年，Martín 等报告通过检测染料 N-(羧甲基氨基羰基)-4,4′- 双（二甲氨基）二苯胺钠盐（DA-64）、3,3,5,5- 四甲基联苯胺（tetramethyl benzidine，TMB）和邻联茴香胺与 H_2O_2 产物混合后的吸光度，可定量分析阴道分离的乳杆菌 H_2O_2 产生量。

2. 乳酸 阴道分泌物中乳酸浓度与乳酸菌的数量与活性成正比，可作为阴道菌群正常的标志，测定方法可用乳酸脱氢酶法和乳酸氧化酶法。

3. LDH LDH 是阴道乳杆菌合成的胞外酶，可作为阴道菌群正常的标志，BV 时显著下降。

4. 异常酶谱 加德纳菌、动弯杆菌产唾液酸苷酶，阳性提示 BV 诊断。白假丝酵母、热带假丝酵母产乙酰氨基葡萄糖苷酶和门冬酰胺酶（asparaginase，ASP），阳性提示外阴阴道假丝酵母菌病（Vulvovaginal candidiasis，VVC）诊断。滴虫产胱氨酰蛋白酶，用于诊断滴虫性阴道炎的特异性达 92%。

5. 体细胞胞内酶 白细胞酯酶（leucocyte esterase，LE）由白细胞产生，反映白细胞的多少亦即炎症的轻重；透明质酸酶反映阴道黏膜损伤，用于阴道感染预后评价。

6. pH 值测定 阴道分泌物 pH 值是阴道菌群异常最敏感的指标，诊断 BV 的灵敏度达 90% 以上，但特异性较低约 60%，临床上一般用 3.8~5.4 的 pH 值精密试纸直接测定阴道分泌物的 pH 值。

综上可见，阴道菌群生化标志物方面的应用研究发展很快，可为临床提供便捷、快速的检测诊断方法，其中很多产品还很适合作为自我健康检测产品进入家庭。但由于阴道菌群极为复杂，正常菌群与异常菌群的细菌组成有交叉，因而很多标志物的特异性都不高。所以，对阴道菌群生化标志物的检测结果务必要综合分析、综合判断，避免造成误导和误诊。

（三）细菌核酸检测

2013 年，Shipitsyna E 等报告通过采用 454 焦磷酸测序分析阴道分泌物的 16S rRNA 基因的 V3~V4 区，来检测细菌种类及其丰度，以及采用实时定量 PCR 阵列检测分泌物标本中 16 种或属特异性核酸序列及其丰度，可对正常菌群与 BV 相关菌群进行定量分析，能为临床诊断 BV 和疗效判断提供比定性 PCR 检测或细菌绝对计数更为精确的方法。

第二节　微生态失调与女性生殖系统疾病的关系

阴道微生态系统在体内外多种因素的作用下，菌群组成、结构和功能异常改变，称为阴道微生态失调。我国学者曾忠铭依据这些疾病的阴道微生境变化特征，将其分为两大类，一类是以阴道酸度减弱与阴道乳杆菌减少为特征的疾病，包括 BV、需氧菌性阴道炎（aerobic vaginitis，AV）；另一类是以阴道酸度较强为特征的疾病，其阴道乳杆菌并无减少，包括细胞溶解性阴道病（cytolytic vaginosis，CV）、乳杆菌阴道病（lactobacillosis）和反复发作性外阴阴道假丝酵母菌病（recurrent vulvovaginal candidiasis，RVVC）。本节重点介绍代表性的疾病 BV 和 CV。

一、细菌性阴道病

阴道有益菌以卷曲乳杆菌、惰性乳杆菌、加氏乳杆菌、詹氏乳杆菌为最常见的阴道优势菌。乳杆菌代谢阴道黏膜上皮细胞内的糖原，生成乳酸等有机酸，从而维持阴道低 pH 值环境，抑制其他病原体的生长。部分乳杆菌产 H_2O_2，分泌抗菌肽及其他抑制病原体生长的蛋白质。因而，当阴道内乳杆菌减少或消失时，阴道局部抵抗力减弱，导致厌氧菌大量生长，一般认为这是 BV 的发病机制，但细节尚未得到确证。

（一）菌群特征

BV 以产 H_2O_2 的乳杆菌消失、厌氧菌等过度生长为主要特征，是最常见的阴道微生态失调性疾病之一。2009 年，Livengood CH 等报告 BV 菌群组成与健康阴道菌群存在交叉，如阴道加德纳菌属几乎存在于所有 BV 患者阴道分泌物中，但近 50% 的健康女性阴道内亦可分离出该细菌，主要差别在数量上，BV 时乳杆菌减少，阴道加德纳菌、阴道阿托波菌、普雷沃菌属、厌氧链球菌等显著增加。2005 年，Fredricks DN 等报告，利用 16S rDNA 技术对 BV 患者的阴道菌群分析后，发现每例患者平均分离出 9~17 种厌氧菌，其中包括巨型球菌属与纤毛菌属（Sneathia）。

Srinivasan S 等于 2012 年应用广范 16S rRNA 基因序列扩增和焦磷酸测序技术检测 220 例妇女阴道分泌物菌群，其中 98 例符合诊断 BV 的 Amsel 标准、117 例符合诊断 BV 的 Nugent 标准，结果发现有四个以单一菌种为优势菌的 BV 菌群，这四种细菌分别是 BVAB-1（BV associated bacterium-1）、普雷沃菌属、羊膜纤毛菌（Leptotrichia amnionii）以及与纤毛菌属相近的 Sneathia sanguinegens（S. sanguinegens）。而所有其他 BV 菌群均不存在单一优势菌，为复杂菌群，95% 的序列属于包括 BVAB1、BVAB2、巨型球菌属、羊膜纤毛菌、S. sanguinegens、阴道加德纳菌、阴道阿托波菌在内的 24 种菌群。

经临床症状与菌群组成的相关性分析，Srinivasan S 等认为尽管很多细菌都与 BV 有关，但只有羊膜纤毛菌和埃格特菌（Eggerthella spp.）与 BV 的四个 Amsel 指标都有相关性，阴道加德纳菌和阴道阿托波菌与线索细胞有相关性，普雷沃菌属、BVAB-1 和 Dialister micraerophilus 与胺试验（Whiff test）阳性有相关性。

（二）临床表现

临床上 BV 患者白带增多，有鱼腥臭味，可伴外阴瘙痒等。此外，可并发许多严重的妇科或产科疾病，如 BV 患者妇科手术后易发生子宫内膜炎、急性盆腔腹膜炎，患 BV 的孕妇易发生羊膜炎、胎儿宫内感染、早产，甚至死胎等。2011 年 Yevgeniy 等报告，母亲在怀孕期间罹患 BV，出生后孩子可发生神经后遗症，如神经亢进征、学习障碍，甚至严重的智力障碍（如脑瘫）等。2008 年 Lucy 等报告，女性在患有 BV 后更易感染其他性传播疾病（如 HIV）。

（三）诊断

临床上诊断 BV 主要有两种方法，一种为经典的 Amsel 临床诊断法，一种为 Nugent 评分法。Amsel 诊断法为应用最广的方法，其诊断标准有四条，临床上满足其中三条即可诊断为 BV，具体如下：①阴道 pH>4.5；②均质、稀薄、白色的阴道分泌物；③线索细胞（clue cell）阳性（文末彩插图 15-2-1）；④胺臭味实验（Whiff test）阳性，有典型的鱼腥味，特别是当向阴道分泌物加入 10% 的 KOH 时。尽管 Amsel 法诊断 BV 简单实用，但由于有大约 50% 的 BV 患者无症状，因而该方法存在局限性。所以临床研究中多以 Nugent 评分法来诊断 BV，是诊断 BV 的"金标准"，具体见本章第一节。此外，BV 患者阴道无炎症表现，这是与需氧菌性阴道炎的不同之处。

检测分析 BV 相关细菌种或属的特异性 16S rRNA 基因序列的 PCR 矩阵技术近年发展很快。随着技术的成熟和成本的下降，将来有可能成为临床诊断 BV 的标准方法。

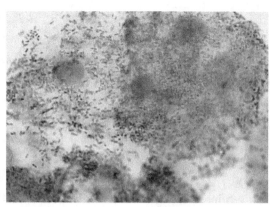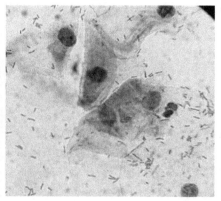

图 15-2-1 BV 的革兰染色片

左图中乳杆菌消失,大量细菌过度生长覆盖上皮细胞表面,形成典型的线索细胞,诊断为 BV;右图为正常阴道分泌物革兰染色片

(四)治疗

临床上治疗 BV 主要采用抗菌治疗,药物首选甲硝唑,其次为克林霉素,但两种药物的治愈率仅为 60% 左右,复发率则高达 30%~40%,且治愈率呈降低趋势。临床研究中采用的治愈标准不同,治愈率差别很大。2007 年,Livengood CH 等报告,按照 FDA 指南同时满足临床治愈与微生物治愈的标准,替硝唑治疗 BV 的治愈率为 37%;若按照传统的 Amsel 临床指标四项中三项正常即为治愈,则治愈率达 57%。而 Thomas KK 等于 2005 年报告 0.75% 甲硝唑凝胶对 BV 的治愈率仅有 26%。近年来主张通过"调整阴道微生态平衡"来实现治疗与预防 BV 的目的。国际上阴道微生态调节方面的研究以益生菌研究为重点,尽管疗效存在争议,但近年来的研究成果提示益生菌可能成为治疗 BV 的有效药物。国内益生菌药物方面的总体研究水平与国外相比尚有一定差距,虽已有阴道用益生菌药物用于临床,但尚未在临床大规模推广使用。此外,我国成功研发出世界上第一个阴道益生元——"蔗糖凝胶",已完成临床Ⅲ期试验,在阴道微生态调节方面居领先水平。

二、细胞溶解性阴道病

细胞溶解性阴道病(cytolytic vaginosis,CV)也被称为乳杆菌过度生长综合征或杜德莱茵细胞溶解(Doderlein cytolysis)。该病以阴道酸度较强、阴道黏膜上皮细胞(鳞状上皮细胞)溶解为特征。其发病机制可能与乳杆菌过度产酸有关,但尚未得到确证。1991 年,Cibley 等报告 CV 与代谢性疾病(如糖尿病)有关,这类病人 CV 的发病率较高;与性激素水平也有密切关系,在黄体期 CV 发病率较高。

(一)菌群特征

油镜下观察阴道分泌物,可见粗大革兰阳性杆菌、溶解后的细胞质碎片及完整的细胞裸核。

(二)临床表现

CV 引起与假丝酵母类似的症状,外阴瘙痒、灼痛、白带量增多等。但实验室检查未见孢子、菌丝,见粗大革兰阳性杆菌,上皮细胞碎片,特征性的裸核,临床上常将其误诊为外阴阴道假丝酵母性阴道炎,但抗真菌治疗效果不佳。

(三)诊断

CV 的诊断不需要复杂的实验室检查,关键是与其他病原体感染相鉴别。国外报道的一般诊断标准包括:高危疑似因素存在;湿片检查中未见滴虫、加德纳菌或者假丝酵母;乳杆菌大量生长;少量白细胞;细胞溶解表现(可见上皮细胞裸核)(文末彩插图 15-2-2);阴道分泌物增多;pH 值为 3.5~4.0。符合上述标准的患者一般可明确诊断。

(四)治疗

一般认为 CV 的治疗原则主要是提高阴道 pH 值,主要方法为阴道应用碳酸氢钠水(小苏打水)或碳酸氢钠栓剂或胶囊。碳酸氢钠冲洗液可以用 30~60g 碳酸氢钠粉,加入 1L 温开水配制,每周 2~3 次冲洗,也可以根据需要每周 1~2 次冲洗。患者也可以在医师指导下于症状出现的 24~48 小时内冲洗。若治疗后症状未缓解或加重,需再次进行评估诊断。此外,笔者认为调节乳杆菌代谢、减少产酸的治疗方法,可能提高 CV 的治疗效果。

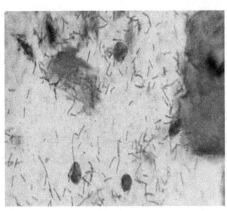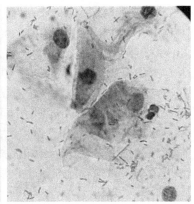

图 15-2-2 CV 的革兰染色片

左图可见粗壮的乳杆菌过度生长,大量上皮细胞碎片及裸核,诊断为 CV;右图为正常阴道分泌物革兰染色片

三、其他疾病

(一)需氧菌性阴道炎

Donders 等于 2011 年综述需氧菌性阴道炎(aerobic vaginitis,AV)以菌群失衡、阴道炎症表现为特征,阴道乳杆菌减少或消失,为需氧菌所取代,引起阴道不同程度的炎症。2008 年,Mumtaz 等报告 AV 患者的阴道内以金黄色葡萄球菌为主要病原体,其次为肠杆菌科细菌(Enterobacteriaceae)及其他革兰阳性球菌(Cocci)。临床表现为白带量多,色黄,有腥臭味,外阴灼热、可伴瘙痒,严重时可合并尿频、尿急、尿痛等尿路感染症状。研究发现 AV 与 BV 类似,均可引起妇科、产科相关疾病,如盆腔炎、早产、新生儿低体重、死胎、胎儿宫内感染和新生儿智力障碍等。

(二)乳杆菌阴道病

乳杆菌阴道病(lactobacillosis)是一种与乳杆菌异常生长有关的阴道微生态失调性疾病,其发病机制尚未阐明。1994 年,Horowitz 等指出该病患者阴道内乳杆菌呈长杆状生长,阴道 pH 值在 3.6~4.7 的正常范围,但未见溶解后的细胞质碎片及完整的细胞裸核,无炎症表现。临床表现主要为外阴瘙痒,白带增多,甚至出现性交痛、尿痛等现象。妇科检查显示:宫颈、子宫、附件与阴道黏膜组织一般未见明显异常,外阴与阴道偶见轻微红肿或红斑,白带色白,糊状,无异味。

(三)反复发作性假丝酵母外阴阴道炎

反复发作性假丝酵母外阴阴道炎(recurrent vulvovaginal candidiasis,RVVC)是由假丝酵母引起的阴道感染性疾病,一年复发 4 次甚至更多次

VVC。RVVC 的阴道菌群以乳杆菌为主,可查见假丝酵母菌丝或孢子。2009 年,Zhou 等对正常对照组的阴道菌群(无 RVVC 病史)与 RVVC 患者的阴道菌群比对分析表明:两组之间的阴道菌群分布无统计学差异,此外,在 RVVC 的菌群分布中,未见新型菌群,且两组的阴道菌群大部分(90%)以乳杆菌为优势菌,即 RVVC 患者的阴道菌群无明显异常。临床上主要表现为阴道豆腐渣样分泌物或奶酪样分泌物,外阴和阴道充血、水肿、脱皮,甚至出现裂口,阴道分泌物检查发现假丝酵母孢子或菌丝。部分女性无明显感染的临床表现,仅在常规体检中查出假丝酵母阳性。

第三节 女性生殖道微生态系统研究回顾与展望

一、回顾

阴道微生态研究最早可追溯到 1892 年,德国 Döderlein 等首次对阴道菌群进行分析,其中对妊娠期女性阴道内革兰染色阳性杆菌进行了详细描述,并认为这些杆菌可能对葡萄球菌的生长有拮抗作用,并指出阴道分泌物的杀菌作用是该类杆菌产酸所致。1921 年,德国 Schröder 等镜下观察阴道分泌物中这些杆菌的分布情况,第一次对阴道菌群进行分级,并用于诊断阴道感染。1928 年,Thomas 等将 Döderlein 分离出的革兰阳性杆菌列入嗜酸性乳杆菌,在此后很长一段时间内都认为阴道菌群由嗜酸性乳杆菌组成。

1984 年,Bartlett 等报告阴道菌群是由需氧菌

和厌氧菌共同组成,且厌氧菌是育龄期健康女性阴道菌群的重要组成部分,阴道内厌氧菌与需氧菌的比例接近 10∶1。1990 年,Redondo-Lopez 等报告,用传统的培养方法研究阴道菌群,乳杆菌是育龄期健康女性阴道内的优势菌,产 H_2O_2 的乳杆菌对维持阴道健康状态起决定性作用;从阴道分泌物中可分离出 50 多种微生物,包括乳杆菌、葡萄球菌、大肠埃希菌、类杆菌、链球菌、棒状杆菌、韦荣球菌、加德纳菌、双歧杆菌、消化链球菌以及除细菌外的原虫、病毒、支原体和白假丝酵母等。

但在阴道菌群组成的研究中,乳杆菌的鉴定一直是个难点。经典的乳杆菌鉴定方法是以乳杆菌的生理特性和生化反应来鉴定乳杆菌的种,但操作耗时费力,结果不准,即便是法国 BioMérieux(生物梅里埃)公司的 API 50 CHL 鉴定条码体系也不能精确鉴定到种。一项研究显示,采用 API 50 CHL 鉴定 90 株乳杆菌临床菌株和 7 株标准菌株并与分子鉴定结果对比,只有 4 株临床菌株完全相符。有多种分子技术用于阴道乳杆菌的鉴定和分型,如 16S rDNA 测序、16S~23S rRNA 间隔区测序、PCR-RFLP、RAPD、DGGE、TGGE 以及多重 PCR 等。

近年来,新一代核酸测序技术的发展和成熟应用于 16S rRNA 基因序列测序,使得不依赖于培养的阴道菌群检测分析研究得到飞跃,在不经过分离培养的情况下直接对标本中的 16S rRNA 对应的基因片段中的特异性靶序列进行测序,并采用生物信息学软件处理分析,得到被测标本中细菌的种类与丰度信息,为阴道微生态研究提供了新的技术手段和方法。

二、展望

女性生殖道微生态系统与女性健康和生活质量紧密相关。女性生殖道微生态系统领域研究的最高追求,是实现对阴道菌群演变的精准调控,使其维持在"理想"生理状态。近年来阴道微生态系统领域突飞猛进的进展,为实现这一目标奠定了坚实的基础,女性生殖道感染正在进入微生态防治时代。

(一)关于阴道感染性疾病的微生态学治愈标准

阴道感染性疾病的微生态治愈标准包含两个要点:即杀灭、根除女性生殖系统中的病原菌;恢复阴道正常菌群和其抗感染功能,包括阴道酸度恢复至 pH 值 3.8~4.1 正常范围。我国学者曾忠铭最早于 1996 年在第七届传染病学国际会议上提出,女性阴道感染的治愈标准应包括阴道菌群和阴道酸度恢复正常这两项指标,阴道微生态系统是否恢复正常应成为判断阴道感染性疾病是否治愈的最终标准。美国 FDA 于 1998 年发布指南,要求在治疗 BV 的抗菌药物临床试验中同时达到临床治愈(Amsel 指标)和微生物学治愈(Nugent 评分)才算治愈,亦即要求阴道菌群和阴道酸度这两项微生态指标均恢复正常。自此以后,阴道感染性疾病的微生态治愈标准逐步为临床所认识和接受。

杀灭病原菌是经典传染病治疗理论的要求,如杀灭淋球菌、滴虫或其他病原菌治疗生殖道传染性疾病,主要手段即是抗菌治疗。选择抗菌药物的依据是抗菌药物的药效学与药代学,药敏试验结果是复杂性、难治性感染治疗最重要的治疗依据。按照微生态的要求,还须关注抗菌药物对阴道菌群的影响,要求选择对乳杆菌抑制作用小的药物和治疗方案,减少对阴道乳杆菌群的破坏。如 BV 的治疗药物甲硝唑、替硝唑对乳杆菌的抑菌作用较弱;VVC 的治疗药物克霉唑对乳杆菌的抑制作用弱。

微生态治疗方法和药物主要用于重建被抗菌治疗破坏的有益的乳杆菌群,是抗菌治疗的重要补充。对于无明显炎症的阴道菌群失调性疾病如 BV 等,甚至可直接用益生菌制剂向阴道补充外源性乳酸菌,或用阴道益生元如蔗糖凝胶促进阴道内源性乳杆菌生长,达到治愈或预防相关疾病的目的。这是今后女性生殖道感染治疗最重要的发展方向之一。

(二)益生菌治疗方法与产品的研究开发

"益生菌"(probiotics)是指具有改善宿主(人和动物)菌群生态平衡、提高宿主健康水平作用的活菌制剂。市场上成熟的益生菌产品大多为乳酸菌,尤其是乳杆菌制剂和双歧杆菌制剂,主要用于消化系统,可调节肠道菌群,改善消化、代谢和免疫等功能,已具有上百年的悠久历史。

将益生菌用于治疗阴道感染要晚得多,1989 年,Fredricsson 等以发酵牛奶产物(含嗜酸性乳杆菌,浓度约 $5 \times 10^8 \sim 1 \times 10^9$ CFU/ml)5ml,阴道用每日 2 次、连续 7 日,但对 BV 无明显治疗作用。2005 年,Eriksson 等将 4 种乳杆菌(发酵乳杆菌、干酪乳杆菌、格氏乳杆菌与鼠李糖乳杆菌)的冻干粉混合,以棉塞作为载体,于月经期用于阴道,先阴道用克林霉素 3 天(100mg/d),再于行经期用乳杆菌棉塞,结果显示对 BV 无明显治疗作用。

1992 年,Hallen A 等用嗜酸性乳杆菌胶囊($10^8 \sim 10^9$CFU/ 粒)治疗 BV,阴道用每次 1 粒、每日 2 次、连续 7~10 天,BV 治愈率为 57%。1993 年,Neri A

等用 10~15ml 酸乳酪(含嗜酸性乳杆菌 >10⁸CFU/ml)治疗早孕的 BV,每日 2 次,连续 7 天,间隔一周后继续用 7 天,疗程结束后 1 个月与 2 个月 BV 治愈率明显升高。1996 年,Parent D 等用乳杆菌片(含嗜酸性乳杆菌 50mg,活菌数 ≥10⁷CFU/ 片;雌激素每片 0.03mg)治疗早孕期的 BV,每次 1 片,每日 2 次、连续 6 天,疗程结束后 2 周与 4 周复查,BV 治愈率明显提高。Reid G 等先后于 2001 年、2003 年报告:混合乳杆菌胶囊(鼠李糖乳杆菌 GR-1+ 发酵乳杆菌 RC-14,活菌数 >10⁹CFU/ 粒)口服,每日 1 粒,连用 60 天,BV 治愈率为 37%,显著高于空白对照组 13% 的治愈率;含乳杆菌 GR-1 与 RC-14 的胶囊,活菌数 8×10⁸CFU/ 粒,口服每次 1 粒,每日两次,连续 28 天的治愈率不但优于每日口服一次的治愈率,也优于活菌数虽然达 6×10⁹CFU/ 粒,但每日仅口服一次的治愈率。提示菌种成分、给药次数、活菌数量、用药途径、疗程长短等均可能影响益生菌制剂的疗效。

我国康白教授早在十多年前即研究开发成功阴道用德氏乳杆菌活菌胶囊,有研究显示其可单独或与抗菌药物合用治疗 BV、真菌性阴道炎等,具有提高疗效、降低副作用等作用。

口服乳杆菌治疗 BV 的作用机制目前尚不明确,可能与其影响阴道乳杆菌的定植有关。2005 年,Antonio MA 等研究直肠定植的乳杆菌分布时发现:直肠内乳杆菌菌种分布与阴道乳杆菌的菌种分布类似,优势乳杆菌菌种主要为卷曲乳杆菌,詹氏乳杆菌与格氏乳杆菌,当阴道与直肠内同时定植产 H₂O₂ 功能的乳杆菌时,较单纯阴道或直肠定植该种乳杆菌更不易患 BV,提示直肠内的乳杆菌可能对维持阴道内乳杆菌稳定具有重要作用。2012 年,Strus M 等研究口服乳杆菌混合制剂(含发酵乳杆菌 57A、植物乳杆菌 57B 与格氏乳杆菌 57C)在直肠与阴道的定植,用药 31~60 天直肠与阴道内的乳杆菌量达最高值。以上研究提示口服乳杆菌可影响阴道乳杆菌定植,为采用口服乳杆菌的方法来治疗 BV 提供了线索。

(三)阴道益生元治疗方法与产品的研究开发

给阴道补充外源性益生菌这种治疗方法的有效性,主要取决于所用菌株的生物学性状,特别是菌株对不同患者阴道或直肠微环境的适应性。不同患者阴道微生境的差异,可能造成益生菌制剂的疗效不稳定。此外,外源性的益生菌株还受阴道原有菌群的拮抗,因而益生菌株在阴道内持续、长期定植存在难度,会成为益生菌制剂很难克服的困难。

既往已知的益生元均是对肠道内的乳杆菌、双歧杆菌等有益菌具有选择性促进生长作用的糖类,具有两个特点:一是在胃肠道不被人体消化、吸收;二是可被乳杆菌代谢利用,但不能被致病菌、条件致病菌以及其他杂菌代谢利用,因而对肠内乳杆菌、双歧杆菌具有选择性促生长作用。曾忠铭最早研究寡糖对阴道菌群的影响,发现在阴道弱酸性环境下,致病菌、条件致病菌等嗜中性细菌难以代谢利用蔗糖,而乳杆菌仍能有效代谢利用蔗糖,加上蔗糖在阴道不会被消化吸收,因而就调节阴道菌群而言,蔗糖很符合益生元的定义,可称为"阴道益生元",并据此发明了阴道益生元"蔗糖凝胶"。

2010 年,廖秦平等进行蔗糖凝胶治疗 BV 的 Ⅲ期临床试验,采用随机双盲多中心平行研究,580 名 BV 患者随机分为蔗糖凝胶组、甲硝唑组和空白对照组,每日用药两次,每次 5g,连续 5 天。结果在开始治疗后的第 7~10 天,蔗糖凝胶的治愈率为 83.13%,高于甲硝唑凝胶的 71.30% 和安慰剂的 0.92%,差异具有统计学意义。在第 21~30 天,蔗糖凝胶的治愈率 61.04%,与甲硝唑凝胶 66.67% 的治愈率差异无统计学意义,安慰剂组的治愈率为 7.34%,与前两者的差异具有统计学意义。上述结果显示蔗糖凝胶对阴道菌群具有很强的调节作用,可使复杂的 BV 菌群迅速转变为以乳杆菌为主的有益菌群,因而有望成为 BV 治疗的新选择。

益生菌治疗与益生元治疗比较,益生元促进阴道内源性乳杆菌生长、产酸,使内源性乳杆菌恢复成为阴道的优势菌、阴道酸度恢复正常,可克服外源性益生菌菌株难以在病人阴道内持久定植的困难。更由于我国在益生菌的研究开发方面滞后于欧美国家,但在阴道益生元药物的研究开发方面,目前仍领先于欧美国家,因而笔者认为我国发展阴道益生元更具优势。

(四)阴道微生态系统与表面杀微生物剂

"杀微生物剂"(microbicide)是指在阴道或直肠局部使用的具有抗 HIV 和其他性传播病原体的表面抗微生物制剂。我国"十一五"国家重大科技专项中关于艾滋病生物预防手段研究的课题中,也明确将预防 HIV 性传播的 Microbicide 命名为"杀微生物剂"。迄今为止,还没有一个杀微生物剂产品正式上市使用,但杀微生物剂候选产品的研究已历经了三代,即非特异性抑制 HIV 的第一代表面杀微生物剂,特异性抑制 HIV 的第二代表面杀微生物剂,和表面杀微生物剂的第三代复方制剂。非离子表面活性剂 N-9(nonoxynol-9)是第一个进入临床研究的杀微生物剂,N-9 在临床上作为杀精子剂应用已超过 25 年,价格便宜且在体外和动物模型的抗 HIV 实验中确证有效。但大规模临床试验发现,反复使用 N-9 可损伤阴道上皮细胞、破坏黏膜组织完整性,反而增加受试人员感染 HIV 的比率。N-9 临床研究的失败,导致杀微生物剂的临床前安全性评价成为筛选杀微生物剂的首要条件。

现行杀微生物剂安全评价体系包含了对阴道微生态的安全评估,主要包括以下几方面的评价指标:①是否影响阴道菌群;②是否影响阴道 pH 值;③是否影响阴道、宫颈上皮的完整性和通透性;④是否引起阴道宫颈上皮炎症反应;⑤是否增加 HIV 的感染性等。阴道局部用乳杆菌制剂或益生元制剂具有恢复阴道正常菌群和阴道酸度的作用,对于增强阴道黏膜的局部抗 HIV-1 感染力具有重要作用。但这方面的研究比较少,今后可能成为非特异性抑制 HIV 的杀微生物剂的重要研究方向。

(五)重要研究课题

展望未来,生殖道微生态系统领域重要而又有条件突破的研究课题主要有以下方面,将对相关疾病的诊断治疗带来深刻影响。

1. 乳杆菌相关阴道疾病研究　有关阴道微生态相关疾病的研究,目前主要集中在对 BV 的研究方面,对细胞溶解性阴道病、乳杆菌阴道病的研究相对较少。运用元基因组学技术与方法,特别是宏转录组学、宏蛋白质组学与宏代谢组学的研究技术和方法,可从最基础的层面来深入研究乳杆菌在细胞溶解性阴道病(CV)、乳杆菌阴道病发生发展中的作用机制,研究清楚是否存在致病性的乳杆菌种或株,其致病机制如何,并在此基础上提出和发展新的干预治疗策略与方法。

2. 阴道菌群与肠道菌群的关系　阴道菌群可能与肠道菌群有密切联系,甚至可能来自肠道,对阴道菌群与肠道菌群进行动态对比研究,观察二者变化的相关性,是非常有意义的研究课题,相关成果很可能对阴道微生态治疗方法产生重大影响。

3. 阴道黏膜免疫与阴道菌群的关系　BV 菌群患者是否存在黏膜免疫异常? 阴道乳杆菌缺如的患者,其阴道是否存在针对乳杆菌的黏膜免疫? 对这些问题的研究和回答,将有助于研究开发新的阴道感染性疾病的治疗方法和药物。

(曾忠铭　何丽丽)

参 考 文 献

1. Wira CR, Ghosh M, Smith JM, et al. Epithelial cell secretions from the human female reproductive tract inhibit sexually transmitted pathogens and Candida albicans but not Lactobacillus. Mucosal Immunol, 2011, 4 (3):335-342.

2. Lamont RF, Sobel JD, Akins RA, et al. The vaginal microbiome:new information about genital tract flora using molecular based techniques. BJOG, 2011, 118(5): 533-549.

3. Ravel J, Gajer P, Abdo Z, et al. Vaginal microbiome of reproductive-age women. Proc Natl Acad Sci USA, 2011, 108(Suppl 1):4680-4687.

4. Aagaard K, Riehle K, Ma J, et al. A metagenomic approach to characterization of the vaginal microbiome signature in pregnancy. PLoS One, 2012, 7(6):e36466.

5. Shipitsyna E, Roos A, Datcu R, et al. Composition of the vaginal microbiota in women of reproductive age-sensitive and specific molecular diagnosis of bacterial vaginosis is possible? PLoS ONE, 2013, 8(4):e60670.

6. Zhou X, Brotman RM, Gajer P, et al. Recent advances in understanding the microbiology of the female reproductive tract and the causes of premature birth. Infect Dis Obstet Gynecol, 2010, 2010:737425.

7. Livengood CH. Bacterial vaginosis:an overview for 2009. Rev Obstet Gynecol, 2009, 2(1):28-37.

8. Srinivasan S, Hoffman NG, Morgan MT, et al. Bacterial communities in women with bacterial vaginosis:high resolution phylogenetic analyses reveal relationships of microbiota to clinical criteria. PLoS One, 2012, 7(6): e37818.

9. Zeng ZM, Liao QP, Yao C, et al. Directed shift of vaginal flora after topical application of sucrose gel in a phase III clinical trial:a novel treatment for bacterial vaginosis. Chin Med J(Engl), 2010, 123(15):2051-2057.

10. Mumtaz S, Ahmad M, Aftab I, et al. Aerobic vaginal pathogens and their sensitivity pattern. J Ayub Med Coll, 2008, 20:113-117.

11. Suresh A, Rajesh A, Bhat RM, et al. Cytolytic vaginosis: a review. Indian J Sex Transm Dis, 2009, 30(1):48-50.

12. Sobel JD. Vulvovaginal candidosis. Lancet, 2007, 369:

1961-1971.

13. Zhou X, Westman R, Hickey R, et al. Vaginal microbiota of women with frequent vulvovaginal candidiasis. Infect Immun, 2009, 77 (9): 4130-4135.

14. Strus M, Chmielarczyk A, Kochan P, et al. Studies on the effects of probiotic Lactobacillus mixture given orally on vaginal and rectal colonization and on parameters of vaginal health in women with intermediate vaginal flora. Eur J Obstet Gynecol Reprod Biol, 2012, 163 (2): 210-215.

15. Van de Wijgert JH, Shattock RJ. Vaginal microbicides: moving ahead after an unexpected setback. AIDS, 2007, 21 (18): 2369-2376.

第十六章　肝脏微生态学

肝脏与肠道微生态不但在解剖位置上,而且在功能上都具有密切的联系。肝脏可清除来自肠道的包括内毒素、氨、吲哚、酚类、短链脂肪酸、假性神经递质前体等各种毒素,还能清除肠源性细菌、真菌等原因菌。但肝脏功能受到严重损伤时,肠道微生态可发生显著的变化,肠道屏障功能受损,肠道细菌及其各种代谢产物通过细菌易位途径大量进入肠外器官(包括血液)等部位,产生内毒素血症、腹腔感染、脓毒血症等。同时,炎症刺激物过度激活机体免疫系统,可引起异常的免疫反应,导致全身性炎症反应综合征,甚至多器官功能衰竭,如胃肠功能不全或衰竭等。内毒素血症、胃肠功能不全、衰竭等又可加重肠道微生态的失衡,加重肝脏的损伤,形成恶性循环。此外,悉生动物研究发现肠道菌群、内毒素对肝脏库普弗细胞数量的增加及功能的完善起重要的作用。

第一节　肝脏微生态学基础

一、肝脏细胞功能与肠道微生态

肝脏是人体最大的腺器官,组成肝脏的细胞主要为肝细胞,又称肝实质细胞,占肝脏体积及数量的80%,属高度分化的细胞。其他肝脏细胞为肝脏非实质细胞,包括:库普弗细胞、肝星状细胞、内皮细胞、隐窝细胞等。肝脏功能的发挥依赖于肝脏实质细胞与非实质细胞,并与肠道微生态有密切的联系。

(一)肝细胞

肝脏的大部分功能,如合成代谢、解毒、排泌等功能主要由肝细胞完成。正常状态下,经肠道吸收的各种营养物质由肝脏代谢,合成人体所需的白蛋白、糖、脂肪、胆固醇、凝血因子等诸多物质,同时将肠道菌群中由腐败菌产生的有害物质代谢为无害物质,或为机体利用,或排出体外。可以这样认为,肠道是肝脏这个生化加工场的初级原料库,肝脏则通过精细的生化反应,加工来自肠道包括由肠道菌群产生的有益的及有毒的全部物质,并使之向有利于人体健康的方向转化。

就目前的研究而言,肝细胞凝血因子的合成与肠道微生态有密切联系,维生素 K 是维持正常凝血因子Ⅱ、Ⅶ、Ⅸ、Ⅹ水平不可缺少的物质。肝脏最初合成的是上述这些蛋白质因子的无活性前体蛋白,要转变为具有生物活性的凝血因子,其前体蛋白中的谷氨酸残基必须进行翻译后的加工修饰,形成γ-羧谷氨酸,而此过程由需特异的依赖于维生素 K 的羧化酶参与。一般而言,人体所需的维生素 K 主要由自身的肠道细菌合成,或来自绿叶植物。悉生动物研究表明,若不给无菌动物投饲维生素 K,则可发生严重凝血异常。当定植了可合成维生素 K 的肠道菌群后,则可明显改善维生素 K 缺乏症。同时临床研究也表明,应用广谱抗生素清除肠道菌群后可发生维生素 K 缺乏,并导致出血。新生儿的出血性疾病则常与其肠道无细菌,不能合成维生素 K 有关。

肠道菌群如双歧杆菌还可产生维生素 B_1、B_6、B_2、烟酸等,参与肝细胞的蛋白质代谢。双歧杆菌等乳酸菌的酸性代谢产物如乙酸、丁酸等通过肝脏的转化作用参与宿主机体的能量代谢。同时肠道有益菌通过其酸性代谢产物还可降低肠道氨的产生,并可利用氨作为氮源,减轻肝脏的解毒负荷,这在肝功能受损的患者尤其有意义。

肝细胞对肠源性有害物质具有解毒作用。肠道菌群中的腐败菌,如拟杆菌、韦荣球菌、梭菌、大肠埃希菌等可将未吸收进入大肠的蛋白质腐败,生成诸如组胺、尸胺、腐胺、酪胺等胺类物质,还可产生苯酚、吲哚、甲基吲哚、硫化氢和氨等有毒有害物质。这些物质大部分随粪便排出体外,但有少量被吸收经门静脉入肝脏,经肝脏的解毒作用后不引起机体中毒。当肝脏功能异常不能完全解毒或门静脉高压时,血液可直接进入体循环,引起机体中毒。这在急、慢性肝衰竭情况下表现得十分明显。

(二)库普弗细胞

肝脏库普弗细胞占人体单核-巨噬细胞系统

总量的 80%，具有强大的吞噬功能，在肝脏清除包括来自肠道微生态系统的内毒素、细菌、真菌方面具有极其重要的作用。库普弗细胞功能发挥正常与否与肠道微生态有密切的关系。首先库普弗细胞数量的提高及其功能的发挥依赖于肠道微生态。悉生动物学研究表明，无菌肝脏库普弗细胞数量较普通大鼠少，如果将无菌大鼠肝脏的库普弗细胞与肝实质细胞放在共同培养系统中，库普弗细胞对内毒素不产生反应。如通过肠道将内毒素或细菌与无菌大鼠接触后，肝脏库普弗细胞数量可上升到正常值水平。且在库普弗细胞与肝实质细胞的共同培养系统中，库普弗细胞可对内毒素产生反应，而且用大肠埃希菌致使肠道细菌过生长 2 天，则可明显激活库普弗细胞，并可显著增加库普弗细胞对内毒素的敏感性。

对肝脏内毒素及真菌的清除研究发现，肝脏库普弗细胞可在 5 分钟内清除约 90% 的循环内毒素及念珠菌。因此库普弗细胞在清除肠源性细菌、毒素，维持机体的生理平衡方面有重要的功能。当肝脏功能衰竭时，机体免疫功能低下时，库普弗细胞的吞噬功能及吞噬后杀灭功能就易受到影响，易导致内毒素血症、菌血症，甚至脓毒血症等各种感染。过量的细菌及毒素刺激库普弗细胞，则可导致异常的免疫病理反应，导致全身性炎症反应综合征，甚至多器官功能不全或多器官功能衰竭。

（三）其他肝脏非实质细胞

如肝星状细胞、隐窝细胞与肠道微生态的关系尚未明了。肝星状细胞主要参与肝纤维化过程，有研究认为在酒精性肝炎时，肠源性内毒素通过细胞因子网络作用，可启动肝纤维化过程。

二、肝脏血液供应与肠道微生态

肝脏有双重供血系统，血流量为 1200~1400ml/min，25% 来自肝动脉，75% 来自门静脉。门静脉由肠系膜上静脉和脾静脉汇合而成。门静脉主要收集小肠、大肠（直肠下部除外）、胰、脾、胆囊、胃、食管下段等腹腔不成对脏器的静脉血入肝。门静脉血富含各种自肠道吸收的营养物质，同时也含有来自肠道细菌产生的各种代谢产物仍至肠道细菌。

正常情况下，门静脉含有微量的肠源性内毒素，这是一个重要的生理现象。少量的肠源性内毒素可通过刺激肝脏库普弗细胞，使之保持"觉醒"状态，保持较强的吞噬功能。一般门静脉内毒素很快由肝脏库普弗细胞清除。同样，研究也发现，门静脉血中可有极少量的肠道易位细菌，甚至有人认为，微量的细菌易位是正常的生理现象。

内毒素对肠道血管有很大的影响。动物研究发现静脉注射内毒素后，肠道血液供应明显下降，以近端小肠表现最为明显。可通过黄嘌呤氧化酶作用、氧自由基的产生等引起肠道缺血再灌注损伤，导致肠黏膜上皮细胞的坏死。同时还可伴随肠道细菌过度生长，肠道细菌和内毒素易位。

临床研究发现，30%~50% 的肝硬化患者存在高动力循环状态，伴有血浆内毒素、肿瘤坏死因子及一氧化氮的显著升高，并且内毒素水平与肿瘤坏死因子和一氧化氮都存在明显的相关性，说明内毒素通过一氧化氮在高动力循环中起重要的作用。同时高动力循环、门静脉高压还可导致肠道淤血、肠壁水肿，对肠道微生态产生影响。

可以这样认为，门静脉系统是构筑肝脏与肠道微生态之间关系的桥梁，将肝脏与肠道微生态密切地联系起来。

三、肠肝循环与肠道微生态

胆汁酸、尿素、激素、药物等物质可进行肠肝循环，肠道菌群在肠肝循环中起重要作用。肠肝循环可能是肝脏的结合反应和肠道菌群的脱结合反应相互作用的总和，也可能是肝脏氧化反应和肠道菌群还原反应相互影响的结果。这是由于肝脏发生的生物化学反应是依赖于分子氧，使化合物氧化。相反，肠道菌群则依赖于无氧环境，大部分微生物是以分子而不是氧作为最后的电子受体。因此，许多化合物成为电子受体并被菌群还原。另一方面，肝脏有将化合物或其代谢物结合于葡糖醛酸和硫酸盐的酶，而肠道菌群有水解这些结合物的酶。因此，从化学角度看，肠道菌群趋向于逆转哺乳动物组织代谢反应。

胆汁酸的肠肝循环：随胆汁进入肠道的胆汁酸，在促进脂类消化吸收后，绝大部分又被重新吸收入血，经门静脉返回肝脏。重新吸收的胆汁酸包括初级及次级胆汁酸、结合型及游离型胆汁酸，经过肝细胞加工转化后，连同新产生的初级胆汁酸一起又分泌入胆汁。胆汁酸如此在肠与肝之间往复循环的过程称胆汁酸的肠肝循环。

进入肠道的初级胆汁酸约有 25% 经过肠道厌氧菌群（拟杆菌、乳杆菌、梭菌等）脱结合作用和 7-脱羟反应，转变为次级胆汁酸、脱氧胆酸和石胆酸。次级胆汁酸约有 1/3~1/2 可重吸收，在肝内与甘氨酸或牛磺酸结合，再分泌入胆汁排入小肠进行肠肝循环。

肠道微生态平衡与否在维持胆汁酸肠肝循环中起重要作用,肠道微生态失调可引起胆汁酸代谢异常。如在小肠细菌过生长时,肠道内的细菌可使结合型的胆汁酸提前脱结合,产生大量游离的胆汁酸,当肠腔结合胆汁酸浓度低于正常的混合微粒形成需要时,可发生脂肪泻。据研究,脂肪泻还与脱结合胆汁酸对肠黏膜产生的毒性作用有关。

尿素的肠肝循环:血液中的尿素可通过肠黏膜进入肠道,在肠黏膜及肠道细菌脲酶的作用下分解为氨和二氧化碳。氨又经门静脉血再次入肝脏,重新合成尿素,正常人约25%的尿素通过门静脉系统进行肠肝循环。肝功能不全或门静脉高压症的患者常伴有肠道微生态失调,产酸的有益菌减少而产脲酶的肠杆菌科细菌过度生长,氨的产生量就会大大增加,尤其在进食高蛋白饮食后。肝脏不能处理或经门-腔静脉吻合支直接进入体循环,可导致高血氨症,甚至肝性脑病。

第二节　肝病的发病机制及诊断

各种病因引起的肝脏病变达到一定的程度时,尤其在出现肝功能的失代偿时,就会导致肠道微生态的变化,加重肝脏原有的病变,并出现一些与肠道微生态失调有关的并发症,如感染、内毒素血症、肝肾综合征等,导致严重的后果。引起肝病的原因甚多,如病毒、细菌、寄生虫、酒精、药物、毒物、营养不良、先天性遗传、代谢异常、自身免疫反应等均可引起肝脏病变,其中肝炎病毒、酒精是主要的常见原因。

一、病毒性肝炎

肝炎病毒是肝病的最主要原因。目前已确定的病毒性肝炎有五型,最近还发现庚型肝炎病毒和输血传播病毒,但其致病性尚未确定。免疫反应导致的肝细胞损伤是病毒性肝炎主要发病机制之一。甲型肝炎与戊型肝炎常呈急性过程,鲜有慢性表现,预后较好。但乙、丙型肝炎多慢性化,并可发展为肝硬化、重型肝炎、肝癌等。故慢性乙、丙型肝炎危害最大,一直是肝病研究的主要对象。本文对乙、丙型病毒性肝炎做一介绍。

(一) 乙型病毒性肝炎

乙型肝炎病毒(hepatitis B virus, HBV)进入体内后,主要在肝细胞内复制,同时,HBV也能存在于各种肝外组织中。通过体液免疫及细胞免疫方式,约90%的成人乙型肝炎病毒感染者可自愈,但通

过母婴垂直传播或在幼年时感染的乙型肝炎,则多易慢性化,乙型肝炎病毒感染慢性化的原因:一方面与病毒因素有关,如HBV基因组的突变,包括前C区基因突变和乙型肝炎疫苗诱发的HBV基因组主蛋白基因突变,HBV-DNA与宿主肝细胞DNA整合,HBV感染基础上重叠感染HCV、HDV和HEV感染,这些都可导致HBV感染慢性化;另一方面与患者的免疫功能状况有关。

(二) 丙型病毒性肝炎

丙型肝炎病毒感染后,可通过激活病毒特异性细胞毒性T细胞而引起肝损伤;也可通过非特异性炎症细胞因子,特别是γ干扰素而引起肝损伤;在某些情况下,HCV也可能直接导致组织受损。至于HCV的保护性免疫作用及其免疫病理作用尚未阐明,HCV抗体并无保护作用,且有可能参与了慢性HCV感染的免疫病理反应。

超过50%的HCV感染较为慢性,此与HCV复制过程中高变性的出现有关。在HCV感染过程中,新的突变株不断出现,可以逃避宿主的免疫清除作用。目前认为,病毒的持续存在和免疫介导的肝细胞损伤是HCV感染后慢性化的重要机制。

(三) 慢性肝炎的诊断

根据下列三个方面综合分析判定。

1. 炎症活动度　根据以下指标综合判定为:轻度活动、中度活动、重度活动。其指标为:①ALT:<正常值3倍为轻度,3~10倍为中度,>10倍为重度;②胆红素:正常或稳定不变为轻度,突然明显升高为重度;③症状:一般症状为轻度,突然出现明显的消化道症状为重度。如有肝活检材料则按肝活检结果判定活动度。

2. 肝功能损伤度　根据以下指标判定为:轻度损伤、中度损伤、重度损伤(表16-2-1)。其指标为:①体征:根据肝病面容的轻重、肝掌的程度、蜘蛛痣的多少与大小判定为轻、中、重度;②肝功能指标。

表 16-2-1　肝功能损伤程度参考指标

项目	轻度损伤	中度损伤	重度损伤
ALT(U)	<正常3倍	3~10倍	>10倍
TBIL(μmol)	17.1~34.2	34.2~85.5	>85.5
A(g/L)	≥35	33~34	≤32
A/G	1.3~1.5	1.0~1.2	≤0.9
电泳丙种球蛋白	≤21	22~25	≥26
凝血酶原活动度(%)	71~79	61~70	40~60

3. 胶原合成度 目前尚缺乏能反映肝纤维化程度的指标,以下指标似可反映肝脏胶原合成状态,可根据其异常程度综合判断为轻度、中度、重度:①血清Ⅲ型前胶原肽(P-Ⅲ-P)或Ⅲ型前胶原(PⅢ);②血清层黏蛋白(laminin);③血清透明质酸;④血清Ⅳ型胶原。

(四)重型肝炎的发病机制

我国重型肝炎多由 HBV 引起,重叠其他各型肝炎病毒感染则可加重病情。重型病毒性肝炎病理基础是急性大块或巨大块肝细胞坏死,引起肝细胞坏死机制十分复杂,目前尚未充分明了。目前比较肯定的机制如下:T 细胞致肝细胞坏死。HBV 感染致肝细胞损伤不是病毒复制的结果,只有针对肝细胞表面的 HBV 抗原的细胞免疫反应才是导致肝细胞损伤的决定因素。细胞免疫反应分两大类,一类是迟发型超敏反应,效应细胞是 CD4+ 辅助性 T 细胞,受Ⅱ类主要组织相容性复合体(MHC-Ⅱ)分子的限制,通过释放多种淋巴因子,诱导炎性反应而损伤靶细胞;另一类是 T 细胞毒反应,效应细胞是 CD8+ 细胞毒性 T 淋巴细胞(CTL),其作用受Ⅰ类主要组织相容性复合体(MHC-Ⅰ)分子的限制,通过释放穿孔素(perforin)和颗粒酶等损伤靶细胞,同时也启动 Fas/FasL 介导的细胞凋亡途径引起细胞凋亡。

感染和(或)肠道内毒素过量易位,导致内毒素进入循环系统,激活单核-巨噬细胞系统,启动内毒素-细胞因子网络(第二次打击)可致肝细胞大量坏死。以往有关内毒素致肝损伤的研发主要集中于内毒素作为炎症刺激因子作用于其效应细胞,如单核-巨噬细胞后,产生前炎症细胞因子 TNF-α、IL-1、IL-6、IL-8 等;致肝脏的损伤方面,如 TNF-α 可通过肝细胞膜 TNF-α 受体作用,使感染病毒的肝细胞发生细胞凋亡,及随后在 IL-1、IL-6、IL-8 的作用下,中性粒细胞等趋化到肝脏,导致肝细胞坏死等。而对内毒素的主要来源——肠道微生态缺乏足够的研究。

我们的研究表明:半乳糖胺引起的急性肝衰竭大鼠存在肠道菌群失衡情况,突出表现为乳杆菌显著减少,肠杆菌及肠球菌显著增加,肠道内毒素也显著增加;与此同时,门静脉内毒素含量也显著增加。存活大鼠随肝脏功能缓慢好转,肠道菌群失衡恢复伴随有门静脉内毒素水平下降。慢性肝炎、慢性重型肝炎存在肠道微生态失调,慢性重型肝炎组与对照组和慢性肝炎组相比较,双歧杆菌、拟杆菌数量显著减少,肠杆菌科细菌、酵母菌数量显著增加。慢性肝炎组与对照组相比较,双歧杆菌显著减

少,肠球菌数量显著增加。慢性重型肝炎组与对照组相比较,肠球菌数量显著增加。慢性重型肝炎组与慢性肝炎组比较,消化链球菌数量显著减少,但肠球菌数量无显著变化。同时还存在肠道定植抗力下降及肠道屏障功能受损。肠道微生态失调、肠道定植抗力下降及肠道屏障功能受损程度与肝病严重程度有关。肠道微生态失调、肠道定植抗力下降及肠道屏障功能受损是其肠道内毒素易位、血内毒素升高、内毒素血症形成的原因之一。由内毒素及内毒素启动的细胞因子(TNF-α、IL-1、IL-6 等)瀑布样反应是肝细胞坏死的主要原因之一。此外,内毒素还可通过血栓素、血小板活化因子、白三烯、活性氧中间物、NO 等物质引起肝血窦内皮细胞损伤,微血栓形成,肝内微循环障碍引起肝细胞坏死。用益生菌双歧杆菌制剂(口服双歧杆菌活菌制剂,如丽珠肠乐)及益生元乳梨醇可有效降低慢性肝病患者血内毒素水平。我们在前述研究的基础上,提出肠道微生态失调在慢性肝病重型化过程中起重要作用的观点(图 16-2-1)。

(五)重型肝炎的诊断

急性黄疸肝炎起病 10 天以内迅速出现重型肝炎表现者,可诊断为急性重型肝炎。病程 10 天以上出现上述表现者可诊断为亚急性重型肝炎。在慢性活动性肝炎基础上出现重型肝炎表现者,可诊断为慢性重型肝炎。

二、酒精性肝病

酒精性肝病与酗酒有关,可表现为酒精性脂肪肝、酒精性肝炎和酒精性肝硬化。酗酒是西方国家中肝硬化的主要原因,酒精性肝病作为肝硬化的病因在英国为 80%、意大利为 25%~65%,亚洲仅占 11%。据估计,我国酒精作为肝硬化的病因约为 5%~11%。在美国,酒精-对乙酰氨基酚综合征成为急性肝衰竭的常见原因。

(一)酒精性肝病发病机制

乙醛在酒精代谢过程中产生毒性代谢产物方面起重要作用。乙醛与蛋白质共价结合成复合物,作为新的抗原诱导机体产生一系列对机体有害的体液及细胞免疫反应,导致组织损伤。乙醛与巯基具有高度亲和力,使肝细胞内的微管蛋白聚合能力发生改变,影响细胞间蛋白质的转运及分泌。乙醛可导致线粒体结构及功能的损伤,并与脂质过氧化、谷胱甘肽的耗竭及嘌呤和铁代谢有关。Lieber等人的研究表明,乙醛可促进星状细胞活化,导致培养的星状细胞中的Ⅰ型胶原及纤连蛋白基因表达

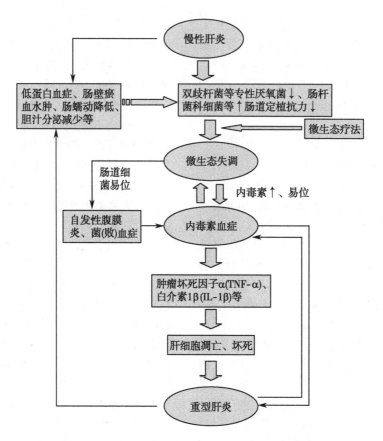

图 16-2-1　肠道微生态变化与慢性肝炎重型化关系模式图

增加,从而引起细胞外基质在肝脏内沉积肝纤维化形成。此外,长期饮酒可导致肝脏微循环障碍及肝脏内的低氧血症,引起肝脏形态和功能改变。

(二)酒精性肝病的诊断

对于酒精性肝病的诊断,患者的饮酒史十分重要,应仔细询问患者的饮酒史。实验室方面尚无对酒精性肝病特异的酶学或化学诊断方法。最常见的诊断严重酗酒的实验室指标为 γ- 谷氨酰转肽酶(γ-GT)和平均红细胞容积(mean corpuscular volume,MCV),单独应用的敏感性为 30%~40%,但二者合用可增加敏感性。有的作者认为严重酗酒的患者如仅有 γ-GT 升高,而其他肝功能检查正常,则患者的肝脏组织学改变轻微,病变常常可逆。

血清糖类缺乏性转铁蛋白(carbohydrate-deficient transferring,CDT)被认为是确定长期过量饮酒的最佳实验室标志,而且它是诊断非酒精性脂肪肝的有效辅助手段,对于近期大量饮者其敏感性可达 60%,特异性可达 92%。饮酒量每日超过 100g 的患者,CDT 与饮酒量成正相关。但如果每日饮酒量低于 60g,CDT 的敏感性较差,与 γ-GT 联合检测诊断意义会更大。

血清转氨酶在酒精性肝病时往往升高,其中谷草转氨酶较谷丙转氨酶升高更为明显,但如果高于正常值 5 倍水平,则应考虑其他诊断。血清胆红素反映了肝炎的严重程度,在急性酒精性肝炎时升高明显。

Maddrey 等根据凝血酶原时间及血清胆红素计算的判别函数(discriminant function,DF)可帮助判断酒精性肝病的短期预后,其公式为:DF=4.6×(凝血酶原时间 — 对照时间)+ 血清胆红素 /17.1。DF>32 提示病情严重,两个月内的死亡高达 50%。

B 超对于脂肪肝及肝硬化的诊断有意义,可帮助确诊门静脉高压、腹水和脾肿大。肝穿刺活检是一个重要方法、对于判断肝脏损伤的程度及预后有重要意义。

三、肝病的微生态学机制

肝脏与胃肠道解剖关系甚为密切,共同组成一个消化系统整体。在病理状态下,消化系统各器官之间常相互影响或互为因果。肝脏疾病时患者常伴有消化道症状,如食欲下降、恶心、呕吐等胃肠表现。肝硬化、重型肝炎患者易发生胃肠道微生态失调、胃肠道感染,出现腹泻,也可便秘,甚至消化道出血及胃肠功能衰竭等。反过来,胃肠道异常又可通过微生态失调加剧肝病,形成恶性循环。

(一)胃肠道微生态系统

胃肠道微生态系统是人体最大的微生态系统,含有人体最大的贮菌库及内毒素池。肠道内毒素含量极高,在小鼠每克肠内容物的内毒素量以微克、毫克计算。90%以上的肠道内毒素由兼性厌氧的革兰阴性杆菌(主要为肠杆菌科细菌)产生。

正常情况下,肠道微生态处于平衡状态。一方面正常菌群中的专性厌氧菌,如双歧杆菌通过磷壁酸黏附作用占据于肠上皮细胞表面,形成一层菌膜屏障,抑制肠道内(主要为肠杆菌科细菌)及外源性潜在致病菌(potentially pathogenic microorganisms,PPMOs)对肠上皮细胞的黏附与定植,起定植抗力作用。另一方面,肠道内双歧杆菌、乳杆菌等生理有益菌还具有多种生物拮抗功能,如通过营养争夺、酸性代谢产物(乙酸、乳酸)降低肠道局部 pH 值、产生具有广谱抗菌作用的物质如亲脂分子、小菌素、过氧化氢等对肠道内的大肠埃希菌、铜绿假单胞菌、沙门菌、链球菌等起抑菌或杀菌作用,抑制肠道 PPMOs 生长。可以认为肠道正常菌群参与了肠道第一道屏障的构建。

1. **肠道黏液层** 主要由肠道杯状细胞及肠上皮细胞分泌的黏蛋白组成,含大量水分的黏蛋白象凝胶样铺垫在肠腔内,同时黏液层中也包含了分泌性免疫球蛋白(sIgA)(sIgA 在肠道免疫系统讲述)。黏蛋白是一类糖蛋白,据研究,MUC_2、MUC_3 黏蛋白是回肠、结肠黏蛋白的主要成分,由杯状细胞表达;结肠黏蛋白以 MUC_2 黏蛋白为主,MUC_3 黏蛋白表达量低;MUC_3 主要由小肠的杯状细胞及肠上皮细胞表达。黏蛋白碳氢结构特异,有细菌黏附结合的生态位点。黏液蛋白中的结合位点可与肠上皮细胞上的结合位点竞争,以阻止细菌(主要为 PPMOs)对肠上皮的结合,使细菌处于黏液层,以利于肠蠕动时清除。一般认为黏液层为专性厌氧菌提供了良好的生态环境,可促进其生长;另一方面,双歧杆菌、乳杆菌非但不降解黏蛋白,还可促进肠道黏蛋白分泌,并抑制大肠埃希菌、产气荚膜梭菌等有害菌对黏液、肠上皮细胞的黏附。如鼠李糖乳杆菌 GG(L.rhamnosus GG)可定植到肠上皮细胞上,并可诱导肠上皮细胞(HT-29 细胞)黏蛋白 MUC_2 及 MUC_3 mRNA 表达与黏蛋白的分泌,减少致病性大肠埃希菌对肠上皮细胞的黏附。因此,肠道双歧杆菌、乳杆菌对维护、稳定肠黏液层屏障功能有重要作用。

2. **肠上皮细胞层** 主要由肠上皮细胞及细胞间紧密连接组成,可阻止肠道细菌及内毒素等大分子物质的通过。近年发现,肠上皮细胞具有吞噬细胞样的功能(称为非专业吞噬细胞),可吞噬并杀灭细菌。肠上皮细胞主要由隐窝中的多能干细胞分化而来,其寿命为 6~7 天,更新速度很快。肠道正常菌群成分对肠上皮细胞分化有影响作用,且这种影响作用与细菌的数量呈明显的依赖关系,即细菌必须达相当的数量($\geqslant 10^7$CFU)才能对肠上皮细胞的分化产生影响。悉生动物研究表明,给无菌小鼠单联丝状分枝细菌后,窝隐细胞分化增快,肠绒毛处肠上皮细胞对杯状细胞的比值增加。体外研究也显示双歧杆菌、乳杆菌及其代谢产物可促进肠上皮细胞(IEC-6)DNA 的合成,有促进肠上皮细胞增殖的作用。肠道专性厌氧菌可通过产生丁酸为肠上皮细胞生长提供营养。此外,肠道有益菌还可通过增强肠上皮细胞的紧密连结,加强肠上皮细胞层的屏障功能。

3. **肠道免疫系统** 对称肠道相关淋巴组织(gut associated lymph tissue,GALT),包括肠上皮细胞间、固有层的淋巴细胞、淋巴滤泡、派尔集合淋巴结(Peyer patches,PP)、肠系膜淋巴结。GALT 在防止细菌黏附及细菌易位中起重要作用。由 B 细胞转化为浆细胞后产生的 sIgA 被认为是肠道免疫屏障的一个重要方面,sIgA 位于黏液层,sIgA 可通过与细菌胞壁抗原决定簇结合包裹细菌,抑制细菌对肠上皮细胞的黏附,起免疫排斥作用。研究发现,双歧杆菌、乳杆菌均可促肠道 GALT 产生 sIgA。此外,研究还发现长双歧杆菌 6001(B.longum 6001)及德氏乳杆菌保加利亚亚种 1023(L.delbrueckii subsp. bulgaricus strain 1023)对小鼠 PP 细胞有较强的丝裂原活性,可促 PP 细胞的增生,尤其是 B 细胞。

4. **肠-肝轴** 主要功能在于防止肠道内毒素易位,因为胆盐可与内毒素结合形成去污剂样的难以吸收的复合物,抑制内毒素易位,这在肝、胆系统疾病,如阻塞性黄疸、肝衰竭中有重要的意义。

(二)肝病时肠道微生态的变化

肠道微生态在人的一生中处于一种演替状态,在成人阶段,处于一种相对平衡状态。同位素放射性物质、严重疾病、抗生素、制酸剂应用等均可对肠道微生态产生严重影响,导致肠道微生态失调。肝病状态下,尤其在肝硬化及重型肝炎时,患者消化道症状明显,如恶心、呕吐、胃纳明显下降,相对而言,肠道菌群营养底物不足;肝功能不全,肝脏合成功能下降,血浆中的白蛋白急骤下降,因此易产生水肿,如腹水;胆汁分泌不足,肠道内胆盐缺乏,肝脏结构改变，门静脉高压形成，导致胃肠道淤血、缺氧，出现门静脉高压性胃病及肠病；由于肝脏合成凝血因子减少，加之胃肠道淤血，临床为防止上消化道出血，预防性或治疗性应用止酸剂（如奥美拉唑）等。这些因素的存在均可导致肠道微生态失调。

研究表明，重型肝炎大鼠胃、空肠、回肠存在结肠型细菌，并有细菌过度生长、肠管扩张、肠壁变薄等肠道微生态失调表现。在急性肝损伤大鼠模型中，肠道菌群改变可以影响肝损伤的严重程度。口服益生菌以及庆大霉素能够明显减轻肝损伤，减低脏器的细菌异位以及血清细胞因子水平（TNF-α、IL-6、IL-10 和 IL-12），另外，内毒素水平也出现轻度减低。口服肠炎沙门菌则能增加机体的炎症反应水平。

肝缺血-再灌注大鼠模型研究表明：急性门静脉高压大鼠回肠末段肠道菌群发生改变，主要表现在双歧杆菌、乳杆菌显著减少，而肠球菌显著增加，肠杆菌亦有增加的趋势。且细菌易位至肠系膜淋巴结、肝、脾等处的发生率亦有增加的趋势，尤其是易位至远离肠道的肾脏的发生率增加更为明显。肝缺血-再灌注-急性门静脉高压不仅使肠道黏膜机械屏障受损，还由于肠道厌氧菌的减少使肠道的菌膜屏障受损，进而增加了肠道细菌易位及肠源性内毒素血症的发生。

我们在慢性重型肝炎患者粪便菌群定性定量分析中发现，慢性重型肝炎患者肠道总菌量、双歧杆菌（尤其以假小链双歧杆菌及青春型双歧杆菌减少更为明显）、拟杆菌等专性厌氧菌显著减少，而肠杆菌科细菌、肠球菌、酵母菌等兼性厌氧菌显著增加，存在肠道微生态失调。肠道微生态失调程度与肝病的严重程度相关。对肝硬化患者肠道菌群分析研究发现，肝硬化患者的肠道菌群失衡程度与其肝功能分级有一定相关性，在 Child 分级 C 级中，肠道微生态失调表现得最为明显。此外，肝硬化患者肠道的肠内源性革兰阴性细菌毒素基因，*E.coli* 菌毛和非菌毛黏附物毒力因子的基因检出率较慢性肝炎及健康人群显著增加，此类情况与肝硬化肠道革兰阴性肠杆菌过度生长相关。

慢性活动性肝炎患者及肝硬化患者常有腹泻，且腹泻的发生率与肝功能恶化程度相关。重型肝炎患者易便秘、腹胀。这些实际上是肝病患者胃肠道微生态失调的临床表现。

肝病患者除有肠道菌群变化外，肠道内毒素量有否变化，肠黏液中 sIgA 含量有否变化，肠道内环境如 pH 值如何变化，与病情严重程度的关系等尚需进一步研究明确。

肠道定植抗力指肠道内以双歧杆菌为代表的专性厌氧菌，抑制肠道内兼性厌氧菌（包括肠道内的潜在致病菌及经饮食摄入的过路菌）过度生长、繁殖的能力。肠道定植抗力可视为肠道抑制感染的抵抗力。肠道定植抗力的机制在于：①通过菌膜屏障的占位性保护机制，抑制潜在致病菌的黏附与繁殖；②通过产生有机酸，使肠道局部生境的 pH 值下降，Eh 下降，来抑制潜在致病菌的生长；③通过产生小菌素等种属间的抗菌物质，抑制潜在致病菌的生长；④双歧杆菌、乳杆菌可增加肠黏蛋白的合成，抑制潜在致病菌的黏附；⑤通过营养争夺，在厌氧环境下，专性厌氧菌凭借其数量庞大的优势，可争夺更多的营养底物，抑制潜在致病菌的生长。肠道肠杆菌科细菌、肠球菌及酵母菌数量可作为肠道定植抗力的指标，当肠杆菌科细菌及肠球菌数量大于 10^8CFU/g，酵母菌数量 $>10^{3-4}$CFU/g 水平时，认为肠道定植抗力水平下降。通过常规细菌培养及分子生物学技术检测，我们认为双歧杆菌与肠杆菌科细菌数量的比值（B/E 值）适合做肠道定植抗力的指标，且认为 B/E 值较肠杆菌科细菌、肠球菌及酵母菌等更能全面地反映肠道菌群及肠道定植抗力。研究发现，重型肝炎、慢性肝炎患者，肠道定植抗力水平显著下降，其下降程度与肝病严重程度及肠道菌群失衡程度相一致。肠道定植抗力下降意味着肠道有革兰阴性杆菌过度生长，结合肝硬化、重型肝炎胆汁分泌不足情况，可以推断肠道内毒素池已经扩大了。

Deitch 认为，构成肠道屏障功能的任何组分发生异常即可导致肠道屏障损伤，甚至肠道屏障功能衰竭。结合慢性肝炎、肝硬化及慢性重型肝炎患者存在肠道菌群失衡、定植抗力下降、胆汁分泌异常及免疫功能低下等情况，慢性肝炎患者尤其是慢性重型肝炎患者肠道屏障功能已经严重受损。

肠道菌群的失衡、肠道定植抗力的下降、肠道屏障功能的受损即可导致肠道细菌易位。这在重型肝炎、肝硬化等免疫功能低下的患者可引起严重的后果。

（三）肝病并发症与肠道微生态失调

缺乏特异有效的抗病毒治疗及不能自控的酗酒是病毒性肝炎和酒精性肝病病情进展的重要原因之一。慢性肝病随着其病情程度的加重，在肝硬化失代偿期和重型肝炎期可出现各种并发症，其中与肠道微生态有明显关系的有继发性感染（自发性细菌性腹膜炎、肺炎、败血症等）、内毒素血症、肝性脑病、上消化道出血、肝肾综合征等。慢性肝病一旦出现并发症，则预后极差，有些并发症如感染、内毒素血症等可以是直接导致病死的原因。因此在治疗肝病时，尚需从肠道微生态的角度预防治疗肝病并发症。

1. 继发感染　慢性肝病尤其在肝硬化失代偿期及慢性重型肝炎患者，容易发生继发感染，尤其重型肝炎，继发感染率达80%。感染原因与肝脏清除肠道源性微生物、内毒素等有害物质功能下降；机体免疫力减退，中性粒细胞功能异常，血清补体、纤连蛋白、调理素等低下、治疗过程中侵入性诊疗操作用的增加有关。肠道菌群失衡，肠杆菌科细菌、真菌过度生长，肠道屏障功能不全或者衰竭，肠道细菌易位等在肝病继发感染中也起非常重要作用。这一点目前已受到广泛重视。继发感染的原因菌主要以肠道细菌为主，如大肠埃希菌、沙门菌、肺炎杆菌、弯曲杆菌、铜绿假单胞菌，其次为肺炎球菌、各型链球菌、葡萄球菌等，厌氧菌为艰难梭菌，真菌主要为白念球菌等。

继发感染的机制主要包括以下四个方面：补体缺损和血清调理作用下降，血浆纤维连接蛋白(fibronectin)缺陷和库普弗细胞功能的下降，肠道细菌易位，侵入性操作和广谱抗生素等的应用。

(1) 补体缺损和血清调理作用下降：补体系统是人类非特异免疫因素之一，已知C2、C3、C4、C5、C6、C8和C9由肝实质细胞产生。当补体成分一旦出现合成不足，则易发生感染。Wyke等的研究表明，补体缺损和血清调理作用下降密切相关。急性肝衰竭患者在病程发展阶段，其补体的活动性只有正常的40%，且血清对大肠埃希菌和酵母菌的调理作用明显下降。在疾病恢复阶段，补体活动性和调理作用均可恢复正常。进一步研究还表明，血清对大肠埃希菌的调理作用与补体C3及其旁路有关，对酵母菌的调理作用与溶血补体CH50的总体水平有关。补体成分C3和C5的缺损与刺激多形核白细胞运动减弱有明显关系。除了补体缺损以外，约有22%的患者血清中还含有抑制正常血清刺激多形核白细胞运动的拮抗剂，这种拮抗剂最少含有两种以上成分。另外，由于补体的缺损也可能导致白细胞黏附性的减弱，从而大大降低了白细胞对炎症刺激的反应性。可见，补体缺陷最重要最直接的后果是机体微生物易感性增加而出现感染。

(2) 血浆纤维连接蛋白缺陷和库普弗细胞功能的下降：正确情况下，肝脏含有丰富的库普弗细胞，它作为一种巨噬细胞，可以清除通过门静脉进入肝脏的微生物、内毒素、异种抗原和免疫复合物等大分子物质，从而起到抵御细菌感染的作用，而这种作用在很大程度上依赖于血浆纤维结合蛋白的水平。但在急性肝衰竭患者中，血浆纤维结合蛋白活性下降，库普弗细胞的数量及其吞噬功能明显降低，而血浆纤维结合蛋白活性下降可能是导致后者的一个重要原因。Imawari等曾利用机体对^{125}I标记的微颗粒白蛋白的清除率来研究急性肝衰竭患者血浆纤维结合蛋白的活性和库普弗细胞的功能，结果急性肝衰竭患者血浆纤维结合蛋白和库普弗细胞的功能均比正常对照组要明显降低，但在急性肝衰竭的恢复期，血浆纤维结合蛋白的活性和库普弗细胞的功能均可恢复到正常水平，同时，对^{125}I标记的微颗粒白蛋白的清除率也明显增加。

(3) 肠道细菌易位(bacterial translocation)：肠道细菌易位是指正常情况下存在于肠道的细菌及其产物如内毒素等出现在机体其他部位，如肠系膜淋巴结、肝、脾、血液、腹腔等部位。

肝硬化患者细菌感染发生率为15%~47%。最近的前瞻性研究报道，肝硬化患者入院时细菌感染发生率为32%(507/1567)，住院期间为34%(139/405)。既往的研究显示，肝硬化患者细菌感染常为社区获得性，主要为SBP、尿路感染及肺炎，其中70%~80%的病原菌为革兰阴性杆菌(gram-negative bacilli, GNB)，且以大肠埃希菌为主，这提示肠道细菌是感染的主要来源。近年来，由于侵入性治疗操作增加及长期预防性应用抗生素，使革兰阳性球菌感染率有了显著的上升，但最常见的感染如SBP的病因仍以GNB为主。

肠道细菌易位(bacterial translocation, BT)在SBP发生中起关键性作用。腹水培养阳性的肝硬化大鼠几乎肠系膜淋巴结培养均阳性，且常为同一种细菌，这表明肠道细菌易位与SBP存在有机联系。然而人体的研究由于取材(一般只取一枚淋巴结)及术前使用抗生素等原因，其关系难以明了。但选择性肠道脱污染可降低肝硬化患者SBP及其他感染的发生率，表明肝硬化肠道BT与细菌感染有因果关系。

动物研究表明，80%的急性门静脉高压大鼠可发生BT，但在四氯化碳诱发的肝硬化大鼠，56%伴有腹水的肝硬化大鼠有BT，而不伴腹水的肝硬化大鼠则不发生BT。由氨基半乳糖诱导的急性肝衰竭大鼠(常无门静脉高压)，24小时、48小时时均发生BT，而正常对照组大鼠在24小时时BT发生率为16%。这表明单纯门静脉高压不是导致BT的一个重要的因素,而肝功能损伤则是一个关键性因素。在大鼠易位至肠系膜淋巴结(mesenteric lymph node,MLN)的细菌主要属肠杆菌科细菌,大肠埃希菌是主要的分离菌。

有关肝硬化患者细菌易位研究表明,BT 与肝功能分级有密切的关系。Cirera 等的研究显示,在 Child C 级患者,BT 到 MLN 发生率最高为 30%(4/13),Child B 级为 8%(3/37)、Child A 级为 3%(1/29)。我们的研究表明,78 例肝硬化患者 BT 的发生率为 10.3%(8/78);细菌易位的部位以 MLN 为主,占62.5%(5/8);发生 BT 的细菌主要是肠道革兰阴性兼性厌氧杆菌(占 55.6%,5/9),其次为革兰阳性兼性厌氧球菌(占 22.2%,2/9);BT 组患者术前总胆红素显著高于无 BT 组(P=0.022),高胆红素血症是促发 BT 的危险因素,发生 BT 的肝移植患者术后感染的风险明显增加。

临床肝硬化患者细菌易位的阳性率较动物低。Cirera 认为此与术前预防性应用抗生素有关。为更好地了解肝硬化患者 BT 情况,有学者以检测 MLN 中肿瘤坏死因子(tumor necrosis factor,TNF)变化替代细菌培养,结果发现肝硬化患者 MLN 中 TNF 显著升高,并与 Child-Pugh 积分成正相关,尤其在伴有腹水的患者。

急性肝衰竭时,由于机体免疫功能下降,肠道细菌过度繁殖和易位,增加了感染的机会。Wang 等对小鼠的实验表明,切除 90% 肝脏后导致的急性肝衰竭,单核巨噬细胞系统功能即刻明显降低,同时肠道氧摄取量降低,小肠末端的大肠埃希菌大量增殖,肠道屏障功能受损,细菌易位也于术后 2 小时发生。这提示急性肝衰竭时肠道细菌过度增殖和细菌易位,可能是急性肝衰竭患者内源性感染的主要原因。基于上述机制,急、慢性肝衰竭患者较易发生继发感染,而且一旦发生感染,又不易完全得到控制,反过来加重急性肝衰竭。因此,防治急、慢性肝衰竭的继发感染性任务相当艰巨。

研究表明,免疫功能下降、肠道细菌过度生长、肠道通透性增加是细菌易位的主要原因。

(4) 侵入性操作和广谱抗生素等的应用:引起继发感染的外来因素很多,多无特殊性,如用于诊断和治疗的侵入性操作、广谱抗生素和免疫抑制剂的使用等。而在引起肝硬化,急、慢性肝衰竭继发感染的诸多外来因素中,以侵入性操作和广谱抗生素的使用较为常见。广泛使用的侵入性诊疗措施,破坏了患者的正常免疫屏障,为微生物侵入机体打开"方便之门"。这些措施大致可分两类,一类

是各种穿刺、内镜、血液与腹膜透析等,若有关器械消毒不合格或操作过程不规范,不符合无菌管理的要求,均可将原因菌直接引入体内发生继发感染;另一类是输入各种药液和静脉高价营养液等,原因菌可随输入物直接进入血循环而引起菌血症、真菌血症等。广谱抗生素的使用也是引起肝硬化,急、慢性肝衰竭患者继发感染的主要原因之一。众所周知,抗菌药物除了抑制或杀灭致病菌外,还抑制或杀灭正常菌群中的敏感菌群,使正常菌群比例失衡;未被抑制或杀灭的菌株可乘机繁殖,而外来菌也易乘虚产生耐药性。在患者抵抗力低下时具有致病性的病原菌,常常是肝硬化,急、慢性肝衰竭继发感染的原因菌。

肝硬化,急、慢性肝衰竭患者发生继发感染的常见类型有自发性细菌性腹膜炎(spontaneous bacterial peritonitis,SBP)、胆道感染、肠道感染、败血症、肺炎、尿路感染等。SBP 在慢性肝衰竭患者中更常见。有研究认为,目前急性肝衰竭患者发生继发感染的致病菌以肠道细菌尤其是肠杆菌科细菌为主,而且也可同时发生多部位、多种不同致病菌的混合感染以及连续多次重复感染。厌氧菌引起的感染也有报道。此外,真菌感染也是急性肝衰竭的常见并发症之一,在急性肝衰竭中,约占所有继发感染的32%,且预后不良。真菌感染几乎均合并有细菌感染。急性肝衰竭患者通常在入院早期出现继发感染。应该注意的是某些条件致病菌与真菌引起的感染很大程度上与抗生素的不合理应用以及滥用皮质激素等有关。重型肝炎并发腹膜炎的标准有三项:①有发热、腹痛、腹部压痛、腹肌紧张及反跳痛等症状体征;②腹水检查符合急性炎症改变;③腹水细菌培养阳性。具备以上任何两项,除外继发性、结核性及癌性腹水即可诊断。

近来曲霉菌感染率有所上升,表现为肺侵袭性曲霉菌病,一旦发生,病情凶险、进展快,预后很差。我们的研究表明,使用激素、长期应用广谱抗生素和高黄疸等是重型肝炎发生肺侵袭性曲霉菌病的高危因素,需要引起高度重视。真菌感染是导致肝衰竭患者死亡的主要原因之一。据 Rolando 等分析,11 例肝衰竭死亡的病例,有 7 例与真菌感染直接有关。

一般来说,感染的诊断要依靠临床诊断和细菌学诊断两个方面。临床诊断主要包括在临床上出现的各种感染征象,如发热、外周血白细胞计数升高、原有病情急剧恶化以及各系统感染所出现的特有症状等。细菌学诊断主要是根据标本细菌培养

阳性结果作出的。有的急性肝衰竭出现体温急骤上升,可达41~42℃(24小时内),但找不到细菌感染的依据。因此,提高细菌培养阳性率至关重要。对血液细菌培养而言,目前影响培养结果的主要因素有采血时间和方法以及细菌培养方法。采血应尽可能在抗生素应用之前进行。高度怀疑血液感染的病例,每日可连续多次采血,隔半小时一次。静脉血培养阴性者,也可采动脉血进行培养,有助于提高细菌培养阳性率。对多次培养阴性的病例,应考虑到进行厌氧菌和L型菌培养。

对于急性肝衰竭患者来说,尽早发现和处理继发感染至关重要。为此,患者入院后,应密切注意各种感染征象的出现,并尽早取得细菌学证据。患者入院后前两周应每天培养可取得的标本,如血液、痰、中段尿、分泌物等,必要时可做活组织检查。对已出现明显感染征象的患者,即使暂时未取得细菌学证据,也应高度警惕感染的存在。

肠道菌群生态的监测十分重要,如肠道专性厌氧菌减少,兼性厌氧菌增多,尤其是肠杆菌科细菌、肠球菌数量超过10^8CFU/g,真菌数量超过10^3CFU/g肠内容物时需要考虑肠道屏障功能下降、细菌易位的可能。需要及时调整肠道微生态,抑制肠杆菌科细菌、肠球菌及真菌的过度生长,防止肠道细菌易位的发生。

在注意急性肝衰竭患者细菌性感染的同时,应考虑真菌感染,尤其是在患者入院后第二周更应高度重视。当患者肝性脑病进行性加深、出现急性肾衰竭、外周血白细胞计数升高、发热不退而用适当的抗生素治疗无效时,常提示伴有真菌感染。对抗菌药物未能控制的感染,应先考虑真菌感染。

尽管细胞免疫在真菌感染中起主要作用,但血液中高滴度或逐渐升高的抗真菌抗体也常提示深部真菌感染的存在,但阴性者却不能排除真菌感染。对于真菌感染的诊断也应尽可能地取得病原学依据。

2. 内毒素血症 慢性肝病常有较高的内毒素血症发生率,一般认为与其易发生感染、肝脏清除内毒素功能下降有关。但临床及动物研究表明,感染尚不能完全解释高内毒素血症发生率。研究表明,慢性肝病患者肠道定植抗力下降、肠道革兰阴性杆菌过度生长繁殖、胆盐缺乏等因素是其肠道内毒素池扩大的原因,存在肠道内毒素过度易位的情况。因此,慢性肝病的高内毒素血症发生率除与前两者有关外,肠道内毒素过量易位也是其因素之一。

由于内毒素有群系生物学活性作用,因此慢性肝病并发内毒素血症可有多种临床表现,如发热、肝性胃肠功能衰竭、弥散性血管内凝血、肝性腹水、局部变态反应(Shwartzman反应)、凝血酶原活动度下降、代谢紊乱等。

近来有学者提出,肝硬化者血浆中内毒素浓度与临床表现存在的差异可能与血中内毒素结合蛋白相关的内毒素失活系统有关。Fukui的研究发现,肝硬化者的血浆内毒素失活率与肝功能分级有关,Child-Pugh C级者失活率最低;并发现与血清总胆红素有关,总胆红素>5mg者失活率最低;内毒素失活率与有无腹水、食管静脉曲张、肝癌无关。进一步分析发现,内毒素失活率与高密度脂蛋白胆固醇呈正相关,其越低,内毒素失活率越低。故内毒素失活率增加可能是保护肝硬化者免受内毒素作用的一种保护机制。肝功能良好患者内毒素结合蛋白多,故失活率高;肝功能损害严重患者,尤其胆红素升高时,内毒素失活率低,可能会加剧内毒素的毒性作用。

3. 高动力循环状态与上消化道出血 肝硬化患者食管静脉曲张出血和门静脉高压的压力有关,而肝硬化门静脉高压与循环高动力有关。尽量前列环素、肾上腺素、降钙素基因相关肽、P物质和胰岛素等因素与肝硬化高动力循环状态(hyperdynamic circulatory statue,HCS)的形成有关,但NO是肝硬化血流动力异常的关键因素。

早在1991年,有学者提出肠源性内毒素及随之增加的细胞因子诱导了血管壁可诱导性一氧化氮合酶的表达,使NO持续性产生导致血管扩张及HCS。内毒素血症(endotoxemia)常存在于肝硬化患者,并与肝病严重性有关。内毒素还与循环阻力低下及心脏高输出有关。近来研究表明,伴严重HCS的肝硬化腹水患者内毒素结合蛋白水平显著升高,而内毒素结合蛋白水平常与内毒素含量有关,提示内毒素在HCS形成过程中起重要作用。TNF-α抑制剂可减轻肝硬化大鼠HCS,表明TNF-α在HCS形成中也起同样重要的作用。

肠道有大量的细菌产物、内毒素及其他的细菌胞壁成分等,均可诱导细胞因子及NO的合成,这些物质可越过肠黏膜,直接释放入内脏循环。在HCS的形成过程中,内脏循环血流动力改变起关键性作用。依据有:①内脏血流动力变化先于体循环的异常;②内脏高动力循环是保持及加重门静脉高压的主要因素;③HCS局部血流增加以内脏器官最明显。因此,可诱导NO合成的肠源性物质被认为是肝硬化 HCS 形成的重要机制。肝硬化患者门静脉血高 NO 水平支持这一观点。

细菌易位包括活菌及其产物如内毒素及细胞因子等,这些物质可诱导 NO 合成,从而改变肝硬化患者的循环。细菌易位是肝硬化内毒素血症的重要原因,伴有 BT 的肝硬化大鼠有 ETM,而无 BT 的肝硬化大鼠血内毒素则较低。肝硬化大鼠内脏血液含高水平的内毒素,并与 MLN 及外周血内毒素含量相关。

细菌易位使得肠道成为细胞因子释放器官。即便门静脉循环、体循环均无细菌扩散,肠道相关淋巴组织也可在 BT 后产生并释放 TNF。此外,IBO 可使肠道细胞因子产生增加,故肠道菌群也可调节肠道细胞因子的产生。在肝硬化患者,MLN 中 TNF-α 显著升高,并与血 TNF-α 水平相关($r=0.56$),这表明,淋巴细胞源性 TNF-α 是体循环 TNF-α 升高的原因之一。近来研究表明,血流动力改变与 TNF-α 升高及 NO 的过量产生密切有关。

4. 肝性脑病 肝性脑病(hepatic encephalopathy)系急性或慢性肝细胞功能衰竭引起的大脑功能障碍。其临床特点是从性格、行为异常转为嗜睡、睡眠倒错,进而意识完全丧失或昏迷。随着脑病程度加深和颅内压(intracranial pressure,ICP)升高,发生脑水肿(cerebral edema)及脑疝,成为肝细胞功能衰竭患者的严重并发症和死亡的重要原因之一。肝性脑病和脑水肿的发生机制目前仍未完全阐明。

肝性脑病的发生机制一直认为是急性或慢性肝细胞功能衰竭,肝脏功能失代偿,毒性代谢产物在血液循环里堆积而致脑功能障碍。目前毒性物质研究仍集中在氨、酚、硫醇和脂肪酸、假性神经递质(false neurotransmitters)及抑制性神经递质(inhibitory neurotransmitters)等的形成,进入脑组织的过程及作用环节等方面。

(1)血氨:早年的研究已证明血氨的来源有三条途径:①来源于肠道:通常情况下肝脏合成的尿素有 15%~30% 经肠黏膜分泌入肠腔,肠道细菌的尿素酶将其水解成 CO_2 和氨,该氨约占肠道产氨总量的 90%;肠道中未被消化吸收的食物蛋白或其水解的氨基酸在肠道腐败细菌,如拟杆菌、韦荣球菌、梭菌、大肠埃希菌的作用下生成胺、氨、酚、吲哚、硫化氢等有害物质。②来源于组织分解:组织氨基酸在机体动态转换过程中可经过联合脱氨基作用生成氨;或经脱羧基反应生成胺,再经单胺氧化酶或二胺氧化酶作用生成氨和醛。前者为组织中氨的

主要来源。③来源于肾:血中的谷氨酰胺或氨基酸流经肾脏时,可被肾小管上皮细胞中的酶(谷氨酰胺酶)分解生成谷氨酸和氨,随尿排出或重吸收入血。

正常情况下,肠道内的氨经门静脉入肝,在肝内转变为尿素、谷氨酰胺、门冬酰胺及其他非必需氨基酸以清除血氨。因此在急、慢性重型肝病(如急性肝衰竭、肝硬化失代偿等)时,肝细胞功能衰竭,消除氨的能力降低或丧失。此类患者肠道微生态失调,产脲酶的细菌如肠杆菌科细菌增加,同时其消化功能下降,或门静脉高压引起胃肠道出血,肝硬化存在门体分流,则肠道产氨增多,直接进入体循环的氨也增多,因而血氨升高。

(2)假性神经递质学说:胺递质紊乱在肝性脑病中起重要作用。当肝脏丧失解毒功能时,来自食物的芳香族氨基酸如苯丙氨酸、酪氨酸经肠道细菌脱羧酶作用产生的苯乙胺及酪胺不能有效地被肝细胞单胺氧化酶分解,而大量进入血液并透过血脑屏障进入脑组织,然后经脑组织内的 β- 羟化酶作用,生成化学结构与正常真性神经递质多巴胺及去甲肾上腺素极为相似的,但不具有传递功能的假性神经递质——苯乙醇胺及羟苯乙醇胺。当假性神经递质被脑细胞摄取并在神经突触堆积到一定程度时,大脑既受异常抑制,产生意识障碍,发生肝性脑病。

(3)抑制性神经介质:中枢神经活动有兴奋性介质和抑制性介质,两者协调作用保证人的清醒和睡眠。γ- 氨基丁酸(gamma-amino butyric acid,GABA)是主要的抑制性神经介质。血液 GABA 主要来源于肠道,系谷氨酸经肠道细菌酶作用生成。进一步研究发现,肠道大肠埃希菌及脆弱拟杆菌在厌氧条件下培养能产生大量的 GABA,并与肠道大肠埃希菌和脆弱拟杆菌的生长呈平行关系。正常时肝脏能大量摄取门静脉内的 GABA 并迅速分解。重型肝病时,肝脏对 GABA 的清除明显降低,血浆内浓度即增高,透过血脑屏障的 GABA 随之增多,并发挥抑制脑神经的作用。

肝性脑病机制复杂,除血氨、假性神经递质升高、氨基酸失衡外,水电解质紊乱(碱血症、低血钾)及硫醇、短链脂肪酸(C4~C6)增加也是其原因之一。有研究发现,含 4~6 个碳原子的短链脂肪酸主要由梭菌、拟杆菌等厌氧菌产生,应用微生态调节剂可抑制肠道梭菌、拟杆菌的数量,并可降低肠道含 4~6 个碳原子的短链脂肪酸的含量。

综上,导致肝性脑病的物质主要来自肠道,并

与肠道菌群有关。在肝衰竭不能清除这些肠源性有毒物质时,调节肠道微生态是否可有效降低血液中这些有毒物质的浓度,降低肝性脑病的发生是值得深入研究的课题。

5. 肝肾综合征　肝肾综合征是重型肝炎、急性肝衰竭,以及肝硬化腹水常见的肾并发症,是由于严重肝病引起的肾衰竭,但其临床实验室检查和形态学都无肾病的表现。慢性肝病时,内毒素血症的出现与肌酐清除功能下降有关。Clementer 等对43 例肝硬化伴腹水者的肾功能测定结果显示,21例肾功能正常,其余 22 例伴有功能性肾衰竭,后者几乎内毒素血症均为阳性。肝病时肠源性内毒素血症对肾脏的作用可能是:①使肾血管强烈收缩,致肾脏血流动力学发生改变,形成皮髓分流,肾脏缺血,但并不引起肾实质性损害。一旦病因去除,肾功能可发生逆转。②使机体发生 Shwatzman 反应,造成肾小球和肾周毛细血管内纤维蛋白沉淀和血管阻塞。严重时可导致肾小管急性坏死,甚至肾皮质坏死。尚有报道称内毒素可激活肾素 - 血管紧张素系统,提高肾血管儿茶酚胺的敏感性。肠源性内毒素血症所致的功能性肾衰竭和急性肾小管坏死是肝硬化死亡的主要原因之一。一旦出现肝功能恶化或肝衰竭、消化道出血、过量利尿、放腹水、感染、电解质紊乱等诱因,即可出现肝肾综合征,也可无任何诱因。有人统计死于肝性脑病的患者中有 73%~84% 存在肾衰竭。

四、肝病的微生态防治

基于肝病患者常有不同的肠道微生态失调,微生态失调又可通过多种方式加重肝脏原有的病理损伤。因此两者之间存在着密切联系,可以认为是互为因果,如无有效预防治疗,可形成恶性循环,导致严重的临床后果。肠道微生态变化既可以是急剧的变化,也可以是缓慢的变化。但若不加以有效保护,不及时去除诱因,则最终也可引起严重的生态灾难,如同宏观生态失衡所导致的洪水泛滥、沙尘暴等。因此,我们认为肠道微生态调节治疗必须作为肝病综合治疗的一个不可缺少的方面,强调预防为主。肝病微生态调节治疗种类和方法均较多,简述如下。

(一) 选择性肠道脱污染

该疗法起源于欧洲,据理于肠道微生物定植抗力学说。即用窄谱抗生素去除肠道革兰阴性杆菌及真菌,尽可能保护肠道专性厌氧菌,减少肠道革兰阴性杆菌过度繁殖,缩小肠道内毒素池水平,减少细菌易位,降低感染发生率及内毒素血症发生率。该法在 ICU、血液病等防止继发感染方面已取得了一定的疗效。自发性腹膜炎是肝硬化最常见的并发症,其病因主要为来自肠道的革兰阴性细菌。肝硬化并发自发性腹膜炎的发生率达60%~70%,病死率达 30%,因此,对肝硬化患者用选择性肠道脱污染预防自发性腹膜炎是有临床意义的。1990 年,西班牙学者报告应用诺氟沙星在预防肝硬化腹水患者自发性腹膜炎的发生方面有较好的疗效。2002 年,西班牙学者认为长期应用诺氟沙星作选择性肠道脱污染预防自发性腹膜炎,肠道菌群可产生耐喹诺酮的革兰阴性杆菌(quinolone-resistant gram-negative bacilli, QR-GNB)。一项为期两年的临床前瞻性研究表明:长期应用诺氟沙星的93 例伴有自发性腹膜炎的肝硬化患者近 50% 由QR-GNB 引起,而在 414 例未长期用诺氟沙星的伴自发性腹膜炎的肝硬化患者中由 QR-GNB 引起的只占 16%($P<0.01$)。此外,在长期用诺氟沙星预防感染的并发有自发性腹膜炎的肝硬化患者,其原因菌主要为革兰阳性球菌。研究者提出选择性肠道脱污染因严格限制于那些易发生细菌感染的高危患者,同时还要进一步研究其他新的选择性肠道脱污染方法。Nathan 等认为,利福昔明通过选择性肠道脱污染,可以预防改善肝性脑病的发生。考虑到慢性肝病尤其是肝硬化患者病程较长,应用抗生素作选择性脱污染来预防感染并非是优选方法,其理由为:①肝病患者,可因应用抗生素不当而可致药物性肝损,加重肝病病情;②长期应用抗生素,则易诱导耐药菌的产生,反而导致治疗困难。

(二) 微生态调节剂的应用

目前,微生态调节剂主要包括活菌制剂及促活菌生长制剂。应用于临床的活菌制剂较多,国内外不下 200 多种。主要为对人体起有益作用的优势种群制剂(以双歧杆菌和乳杆菌等为主)。促活菌生长制剂包括:①耗氧量大且具有较强定植抗力的微生物制剂——需氧芽胞杆菌制剂。其原理在于生物夺氧,通过消耗肠道内的氧而造就一种利于专性厌氧菌生长的环境;②优势种群生长的促进物质,包括寡糖类物质,如乳果糖、果寡糖、菊糖、海藻糖、壳聚糖等。中药类促进物质尚有待进一步深入开发,相信应当有广阔的发展前景。活菌与促活菌生长的物质合并使用,称为合生元,这是一个发展方向。目前,国外将以上制剂及其他可维护肠道屏障功能,包括促进肠上皮细胞生长,促进肠黏液产生的物质等称为生态免疫营养剂。

在动物研究方面，应用益生菌制剂于肝缺血-再灌注大鼠，虽然经过急性门静脉高压症的打击，但肠道乳杆菌、双歧杆菌的数量接近正常水平，肠杆菌科细菌——肠源性内毒素的主要来源菌数量虽未减少，但血浆内毒素水平及细菌易位至肾脏的发生率显著低于模型组大鼠。同时肝脏中 MDA 含量、血清 ALT 亦显著低于模型组大鼠。电镜观察显示，应用益生菌制剂的大鼠肠黏膜结构完整、微绒毛排列整齐。提示益生菌可调节肠道菌群的平衡、减轻肠黏膜屏障损伤，降低细菌、内毒素易位的发生，从而减少肝脏氧自由基的产生，减轻肝损伤。

我们用双歧杆菌制剂治疗 60 例慢性肝炎患者，经过一个月的治疗，其血内毒素水平显著下降，临床症状明显改善，病程缩短，生活质量有较大的提高。国外报道应用乳杆菌制剂治疗肝硬化门静脉高压症患者以预防上消化道出血，经过一个月的治疗，比较治疗前后胃镜检查结果发现，治疗后曲张的食管静脉红色征消失，B 超检查门静脉直径缩小（$P<0.05$），认为乳杆菌制剂可预防上消化道出血。此外，临床应用乳果糖预防和治疗肝性脑病已取得了非常肯定的疗效。应用乳果糖或乳梨糖，在选择性刺激肠道有益菌双歧杆菌及乳杆菌生长的同时，可抑制肠杆菌科细菌的生长，减少有毒代谢物质的产生；又可通过产生短链脂肪酸（C2~C4），如乙酸、乳酸使氨酸化，减少肠道氨的产生；同时又可刺激肠蠕动，促进肠内有毒物质的排出。这在肝硬化肝性脑病治疗已得到了广泛应用，疗效也得到充分的肯定。因此，调整肠道菌群，扶植以双歧杆菌为主的专性厌氧菌生长可降低肠道有毒物质的产生，减少人体的吸收。故可应用于慢性重型肝炎患者的肠道微生态调节治疗，并已成为肝性脑病治疗的必选药物。此外，研究发现，血浆酚类、吲哚等的含量与肠道中双歧杆菌的数量呈反比。应用微生态制剂是否同时可有效降低血液中假性神经递质、短链脂肪酸（含 4 个碳以上）、硫醇等来自肠道有害物质的浓度，尚需进一步的研究。可以这样认为，用微生态调节剂治疗肝病有广阔的应用前景，同时，也有众多机制需深入研究。

（三）抗生素与微生态调节剂合用

临床需用抗生素控制感染，这是毋庸置疑的。抗生素应用，尤其是长期广谱抗生素应用而引起微生态失调、耐药菌形成、二重感染发生，导致难以控制的感染的发生也是一个不能回避的全球性卫生问题。因此，如何有效应用抗生素控制感染，同时积极防治微生态失调，对医者及患者来说，将是一个双赢的措施。这就需要一方面了解各种抗生素的抗菌谱、毒副作用，合理应用抗生素；另一方面又要了解人体微生态尤其是肠道微生态的结构、功能，要明了微生态是一把双刃剑，处理不当则会引起致死性的感染。

故从肠道微生态学的角度，要求首选不干扰定植抗力的抗生素，如需用广谱抗生素，则在经验性用药的基础上，结合药敏试验，及时调整，不长期使用抗生素。停用抗生素后，需用微生态调节剂尽快扶持、恢复肠道微生态平衡，以利于康复，提高生活质量。

第三节 肝病感染微生态学研究展望

目前越来越多的基础研究与临床研究证明了肝病的发生发展，尤其是肝硬化并发症与重型肝炎并发症的出现与肠道菌群生态变化有密切的关系。由于肠道菌群种类繁多、数量庞大，不同的菌属之间、同属的菌株之间及细菌与宿主免疫细胞之间存在极其复杂的关系。肠道菌群参与了人体的消化、营养吸收、免疫、感染预防与感染的发生等众多环节。我们用常规的细菌培养、分子生物学技术，尤其是目前出现的肠道元基因组测序技术都证明了肝病状态下存在菌群失衡，并与肝病严重程度相关，对菌群的失衡程度有了更深入的了解。但对失衡菌群自身代谢的变化，细菌毒力因子的表达，与肝病宿主肠道上皮细胞及免疫细胞的相互关系，肠源性毒性物质的产生种类、数量及其被人体吸收后给人体免疫及神经系统的影响机制等并不了解。

目前运用世界上最先进的全基因组鸟枪法测序技术，已开展了大规模的肝病患者肠道微生态元基因学研究，发现了一系列肝病特异性的肠道菌种、基因及功能分类的变化规律，提出并鉴定了肝病诊断相关的基因标志物。这些研究发现对于深入揭示微生态失调对肝病发生发展的影响及微生态预防干预肝病并发症发生的机制有重要的作用，为通过肠道微生态调节防治肝病提供了坚实的理论基础。

（李兰娟 吴仲文）

参 考 文 献

1. Lievin V, Peiffer L, Hudault S, et al. Bifidobacterium strains from resident infant human gastrointestinal microflora exert antimicrobial activity. Gut, 2000, 47: 646-652.

2. 李兰娟. 感染微生态学. 第 2 版. 北京: 人民卫生出版社, 2012.

3. Fernandez J, Navasa M, Gomez J, et al. Bacterial infections in cirrhosis: epidemiological changes with invasive procedures and norfloxacin prophylaxis. Hepatology, 2002, 35 (1): 140-148.

4. Li M, Wang B, Zhang M, et al. Symbiotic gut microbes modulate human metabolic phenotypes Proc Natl Acad Sci USA, 2008, 105 (6): 2117-2122.

5. Chen CL, LI LJ, Wu ZW, et al. Effects of lactitol on intestinal microflora and plasma endotoxin in patients with chronic viral hepatitis. J Infect, 2007, 54 (1): 98-102.

6. Wu Z, Lu H, Li L, et al. Changes of gut bacterial ecosystem and its effect on immuno-system in patients with both liver transplantation and liver cirrhosis. J Hepatol, 2009, 50 (S1): S72-S73.

7. Malaguarnera M, Greco F, Barone G, et al. Bifidobacterium longum with fructo-oligosaccharide (FOS) treatment in minimal hepatic encephalopathy: a randomized, double-blind, placebo-controlled study. Dig Dis Sci, 2007, 52 (11): 3259-3265.

8. Bass NM, Mullen KD, Sanyal A, et al. Rifaximin treatment in hepatic encephalopathy. N Engl J Med, 2010, 362: 1071-1081.

9. Osman N, Adawi D, Ahrné S, et al. Endotoxin- and D-galactosamine-induced liver injury improved by the administration of Lactobacillus, Bifidobacterium and blueberry. Dig Liver Dis, 2007, 39 (9): 849-856.

10. Chen Y, Yang F, Lu H, et al. Characterization of fecal microbial communities in patients with liver cirrhosis. Hepatology, 2011, 54 (2): 562-572.

11. Teltschik Z, Wiest R, Beisner J, et al. Intestinal bacterial translocation in rats with cirrhosis is related to compromised Paneth cell antimicrobial host defense. Hepatology, 2012, 55 (4): 1154-1163.

第十七章 胆道和胰腺感染微生态学

胆道感染指发生在胆道系统的感染,按发病部位分为胆囊炎和胆管炎。胆道感染与胆石病互为因果关系:胆石症可引起胆道梗阻,导致胆汁淤滞,细菌繁殖,而致胆道感染;胆道感染的反复发作又是胆石形成的重要致病因素和促发因素。胰腺感染主要包括急性胰腺炎及其他胰腺疾病引起的感染。因为胆道和胰腺具有解剖和生理上的相关性,因此将胆道感染微生态学和胰腺感染微生态学放在一个章节论述。目前胆道感染和胰腺感染抗感染治疗面临许多困境,如感染原因多样和复杂、抗生素耐药、抗生素大量应用导致肠道微生态失调进而导致二重感染出现。微生态学的发展为从微生态角度阐明胆道和胰腺感染的病因、发病机制、预防和治疗提供了新的理论指导。

第一节 胆道系统和胰腺系统的微生态基础

一、胆道系统的微生态基础

人体的消化系统是一个有机的整体。胆道系统是指将肝细胞分泌的胆汁输送至十二指肠的管道,包括毛细胆管、小叶间胆管、左右肝管、肝总管、胆囊、胆囊管、胆总管等各级结构。胆总管通过十二指肠上部和胰头的后方,终末前同胰管汇合成Vater壶腹,最后开口于十二指肠乳头,构成了胆道感染和胰腺感染的共同解剖基础。

胆囊长约8~12cm,宽约3~5cm,容量为30~60ml,包括胆囊底、胆囊体、胆囊颈三部分。胆汁是一种组成和功能均十分复杂的液体,构成胆汁的成分很多,其中与临床密切相关的有胆汁酸盐、胆固醇、磷脂和胆色素。胆汁酸、胆固醇和磷脂酰胆碱在代谢上密切相关。胆汁具有重要的消化作用和免疫作用,与肠道微生态的正常结构和功能具有重要联系。如果胆汁的代谢、排泄和胆肠循环发生异常,则肠道微生态也会发生异常,可能导致肠道细菌易位,易位细菌进入胆道,进而促进胆道感染的

发生。

正常情况下胆道系统是无菌的。在胆道系统内发现的细菌被认为是来自门静脉或直接从肠道经Oddi括约肌反流进入胆道。门脉血管内经常可以培养出肠道内细菌,但由于肝脏的免疫机制和库普弗细胞的吞噬功能,细菌在进入胆道系统前即被消灭。在肝脏免疫功能低下、胆道内有病变或结肠有严重的炎症时,胆汁内才会出现细菌。另外,出现在胆汁内的或经过Oddi括约肌进入胆道的少量细菌,在胆汁的不断冲刷作用下重新回到肠道。除上述两个途径外,细菌也可以经淋巴系统进入胆道。

机体维持胆道和肠道微生态环境的稳定与正常的胆酸代谢密不可分。正常的胆道系统内是无菌的,在胆酸的肠肝循环过程中,一部分胆酸在肠道内正常菌群如双歧杆菌、乳杆菌、脆弱拟杆菌等厌氧菌以及含粪真杆菌、表皮葡萄球菌等需氧菌的作用下,其 7α 位置的脱氢氧基被氧化,胆酸生成为去氧胆酸,而革兰阴性杆菌则无此作用。去氧胆酸盐是一种表面活性剂,具有抑制革兰阴性杆菌的作用,能在体内分解内毒素,且能可逆性去除内毒素的生物学活性,是调节肠道菌群平衡的重要环节。肠道内厌氧菌通过促进去氧胆酸盐的产生抑制革兰阴性杆菌的生长繁殖,进而维持厌氧菌的优势分布。

二、胰腺系统的微生态基础

胰腺是人体内第二大消化腺,具有外分泌和内分泌功能。正常情况下,胰腺受食物等刺激后,腺泡和胰管系统组成的外分泌部分将分泌大量胰液。胰液的分泌接受神经和体液双重调节,而以体液调节为主,并受多种因素影响。食物是胰液分泌最主要的刺激物。此外,高淀粉、高蛋白饮食、肠血管活性肽、胰岛素、胆碱能药物、组织胺、乙醇均有促进胰液分泌的作用。而生长抑素、交感神经兴奋剂、胆碱能阻断剂、胰高血糖素、胰多肽和碳酸酐酶抑制剂等均有抑制胰液分泌的作用。胰腺同时又是

重要的内分泌器官,具有大量胰岛细胞,能够分泌胰岛素、胰高血糖素和胰多肽等,在调节营养物质代谢方面起着极为重要的作用。正常情况下,上述诸多因素互相协调,维持着机体消化和吸收的生理平衡。前述的许多体液调节因子来自肠道,肠道微生态的稳定及完整的肠道功能对于维持胰腺的正常功能具有重要影响。

胰腺凭借其解剖位置以及丰富的血管和淋巴管,与腹部周围脏器和血管相邻且有密切的联系。胰腺疾病和相邻器官疾病的发生、发展高度相关,可以合并受累,甚至互为因果。在解剖结构上,胰管与胆总管有密切的关系。胆总管的胰腺段与胰管相汇合形成 Vater 壶腹,开口于十二指肠乳头。在胰管和胆总管末端以及 Vater 壶腹部,均围绕有 Oddi 括约肌,控制着胆汁和胰液的排出。因此,胆道疾病对胰腺有直接的影响,胰腺疾病对胆道疾病也有直接的影响。

胰腺本身是无菌的器官,胰腺感染多属于继发性感染,而且其发生、发展与转归和肠道微生态状况密切相关。胰腺系统的感染与肠道微生态的联系主要体现在胰腺感染的细菌主要来源于肠道细菌,这些肠道细菌是在胰腺感染情况下穿过肠黏膜屏障到达胰腺而成为致病菌的。

第二节　胆道感染和胰腺感染的微生态学解析

一、胆道感染的微生态学解析

肠道是人体最大的细菌储存库,肠道菌群一旦被破坏,肠道细菌即可穿过肠黏膜屏障,成为全身性感染的细菌来源。导致胆道感染肠道细菌易位的原因很多,其中胆道疾病导致胆酸、胆红素代谢异常及肠道运动功能障碍起了重要作用。

胆盐及胆红素代谢障碍是肠道细菌易位的重要因素。由于结石、先天畸形和肿瘤导致胆道梗阻时,胆汁酸进入肠道减少,胆汁酸的肠肝循环受到抑制,肠道内胆盐减少导致革兰阴性杆菌大量繁殖,肠道内由于大量革兰阴性杆菌存在,可产生大量内毒素,进而刺激肝细胞、库普弗细胞、中性粒细胞和巨噬细胞产生大量自由基、细胞因子,从而引起肠黏膜屏障受损及肝功能损伤及肠道细菌易位,增加胆道感染的风险。此外,在一些长期胆道外引流的患者,大量胆汁丢失引起胆盐和胆红素的肠肝循环抑制。而胆盐对维护肠道微生态平衡具有重

要作用,胆红素是一种重要的抗氧化剂,保护细胞免受自由基损害。所以当肠道胆盐及胆红素缺乏,肠黏膜屏障功能受损,增加了胆道感染的风险。

正常情况下,肠道的规律性蠕动是肠道非免疫防御的重要机制,但在胆道梗阻及再通术后的患者,由于胆汁渗液的直接作用或腹腔神经丛激惹等因素,肠道的运动功能受抑制,肠内容物停滞,细菌过度生长或上行易位,更易于黏附于肠上皮细胞表面而穿透肠黏膜屏障;同时,肠内容物积聚将增加肠腔内压力导致肠壁的血液供应减少,缺血和缺氧进一步造成肠黏膜破损和通透性改变,诱发细菌易位。肠道运动功能抑制也是导致梗阻性黄疸及胆道再通术后肠道细菌易位的原因之一。

胆道感染时,细菌也在发生着适应性变化。胆汁、抗生素、机体免疫因素等可诱导细菌丧失细胞壁而成为 L 型细菌,从而成为胆囊内的"潜在菌群"长期存在。正常情况下细菌胞质膜之外有一层坚硬的细胞壁以维持其外形,并保护细菌胞质膜不受环境中渗透压的损伤。当细菌失去部分或全部细胞壁,而胞质膜完整,在高渗环境中仍能生长和繁殖时,这种缺壁细胞称为细菌的缺壁型,即 L 型。细菌丧失细胞壁成为稳定 L 型以后,其细胞表面性质发生改变,有利于吸附胆盐或胆色素等物质而成为导致胆石形成的核心。对完整胆石的培养证实了胆石内存在 L 型细菌,并且证实这些 L 型细菌可释放到胆石外,提示胆石内存在"微空间"和"微通道",以致细菌 L 型可在胆石内的"微空间"生存和从胆石内的"微通道"释放。研究发现,胆囊内细菌的 L 型大多数是稳定的 L 型,这可能与胆汁等因素的持续诱导或维持作用有关。胆囊内 L 型细菌的广泛存在及其具有致细胞病变的性质和其表面粗糙的特性,并且这些 L 型细菌可受到胆囊组织或胆石的庇护,提示其可能成为慢性胆囊炎或胆结石的重要病因,并得到临床研究证实。对慢性胆囊炎进行治疗时,应考虑到 L 型细菌存在的可能,并且选用对 L 型细菌敏感的、能够进入胆囊内并达到高浓度的抗菌药物,给予足够的剂量和疗程,充分杀灭胆囊或胆石内的 L 型细菌,才能有效地治愈慢性胆囊炎。

在急性梗阻性胆道感染患者中,带有细菌的胆汁可反流进入血液,引起胆血症。大量的细菌及毒素引起炎症细胞释放大量细胞因子,触发炎症介质瀑布样级联反应,引起全身炎症反应综合征(systemic inflammatory response syndrome,SIRS)、脓毒症甚至 MODS。并且高浓度的胆汁酸盐具有

细胞毒性,可引起胆道上皮细胞损害、水肿,甚至坏死。急性梗阻性胆道感染通过大量炎症介质和细胞因子进一步损伤肠黏膜屏障,引发肠源性细菌与内毒素易位;同时肠源性细菌和内毒素易位又促进炎症介质的大量释放,加重肠道屏障的损害,从而二次激发炎症级联反应,形成恶性循环,最终导致MODS甚至MOF,直至死亡。

二、胰腺感染的微生态解析

胰腺感染主要包括急性胰腺炎及其他胰腺疾病引起的感染,主要与急性胰腺炎紧密相关。急性胰腺炎(acute pancreatitis,AP)是多种病因导致胰酶在胰腺内被激活后引起胰腺组织自身消化、水肿、出血,甚至坏死的炎症反应。AP病变程度轻重不等,轻者以胰腺水肿为主,临床多见,病情常呈自限性,预后良好,又称为轻症急性胰腺炎。少数重者的胰腺出血、坏死,常继发感染、腹膜炎和休克等,病死率高,称为重症急性胰腺炎,死亡率10%~30%。急性胰腺炎的病因较多,最常见病因是胆石症(包括胆道微结石)、乙醇、高脂血症。感染既可以是急性胰腺炎的病因,同时也是急性胰腺炎常见的并发症之一。

急性胰腺炎是消化系统的常见急症之一。临床以急性上腹痛、恶心、呕吐、发热和血胰酶增高等为特点。临床病理常把急性胰腺炎分为水肿型和出血坏死型两种。急性胰腺炎继发感染的基本病因包括循环功能不全及休克、肠道麻痹性梗阻、胆道梗阻、禁食及胃肠外营养(TPN)、炎症介质等多种因素所致的肠黏膜损害及其他因素。

急性胰腺炎病程中,循环功能失代偿所致肠黏膜上皮损伤是急性胰腺炎早期细菌易位的重要原因。胰液及自身消化导致的病变直接刺激腹腔神经丛,炎症及坏死组织渗液侵蚀肠管,大量的内毒素吸收等原因可导致肠道运动抑制,甚至麻痹。肠道运动功能受抑制将导致细菌过度生长,肠道驱除有害菌的能力下降,有害菌数量大增,菌群失衡。肠内容物的淤滞使细菌易于黏附在黏膜的表面,进而穿透上皮进入体内。当肠梗阻进一步加重,肠腔内的压力增加,管壁的小血管闭塞,黏膜的血供减少,进而缺血甚至坏死。肠黏膜的屏障功能破坏,成为急性胰腺炎细菌易位的最重要诱因。

胆道梗阻既是急性胰腺炎的病因,如结石、蛔虫、炎症所致的胆源性胰腺炎,也可以是急性胰腺炎的后果。胆道梗阻不可避免地导致肠道细菌易位。胆道梗阻发生在壶腹部位,胆汁中含有的细菌将可能随胆汁反流进入胰腺,成为胰腺继发感染的一个可能病因。在体液分泌的相互调节层面,胆囊收缩素(cholecystokinin,CCK)是促进胰液分泌的最重要的体液因素,十二指肠腔内胆汁的缺乏将反射性地促使CCK分泌增加,胆道梗阻后十二指肠内胆汁缺乏所致的高CCK血症可能是胆源性胰腺炎的重要发病原因。

禁食和全胃肠外营养支持(TPN)是急性胰腺炎的主要治疗措施之一,但是大量的动物实验和临床研究证实,禁食和长期胃肠外营养是诱发细菌易位的重要原因。肠道的营养供应相当一部分需要来自肠腔内的食物及其消化产物。长期禁食时虽然使用静脉高营养,但肠道仍处于慢性饥饿状态。TPN延长创伤和感染后的应激反应和高代谢状态,削弱肠黏膜的营养和免疫功能。禁食和TPN是急性胰腺炎病程中后期发生肠源性感染的重要病因之一。

胰腺损伤后可导致机体产生过激的免疫反应,包括高细胞因子血症、白细胞对自身组织的二次攻击等全身炎症反应综合征,可导致胰腺外脏器损害。目前研究比较清楚的是血小板活化因子(platelet-activating factor,PAF)和肿瘤坏死因子(TNF),是急性胰腺炎早期肠黏膜损害的重要诱因。在急性胰腺炎的治疗过程中,不恰当的药物和治疗方式也可能引起细菌易位。例如强力止痛药吗啡类可抑制肠运动,诱发细菌易位;不恰当的广谱抗生素应用导致肠道正常菌膜的破坏或真菌增生,也可诱发细菌易位。

总之,急性胰腺炎时细菌易位发生的原因非常复杂,几乎包括了目前已知的诱发细菌易位的所有病理因素,在不同的阶段其作用的病理因素也不尽相同,多种因素的叠加和累积使急性胰腺炎时细菌易位的发病率极高,由此继发的内毒素血症、胰腺和胰周感染、脓毒症和多脏器功能不全,构成了本病的主要死因。

急性胰腺炎后期易于发生继发感染,这与患者肠道微生态失调而导致细菌过度生长、肠黏膜屏障的破坏、宿主免疫防御功能削弱密切相关。SAP患者肠黏膜屏障受到损害,肠道通透性明显增加,主要通过肠系膜淋巴结-胸导管-体循环轴途径发生细菌及内毒素易位,易位至胰腺的细菌可致胰腺坏死,继发感染。

胰腺脓肿是急性胰腺炎因感染导致的致命性并发症,常在急性胰腺炎症状出现后1~3天发生,其发生率约为2%~6%,而胆源性急性胰腺炎继发胰腺脓肿的几率可高达 50%。脓肿可局限于胰腺内，也可扩散到胰腺周围形成多发性腹腔脓肿。这些细菌的主要来源是肠道。病原菌有大肠埃希菌、产气肠杆菌、变形杆菌属、克雷伯菌属、铜绿假单胞菌、肠球菌属、葡萄球菌属、链球菌属以及某些厌氧菌等，多数是混合感染。

第三节 胆道感染和胰腺感染的抗感染治疗及研究进展

一、胆道感染和胰腺感染的病原学诊断

胆道感染和胰腺感染的病原学诊断目前主要是细菌培养。在 B 超或 CT 引导下，可对感染灶或者脓肿进行穿刺。对穿刺取出的脓液或者胆汁进行细菌培养和药敏试验，病原学诊断对于确定感染病原菌和进行有效抗菌治疗有重要意义。穿刺部位需严格消毒，防止污染菌生长。取检标本应同时作需氧和厌氧培养，有必要时，还需加做细菌 L 型培养和真菌培养、结核分枝杆菌培养等，对脓液应进行直接快速涂片、染色检查，以利及早确定细菌感染。

血培养有利于确定感染或脓肿导致的菌血症或脓毒症，也需同时作需氧和厌氧培养，一般推荐 24 小时内做 3 次血培养。引流液作培养时，要对导管感染菌和原发灶感染菌加以鉴别。在可能的情况下，可与血培养获得结果作对照和比较。

二、胆道感染的微生物种类

多数研究资料表明，胆道感染时，病原菌以革兰阴性菌占多数。胆汁中分离到的致病菌谱与肠道内正常菌谱大致吻合，说明胆道感染时致病菌主要来自于肠道细菌的易位或者逆行性感染。由于胆道感染的病因难以解除，胆道感染易反复发作，从而需要长期多种抗菌药物联合治疗，抗生素的使用造成药物选择性压力，从而导致胆道感染分离的菌株具有广泛的耐药性和很高的耐药率。多篇文献报道在胆道感染中，大肠埃希菌在革兰阴性菌中数量占首位，其次是肺炎克雷伯菌、铜绿假单胞菌和鲍曼不动杆菌。大肠埃希菌和肺炎克雷伯菌多为超广谱 β- 内酰胺酶（extended spectrum β-lactamases，ESBLs）阳性菌株，这些菌株可水解第三代头孢菌素、单环 β- 内酰胺类抗菌药物等，使之失活而导致病原菌耐药。近年来鲍曼不动杆菌的感染率明显上升，其总的耐药率较高，耐药机制复杂，可以在使用抗菌药物时发生获得性耐药，或常有多

种耐药质粒共存而造成多重耐药菌株，除头孢哌酮舒巴坦和亚胺培南外，对其他药物的耐药率均大于 50%，给临床治疗上选择抗菌药物造成了相当困难。

胆道感染中革兰阳性菌中主要以金黄色葡萄球菌、表皮葡萄球菌和肠球菌为主，但是耐药性严重，其中前两者绝大部分为耐甲氧西林金黄色葡萄球菌（MRSA）或耐甲氧西林表皮葡萄球菌（MRSE）。金黄色葡萄球菌、表皮葡萄球菌和肠球菌对 β- 内酰胺类、氨基苷类、大环内酯类、四环素类、喹诺酮类的耐药率均大于 50%，但对万古霉素、替考拉宁的敏感率接近 100%。因此万古霉素和替考拉宁仍然是目前抗耐甲氧西林金黄色葡萄球菌或耐甲氧西林表皮葡萄球菌感染最有效的药物。

三、胰腺感染的微生物种类

引起胰腺炎继发感染的病原菌往往呈现多种细菌并存。细菌易位是胰腺炎继发感染的主要途径，感染灶中培养出的细菌 70% 以上属肠源性细菌。病原菌的 75% 是革兰阴性杆菌，10% 是厌氧菌。病原菌出现的频率依次为大肠埃希菌、克雷伯菌、肠球菌，其他感染菌为葡萄球菌、假单胞菌、变形杆菌、链球菌、肠杆菌、拟杆菌和厌氧菌等。近年来真菌如白念珠菌、光滑念珠菌和隐球菌等感染有所增加，主要见于长期大量使用多种广谱抗生素的患者。此外，柯萨奇病毒、巨细胞病毒等的感染也有报道。

这些肠道易位的菌群在侵入胰腺组织的过程中，可能是由于某些因素引起细菌毒力因子表达基因的激活，可出现细菌毒力增强，如黏附能力提高、分泌特殊的酶抑制巨噬细胞溶酶体的杀菌能力、表达多种热休克蛋白引起免疫逃避等。同时急性胰腺炎患者长期发热、禁食、消耗及营养摄入不足，常常导致患者免疫功能低下，加上大量广谱抗生素持续使用，极易引起如耐甲氧西林的金黄色葡萄球菌（MRSA）、产超广谱 β- 内酰胺酶（ESBLs）的大肠埃希菌和肺炎克雷伯菌、铜绿假单胞菌、不动杆菌、嗜麦芽窄食单胞菌、洋葱伯克霍德尔菌等病原菌的感染，增加患者死亡率。

胰腺肿瘤 whipple 术后及各种胰腺创伤、损伤引起的胰瘘等情况下，细菌感染也很常见，病原菌与急性胰腺炎继发感染的病原菌类型类似，也是造成病程迁延甚至死亡的原因。

四、胆道感染的抗生素治疗

胆道感染患者的主要病原菌为革兰阴性菌，且

呈现多重耐药性。对于胆道感染患者要常规进行胆汁培养和药敏实验，根据药敏实验结果和临床情况合理选择抗生素。如何在胆道感染时正确运用抗生素，需要了解胆汁中存在的细菌类别、抗生素在胆汁中的浓度以及细菌对抗生素的敏感性。在胆道感染治疗过程中，选用针对胆道内细菌有效的抗生素及了解抗生素在胆汁中浓度具有重要意义。

胆道感染的主要致病菌来自肠道，大肠埃希菌占50%，还有铜绿假单胞菌、肺炎杆菌、变形杆菌、产碱杆菌、克雷伯菌属、枸橼酸菌属、沙门菌属、志贺菌属、肠杆菌等革兰阴性菌，革兰阳性菌有肠球菌、葡萄球菌和溶血性链球菌等。近年来文献报道，厌氧菌在胆道感染患者胆汁中阳性率为3.5%~45%，以拟杆菌属为多见，约占厌氧菌感染的80%~90%，其中尤以脆弱拟杆菌为主。在急性梗阻性化脓性胆管炎时厌氧菌阳性率可达80%，多为需氧和厌氧菌混合感染。

控制胆道感染，首先应选用在胆汁中浓度高的抗生素，如氨苄西林、哌拉西林等，严重感染时可与庆大霉素或阿米卡星合用，也可选用β-内酰胺类与酶抑制剂的合剂、氟喹诺酮类等。考虑合并有厌氧菌感染时，合用甲硝唑或克林霉素。当胆囊管或胆管有梗阻时应及早静脉给药，并及早手术解除胆道梗阻。胆道梗阻情况下抗生素的作用有限，只有梗阻解除，抗生素的抗感染作用才能有效。例如胆总管结石引起的急性梗阻性化脓性胆管炎，确诊后抗生素治疗必不可少，但是最关键的措施是解除胆道梗阻。目前多采用微创技术，如逆行胰胆管造影（endoscopic retrograde cholangiopancreatography，ERCP）放置鼻胆管进行胆道引流或者取出结石，在此基础上抗感染治疗才能达到效果，其他胆道梗阻引起的感染也应采用微创技术如ERCP或者经皮肝穿刺胆道引流（percutaneous transhepatic cholangiodrainage，PTCD）解除胆道梗阻，在充分胆道引流的情况下积极抗感染治疗。

总之，抗菌药物防治胆道感染的成功，关键在于如何根据各个患者的不同状况进行合理应用。如果有胆道梗阻首先要解除胆道梗阻，同时全面衡量抗菌药物在胆汁中的浓度、影响药物在胆汁中浓度的因素、细菌对药物的敏感性和患者机体状态等因素后，才能作出正确的选择。

五、胰腺感染的抗生素治疗

轻症急性胰腺炎（mild acute pancreatitis，MAP）也称急性水肿型胰腺炎，多数能自限，发作数日后常可痊愈。一些轻症水肿性胰腺炎所作的临床研究中，使用抗生素并不显著减轻患者的临床症状和缩短住院时间，但是重症急性胰腺炎（severe acute panreatitis，SAP，急性坏死型胰腺炎）病情危重，死亡率很高。为预防和治疗胰腺的继发感染，根本措施在于采取积极措施，改善原发疾病，如控制胆道感染，减轻胰腺炎症状况，减少渗出、坏死，保持引流通畅，改善肠道功能，抑制菌群易位等。从减少细菌易位、预防胰腺感染的角度出发，早期使用强有力的抗生素十分必要。对于胰腺感染应该掌握好抗生素治疗的适应证，把握好治疗时机，合理选择抗生素。

急性胰腺炎应用抗生素的适应证主要包括：①胆源性胰腺炎伴有明显的感染征象，如发热、白细胞计数增高，或有明显的胆道感染体征；②任何需要外科手术治疗者；③急性胰腺炎Ranson指标≥3项以上阳性者；④合并腹腔感染、肺部感染、尿路感染等；⑤血培养阳性等。

由于急性胰腺炎时，抗生素是经过胰管和胰液弥散，而不是通过血流途径到达坏死的胰腺组织，并且早期病原菌大多数为肠道细菌如大肠埃希菌、肺炎克雷伯菌、肠球菌、产气肠杆菌等多种细菌的混合感染，故应选用能到达坏死胰腺组织、高效广谱的抗生素。应用抗生素应遵循以下原则：①早期应用：使用抗生素的目的是预防，要早在继发感染发生以前应用，而不是在已经继发感染甚至形成脓肿后用抗生素来治疗；②选择主要针对肠源性革兰阴性杆菌，能通过血胰屏障，在胰腺组织中保持较高浓度的抗生素；③足量应用：以菌血症和脓毒症的用药水平给药。

胰腺肿瘤whipple术后及各种胰腺创伤、损伤引起的胰瘘等情况下，病原菌与急性胰腺炎继发感染的病原菌类型类似，抗生素选择类型同上述。特别强调的是，引起胰腺组织感染的菌群大多为医院内感染的常见菌群，因为这些细菌多具有较强的耐药性，如产生超广谱β-内酰胺酶（ESBLs）的大肠埃希菌、肺炎克雷伯菌对所有头孢菌素均耐药。铜绿假单胞菌、不动杆菌等对泰能、环丙沙星等的耐药性也呈逐年上升，耐甲氧西林的金黄色葡萄球菌（MRSA）和耐万古霉素的肠球菌（vancomycin resistant enterococcus，VRE）也可分离到等，使抗生素治疗变得相当棘手。因此在抗生素使用时，要特别注意根据药物敏感试验结果合理选用抗生素。

第四节　胆道感染和胰腺感染的微生态治疗及研究进展

胆道感染和胰腺感染的微生态治疗,广义上包括对基础病症的内科、外科、营养支持以及中医等治疗,使用微生态制剂和中药改善肠道功能等,消除影响微生态平衡的各个不利因素,促进肠道微生态平衡的恢复,达到有效预防和根本治愈的目的。本节重点围绕肠内营养,微生态制剂和中医药等方法,介绍胆道感染和胰腺感染的微生态防治原则。

一、胆道感染的微生态治疗

由于肠道细菌易位与胆道感染发生密切相关,故减少肠道细菌易位是防治胆道感染的重要措施。目前认为,抗生素防治肠道细菌易位尽管取得了一定的效果,但由于耐药菌的日益增多,抗生素选择有一定的难度,同时抗生素本身又能扰乱肠道菌群,降低肠道菌群的生物拮抗作用,引起肠道菌群失衡。因此,单纯的抗生素应用有其局限性。针对胆道感染病原菌的肠道细菌来源,由于肠道菌群易位是胆道感染的主要原因,调节肠道微生态是防治胆道感染的关键之一。预防和治疗应建立在恢复胆道系统的解剖关系、生理功能,调节肠道菌群,保护肠黏膜和增强机体免疫功能的基础上。

业已证实,目前一些常用的肠道微生态制剂在防治肠道细菌易位、菌群失衡方面有很好的疗效。如 Sugawara 等对 81 例接受肝门部胆管癌根治性切除手术患者围术期添加合生元,发现能增强宿主免疫应答,降低术后炎症反应,改善胆管癌患者术后感染并发症。

二、胰腺感染的微生态治疗

急性胰腺炎继发感染与肠道细菌易位密切相关,在胰腺炎抗感染治疗中,改善肠道微生态,促进肠道功能的恢复,具有重要的临床意义。重症急性胰腺炎患者存在高分解代谢、病程漫长、长期处于负氮平衡;同时肠道动力功能障碍、肠道菌群失衡、肠道缺血、细胞因子过度产生、缺乏生长因子和肠黏膜上皮过度凋亡都会导致肠黏膜屏障功能损害,进一步诱发肠道菌群易位,引起胰腺坏死组织感染,诱发和加重 MODS。因此采用免疫营养和补充微生态制剂的免疫生态营养和我国独有的中医中药治疗,在急性胰腺炎治疗中的作用日益受到重视。

(一)免疫营养和免疫生态营养

谷氨酰胺、精氨酸、ω-3 多不饱和脂肪酸、核苷酸、β- 胡萝卜素和其他微量营养素,可以调节机体免疫功能从而减轻 SIRS 的进程,增加肠黏膜和肝脏血流,抑制肠道通透性增加,维持肠上皮细胞的完整性等。采用这些营养物质进行营养支持统称之为免疫营养。谷氨酰胺在维持小肠代谢、结构和功能方面具有重要作用。精氨酸对免疫功能和代谢性激素具有广泛的调节作用。ω-3 多不饱和脂肪酸、核苷酸、β- 胡萝卜素均有提高机体免疫功能的作用。免疫营养可为肠道黏膜提供营养物质,减少肠黏膜萎缩、凋亡,并可提高肠道局部及系统免疫功能,降低感染性并发症发生。免疫生态营养指在提供食物纤维等必需营养素(包括免疫营养)时,同时添加对人体有益的益生菌、益生元、合生元等微生态制剂,保护肠道正常菌群,拮抗肠内致病菌,恢复肠内正常菌群,刺激免疫系统,增强机体特异性与非特异性免疫,提高肠道免疫力。

(二)微生态制剂

应用微生态制剂改善肠道微生态菌群从而达到对急性胰腺炎预防性治疗,已经引起了人们的关注。在动物急性胰腺炎模型中,应用微生态制剂后有效改善了疾病预后,尤其是减少了细菌易位以及感染性坏死。另外,部分临床研究提示,微生态制剂在急性胰腺炎患者中具有减少感染的疗效,并得到了初步的临床证实。

目前益生菌、益生元、合生元的治疗用制剂已有多种商品化,可供临床医生使用,但是怎么选择益生菌国内尚缺乏使用指南。随着微生态学的发展和完善,通过生物工程的方法,改造生理菌群的遗传基因,可以研制更多的新型微生态调节剂,利用微生态制剂调节肠道菌群、保护肠黏膜和增强机体免疫功能,从而达到防治胆道感染和胰腺感染的目的具有重要的应用前景。

(三)中医药治疗

中医侧重于从人体整体看待疾病,进行辨证论治。中医认为急性胰腺炎的发病机制为气滞、食积、湿蕴、热结、血瘀、腑闭等,关键为中焦气机不利,升降失常。根据中医"不通则痛"、"通则不痛"以及"六腑以通为用"的原理,对急性胰腺炎实热壅滞证用通里攻下、清热解毒以及活血化瘀的方法常能获得良好疗效。特别是运用通里攻下的致泻手段,及早恢复肠蠕动,消除肠道麻痹造成的肠道淤滞状态,改善肠功能,促进肠道微生态恢复正常,使患者在短时间内排便、排气,减少肠内有害物质的吸收和进入体内的细菌数量,降低肠源性感染的发生率,对于控制症状和改善预后有重要的临床意义。这说明中医也认识到急性胰腺炎与肠道微生态息息相关,治疗急性胰腺炎,需要恢复肠道功能,改善肠道微生态。

针对急性胰腺炎继发感染,采用通里攻下、清热解毒和活血化瘀疗法,往往能取得较好疗效,主要体现在:①预防与治疗肠源性感染和内毒素血症,减少 MODS 的发生,有助于减少坏死胰腺组织的感染及脓肿形成;②改善腹腔内器官的血液循环,促进炎性渗出物的吸收,不同程度地保护机体重要器官及功能;③对内毒素具有降解作用,能够减轻内毒素介导的细胞因子及其他炎症介质引起的炎性反应;④调节急性胰腺炎继发感染的异常免疫反应,促进免疫功能的恢复。

目前用于治疗急性胰腺炎及感染的中药方剂中,大黄和柴胡为主要成分。其中,大黄通里攻下、清热解毒的药理机制与改善肠道微生态密切相关。大黄在治疗急性胰腺炎中,可单用或配伍使用,主要机制可能在以下几个方面:①泻下作用。②促进胰腺分泌作用。③利胆作用。大黄能促进动物的胆汁分泌,并使胆红素和胆汁酸的含量增加。④抗菌作用。体外试验表明,大黄对葡萄球菌、链球菌、肠杆菌以及厌氧菌等均具有不同程度的抑制作用。⑤抗炎作用。大黄的抗炎作用可能与其对花生四烯酸的代谢物 TXA_2 及 17-三烯酸生物合成的抑制作用有关,也可能与影响免疫调节功能有关。⑥改善微循环和止血的作用。检测表明,服用大黄后,患者的血液黏滞度明显下降;另一方面,大黄通过其有效的止血成分 α-儿茶素和没食子酸等来增强纤溶活性,抑制抗凝血酶活性等发挥止血功能。

实验研究和临床应用初步证明,急性胰腺炎患者中,结合内科、外科、营养支持、中医药等治疗,掌握使用时机,可以通过口服、灌肠等方法使用微生态制剂,达到恢复肠道功能、减轻内毒素血症、提高免疫能力、控制继发感染等治疗目的。该方法有很好的实际应用前景,但是仍需要系统的基础研究和临床研究,尤其是需要随机双盲的多中心临床研究加以证实。

(郑树森 蒋建文)

参 考 文 献

1. 姚泰. 生理学. 第5版. 北京:人民卫生出版社,2001.

2. 闻玉梅. 现代医学微生物学. 上海:上海医科大学出版社,1999.

3. Samak G,Suzuki T,Bhargava A,et al. c-Jun NH2-terminal kinase-2 mediates osmotic stress-induced tight junction disruption in the intestinal epithelium. Am J Physiol Gastrointest Liver Physiol,2010,299(3):572-584.

4. Besselink MG,van Santvoort HC,Renooij W,et al. Intestinal barrier dysfunction in a randomized trial of a specific probiotic composition in acute pancreatitis. Ann Surg,2009,250(5):712-719.

5. Scaldaferri F,Sans M,Vetrano S,et al. The role of MAPK in governing lymphocyte adhesion to and migration across the microvasculature in inflammatory bowel disease. Eur J Immunol,2009,39(1):290-300.

6. Naugler KM,Baer KA,Ropeleski MJ. Interleukin-11 antagonizes Fas ligand-mediated apoptosis in IEC-18 intestinal epithelial crypt cells:role of MEK and Akt-dependent signaling. Am J Physiol Gastrointest Liver Physiol,2008,294(3):728-737.

7. Targarona MJ,Barreda CL,Arroyo BC,et al. Total enteral nutrition as prophylactic therapy for pancreatic necroais infection in severe acute pancreatitis. Pancreatology,2006,6(1/2):58-64.

8. Van Minnen LP,Nieuwenhuijs VB,de Bruijn MT,et al. Effects of subtotal colectomy on bacterial translocation during experimental acute pancreatitis. Pancreas,2006,32:110-114.

9. Capurso G,Marignani M,Piciucchi M,et al. Probiotics and severe acute pancreatitis. J Clin Gastroenterol,2008,42:S148-S151.

第十八章 器官移植微生态学

第一节 器官移植术后感染与微生态学关系

随着外科手术技术及围术期处理水平的不断进步,新型免疫抑制剂的研制及移植免疫学研究的不断进展,器官移植进入全面发展时期。据统计,世界范围内肾脏、心脏和肝脏三大器官移植到 1995 年底累计数为 46 万例次,2000 年底为 71 万例次,2009 年底已经超过 100 万例次。这三种最常见的移植已成为先进国家大医院的常规手术,且移植后存活率显著提高,一年有功能存活率肾移植达 95%,心移植 90%,肝移植 80% 以上,现仍存活最长者为 40 年、35 年和 30 年。另一方面,器官移植患者由于长期使用免疫抑制剂、激素、抗生素类药物,易出现微生态失调,甚至引起微生态失调症候群。因此,防治微生态失调是当前临床医疗实践中必须引起重视的新课题。

一、器官移植导致微生态失调的常见原因

（一）术前

1. 受体带有医院内耐药菌株,如耐药金黄色葡萄球菌、铜绿假单胞菌。

2. 受体存在隐性感染,如呼吸道病毒、结核杆菌等。

3. 供体器官带有病毒、结核杆菌等病原体。

4. 供体、受体组织相容性差。

（二）术中

1. 呼吸道带有致病菌。

2. 皮肤消毒不严。

3. 手术复杂,创口暴露时间长。

4. 受体肠内容物污染腹腔。

5. 使用大量医疗器材。

6. 输注血液制品。

7. 使用免疫抑制剂。

（三）术后

1. 大剂量多种免疫抑制剂的应用。

2. 手术创伤。

3. 手术并发症的发生。

4. 各种导管的留置。

5. 长期广谱抗生素的使用。

二、器官移植术后微生态改变阶段

根据患者免疫功能的状态和感染类型的特点,器官移植术后微生态改变时间上可分为 3 个阶段。

（一）第一阶段

移植后 1 个月内。在此阶段,虽然免疫抑制剂每日用量最大,但条件致病菌感染率不高。此阶段患者免疫功能受抑制程度较低,因此,感染主要由普通致病菌引起。

该阶段感染包括:①一些常见的抗生素耐药感染,如葡萄球菌;②感染来源包括导管感染、切口感染、吻合口漏及艰难梭菌性结肠炎等;③供体来源感染,如单纯疱疹病毒、巨细胞病毒及 HIV、克氏锥虫等;④受体来源感染,主要包括曲霉菌、假单胞菌等。

（二）第二阶段

移植术后 1~6 个月。此时条件致病菌最为活跃,以病毒为常见,特别是疱疹病毒中的巨细胞病毒。此外,真菌和不常见的寄生虫感染也常在这一阶段发生,因此,移植术后 1~6 个月感染病死率相当高。

根据是否同时行干预治疗,将该阶段的感染分为两个类型:①行卡氏肺孢菌肺炎（pneumocystis carinii pneumonia,PCP）及抗病毒（如 CMV、HBV）等干预治疗:多瘤病毒 BK 感染（引起肾病）、丙型肝炎病毒感染、腺病毒感染、新型隐球菌感染、结核杆菌感染等;②无干预治疗患者:卡氏肺孢菌肺炎、各种病毒感染（如单纯疱疹病毒、巨细胞病毒及 EB 病毒等）、乙型肝炎病毒感染,其他感染包括弓形虫、诺卡菌、利什曼原虫等。

（三）第三阶段

移植术后 6 个月以上。此阶段可能有三种类

型的感染。

1. 移植脏器功能良好，患者耐受维持量免疫抑制剂，不出现其他严重并发症，患者各种类型感染的发生率与普通人群相似，这种患者占大部分。感染主要包括社区获得性肺炎（community-acquired pneumonia，CAP）、尿路感染等。

2. 约5%患者有慢性感染，例如CMV引起的脉络膜视网膜炎、EB病毒引起的移植后淋巴细胞增生性疾病、乙型肝炎病毒或丙型肝炎病毒引起的肝脏进行性病变或肝癌以及结核病等。

3. 少数患者移植脏器功能较差，免疫力低下者可发生播散性新型隐球菌、毛霉菌、曲霉菌等感染。

上述感染阶段性的区分，仅仅为了便于考虑和判断，并非绝对。例如移植后第一个月发生多次急性排斥，多次应用单克隆或多克隆抗淋巴细胞抗体，均可发生任何类型的严重感染。

三、器官移植术后微生态失调常见病原体

器官移植术后微生态失调常见病原体包括细菌、病毒、真菌等。一般性细菌感染的菌种以革兰阴性杆菌和革兰阳性球菌为主，如铜绿假单胞菌、阴沟肠杆菌、醋酸不动杆菌，肺炎克雷伯菌以及金黄色葡萄球菌、表皮葡萄球菌，其他还有粪肠球菌、人苍白杆菌、大肠埃希菌、结核杆菌等。真菌感染包括白念珠菌、曲霉菌属、新型隐球菌、孢子菌属等。病毒感染有巨细胞病毒、单纯疱疹病毒、带状疱疹病毒、EB病毒、腺病毒等。

（一）细菌感染

移植患者术后微生态失调三分之二以上表现为细菌感染，其中以肺部感染、败血症、尿道感染最为常见。

1. 肺部感染 移植患者术后肺部感染发病率约为20%，严重威胁受者生命。肺部细菌感染可在24小时内发病，诊断原则与一般感染一致，通常表现为发热及白细胞增高。但必须注意严重感染时可不出现发热、白细胞升高等临床表现，而直接表现为体温低下、意识障碍、呼吸困难等。不能确定感染性质时，可经纤维支气管镜检查或肺组织活检，做各种微生物学检查，以确定细菌种类。

2. 败血症 败血症是指细菌侵入血液循环，并在血流中生长繁殖，引起毒血症状的全身性感染。一般情况下，如仅有少量致病菌入血，可迅速被吞噬细胞清除或被特异性抗体及非特异性抗菌物质（如补体、溶菌酶）杀灭而不致引起败血症。但

在移植患者中由于应用了大剂量肾上腺糖皮质激素和免疫抑制剂，其抗感染免疫能力降低，易导致败血症。在诊断上，应注意移植患者败血症的早期表现不同于一般患者，往往并无急性症状或仅有低热，而易低估病情的严重性。对移植患者出现低热、心动过速和呼吸急促等症状时应考虑有败血症的可能，常规需作血培养及胸部X线检查等。

3. 尿路感染 尿路感染是移植患者常见的细菌感染。肾移植术后，如果移植肾冷缺血时间超过24小时，或有外科并发症（如切口感染、吻合口漏等）患者，尿路感染发生率增高。尿路感染症状大多比较隐蔽，发生高热者少见，有尿路刺激症状者也只有5%左右。移植术后早期应每天做尿培养及尿常规检查。如出现尿蛋白增加、尿培养2天菌种相同、尿白细胞增加，即可确定为尿路感染，需做相应的抗感染治疗。

（二）病毒感染

移植术后6个月内常见病毒感染，发病率高。常见的有巨细胞病毒（CMV）、单纯疱疹病毒（HSV）、带状疱疹病毒（VZV）和EB病毒，以及肝炎病毒、腮腺炎病毒、流感病毒等。其中以CMV感染最常见，具有重要的临床意义。

（三）真菌感染

移植患者深部真菌感染可发生在术后任何时期，但多见于移植后3个月内，常累及消化道、肺、脑、心内膜、移植物和其他脏器。以白念珠菌、曲霉菌、隐球菌和毛霉菌感染为多见。临床表现无特异性，因易同时合并细菌、病毒和原虫等混合感染，造成早期诊断上的困难，待诊断明确后治疗往往为时已晚，因此早期诊断和经验性治疗非常重要。

临床上移植患者最常见的真菌感染是念珠菌感染，主要由白念珠菌引起。根据发生白念珠菌感染部位，一般可分为皮肤、黏膜和内脏三种类型。肺念珠菌病多继发于其他呼吸道疾病，原发者少见。

移植术后也可发生隐球菌感染，临床上以头痛、呕吐及神志改变三个主要症状为特征。病初头痛为间隙性，局限于额部，以后日渐加重呈持续性，伴恶心、呕吐、头晕，并可出现各种神经症状。本病早期诊断较困难，关键在于临床医师对此病要有高度的警惕性。诊断本病最可靠的证据是脑脊液涂片墨汁染色发现新型隐球菌，或脑脊液作真菌培养。

此外，曲霉菌感染也常在移植后发生，多见于肺部感染。导致肺部病变的曲霉菌主要有三种：熏烟色曲菌、黑曲菌和黄曲霉菌。移植患者的曲霉菌病多数是继发性感染，由曲霉菌引起肺部浸润发展

迅速,侵犯脉管后导致出血性坏死,并可形成空洞。尽管在人体的正常菌群中可有曲霉菌存在,但是如果临床有肺浸润的移植受者连续两次痰液检查可见真菌,则对曲霉菌病是极有提示诊断价值的依据。

四、移植术后微生态预防措施

对受体的准备工作,最好从移植前一周或更早开始,要求患者在将要手术前接受淋浴和制霉菌素霜擦于全身皮肤皱褶处,如腹股沟、颈部、肘部、腋窝部等。用洗必泰漱口,同时采用一些非肠道吸收药物,如庆大霉素、多黏菌素、制霉菌素等口服,以控制肠道内细菌繁殖。

CMV血清阳性的受体,大剂量的阿昔洛韦(用药4个月)能预防CMV感染的发生。对CMV血清阳性并接受抗淋巴细胞球蛋白治疗的肝移植受体,用小剂量的更昔洛韦预防,使有症状的CMV感染发生率从60%下降到20%。阿昔洛韦、更昔洛韦在预防CMV感染的同时能预防单纯疱疹感染,并可减少EB病毒感染的发生。

对乙型肝炎表面抗原阳性的患者做肝移植,宜用乙肝免疫球蛋白(HBIg)在术中和术后作预防注射,有一定效果,但费用昂贵。拉米夫定给乙型肝炎患者带来福音,口服治疗一段时间后几乎100%地抑制乙型肝炎病毒DNA。现在,世界上许多移植中心正在研究拉米夫定对乙型肝炎患者肝移植的影响,前期结果令人鼓舞,在移植后乙型肝炎表面抗原基本消失。

(郑树森 尉建锋)

第二节 实质器官移植与微生态学研究

一、肝脏移植和微生态学研究

肝移植患者由于免疫抑制,肝、肾功能障碍,机体微生态失调以及术前使用过多种广谱抗生素等诸多因素,使得肝移植受体比任何其他腹部手术更易发生感染。肝移植术后受体死亡原因约50%~90%与感染有关,占所有死因的首位。移植感染已成为影响受体长期生存的关键问题。

(一) 肝脏移植的微生态失调原因及机制

肝移植术后发生微生态失调是多种原因引起的,下面从以下几个方面论述。

1. 肝移植受体术前的微生态状态 肝移植受体主要为晚期肝病患者,引起晚期肝病微生态改变的机制可分为以下几种情况:门静脉高压可引起胃肠道的淤血水肿,血管通透性增加,使肠道细菌发生横向易位和纵向易位,细菌进入血液,并在血液中定植,可导致败血症;如同时有门静脉高压产生的腹水,易导致原发性腹膜炎。这种感染在手术前一般都可以被控制,在移植术后由于应激、免疫抑制剂及大剂量激素的应用,短期内可出现严重感染。另外有一些患者术前反复应用广谱抗生素,因而产生菌群失衡,导致二重感染,尤其在肺部易出现真菌感染。

2. 移植物的微生态改变 移植物在切取的过程中,有时由于无菌条件的限制,容易造成微生物的污染。这种污染可以在移植物的表面,也可经过血管的断面和移植物固有的管道系统(如胆道)逆行。污染微生物的种类最常见为细菌,也可为病毒、真菌和原虫等。由于移植物本身是活体组织,微生物在移植物局部定植后,部分通过繁殖导致局部感染。定植在移植物上的微生物,在移植物移植到受体时,随血流可定植于受体的血液或其他的脏器,引起受体潜在性感染或急性感染,导致受体内微生态的混乱。

此外,还可能由于移植物或供体的血液中携带有微生物,最常见有肝炎病毒、巨细胞病毒和卡氏肺孢菌。如果供体选择不严格,移植物中就可能携带有病原菌。

3. 肝移植手术中的微生态变化 一般而言,移植手术是在无菌条件下进行的,术中一般不影响微生态的改变。但是,偶有手术环境消毒不严格,可导致周围环境的微生物污染,主要是手术切口的污染,造成病原菌在手术切口处的定植与感染,严重时可易位至血液中,导致血行性感染。手术中最常见的微生态变化是携带有病原菌的移植物,在种植过程或种植后使病原菌随血流易位到其他脏器定植,出现新区感染以及移植物本身的感染。这种感染可以是潜伏性感染,也可以是急性感染。此外,对于肝移植复杂手术,通常也可因为过长的手术时间,增加移植受体的感染机会。

4. 肝移植术后的微生态变化 移植术后,由于大手术创伤以及大剂量免疫抑制剂的应用,使受体免疫力明显下降,易出现微生物的感染。如果在术前就有潜在性的感染存在,或者是老年人或儿童,其本身的免疫系统退化或发育不全导致术后免疫力更加低下。

另外,肝移植术后需要放置各种管道:如机械通气需要气管插管、胃肠减压管、胸腹腔引流管、引流胆汁的"T"管、导尿管、桡动脉导管以及静脉留置导管等。这些管道是肝移植术后微生物进入人体的主要途径。

(二)肝移植术后微生态失调并发感染的临床分期与分型

肝移植术后微生态失调可能引起宿主的感染，包括：微生物在体内产生潜在性的感染；潜在性感染复活，产生急性感染；急性感染后产生血行播散；另外，还可能通过垂直易位和横向易位到其他的部位或脏器发生急性感染。

肝移植术后感染根据时期及感染性质的不同，可分为三个时期：①早期感染，术后 1 个月内发生的感染，90% 以上为院内细菌和真菌感染，通常与移植前因素或移植后并发症相关；②中期感染，术后 1~6 个月内发生，以巨细胞病毒感染为主，以及部分迁延感染；③后期感染，移植手术 6 个月后发生的感染，比较少见，多数为机会感染，少数为病毒或慢性感染。

根据感染性质不同，又可分为以下几种类型：自身感染、内源性感染、外源性感染和污染。

1. 自身感染 由于大手术创伤的打击和大剂量免疫抑制剂的应用，患者的免疫力严重低下，可引起各种自身感染。自身感染主要发生在早期，偶有发生在中期和晚期。肝移植术后最常见的自身感染是胃肠道的感染，表现为腹泻、腹痛、消化不良、稀糊便且可含有黏液，但一般无脓血，体温常仅有低热。可发生在尿路，主要表现脓尿和尿路刺激征。常见的病原菌为大肠埃希菌。

2. 内源性感染 一般发生于术后一周左右，是早期感染的主要类型。这是由于术后抗生素的应用，宿主体内敏感菌株被消灭，正常菌群失衡，正常菌群成员中的耐药菌株乘虚而入，产生条件致病菌引起院内感染。其病原菌主要以细菌为主，也有真菌导致的二重感染。常见的细菌包括正常菌群成员，如葡萄球菌、大肠埃希菌、梭菌、白念珠菌以及肠道的一些过路菌，包括变形杆菌、铜绿假单胞菌。

内源性感染的最常见部位是肺部，表现为咳嗽、咳痰、胸闷、气促等呼吸道感染症状。其次是血液，可以引起菌血症或败血症，但是这种败血症的临床症状较外源性感染引起的败血症症状轻，毒血症状也不明显。再次，感染也可以出现在胆道和泌尿道。在浙江大学医学院附属第一医院的一组 96 例患者中，这两个部位的感染最常见的病原菌为葡萄球菌，占总细菌菌株数的 60% 以上。

3. 外源性感染 是指致病菌引起的感染，可

发生在移植术后早期、中期和晚期。外源性感染在肝移植术后发生率不高，但是一旦发生则病情较严重。病原体主要有细菌，如单核细胞增多性李斯特菌、诺卡尔菌、军团菌、结核分枝杆菌；病毒如巨细胞病毒（CMV）、单纯疱疹病毒（HSV）、水痘-带状疱疹病毒（VZV）、EB 病毒（EBV）、腺病毒；真菌如曲霉菌、念珠菌、新型隐球菌、白氏毛孢子菌、卡氏肺孢菌、荚膜组织胞浆菌、粗球孢子菌；原虫如鼠弓形虫。肺部感染是上述致病菌感染的最好发部位，其次是血行播散性感染。

随着外科技术的提高，合理地选择应用抗生素，诊断技术敏感性提高和发展，更重要的是免疫制剂的合理应用，肝移植后感染已较以前明显较少，但仍然成为肝移植术后死亡的主要原因，往往影响手术的预后。病原学诊断在整个治疗过程中显得尤其重要，在诊断明确的情况下，只要选择合适的针对病原菌的药物，治疗是容易成功的。所以，对于肝移植后感染，最重要的是如何尽快地确诊感染部位与病原菌，这是减少感染死亡率的关键。

肝移植的感染率各个中心不同。国外移植中心报道术后早期感染发生率可达 80% 以上，成为受体术后早期死亡的主要原因之一。我中心近 6 年的数据显示早期感染发生率也达 70.2%。以下对不同种类感染进行详述。

1. 细菌感染 90% 以上的细菌感染发生在肝移植术后 1 个月内，以混合感染为主。病原菌分析发现以条件致病菌为主，耐药菌株多见，不仅耐药性均较高，且呈现多重耐药现象，与围术期长时间大量使用广谱抗菌药物密切相关。

肝移植术后细菌感染主要以革兰阴性菌为主，常见肠杆菌科和铜绿假单胞菌、不动杆菌；而革兰阳性菌仅占少部分，常见耐甲氧西林的金黄色葡萄球菌和表皮葡萄球菌、肠球菌属和棒状杆菌属。不仅需要通过针对葡萄球菌、链球菌等革兰阳性球菌和肠道内革兰阴性菌选择相应抗生素进行预防性治疗，尚需对于怀疑发生菌血症的患者选择广谱抗生素进行实验性治疗，更重要的是一旦确定病原体，则根据药敏结果换为针对性窄谱抗生素。

（1）肺部感染：肺部感染是肝移植术后最常见的感染部位。在所有肝移植术后感染中发病率占首位。感染的原因主要是呼吸道菌群的失衡和上呼吸道病原菌的吸入，机械通气与肺部的感染有关系。感染最常见为混合感染，所以即使培养阳性，在选择抗生素时应针对已找到的病原菌选择敏感的抗生素，还要兼顾其他的革兰阳性和阴性的细菌。

（2）败血症：败血症是肝移植术后主要的感染类型。然而，感染的途径和病原菌在不同情况下是不同的。长期留置导管是引起肝移植术后败血症的最常见原因。革兰阴性杆菌败血症的最常见原因是胃肠黏膜的破坏，肠腔内细菌易位到血液；细菌也可来源于腹腔内的感染。败血症的其他来源为肺、软组织和泌尿道。在某些情况下，原发灶不明确。肝移植术后由于免疫力低下，常常应用糖皮质激素，所以感染的临床表现不典型，在只有败血症的情况下，不一定有明显的发热和白细胞增高。但是，只要有败血症存在，临床上仍可见有毒血症的表现，必须认真仔细地检查。

治疗原则：针对病因，去除原发灶。如血管内导管引起，则应尽早拔除导管，必须留置的应重新更换穿刺部位，护理上要求严格的无菌操作。术后常规给予双歧杆菌、乳杆菌等生物制剂口服预防，防止菌群失衡。根据血培养药敏结果选择合适的抗生素。加强营养支持和全身的支持治疗。适当减低免疫抑制剂的剂量。

（3）胆道感染：肝移植术后胆道感染较常见，尤其是术中放置 T 管引流的患者更多见。感染的原因最主要有移植物污染在一定条件下发生感染；T 管护理无菌操作不严格，细菌逆行性感染；术后胆道并发症使供肝的肝内外胆管狭窄；吻合口狭窄，胆汁引流不畅，肠道内容物的反流。临床上主要表现为发热，有时可表现为胆红素增高，直接胆红素和间接胆红素均可增高，肝功能异常。若 T 管引流可见胆汁颜色变深、变浑或有絮状物，胆汁涂片检查有时可见脓细胞，胆汁培养往往可检测到细菌。根据上述情况，诊断并不困难。

治疗原则：①要通畅引流，放开 T 管给予引流，若有胆道狭窄，可在 ERCP 下放支架或在 B 超引导下进行经皮胆管穿刺引流（percutaneous transhepatic cholangial drainage，PTCD）；②根据药敏选择合理的抗生素，并且其在胆道中要有较高的血药浓度；③给予适当的护肝利胆退黄的药物，如腺苷蛋氨酸、熊去氧胆酸等。另外，给予对症和支持治疗。

（4）尿路感染：在肝移植的早期，尿路感染发生率仅次于肺部感染、血行性感染和胆道感染；在移植的后期，尿路感染发生率并不高。感染的主要原因为留置导尿管和会阴部细菌感染。革兰阴性和肠球菌是常见的致病菌。临床表现为发热，可有或无明显的尿频、尿急、尿痛，有时可见尿色变浑和脓尿。尿培养可找到病原菌。诊断可根据临床表现，病原学诊断依靠尿培养，可通过取清洁的中段尿或耻骨上穿刺抽吸尿液进行定量培养。

尿路感染的治疗原则：首先要拔除导尿管，做好会阴部的护理，清洁会阴部；多饮水以保持足够的尿量；选择敏感的抗生素。但是抗生素应在临床症状消失、连续 3 次尿培养阴性方可停用，以免细菌清除不彻底而成为慢性感染。

（5）腹腔感染：在肝移植后腹腔感染发病率相对较高。肝移植术后的患者常见有腹部和胃肠感染，如腹腔内感染、肝脓肿、腹膜炎。革兰阴性杆菌（特别是肠杆菌属）、肠球菌属、厌氧菌属是最常见的引起感染的微生物。腹腔脓肿和肝脓肿的诊断依靠 CT 与超声。病因学可以通过检测血培养。有人在对 101 例肝移植患者的回顾性研究中发现，腹腔脓肿患者的 40% 以上，肝脓肿的 60% 以上是细菌性的。在非细菌性脓肿患者中，需在 B 超引导下抽取脓液培养而达到确诊的目的。

治疗原则：去除病因，通畅引流，急性腹膜炎若有大量的炎性腹水或者是腹腔脓肿均应充分引流；根据药敏选择合适的抗生素；加强营养，腹腔感染的患者常常胃肠道功能不全，需要静脉营养，此类患者每日蛋白消耗大，应给予补足氮源。

（6）软组织感染：肝移植受体最易发生软组织感染，其中大部分是切口感染，大多为细菌性。处理方法主要是通畅局部引流，保证感染周围皮肤无菌，勤换药；局部分泌物送培养，若出现全身毒血症状时，给予抗生素治疗。

2. 病毒感染 肝移植后常见感染的病毒包括：巨细胞病毒、单纯疱疹病毒、水痘 - 带状疱疹病毒、EB 病毒、腺病毒。主要的治疗药物为阿昔洛韦、更昔洛韦等。

3. 真菌感染 肝移植术后并发真菌感染的发生率较其他器官移植的高，其原因可能与手术以及术中大量输血制品、术后各种导管的停留、大量广谱抗生素的应用、进入 ICU 后呼吸机的使用、各种有创操作及 ICU 特殊环境等因素，也使肝移植受体获得性感染的机会增大。真菌感染是移植术后导致死亡的一个主要原因。念珠菌感染占所有真菌感染的 80%，念珠菌病是最容易播散的，但也可局限在腹膜腔、泌尿道。在念珠菌感染后常继发曲霉菌的感染，也可出现新型隐球菌，白氏毛孢子菌等感染。曲霉菌病和念珠菌病一般发生在移植后两个月内，而隐球菌感染发生在晚期。曲霉菌、荚膜组织胞浆菌、粗球孢子菌感染的最常见的表现是肺炎，但也可累及其他器官，如脑、肾、胃肠道，或者也可产生播散。白氏毛孢子菌感染与播散的念珠菌病类似。接合菌亚纲常见是鼻、脑感染,较少见于胸腔、胃肠道、皮肤感染。典型的新型隐球菌感染是发生于移植4个月以后的亚急性到慢性感染。

4. 原虫 原虫感染发生在移植后晚期,最常见是鼠弓形虫性脑炎、心肌炎和(或)肺炎。鼠弓形虫感染可以通过潜在性感染的复活或通过供体器官产生新的获得性感染。肝移植后常见的是卡氏肺孢菌肺炎,该病来势凶,临床表现有时与CMV肺炎难以鉴别,要明确诊断主要依靠病原学的诊断。卡氏肺孢菌诊断最可靠的方法可用BAL液经过旋转离心,用甲苯胺蓝或环六亚甲基四胺银染色找包囊,或者用Giemsa染色找滋养体。包囊一般直径为$4\sim6\mu m$。最近,用单克隆抗体可以增加痰液对卡氏肺孢菌病诊断的敏感性。如果痰液和BAL液均不能作出诊断,有必要进行经支气管或开肺活组织检查。

二、肾移植的微生态学研究

肾移植术后最常见的死亡原因是微生态失调引起的感染,死亡率曾高达$40\%\sim78\%$。近年来,由于组织配型的进展,减少了免疫抑制药物的剂量;预防性应用抗生素以及对反复发生的严重排斥反应患者采取了较积极的摘肾保命的原则,使感染导致的死亡率明显下降。尽管如此,感染仍是导致移植患者死亡的首位原因,其中以肺部感染和败血症的病死率最高。

(一)肾移植术后微生态失调的原因

1. 移植受者因尿毒症后长期血液透析,常常存在贫血、凝血功能障碍、蛋白质消耗,导致免疫力减退。

2. 患者承受了一次较大手术,抵抗力暂时下降。

3. 术前带有病菌未得到及时治疗。

4. 术后大剂量应用免疫抑制药物。

(二)肾移植术后几种常见的微生态失调及防治

1. 细菌感染 细菌感染约占感染病例的2/3以上,最常见的有尿路、肺部、创口和全身感染,其中以败血症和肺部感染的病死率最高,多见于手术后1个月内。值得指出的是,革兰阴性杆菌不仅是败血症和尿路感染常见的病原菌,而且在肺部感染病原中亦多见。细菌感染又常与病毒、真菌或原虫等感染并存。

肾移植患者肺部感染的发病率较正常人群高$5\sim24$倍。肺部感染的病原仍以细菌感染(大肠埃希菌、铜绿假单胞菌、金黄色葡萄球菌、产气杆菌及肺炎杆菌等)为主,其次为真菌及病毒。近年来结核病的发病率有所上升。肾移植患者一旦并发肺部感染,病情发展迅速,如果不及时诊治,可导致肺部休克,病死率很高。

细菌感染的治疗原则为:①针对细菌选用强有力的抗生素;②全身支持治疗,如血清白蛋白50ml、新鲜血浆400ml,每日1次;③调节好免疫抑制剂,严格控制排斥反应;④当感染难以控制时要果断切除移植肾,确保生命安全。

2. 巨细胞病毒(CMV)感染 CMV可通过移植的肾脏传播。据报告,肾移植后CMV的感染率为$50\%\sim80\%$,感染后移植肾失功率为20%,死亡率为25%。

肾移植中CMV感染有两种形式,即原发感染和复发感染。对手术前阳性的受者来说,移植了阳性供者肾脏后,CMV感染可能是内源性的,即潜伏病毒的再激活,也可能是外源性的,即供者病毒株的再感染。

3. 单纯疱疹病毒或带状疱疹病毒感染 此种病毒分布全球,不受气候限制。感染后产生抗体,可持续终身。感染后患者发生单纯疱疹或带状疱疹,但一般并不严重,不一定需要减少免疫抑制药物剂量。个别病例可发生全身性感染,如诊断明确,早期应用阿昔洛韦,局部用5g/L硝酸银溶液涂擦患处效果甚佳。

4. 真菌感染 肾移植后深部真菌感染是较常见和严重的并发症,尤其是应用多种抗生素后更为明显,病死率较细菌感染为高,可发生在术后任何时期,但多见于移植后3个月内。常累及消化道、肺部、脑组织、移植肾、心内膜和其他器官,以白念珠菌、曲菌、隐球菌和毛霉菌感染为多见。其临床表现无特异性,且易并发细菌、病毒和原虫等混合感染。肾移植后受者如出现畏寒、低热或面热,经抗生素治疗无效时要怀疑有真菌感染。诊断明确后应用氟康唑治疗可取得较好的效果。

三、胰腺移植与微生态学研究

目前胰腺移植多采用异位胰腺移植,手术创伤相对小,术后微生态失调不多,引起的严重感染并不常见。但对胰腺移植后的患者来说,感染仍是最主要的死亡原因。感染的发生除了与实质性脏器移植的一般规律相同外,还主要与胰腺的移植方式及其外分泌的处理方式有关。

(一)胰腺移植术后微生态失调的原因及发病机制

1. 受体因素 需要做胰腺移植的患者均有严重的胰腺内分泌障碍,尽管一般情况下,患者通过服药及应用胰岛素来控制,但仍经常有高血糖。术后的最早期由于移植物功能未发挥正常,胰腺的内分泌功能不全,可导致高血糖,同时由于免疫抑制剂的升血糖作用,使术后血糖难以控制。如果出现排异反应,血糖将升至更高的水平。高血糖给细菌生存创造有利的环境,可导致细菌库中某种或某些细菌大量繁殖而出现感染。同样道理,外源性致病菌进入体内后也更易产生繁殖感染。

2. 手术因素及不同术式对微生态的影响 供胰的切取往往因为无菌操作不够严格,易造成供胰的微生物污染。污染的致病微生物在移植物表面定植,或者在断面沿着血管或胰管的断端逆行。这些移植物所污染的病原菌可在体内产生潜伏性感染,也可出现急性感染。手术方式及胰腺外分泌的处理方式是影响胰腺移植后期感染的重要因素。

(1) 胰节段移植:如果移植物是胰节段,其经横结肠系膜裂口与胃大弯后壁相吻合,一旦移植胰腺发生炎症,结肠易受炎症侵蚀,结肠内细菌经受损的肠壁扩散到腹腔,可引起细菌性腹膜炎及胰周围脓肿。

(2) 全胰腺移植:保留十二指肠乳头全胰移植术易并发肠瘘,使肠道细菌易位到腹腔,引起腹膜炎或腹腔脓肿。胰、全十二指肠同时移植术,在空肠 - 空肠吻合处易发生溃疡、坏死与穿孔,穿孔后导致腹腔炎和腹腔脓肿。

(3) 胰腺的外分泌处理方式与感染的关系:不同的胰腺外分泌处理方式可导致不同部分和不同时期的感染。目前,胰腺外分泌处理方法主要有两类:①胰管结扎或胰管堵塞,以除去移植胰腺的外分泌功能;②作胰腺外分泌引流,包括肠道引流、尿路引流、胰管开放腹腔引流。胰管结扎或胰管阻塞法如果出现细菌进入胰腺,极易形成移植胰腺的脓肿。若经肠道引流,胰管与空肠进行吻合,这种方法容易导致吻合口瘘,产生腹腔感染。若胰液经尿路引流,可分为两种方式,一是经输尿管引流,二是经膀胱引流,可能由于排泄到膀胱的胰酶被激活,引起十二指肠和膀胱黏膜屏障的损伤,导致反复性尿路感染和结石。

3. 供体因素 若供体体内存在一些病原菌,这些病原菌就可以通过移植和血液进入受体的体内,产生潜伏性感染或急性感染,潜伏性感染在一定条件下产生复活性感染。这些病原体主要为病毒,最常见有乙型肝炎病毒,CMV 病毒,单纯疱疹病毒,水痘 - 带状疱疹病毒和腺病毒等。

(二)胰腺移植术后微生态失调的主要类型

胰腺移植后在不同时期微生态失调的表现不同的,按照其病原菌可分为以下几种类型的感染。

1. 细菌感染 细菌感染可分为条件致病菌的感染和机会感染,条件致病菌感染常见于术后的中期和早期。机会感染可发生于任何时期,在所有的移植术后患者均有同样的规律和原因,在此不再重复(详见本章肝脏移植与微生态)。胰腺移植后最常见的感染有如下几种。

(1) 移植物急性感染:胰腺外分泌液经膀胱引流者,十二指肠与膀胱吻合口水肿、胰液引流不畅或因膀胱排空不畅、尿液潴留、尿液和胰液反流、手术创伤等多种因素可引起移植物急性胰腺炎(占5%~11%)。急性胰腺炎本身在发病的早期并非为感染性炎症,但是在急性胰腺炎后往往继发感染。感染的细菌主要为肠杆菌、肠球菌、金黄色葡萄球菌和厌氧菌。

治疗原则:①治疗急性胰腺炎,抑制胰液的分泌,抑制胰腺酶活性,镇静止痛,对症支持治疗;②选择合适的抗生素,主要针对肠道细菌,若培养阳性,可根据药敏实验结果选择合适的抗生素;③通畅局部引流,若腹腔内炎性渗出物较多,应给予置管引流。

(2) 腹腔内感染:胰腺移植后,可能由于移植胰腺受污染,手术操作无菌条件不严格,术后引流管无菌护理不严格,以及继发于切口感染和由于手术方式的不同,有些手术方式易造成吻合口瘘和穿孔,使得胰腺移植以后易出现急性腹膜炎或腹腔内脓肿。这是胰腺移植术后早期最常见的感染。另外,急性胰腺炎常伴有腹腔内感染。

腹腔内感染的治疗:急性腹膜炎感染性腹水应给予充分引流,腹腔脓肿应在 B 超引导下进行穿刺抽液或置管引流。根据药敏合理选择抗生素,注意水电解质平衡,加强营养。

(3) 败血症:败血症常继发于急性胰腺炎、腹腔内感染;胰腺移植术后导管留置较少,与导管相关的败血症相对较少。临床主要表现为:发热,体温可高可低,因为移植术后常用糖皮质激素抗排异,故即使是败血症,体温也不一定很高,但可有明显的中毒症状,如食欲减退、没有精神和全身乏力等。反复血培养可得到病原菌阳性的结果。

败血症的治疗要去除病因,对原发灶进行处理。由导管引起的先拔除导管或重新留置;选择强有力的抗生素;尽可能找到病原菌,根据药敏来选择抗生素;加强全身的支持治疗。

(4) 尿路感染:主要发生在移植胰腺的外分泌经膀胱引流者。可发生于术后早期,常有反复慢性发作的情况。由于大量的胰液通过膀胱引流,改变了膀胱内的酸碱环境,使膀胱内的 pH 值明显增大(可大于 9)而呈碱性。结果,一方面因为膀胱内的酸碱环境改变,易导致细菌感染;另一方面膀胱内的酸碱环境改变使膀胱黏膜损伤,产生出血性膀胱炎。后者易继发感染,这种感染的致病菌一般是肠道杆菌或球菌。

2. 病毒感染 引起胰腺移植术后感染的病毒常见有 CMV、HSV、VZV、EBV、腺病毒。HSV 和 VZV 引起的皮肤感染一般不会导致严重后果,但有的病例疼痛表现很明显。有的 HSV 感染后出现后遗症,表现为感染的局部神经疼痛,临床上可见突然发作性的局部剧痛,数分钟后自行缓解。EBV 感染大多无症状。

3. 真菌感染 胰腺移植后真菌感染主要继发于难于治愈的细菌感染,经大量的广谱抗生素的应用,全身营养不良和衰竭的患者。也可发生在由于免疫抑制剂长期应用,免疫力很低的情况下。常见的是念珠菌感染,但目前的趋势是曲霉菌发生率逐渐增高。感染部位主要是呼吸道、泌尿道和血液。有时也可发生新型隐球菌性脑膜炎。

四、心脏移植与微生态学研究

心脏移植是终末期心脏病唯一有效的治疗方法。而微生态失调引起的感染仍然是心脏移植后患者的主要死亡原因之一,特别在最初几个月内,免疫抑制剂的使用量达到高剂量时,受者的免疫功能下降更显著,体内微生态平衡失衡,感染性疾病可以随时发生。随着免疫抑制剂特异性的提高,尤其小剂量联合用药的出现,使感染发生率及死亡率有所下降,但感染仍是术后仅次于排斥反应的第二大难题,因此早期感染的诊断及治疗非常重要。

(一)心脏移植术后感染的发生率及发生部位

1. 感染率 心脏移植术后早期感染常见的病原体包括病毒、细菌、真菌、弓形虫、卡氏肺孢菌、原虫等。心脏移植术后发生感染的病例中,细菌感染 43.6%,病毒感染 41.7%,真菌感染 10.2%,卡氏肺孢菌感染 4.0%,原虫感染 0.6%。自从环孢素作为免疫抑制剂用于心脏移植患者以后,感染的发生率有所下降。

2. 感染发生的部位及防治原则 心脏移植术后最常见的感染部位为呼吸系统,约占 28%,其他部位有血液、皮肤、皮下组织、颈部、胃肠道、心内膜、心肌、中枢神经系统及泌尿系统等。临床上为减少感染的发生,应当遵守以下几个原则。

(1)免疫抑制剂的用量应维持在最低有效水平。

(2)选择使用环孢素作为免疫抑制药物。

(3)尽量使患者早期活动。

(4)保持术后监护室的无菌状态,对接触患者的一切必需物品要注意无菌,工作人员应当使用消毒液洗手后再进行操作,必要时戴无菌手套。

(5)小心地监测感染,及时发现感染。

(二)心脏移植术后的感染微生态

1. 细菌感染 感染细菌的种类包括金黄色葡萄球菌、肺炎杆菌、铜绿假单胞菌、大肠埃希菌等。在术后 1 个月内发生的感染中,病死率最高的是细菌性肺炎。导致肺部病变早期感染的致病菌以肺炎球菌最常见。肺部细菌感染常有致命的危险,应早期诊断及治疗。

预防感染重于感染的治疗,围术期应在监护室内单独隔离,进入隔离室的人员应戴口罩、消毒双手并穿隔离衣,隔离室应每天消毒。治疗应该根据细菌培养及药物敏感试验结果,选择合理有效足量的抗生素。

2. 败血症 败血症是指细菌进入血液循环,并在其中生长繁殖,产生毒素而引起的全身性严重感染。临床表现为发热、严重毒血症状、皮疹瘀点、肝脾大和白细胞数增高等。侵入血液的细菌来源,除静脉、动脉及导尿管等留置的插管可以向血液中导入细菌外,其他如创口感染、咽部、口腔等部位亦可以发生细菌侵入血中,中耳的感染及中枢神经系统的感染也可以产生败血症。

3. 病毒感染 引起感染的病毒种类包括巨细胞病毒(CMV)、带状疱疹病毒(VZ)及单纯疱疹病毒(HSV),临床上以巨细胞病毒感染最常见,是心脏移植患者最常见的病毒感染,好发于移植术后 3 个月内。可分为原发性和继发性,以前者多见。

4. 真菌感染 心脏移植后由于免疫抑制剂及广谱抗生素的应用,真菌感染较常见,常见的种类包括白念珠菌、曲霉菌及隐球菌感染。高度怀疑真菌感染时应及时应用敏感抗真菌药物。目前治疗真菌感染的药物主要有咪唑类和多烯类,前者包括氟康唑、伊曲康唑,后者包括制霉菌素、两性霉素 B 和 5-氟胞嘧啶。

(郑树森 尉建锋)

第三节 造血干细胞移植与微生态学研究

造血干细胞移植为恶性血液病、实体瘤、遗传及自身免疫性疾病患者提供了有效的治疗手段。

造血干细胞移植术后,机体的微生态发生了巨大的变化,如:骨髓严重抑制、细胞及体液免疫功能缺陷、移植物抗宿主病(graft versus host disease, GVHD)的发生、黏膜的损伤等,并出现各种微生物(细菌、真菌、病毒)感染。深入研究造血干细胞移植术后机体微生态的变化,制订有效的防治措施对提高造血干细胞移植的成功率有着重要意义。

一、造血干细胞移植患者微生态变化特点

异基因造血干细胞移植患者术后微生态的变化可分三个阶段:早期恢复期(植入前期)、中期恢复期和晚期恢复期。早期恢复期是指从造血干细胞移植到供者造血干细胞这一阶段,一般为2~6周,在外周血干细胞移植患者中,这一时期可缩短至3周,甚至更短;中期恢复期是指移植后30~100天;晚期恢复期是指移植100天以后。患者在不同的时期有着不同特点的微生态变化(图18-3-1)。

(一)早期恢复期

早期恢复期最主要的微生态变化是骨髓严重抑制和黏膜损伤。这一时期细菌感染较常见,也可发生病毒及真菌感染。

此期易感因素有皮肤黏膜受损、持续粒细胞缺乏和脏器功能障碍。此期感染发生率在60%以上,其中细菌感染占90%以上。常见感染有败血症、肺炎、肠炎等。致病菌以革兰阳性菌为主(80%左右),主要包括表皮葡萄球菌、金黄色葡萄球菌、铜绿假单胞杆菌、溶血性链球菌等;大多数革兰阳性细菌感染与中心静脉插管的使用有关,抗生素治疗常有效,但约10%的患者需拔管方能控制感染。革兰阴性细菌感染占25%左右,常与胃肠道黏膜受损,细菌侵入肠道有关,主要为大肠埃希菌、肺炎克雷伯菌和铜绿假单胞菌等。革兰阴性细菌容易引起致命的感染,经验性使用抗生素时必须覆盖到革兰阴性细菌。真菌感染常见病原体为念珠菌及曲霉菌,多见肺炎、食管炎、肠炎等。病毒感染多为内源潜在的单纯疱疹病毒激活,感染率为70%~80%,表现为疱疹性口炎、食管炎和肺炎等。

患者中性粒细胞减少的程度和持续时间是造血干细胞移植术后细菌感染的主要危险因素。造血干细胞移植术后90%的细菌感染发生在早期恢复期前期(中性粒细胞 $<0.1 \times 10^9$/L)。黏膜损伤的程度和预处理方案的类型有关,白消安

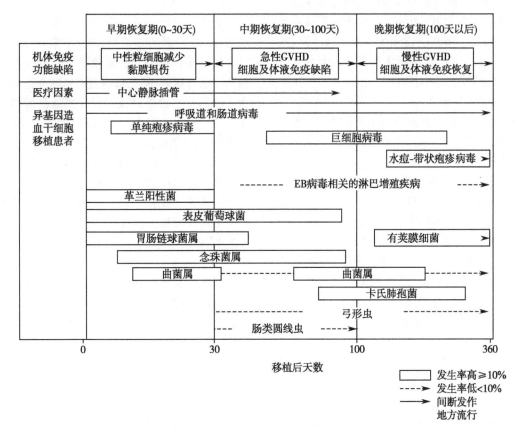

图 18-3-1 异基因造血干细胞移植患者不同时期的微生态变化及临床表现

(busulphan)、美法仑(melphalan)、依托泊苷(VP-16)、大剂量的阿糖胞苷(Ara-C)、氨甲蝶呤(MTX)、全身放疗(TBI)都可导致不同程度的黏膜炎。患者黏膜的破坏程度和细菌感染的危险性密切相关。单纯疱疹病毒(HSV)激活也在早期恢复期发生,可导致溃疡的发生。

(二) 中期恢复期

中期恢复期最主要的微生态变化是急性移植物抗宿主病(acute graft versus host disease,aGVHD)、细胞免疫和体液免疫缺陷,这一时期发生的感染以病毒、真菌较常见。

GVHD 是供者的淋巴细胞,主要是 T 细胞攻击受者各器官引起。GVHD 可分为急性和慢性两种,临床表现有所不同,一般移植后 100 天内发生的 GVHD 称 aGVHD,100 天后发生的 GVHD 称慢性移植物抗宿主病(chronic GVHD,cGVHD)。aGVHD 主要影响肝脏、胃肠道、皮肤与全身一般状况,在 HLA 相合的亲缘异基因造血干细胞移植中,aGVHD 的发生率是 30%~60%,在 HLA 相合的无关供者和 HLA 不完全相合的异基因造血干细胞移植中,aGVHD 的发生率达 40%~90%。严重的患者可发生肝衰竭、严重腹泻与肠黏膜脱落。

在这个阶段,患者的中性粒细胞已基本恢复正常,细菌感染比较少见。但是,当 GVHD 累及肠道时,患者容易发生革兰阴性细菌感染。这个阶段,患者感染的病原体主要是病毒和真菌。大约 40% 的患者在这个阶段发生间质性肺炎。

(三) 晚期恢复期

在晚期恢复期,患者的细胞免疫和体液免疫功能逐渐提高。在这个时期,患者的机体免疫功能受cGVHD 及其治疗影响很大。

在长期存活的异基因造血干细胞移植患者中,仍有 60%~80% 发生 cGVHD。皮肤是最易受累的脏器,约 90% 的 cGVHD 患者皮肤受累,主要表现为两种形式:苔藓样变和硬皮病样改变。通常发病时表现为全身红斑伴有斑块状脱皮,最终结果是皮肤及关节色素沉着或色素减退。大多数广泛性 cGVHD 的患者口腔黏膜和结膜受累,最重要的体征是伴有溃疡引起疼痛的干燥表现。眼部症状表现为干燥无泪、畏光、灼痛、严重者引起角膜病变导致失明。肝 cGVHD 主要表现为胆汁淤积,阻塞性细支气管炎是 cGVHD 最常见的肺部表现。少数cGVHD 患者可表现为重症肌无力、阴道炎、阴道狭窄。约 40% 的广泛性 cGVHD 患者可出现血小板减少性紫癜。

二、造血干细胞移植微生态失调的预防

造血干细胞移植患者在不同阶段有着不同的微生态变化特点。深入认识各个阶段的微生态变化特点,制订相应的防治措施对提高造血干细胞移植的成功率有着重要的意义。目前临床上常用的预防措施有全环境保护、GVHD 的预防和各种病原体感染的预防等。

(一) 全环境保护及其他预防方法

全环境保护(total environment protection,TEP)包括口服不吸收抗生素;皮肤清洁消毒和眼、鼻、耳、口腔、脐、阴道等部位的消毒;住空气层流病房(lamina air flow room,LAFR)等。TEP 的目的是尽量减少患者体内致病菌的负荷,以使造血干细胞移植中感染的发生率降到最低程度。

其他方法有:无菌饮食,所有的食物都经严格消毒;另一个重要的方法是中心静脉插管的护理,因为中心静脉插管容易发生革兰阳性球菌(特别是凝固酶阳性的葡萄球菌)感染。发生导管相关性感染时是否取出中心静脉插管仍有争议,但是,除非有持续性细菌血症或真菌血症发生,很多中心都主张尽量保留导管。

(二) 细菌感染的预防

有研究在移植前 1 周口服肠道不吸收的抗生素,如新霉素、复方新诺明、制霉菌素、伊曲康唑等,以清除肠道内菌群。长期预防可用氟喹诺酮类药物至移植开始时,然后口服青霉素或头孢菌素类药物连续治疗。对于移植前反复感染及可能有感染灶者,在移植前应用广谱杀菌抗生素静脉给药,以达到预防性清除作用。伴有慢性 GVHD 的患者,移植一年内口服青霉素或 TMP-SMZ。移植后如白细胞低者,需及时应用 G/GM-CSF 以减少感染。

因为常规使用预防性抗细菌药物可使细菌耐药的可能性增加,也有许多中心不建议预防性使用抗细菌药物。

(三) 真菌感染的预防

以伊曲康唑、氟康唑为代表的三唑类药物仍然是预防性治疗的主要选择,能显著减少念珠菌感染率和与感染相关的死亡率。有研究证明,用氟康唑400mg/d 预防性抗真菌治疗可减少造血干细胞移植患者侵袭性真菌感染(如念珠菌感染)的可能性。更低剂量的氟康唑在造血干细胞移植患者中应用十分广泛,但在自体造血干细胞移植患者中并无明显疗效。肠道不吸收的抗真菌药物,如制霉菌素、口服的两性霉素 B 在自体造血干细胞移植的患者

中也已广泛应用,但也没有证明有确切疗效。临床
上一般在异基因造血干细胞移植的患者中用氟康
唑预防性抗真菌治疗,而在自体造血干细胞移植则
没有必要。氟康唑对曲菌属感染无效,在曲菌感染
为主要真菌感染的中心则采取不同的方法,如静脉
注射低剂量两性霉素 B、鼻腔喷雾两性霉素 B,在随
机对照试验中,没有一种方法证明有显著疗效。

在异基因造血干细胞移植中,TMP-SMZ 或戊
烷脒能有效地预防卡氏肺孢菌感染,移植开始即
口服 TMP-SMZ,2 次 / 天,造血重建后给 TMP-SMZ
1.0,2 次 / 天,每周二、五给药,共 6~12 个月,伴慢
性 GVHD 者需延长时间。乙胺嘧啶可以预防弓形
虫感染,但不能清除包囊。

(四) 病毒感染的预防

如果患者单纯疱疹病毒(HSV)血清学检查阳
性,无论是异基因还是自体移植,都应该应用预防
性抗病毒治疗。HSV 复发在接受异基因或自体造
血干细胞移植的患者中都很常见,可导致广泛的黏
膜损伤,可能成为细菌感染的通道。有文献报道,
在急性白血病患者化疗过程中使用阿昔洛韦可明
显减少菌血症的发生。

及时应用抗病毒药物预防或治疗对控制疾病
的发生意义重大,特别是高人类巨细胞病毒抗原血
症、长期应用激素者,预防性治疗可以明显减少人
类巨细胞病毒发病率及总死亡率。为了预防 CMV
感染的发生,供者与受者巨细胞病毒(CMV)血清学
均阴性时,患者一般使用照射过的 CMV 阴性供者
或去除白细胞的血制品。是否对 CMV 血清学阳性
的患者预防性抗病毒治疗尚有争议。在两个临床
对照试验中,大剂量阿昔洛韦提高了移植患者的长
期生存率;在另一个研究中,预防性使用更昔洛韦
减少了 CMV 病的发生,但并没有提高长期生存率。
膦甲酸钠能有效治疗人类巨细胞病毒感染,多用于
更昔洛韦耐药者。早期干预用药的研究表明:膦甲
酸和更昔洛韦疗效相当,而对于高人类巨细胞病毒
负荷的患者,联合使用膦甲酸和更昔洛韦可能更加
有效。预防性使用大剂量丙种球蛋白可能可以减
少 CMV 病的发生,但价格昂贵,疗效也没有优于其
他方法。自体造血干细胞移植患者一般不用预防
CMV 药物。

(五) 晚期感染的预防

在长期生存的异基因造血干细胞移植的患
者中,肺炎球菌是最重要的引起鼻窦和呼吸道感
染、脑膜炎、暴发性休克的病原体。感染在发生
cGVHD 的患者中更常见。自体造血干细胞移植患
者发生肺炎球菌感染的危险性较小,但在某些患者
(如霍奇金病患者、脾切除的患者)也容易发生肺炎
球菌感染。不幸的是目前能得到的几种肺炎球菌
疫苗产生的抗体滴度都不高。特别在造血干细胞
移植术后 7 个月内发生 cGVHD 或正在进行免疫抑
制剂治疗的患者(发生肺炎球菌感染的危险性最大)
抗体的滴度更低。因此,仍需采取其他的预防措施,
如长期预防性应用抗细菌药物(如青霉素)。

最近几年,一些长期随访的资料显示大多数异
基因造血干细胞移植患者对脊髓灰质炎病毒、破伤
风毒素、白喉毒素、麻疹的免疫力丧失。自体造血
干细胞移植患者免疫功能的研究比较少,但也有研
究表明,一些患者失去了对这些病原体的保护性免
疫,因而这些患者容易发生感染。造血干细胞移植
患者是否应该接种疫苗仍有争议,患者发生疾病的
危险性大小,接种疫苗的效果和安全性都是必须考
虑的问题(表 18-3-1)。

三、造血干细胞移植微生态失调的治疗

(一) 细菌感染的治疗

目前治疗造血干细胞移植术后细菌感染的方

表 18-3-1　EBMT 推荐的长期存活的造血干细胞移植患者接种的疫苗

疫苗	异基因造血干细胞移植	自体造血干细胞移植	推荐免疫的时间
破伤风毒素	强烈推荐	强烈推荐	6~12 个月
白喉毒素	强烈推荐	强烈推荐	6~12 个月
脊髓灰质炎病毒死疫苗	强烈推荐	强烈推荐	6~12 个月
麻疹(已减毒)	个别推荐	个别推荐	移植 24 个月后
风疹(已减毒)	个别推荐	个别推荐	移植 24 个月后
流感	推荐	推荐	6 个月
嗜血性流感	强烈推荐	推荐	4~6 个月
乙型肝炎病毒	推荐	推荐	6~12 个月
肺炎球菌	个别推荐	个别推荐	

案有很多,也有很多中心进行了各个方案之间的对照研究,但是,各个中心的经验不同,哪一种方案最好尚有争议。目前达成共识的是,在出现发热后,即使没有明显感染的症状和体征,也应立即开始抗生素治疗,而不应该等待血培养及其他组织培养的结果。因为造血干细胞移植术后患者免疫功能低下,不能产生炎症反应,很少出现典型的感染征象。

在选择抗生素时,有效性是第一位的,其他应该考虑的是药物的毒性、发生耐药的可能性、重叠感染危险性、治疗的费用等。一般联合应用几种广谱抗生素,常用氨基糖苷类与半合成青霉素或第一、二代头孢菌素类抗生素联合应用,大多数感染能在 48~72 小时内得以控制,如果用药后 48~72 小时患者仍持续发热,应加用或更换其他抗生素,如加用一种糖肽类抗生素(如万古霉素)。但是,因为仅对糖肽类抗生素有效的革兰阳性细菌很少迅速致命,滥用万古霉素可增加产生万古霉素耐药细菌(特别是肠球菌属和葡萄球菌属)的危险性。一般万古霉素在明确是革兰阳性细菌感染及细菌的药敏试验做出后才使用。如体温仍不下降可加用抗真菌药物,对已明确病原菌的感染,可结合药敏结果调整用药。

(二)真菌感染的治疗

两性霉素 B 是仅有的广谱抗真菌药物,也是抗真菌治疗的基础药物。两性霉素 B 的主要副作用是肾毒性,但两性霉素 B 脂质体的肾毒性明显降低。因而,两性霉素 B 脂质体的主要好处是能增大两性霉素 B 的剂量。然而,仍有一些问题尚未解决,如两性霉素 B 脂质体的最佳剂量是多少,两性霉素 B 脂质体的抗真菌效果是否和两性霉素 B 一样。尽管两性霉素 B 脂质体已进入临床,真菌感染(如曲菌属、镰刀菌属)所致的死亡率仍很高,药理学家正在寻找新的有效的抗真菌药物。

氟康唑主要用于预防造血干细胞移植患者术后真菌感染,也用于治疗念珠菌感染。然而,非乳头状念珠菌类(特别是 *C.Krusei*)通常对氟康唑耐药,一些种属,如 *C.lusitaniae* 也对两性霉素 B 耐药。因此,确定真菌是否对抗真菌药物耐药十分重要。氟康唑对曲菌属无效。

伊曲康唑对曲菌属有一定疗效,但它吸收率低而不稳定,影响了其临床应用。因此,伊曲康唑一般不作为曲菌感染的一线药物,但可作为两性霉素 B 治疗后预防曲菌感染复发。

新的抗真菌药物仍在研制之中,如 voraconazole(一种广谱的抗真菌药物)、制霉菌素脂质体等。

(三)病毒感染的治疗

因为机体大多数抵御病毒感染的免疫是由 T 细胞介导的,特别在异基因造血干细胞移植患者,病毒感染很常见,可导致严重的后果。最近几年中,关于病毒感染的治疗取得了很大的进展,主要包括新的诊断技术的建立,新的抗病毒药物的发现。阿昔洛韦、泛昔洛韦和膦甲酸是治疗病毒感染有效的药物。

四、小结

造血干细胞移植患者由于中性粒细胞的减少、免疫功能的缺陷、aGVHD、cGVHD 以及表面保护屏障的受损,机体的微生态发生了巨大变化,导致细菌、真菌、病毒感染等的发生。在造血干细胞移植不同阶段,微生态变化的特点并不相同。充分认识造血干细胞患者不同阶段的微生态变化特点,制定相应的防治措施,可进一步提高造血干细胞移植的成功率。

(黄河 梁彬)

第四节 器官移植术后微生态防治及研究展望

器官移植是对功能衰竭的脏器(如肝、肾、心、肺、骨髓等)最根本的治疗方法。这类患者由于均存在不同程度的器官功能衰竭,导致内环境发生紊乱,免疫功能受损,极易发生微生态失调。微生态失衡包括患者体内微生物与微生物之间共生环境的失衡,也包括微生物与宿主之间或微生物、宿主及外环境的失衡。这种平衡被打破后如不能及时纠正,在临床上就会表现为继发感染。因此,在器官移植术后,防治微生态失调的核心在于调整微生物、宿主和外环境三者之间的关系,使之在一个新的状态下达到平衡,以防止继发感染的出现,保证移植的成功。

一、微生态调节剂的应用

微生态调节剂在器官移植患者中应用的主要作用有抗感染作用、营养作用和调节免疫作用。抗感染作用主要通过调节菌群、扶植有益细菌而获得。前文已经阐述了利用各种生长促进剂来促进生理性细菌生长而抑制非生理性细菌,从而达到调节菌群的目的。

(一)应用双歧杆菌调节菌群和抗感染

大量研究证实,双歧杆菌具有免疫赋活作用,它不仅可以刺激 B 细胞,增加 IgG、IgM 等抗体的产生,而且刺激 T 细胞分化,促进巨噬细胞产生细胞因子,对黏膜免疫具有普遍作用;还可促进 IgA 的循环及 S-IgA 的产生。哺乳动物的黏膜表面是直接与外界接触,亦即暴露于抗原物质。黏膜表面的分泌与宿主的防卫机制有关,而且黏膜抗体的分泌直接与抗感染有关,血清抗体并不直接参与。在分泌物中发现的主要分泌型 IgA(sIgA)是防卫机制的第一线,对病毒及致病菌的入侵有抵抗作用。所有侵入的抗原都会在肠道淋巴组织的细胞中游动。凡参与免疫反应细胞成员如巨噬细胞、树突状细胞(dendrific cells)、调节细胞(regulatory cell),Ts、Th 淋巴细胞及 B 淋巴细胞(包括其前体浆细胞)都存于肠道内。

(二)乳酸菌使用

乳酸菌在激活吞噬活性及细胞免疫的同时,一般不引起对其自身的血清抗体,这是益生菌的特点。因为是常驻菌(residents),如果发生了强烈的特异性抗体反应,必将自我否定。这不是因为该菌缺乏免疫性,是因为该菌在细胞壁结构中存在着胞壁酰二肽(muramyl dipeptide,MDP),许多革兰阳性菌都有这个共同因子,它能激活不具有免疫杀伤性的淋巴样细胞,并且能选择性地抑制 IgE 反应。

益生菌的特异性免疫功能低,但非特异性免疫作用明显,并且有重要的微生态学意义。益生菌作为抗原,启动或抑制有关的免疫反应。宿主的非特异性防卫机制主要是巨噬细胞、多型核细胞、白细胞、组织细胞和单核细胞。这些都是吞服抗原的吞噬系统。这些细胞的激活状态是测定宿主非特异性免疫反应的一种指标,并且可以分析这些细胞在激活状态下所释放出的酶活性。已经证明各种乳酸菌都有不同程度的可以反映抗肿瘤效应的非特异性免疫作用。

因此,益生菌免疫作用已被肯定。如何利用这一现象,为益生菌制剂的发展做出贡献,是微生态调节剂研究的重要课题。

二、器官移植感染微生态学展望

器官移植正越来越多地走进临床,同时免疫抑制药物所带来的感染问题也越来越突出。随着微生态学说的提出及其在器官移植领域的应用,微生态理论逐渐被我们认识和理解,在器官移植领域占据越来越重要的地位。微生态理论为我们在器官移植术后感染的防治提供了新思路和新方法,器官移植的长期存活率也一定可以得到新的提高。但

目前也存在诸多问题,有待于我们去解决。

微生态制品和促进剂的研究亟待开发,人体常见的十大菌群,目前临床上已研究成功并投入使用的不过四大类,其中主要是革兰阳性菌制剂,对革兰阴性菌减少为主的菌群失衡往往束手无策。因此含革兰阴性菌(原籍菌)的复合生态制品,如五联菌制剂亟待开发。

目前微生态防治方案中应用较多的双歧杆菌具有明确的免疫赋活作用,能提高机体的特异性免疫和非特异性免疫,这种免疫能力的提高,是否会增加移植脏器的排斥反应仍然是个未知数。因此加强这方面的研究,了解免疫赋活作用和免疫排斥反应之间的关系,有利于微生态制品在器官移植患者中的应用。双歧杆菌主要通过黏膜免疫而发挥作用,随着分子生物学和基因工程的研究进展,可以将双歧杆菌的 DNA 进行改造,使定植在肠道的双歧杆菌不断释放出肽类抗原刺激肠道,最终获得免疫耐受,这在器官移植患者中或能起到一石二鸟的作用。因此很好地利用目前已研制开发的微生态制品,能从肠道途径合理地调节菌群,防止细菌易位,预防感染的发生。如确已发生感染,则可利用现成的微生态制品,同时联合应用抗生素,能较容易地控制感染。

对于目前市场上的口服微生态制剂,其对于调整胃肠道功能,补充营养以及提供大量生物抗原,提高机体免疫功能和增加活性肽、细菌素、类抗生素等,刺激机体免疫系统,还是具有一定的保健功能。只是应注意实事求是地宣传其生理作用,保证产品质量,这也是目前市场上微生态保健品生产厂家应严肃对待的问题。

生态防治方案是一个整体统一的方案,不能以为只使用生态制品就是生态防治疗法。在器官移植患者中,我们主要是应用微生态学理论预防感染的发生。在患者长期住院过程中,增加宿主的适应性,同时注意营养调整,合理使用抗生素,针对性地使用微生态制剂,这样能够促进患者微生态平衡,提高患者的定植抗力,最终得到痊愈。

但是目前正常菌群的检查方法不统一也不够规范,缺乏可比性。故设立统一方法、规范标准和方案尤其值得重视。定植抗力的检测方法也不能适应临床快速、准确的要求,深入研究酶替代或肽类活性物质替代法等简易而又准确的方法很有必要。

微生态疗法是目前临床实施的许多医疗措施之一,它有适应证和防治范围。微生态疗法中包括

正确选择使用抗生素、疫苗及其他免疫制剂,还包括中医中药在内的防治手段。一般对于自然疫源中的病原体,首先还是选用抗生素,或者使用疫苗制剂;对于条件致病菌,可选择性脱污染治疗和应用免疫增强剂。目前临床上已常规开展全肠道灌洗作为肝移植的术前准备,而选择性脱污染治疗在移植术前准备中的作用有待进一步评估。但对于共生性强的菌类或栖生菌的失衡或紊乱,只能使用益生素即微生态制品进行防治,这是生态制品选用的重要原则之一。目前临床器官移植不可避免地需要应用免疫抑制剂,因此有必要研究免疫抑制剂对移植受体微生态的影响,以及研究如何最大限度地避免和纠正这种不良影响。

(郑树森 尉建锋)

参 考 文 献

1. 郑树森.肝脏移植.第2版.北京:人民卫生出版社, 2012.
2. Fishman JA,Rubin RH.Infection in organ-transplant recipients.N Engl J Med,1998,338:1741-1751.
3. 康白.微生态学原理.大连:大连出版社,1996.
4. De Bock R,Middelheim AZ.Febrile neutropenia in allogeneic transplantation.International Journal of Antimicrobial Agents,2000,16:177-180.
5. Zaia JA,Sissons JP,Riddell S,et al.Status of cytomegalovirus Prevention and Treatment in 2000.ASH Education Program Book,2000:339-355.
6. Kanj SS,Sharara AI,Clavien PA,et al.Cytomegalovirus infection following liver transplantation:review of the literature.Clin Infect Dis,1996,22:537-549.
7. Preiksaitis JK,Green M,Avery RK.Guidelines for the prevention and management of infectious complications of solid organ transplantation.Am J Transplant,2004,4:S51-S58.
8. Eid AJ,Razonable RR.Cytomegalovirus disease in solid organ transplant recipients:advances lead to new challenges and opportunities.Curr Opin Organ Transplant, 2007,12:610-617.

第十九章　手术和创伤感染微生态学

创伤包括外科手术和烧伤,是继心、脑血管疾病和恶性肿瘤之后的第四位死因,已成为全球范围内日益凸显的健康杀手。随着创伤急救体系的不断完善,手术、创伤患者因伤所致的早期死亡率显著减少,而感染并发症则成为主要致死原因。所以,感染是影响手术、创伤患者病情转归的重要因素。了解手术、创伤后感染的微生态失调并制定相应防治策略,对于控制感染、提高治愈率、降低伤残和致死率具有至关重要的意义。

第一节　手术和创伤感染的微生态学研究回顾

正常人体表皮肤或体腔黏膜含有 10^{14} 数量级微生物,总数是人类细胞的 10 倍以上。这些正常菌群与宿主长期处于共生状态,是微生物与人类经过数百万年进化的结果,甚至有学者认为人类是由人体细胞和微生物细胞组成的"超级生物体"(superorganism)。历史上,外科医生对手术、创伤感染曾经一筹莫展。自青霉素发现以来,抗生素被赋予了崇高地位,并被广泛应用于临床,成功挽救了数千万人的生命。然而,随后发现的诸多感染性疾病以及渐增的耐药菌给人类提出了更严峻的挑战。

一、手术和创伤感染病原菌谱的变迁

在不同国家、地区和治疗单位,手术创伤感染的病原菌种类和分布虽有不同,但趋向基本一致。抗生素问世之前,外科感染主要是由革兰阳性链球菌和金黄色葡萄球菌引起。目前,手术、创伤感染最常见的病原菌是金黄色葡萄球菌、革兰阴性大肠埃希菌和铜绿假单胞菌,分别占全部分离菌的15.0%~19.0% 左右;其他比较常见的细菌是肠杆菌属、凝固酶阴性葡萄球菌、肠球菌、不动杆菌和克雷伯菌属;而过去认为并不致病的厌氧菌、真菌在烧伤感染中尤为常见。致病菌的变迁值得我们高度重视。

19 世纪以前,外科手术、创伤感染性休克的发病率和致死率很高。1867 年,英国医生 Lister 首先提出外科消毒的概念,把系统的抗菌术引入伤口处理和手术操作过程中。1886 年,德国医生 Bergmann 介绍了蒸汽灭菌的原则并提出无菌术,发扬了细菌学和微生物理论,使外科感染率明显下降,并使外科手术技术得到迅速发展。1929 年,英国微生物学家 Fleming 发现青霉素,1939—1943 年,澳大利亚病理学家 Florey 和德国生化学家 Chain 对青霉素进行提纯并发现了青霉素的抗感染疗效,使外科感染的防治发生了里程碑式的变化。20 世纪 60 年代以前,外科手术、创伤感染病原菌以金黄色葡萄球菌和化脓性链球菌为首。20 世纪 70 年代以后,各种广谱青霉素、头孢菌素、氨基糖苷类抗生素和喹诺酮类化学合成抗生素相继开发问世,使抗感染药物达到空前普及,而外科感染中革兰阳性球菌的优势地位逐渐被革兰阴性杆菌所取代。20 世纪 90 年代开始,凝固酶阴性葡萄球菌和肠球菌成为手术、创伤感染的主要革兰阳性球菌,肠杆菌属、沙雷菌属、枸橼酸杆菌、不动杆菌成为主要革兰阴性菌。近年来多重耐药菌(multidrug-resistant organism,MDRO)已经成为外科手术部位感染的重要病原菌,呈现复杂性、难治性等特点。

目前,引起手术、创伤感染的常见致病性厌氧菌有革兰阴性无芽胞厌氧菌,主要为拟杆菌属的脆弱拟杆菌;其次为厌氧革兰阳性球菌,如消化球菌和消化链球菌;第三是厌氧革兰阳性无芽胞厌氧菌,如放线菌属和丙酸菌属;第四是梭菌属,少部分是革兰阴性球菌,如韦荣球菌属。

随着医学理论和医疗技术水平的提高,老年和危重患者接受外科手术治疗的比例增加,术后接受免疫抑制治疗的人群扩大,多种条件致病真菌的定植和感染大幅度增加。外科重症和严重创伤(如颅脑外伤、恶性肿瘤、烧伤患者、多发创伤、器官移植、多次胃肠道手术、腹膜炎或腹腔脓肿等)患者是深部真菌感染的高发人群。以念珠菌为主的酵母样真菌和以曲霉为主的丝状真菌是过去几十年来侵袭性真菌感染的最常见病原菌,分别占91.4%

和5.9%。根据国外一组8000多例尸检资料报告,1978—1982年死亡患者的深部真菌感染率为2.2%,1983—1987年升至3.2%,而1988—1992年达到5.1%。我国大宗尸检报告提示,1953—1973年死亡患者深部真菌感染率为1.5%,而在1973—1993年已上升为5.6%。近年来非白念珠菌(如光滑念珠菌、热带念珠菌、近平滑念珠菌等)感染的比例在逐渐增加,曲霉(如烟曲霉、黄曲霉及黑曲霉)的感染率也有所增加。

病毒感染在手术、创伤后的发生率相对较低。小儿烧伤可有巨细胞病毒感染,成人烧伤可见巨细胞病毒和单纯疱疹病毒感染。伤情严重、疗程长、输全血或血浆较多的手术、创伤患者容易发生血清性肝炎和巨细胞病毒感染。此外,器官移植术后6个月内常见病毒感染,主要有巨细胞病毒、带状疱疹病毒、EB病毒、肝炎病毒、腮腺炎病毒和流感病毒等。

二、手术和创伤后抗菌药物治疗理念的变迁

随着对感染性疾病探究的深入,人们发现引起感染的微生物除了外籍致病菌,还有条件致病菌。正常菌群由于外科手术的干预可发生易位而引起内源性感染或外源性感染。在手术前,常常给予患者全身和局部预防性使用各种广谱、强效的抗生素,试图在"无菌条件"下进行手术,防止手术部位感染、肺炎和菌血症等全身性感染并发症的发生。我国抗菌药物临床应用监测网数据显示,2005—2010年,我国Ⅰ类切口外科手术(如甲状腺手术)的抗菌药物预防应用率达95%~97%,使用时间达6~7天。然而,大量广谱抗生素特别是针对厌氧菌的口服用药,一方面破坏了肠道正常菌群,削弱了正常菌群定植抗力的生物屏障作用,使外籍菌容易定植。另一方面,抗生素的大量使用在杀伤敏感菌(包括正常菌群和外籍菌群)的同时,引起正常菌群多样性改变,造成菌群失衡,并导致耐药菌株产生,使得许多正常菌群转为耐药菌群,产生耐药性传递,破坏微生态平衡,甚至产生"超级细菌",构成严重的公共卫生问题。因此,单纯应用抗菌药物并不能完全解决感染问题。据不完全统计,我国每年由于滥用抗菌药物引起的耐药菌感染所造成的经济损失就达百亿元以上。

针对抗微生物药物滥用现状和感染性疾病防治的艰巨性,国内微生态学家于2001年正式提出感染微生态学的概念,并于2002年出版了国内第

一部《感染微生态学》专著。国家相继出台了相关政策,如2004年卫生部等三部委颁发了《抗菌药物临床应用指导原则》,2011年出台了《外科手术部位感染预防与控制技术指南》,2012年出台了《抗菌药物临床应用管理办法》等,开展抗菌药物临床应用专项整治活动。

第二节 手术和创伤后伤口感染与微生态学

伤口感染是手术、创伤患者的主要并发症之一,严重影响患者伤口愈合,对预后产生不良影响。手术部位感染(surgical site infections,SSIs)是指围术期(个别情况在围术期以后)发生在切口或手术深部器官或腔隙的感染(如切口感染、脑脓肿、腹膜炎)。SSIs的发生发展始终是制约外科手术成功的重要因素。尽管防治SSIs的努力从未松懈,SSIs依然高发,发生率占全部医院感染的15%,占外科患者医院感染的35%~40%,对患者造成的经济负担每年达数十亿美元之多,达到无SSIs住院患者的2倍以上。

一、病因及发病机制

手术与创伤后,由于皮肤、黏膜或管腔脏器的解剖生理屏障被破坏,皮下与黏膜下组织直接暴露于污染环境,致使皮肤、管腔上的常驻菌、植入器械和环境中的条件致病菌入侵伤口、生长繁殖。尽管多数伤口内有活菌存在,但并非所有外科伤口均进展为临床感染。手术、创伤患者伤口感染的因素很多,涉及致病菌、局部微环境和患者自身防御反应,是否感染取决于三者之间的相互作用:若三者平衡,发生感染的机会少;若三者失衡,致病菌数量和毒力增加,局部微环境利于其繁殖,或患者防御力低下,则发生感染的机会就大。长时间大剂量的抗生素与激素治疗,造成患者体内菌群失衡,易形成内源性感染。因此,Altemier对伤口感染的风险提出下列公式:

$$伤口感染风险 = \frac{污染细菌数 \times 细菌毒力}{宿主抵抗力}$$

二、手术与创伤伤口感染的病原菌分类

手术、创伤后伤口感染的病原菌通常为需氧的革兰阳性球菌,如葡萄球菌(金黄色葡萄球菌和凝固酶阴性葡萄球菌)和肠杆菌科细菌(大肠

埃希菌属、肠杆菌属、克雷伯菌属等）。革兰阴性菌和革兰阳性菌分离率呈下降趋势，真菌感染呈上升趋势。

有学者总结了全国医院感染监控网（China Nosocomial Infection Surveillance System，CNISS）1999—2007 年监测的全国 110 所医院的住院患者 5 879 743 例，共分离出医院感染病原体 59 985 株，其中革兰阴性菌、革兰阳性菌和真菌分别占 48.86%、26.21%、24.21%。手术部位感染占首位的是大肠埃希菌（20.96%），其次为金黄色葡萄球菌（12.96%）、凝固酶阴性葡萄球菌（11.84%）、肠球菌属（8.47%）铜绿假单胞菌（8.25%）。浅部组织和深部组织感染伤口分离的前四位菌种相同，依次为大肠埃希菌、金黄色葡萄球菌、铜绿假单胞菌和表皮葡萄球菌。

根据美国医院内感染监视（National Nosocomial Infections Surveillance，NNIS）系统 1986—1996 年的调查数据，手术类型不同，手术、创伤感染病原菌分类也不同，耐药菌和真菌感染风险呈逐年上升趋势。根据美国医疗安全网（National Healthcare Safety Network，NHSN）2006—2007 年的资料，SSIs 以金黄色葡萄球菌居首位，占 30.0%，其次为凝固酶阴性葡萄球菌、肠球菌属、大肠埃希菌、铜绿假单胞菌，分别占 13.7%、11.2%、9.6% 和 5.6%。

三、手术和创伤伤口感染的防治

2011 年我国公布的《外科手术部位感染预防与控制技术指南（试行）》和 1999 年美国疾控中心发表的 SSIs 防控指南以及 2011 年美国《外科年鉴》发表的 SSIs 防控指南更新均提出了 SSIs 的预防措施。

（一）围术期预防应用抗菌药物

围术期预防性使用抗菌药物是目前最重要的预防伤口感染的方法之一。根据《抗菌药物临床应用指导原则》规定，外科手术预防用药目的是预防手术后伤口感染、清洁 - 污染或污染手术后 SSIs 以及可能发生的全身性感染，基本原则是根据手术野有否污染或污染可能，决定是否预防应用抗菌药物（表 19-2-1）。

（二）手术和创伤伤口感染的治疗

彻底清创术是伤口感染的重要外科干预步骤。清创术的目的是使开放污染的伤口转变为接近无菌的伤口，为修复深层组织和达到一期愈合创造条件，有利受伤部位的功能和形态的恢复。

清创的原则是彻底去除坏死组织、血肿和异物，仅保留有活力的新鲜组织，使之尽量减少污染。一般来说，未超过 12 小时的清洁伤口可一期缝合；大而深的伤口，在一期缝合时需引流；对于血液供应丰富的部位，特别是头、颈、面部的伤口，即便损伤时间较长，只要无明显感染，在充分清创后仍要争取一期缝合。清创后进行创口的一期缝合，有利于预防创口的持续污染和继发性局部感染。但是，对于污染较重、软组织损伤非常严重或因特殊部位不能彻底清创的伤口，则不宜一期缝合。开放性骨

表 19-2-1　外科手术预防应用抗菌药物原则

伤口分类	手术区域	预防应用抗菌药物	备注
清洁手术	人体无菌部位，局部无炎症、无损伤，也不涉及呼吸道、消化道、泌尿生殖道等人体与外界相通的器官	通常不需要	手术野无污染，通常不需预防用抗菌药物，在下列情况时可考虑预防用药：①手术范围大、时间长、污染机会增加；②手术涉及重要脏器，一旦发生感染将造成严重后果者，如头颅手术、心脏手术、眼内手术等；③异物植入手术，如人工心瓣膜植入、永久性心脏起搏器放置、人工关节置换等；④高龄或免疫缺陷者等高危人群
清洁/污染手术	上、下呼吸道，上、下消化道，泌尿生殖道手术，或经以上器官的手术，如经口咽部大手术、经阴道子宫切除术、经直肠前列腺手术，以及开放性骨折或创伤手术	需要	由于手术部位存在大量人体寄殖菌群，手术时可能污染手术野引致感染，故此类手术需预防用抗菌药物
污染手术	胃肠道、尿路、胆道体液大量溢出或开放性创伤未经扩创等已造成手术野严重污染的手术	需要	术前已存在细菌性感染的手术，如腹腔脏器穿孔腹膜炎、脓肿切除术、气性坏疽截肢术等，属抗菌药物治疗性应用，不属预防应用范畴

表 19-2-2　外科手术、创伤伤口感染 ASEPSIS 评分检视量表

伤口状态	创伤伤口侵袭比例(%)					
	0	<20	20~39	40~59	60~79	≥80
浆液性渗出物	0	1	2	3	4	5
红斑	0	1	2	3	4	5
脓性渗出物	0	2	4	6	8	10
深部组织缺损	0	2	4	6	8	10

注:a)是否行抗生素治疗:否(0分),是(≥10分)

　　b)是否行局麻下伤口排脓:否(0分),是(≥5分)

　　c)全麻下行清除术:否(0分),是(≥10分)

　　d)延长住院时间:否(0分),是(≥5分)

折清创的主要目的是闭合伤口,使开放性骨折转化为闭合性骨折。尽早闭合伤口能降低开放性骨折的感染率,避免伤口深部组织脱水,为骨折愈合创造条件。对于烧伤患者应早期清创,去除坏死组织,覆盖、封闭创面,常规换药,消除感染温床。

一般的感染伤口经彻底清创、引流,无需全身应用抗生素即可治愈。但对于较为严重的蜂窝织炎或周边组织进行性坏死,尚需应用抗微生物药物、补液以及全身支持治疗。

1986 年,英国 Wilson 等提出了 ASEPSIS 评分系统,这一系统可模拟外科手术、创伤伤口状态,指导清创、引流、应用抗生素或延长住院时间等下一步临床决策(表 19-2-2)。ASEPSIS 考察指标包括:浆液性渗出物(serous discharge)、红斑(erythema)、脓性渗出物(purulent exudates)和深部组织缺损(separation of deep tissues)。ASEPSIS 评分范围从 0~70 分,分为以下几类:0~10 分,愈合良好;11~20分,愈合失调;21~30 分,轻度伤口感染;31~40 分,中度伤口感染;>40 分为重度伤口感染(表 19-2-2)。

以下就两种较为严重的手术、创伤后软组织感染作简要介绍。

1. 急性坏死性筋膜炎　急性坏死性筋膜炎是一种以皮下组织和筋膜广泛坏死并伴有严重全身中毒症状的软组织感染。本病最常见致病原因是创伤,尤其是深度的穿透伤,使污染的微生物有机会到达筋膜表面,而包绕肌束的筋膜间隙血管较少,主要是疏松的蜂窝样组织,因此增殖的微生物可迅速在筋膜表面扩散,引起筋膜坏死。空腔脏器开放性污染手术未合理使用抗生素、严重感染伤口一期缝合也常能导致本病。该致病菌多为混合感染,需氧菌和厌氧菌常同时存在,其脓液有恶臭。临床表现有受累皮肤水肿、变色、蜂窝织炎、水疱和筋膜坏死。病情严重者可导致脓毒症、中毒性休克死亡。

本病不常见,但病情进展迅速,延误诊断和未及时外科治疗可导致较高的死亡率。坏死性筋膜炎的诊断最重要的是对本病保持高度警觉和认识,以期获得早期诊断和治疗。细菌学检查对诊断具有特别的意义,尤其是伤口脓液的涂片检查。早期彻底清创、引流是治疗本病的关键。彻底清除坏死组织,充分开放创面,必要时多次清创、引流;抗生素可在初期依据涂片结果选用,以后则根据细菌培养和药敏试验结果调整;必要时可给予输液、营养支持治疗。

2. 梭状芽胞杆菌性肌坏死(气性坏疽)　梭状芽胞杆菌性肌坏死(气性坏疽)是一种迅速发展的严重急性感染。致病菌多为混合感染,但主要是产气荚膜杆菌。产气荚膜杆菌为革兰阳性短粗杆菌,有芽胞,为厌氧菌。本病通常发生在战时和平时工农业生产劳动以及交通事故所致的创伤中,尤其是在开放性骨折、肌肉广泛挫裂伤局部污染严重、血运不良的患者中。

本病必须早期诊断、早期治疗,才能挽救患者的生命。伤口周围触诊有捻发音,X 线片发现肌肉内有积气影像,分泌物涂片可见革兰阳性粗大杆菌,是早期诊断的主要依据。一经诊断,必须积极治疗,迅速控制感染。

对于气性坏疽的治疗,因其进展较快,需及时行广泛的清创术,彻底清除坏死组织、异物、碎骨片等,并进行全身治疗,尤其是常规应用大量抗生素。高压氧疗法可作为手术的辅助疗法。

第三节　手术和创伤后肠源性感染与微生态学

正常状态下,肠道微生物群和宿主形成一个相

互制约的微生态系统。肠道通过超强的自我修复能力在维持营养物质吸收的同时抵御着有害物质的入侵,这一肠道屏障功能(gut barrier function)的发挥有赖于肠道微生态的平衡。在手术、创伤等应激状态下,机体发生血液重新分布致使肠道缺血再灌注时,激活的中性粒细胞释放大量蛋白酶、氧自由基等,造成肠黏膜损伤,表现为广泛的上皮与绒毛分离,上皮坏死,固有层破坏,出血及溃疡形成,导致肠道机械屏障破坏,通透性增高,抗原与内毒素甚至细菌得以进入体内,引起脓毒性休克。因此,了解肠道屏障功能的重要性有利于理解肠源性感染的发生、发展及其防治。

一、肠道屏障功能障碍与肠道微生态的认识

对肠道屏障功能障碍的认识始于肠衰竭的认识。早在1956年英国Irving就提出了肠功能衰竭的概念:"功能性肠道总体的减少,不能满足对食物的消化和吸收"。当时符合这一标准的疾病是短肠综合征(short bowel syndrome,SBS)。

20世纪70年代人们开始认识"多器官功能衰竭"时,仍对"肠衰竭"无统一明确的定义标准。1979年,黎介寿院士率先在南京军区南京总医院成立了中国第一个肠衰竭治疗中心(intestinal failure units,IFUs),开创了国内肠道功能衰竭研究的先河。

20世纪80年代人们发现早期烧伤患者的创面尚无细菌感染时,血培养即可出现阳性,且为肠道细菌,称之为"肠源性感染"(gut derived infection),肠道屏障功能开始得到重视。随后的动物实验证实,在缺氧、缺血等状态下,肠黏膜的屏障功能受损,细菌和内毒素可从肠腔内进入肠壁淋巴管、肠系膜淋巴结或门静脉系统,即肠细菌易位,引起全身感染和内毒素血症。1986年,Carrico提出"肠道是多器官功能衰竭的启动器官"的观点。

1991年,美国胸科医师协会与危重医学学会(ACCP/SCCM)提出用"功能障碍"(dysfunction)一词替代"衰竭"(failure),以达到对器官损害早期诊断、及时治疗的临床应用目的。1992年,Deitch提出"肠功能障碍"(腹胀、不耐食物达5天以上)和肠衰竭(应激性溃疡出血与急性胆囊炎)的诊断标准。1996年,Wilmore提出"肠是应激患者的中心器官之一"。1998年,MacFie等在448例择期开腹手术患者的肠黏膜、淋巴结、外周血培养中发现69例(15.4%)患者的微生物培养阳性,以大肠埃希菌(54%)居首。这些肠道细菌易位患者术后有41%

发生脓毒症(sepsis),较培养阴性患者的14%发生率为高,这一发现强烈支持了肠源性脓毒症的学说。

可见,人们对肠功能的认识已不再局限于营养的消化和吸收。我国学者提出,肠功能障碍的定义应是"肠实质和(或)功能的损害,导致消化、吸收营养和(或)屏障功能发生严重障碍"。

二、肠源性感染的防治

维护肠屏障功能,预防细菌易位导致的肠源性感染的主要措施有:①改善组织的灌注使组织的氧供与血流能保证代谢的需要,防治休克;②根据微生物培养结果和药敏试验合理使用抗微生物药物;③采用消化道选择性脱污染(selective decontamination of the digestive tract,SDD),抑制病原菌,防止内毒素血症;④早期给予肠内营养以维护肠道组织与功能的完整性;⑤添加微生态制剂,维持肠道微生态平衡。

(一)防治休克

肠黏膜的高代谢状态和绒毛微血管结构特性决定了肠道对血液灌注不足特别敏感。因此,扩容补充血容量、纠正酸碱平衡紊乱、应用血管活性药物预防与积极治疗低血容量性休克是改善和恢复肠道微循环的基础。改善肠黏膜的灌注量还可改善代谢,进一步减轻肠黏膜的损伤,是维护肠屏障功能完整性、降低肠源性感染的基础措施。

(二)合理使用抗微生物药物

临床一旦诊断为脓毒血症,可参照微生物培养结果和药敏试验及时应用敏感的抗生素,必要时选用强有力的广谱抗生素,包括对铜绿假单胞菌敏感的碳青霉烯类抗生素或第三、四代头孢菌素。严重的内毒素血症尽量选用释放内毒素较少的碳青霉烯类抗生素。必要时参照流行病学调查资料采取经验用药。病情稳定后,根据细菌培养和药物敏感试验结果,改用敏感的窄谱抗生素。对真菌引起的血行播散性感染,则应该采用两性霉素B,从小剂量开始,要注意把握给药时机,必要时可加用皮质激素。

(三)消化道选择性脱污染(SDD)

肠道微生态失调表现为肠道菌群中占绝对优势的革兰阳性杆菌(绝大部分为厌氧菌双歧杆菌和乳杆菌)呈指数级下降,而革兰阴性杆菌(如铜绿假单胞菌和金黄色葡萄球菌)增多,杆菌或球菌比例减少,严重失衡者肠道正常菌群几乎消失,取而代之的是少见的葡萄球菌、梭菌甚至真菌。SDD是指

采用口服难吸收抗生素如多黏霉素、妥布霉素、两性霉素 B 等,在维持抗生素在肠道内的高浓度的同时减少耐药菌株的产生,达到选择性抑制肠道革兰阴性菌和内毒素的产生,保留优势厌氧菌群。既往认为采用机械肠道准备可降低肠道细菌易位的发生率,目前发现机械肠道准备反而增加肠源性感染,有待进一步研究证实。

(四)早期合理肠内营养

当患者的胃肠尚有功能又能安全应用时,应在术后或危重患者复苏后及早给予肠内营养。不能口服时,可采用鼻胃管、鼻十二指肠管、胃造口管或空肠造口管喂食。为促进肠黏膜细胞生长与调控免疫功能,营养物内可添加精氨酸、谷氨酰胺、鱼油及核苷酸、纤维素、低聚糖等。生长激素、表皮生长因子、胰岛素样生长因子等可促进蛋白质合成或肠细胞增殖。现已证实,手术、创伤后早期肠道营养在维护黏膜的正常结构和屏障功能,防止肠道菌群紊乱,增强机体抗感染能力,阻止手术、创伤后高代谢等方面具有显著作用,是防治肠源性感染的重要措施。

(五)肠道微生态制剂

肠道微生态制剂又称为肠道微生态调节剂,包括益生菌(probiotics)、益生元(prebiotics)和合生元(synbiotics)。益生菌是指当摄入一定数量时,对宿主健康产生有益作用的活的微生物。益生元是指在人的上消化道不被吸收和利用,直达结肠,能够选择性促进一种或数种生理学细菌生长的物质,如功能性低聚糖类物质。合生元是指益生菌与益生元的组合制剂。微生态制剂的治疗作用体现在:第一,微生态制剂能发挥生物屏障作用,防止病原菌的增殖,重建微生态系统,恢复定植力;第二,微生态制剂如乳杆菌和双歧杆菌胞壁肽聚糖能发挥增强宿主固有免疫和适应性免疫的作用;第三,微生态制剂直接参与肠道代谢,包括多种维生素的合成与吸收、利用肠道内氨作为氮源合成氨基酸和尿素、分解乳糖形成半乳糖,参与神经系统发育、分解纤维素促进食物消化吸收、参与胆汁酸和胆固醇代谢促进脂类消化和吸收,以及产生特殊酶类起到降压等特殊生理作用等。此外,肠源性感染的患者一经诊断通常需使用广谱抗生素,更加重菌群失衡和肠源性感染。可见,这些患者服用微生态制剂对于肠源性感染的防治无疑是有益的。新近研究表明,微生态制剂在结直肠围术期的临床应用能显著抑制肠道细菌易位,降低术后感染并发症。

第四节 手术和创伤感染的防治及研究展望

随着人口的老龄化,肿瘤、糖尿病发病率的增高,外科手术患者经历了麻醉及手术创伤后自身抵抗力较弱,化疗、放疗、免疫抑制剂的应用、各种意外伤害事故造成的创伤、介入性治疗及有创性检查和监测的增多、大手术以及人工假体植入物的增多,使得感染成为困扰外科医生并挥之不去的阴影。尽管多种新型抗生素及其他治疗方法应用于临床,但创伤感染所导致的脓毒症及其他并发症仍是治疗的难点。在美国,严重创伤感染引起的脓毒症及感染性休克和多器官功能衰竭是导致患者死亡的第十大疾病。约 30% 的外科 ICU 患者发生脓毒症,并导致多器官功能障碍甚至衰竭,成为外科大手术患者的主要死亡原因之一。如何预防手术、创伤患者的感染,并合理救治是临床医生今后研究的重点。

一、抗菌药物的预防性应用

抗菌药物的选择视预防目的而定。为预防术后伤口感染,应针对金黄色葡萄球菌选用药物。预防手术部位感染或全身性感染,则需依据手术野污染或可能的污染菌种类选用,如结肠或直肠手术前应选用对大肠埃希菌和脆弱拟杆菌有效的抗菌药物。选用的抗菌药物必须是疗效肯定、安全、使用方便及价格相对较低的品种(表 19-4-1)。

给药方法:接受清洁手术者,在术前 0.5~2 小时内给药,或麻醉开始时给药,使手术切口暴露时局部组织中已达到足以杀灭手术过程中入侵切口细菌的药物浓度。如果手术时间超过 3 小时,或失血量大(>1500ml),可手术中给予第 2 剂。抗菌药物的有效覆盖时间应包括整个手术过程和手术结束后 4 小时,总的预防用药时间不超过 24 小时,个别情况可延长至 48 小时。手术时间较短(<2 小时)的清洁手术,术前用药一次即可。接受清洁-污染手术者的手术时预防用药时间亦为 24 小时,必要时延长至 48 小时。污染手术可依据患者情况酌量延长。对手术前已形成感染者,抗菌药物使用时间应按治疗性应用而定。

二、加强围术期处理

(一)手术前

重视术前患者的抵抗力,改善营养不良状况,

表 19-4-1　预防应用抗菌药物种类推荐

外科手术种类	常规术前预防用药	青霉素或头孢菌素过敏时
烧伤	头孢唑林	克林霉素
心脏外科	头孢唑林 + 万古霉素	万古霉素或克林霉素 + 庆大霉素
胸外科	头孢呋辛	万古霉素或克林霉素
结直肠外科	头孢唑林 + 甲硝唑或亚胺培南	庆大霉素 + 克林霉素
耳鼻喉科	头孢唑林 + 甲硝唑	克林霉素 + 环丙沙星
普通外科 / 内分泌	头孢唑林	克林霉素 + 庆大霉素
泌尿外科	头孢唑林	环丙沙星 + 万古霉素
肝胆外科	头孢唑林	妥布霉素 + 万古霉素
神经外科	头孢唑林 + 万古霉素 （限于开颅手术或有植入物）	万古霉素
外科肿瘤	头孢唑林 + 甲硝唑 （限于胃肠道和盆腔手术）	克林霉素（清洁手术）庆大霉素 + 克林霉素（胃肠道、盆腔） 或万古霉素（清洁手术）环丙沙星（胃肠道、盆腔）
口腔颌面部	头孢唑林	克林霉素
整形外科	头孢唑林 + 万古霉素 （限于关节成形术）	万古霉素或克林霉素
脊柱外科	头孢唑林	万古霉素 + 克林霉素
产科	头孢唑林	克林霉素或万古霉素（对克林霉素过敏时）
妇科	头孢唑林	克林霉素
修复重建与手外科	头孢唑林	克林霉素或万古霉素
血管外科	头孢唑林 + 万古霉素 （限于人造血管术）	万古霉素

注：头孢唑林和头孢呋辛可互换

纠正水电解质的不平衡、贫血、低蛋白血症，尽量缩短患者术前住院时间，择期手术患者先治愈手术部位以外感染，控制糖尿病患者的血糖在合理水平（5.6~11.2mmol/L），戒烟。正确准备手术部位皮肤，彻底清除手术切口部位和周围皮肤的污染。传统的术前 1 日剃毛已证明是外科领域的一个误区，目前认为剃毛后细菌会在皮肤表面的小破损处定植，因此成倍地增加 SSIs 的机会。在毛发稀疏部位无须剃毛。在毛发稠密区可以剪毛或用电动剃刀去毛。确需去除手术部位毛发时（如开颅手术），应在手术当日进行，使用不损伤皮肤的方法，避免使用刀片刮除毛发。消毒前要彻底清除手术切口和周围皮肤的污染，采用卫生行政部门批准的合适的消毒剂以适当的方式消毒手术部位皮肤。近期研究发现，酒精与洗必泰复合或酒精与碘伏复合产品涂抹手术切口部位较液体备皮的屏障作用持久。用洗必泰 - 酒精产品备皮的患者皮肤细菌培养阳性率显著低于碘伏 / 酒精备皮者，而用洗必泰 - 酒精和碘伏 - 酒精备皮者细菌培养阳性率均低于液态聚维酮碘备皮者。使用防渗透的手术衣及铺单。

佩戴双指示剂型双层手套易于发现手套是否破损。正确粘贴手术薄膜避免手术薄膜与皮肤切缘剥离。皮肤消毒范围应当符合手术要求，如需延长切口、做新切口或放置引流时，应当扩大消毒范围。手术人员要严格按照《医务人员手卫生规范》进行外科手消毒。

（二）手术中

保证手术室门关闭，尽量保持手术室正压通气，环境表面清洁，最大限度减少人员数量、闲谈和流动。目前认为高效空气过滤器（high efficiency particulate air，HEPA）可提供最好的环境，而层流系统对于预防 SSIs 发生收效甚微。保证使用的手术器械、器具及物品等达到灭菌水平。手术中医务人员要严格遵循无菌技术原则和手卫生规范。若手术时间超过 3 小时，或者手术时间长于所用抗菌药物半衰期的，或者失血量大于 1500ml 的，手术中应当对患者追加合理剂量的抗菌药物。手术人员尽量轻柔地接触组织，保持有效地止血，最大限度地减少组织损伤，彻底去除手术部位的坏死组织，避免形成死腔。单纤维缝线造成感染的可能性要明显低于多纤维缝线（细胞对不同丝线的黏附作用不同），连续性筋膜缝合造成感染的可能性低于间断性缝合技术。术中保持患者体温正常，防止低体温，整个围术期核心体温维持于≥36℃。需要局部降温的特殊手术执行具体专业要求。冲洗手术部位时，应当使用温度为37℃的无菌生理盐水等液体。对于需要引流的手术切口，术中应当首选密闭负压引流，并尽量选择远离手术切口、位置合适的部位进行置管引流，确保引流充分。避免输血。对于高度污染伤口应行延迟闭合，可促进功能性吞噬细胞在术后5~6天内向伤口聚集，减少感染。

（三）手术后

高危患者术后2~3天仍严格控制血糖。医务人员接触患者手术部位或者更换手术切口敷料前后应当进行手卫生。为患者更换切口敷料时，要严格遵守无菌技术操作原则及换药流程。术后保持引流通畅，根据病情尽早为患者拔除引流管。外科医师、护士要定时观察患者手术部位切口情况，出现分泌物时应当进行微生物培养，结合微生物报告及患者手术情况，对外科手术部位感染及时诊断、治疗和监测。

三、微生态制剂的应用

作为微生态学研究领域的应用成果，几十年来微生态制剂的应用在全球发展迅速，已成为一项新兴的基础学科和蓬勃的朝阳产业。目前前瞻性研究表明，肠道微生态制剂在外科手术、创伤感染的防治中扮演了重要角色。Rayes等对80例接受保留幽门的胰头十二指肠切除患者围术期辅以安慰剂或乳杆菌与纤维素组成的合生元治疗，发现合生元可明显降低术后感染发生率和抗生素使用时间。Sugawara等对81例接受肝门部胆管癌根治性切除手术患者围术期添加合生元，发现合生元能增强宿主免疫应答，降低术后炎症反应，改善胆管癌患者术后感染并发症。Giamarellos-Bourboulis等对72例重度多发伤患者随机辅以连续两周的合生元制剂（Synbiotic 2000FORTE）或安慰剂，发现Synbiotic 2000FORTE显著降低重度多发伤患者菌血症和呼吸机相关肺炎的发生率。Liu等对150例接受大肠癌根治术患者围术期随机辅以益生菌或安慰剂，发现大肠癌术后患者存在不同程度的炎症反应，添加益生菌的患者p38促分裂素原活化蛋白激酶（mitogen-activated protein kinases，MAPK）信号通路受抑制，肠黏膜sIgA的水平增高，occludin、ZO-1等紧密连接蛋白的表达上调，而外周血人连蛋白（zonulin）水平和菌血症水平明显下降。以上研究均表明，微生态制剂能够重建手术、创伤患者肠道微生态，阻遏病原菌的肠道定植，减轻术后应激对肠道黏膜上皮的直接刺激和破坏，减少菌血症和脓毒症的发生。

对于微生态制剂的安全性，尽管双歧杆菌和乳杆菌作为目前微生态制剂应用最多的菌种，在发酵乳制品中的长期应用已经被证明了其安全性，但至今尚缺乏足够的证据证明微生态制剂是绝对安全的，尤其是益生菌与免疫抑制剂或生物制剂联合应用时。国外有个别报道发现免疫低下患者可发生布拉氏酵母菌或枯草杆菌菌血症。Cukovic-Cavka、Farina等分别报道过乳酸菌导致炎症性肠病（IBD）患者肝脓肿和心内膜炎。2008年Besselink等报道，预防性使用益生菌并没有降低重症急性胰腺炎患者的继发性感染率，而且还增加了肠缺血、多器官衰竭的发生率。益生菌本身存在稳定性差的弱点，菌株在传代过程中可能发生变异，出现耐药菌株，其中的耐药因子可能横向传播致抗生素无效。如何储藏及如何确定有效期以保证活菌的数量？如何使益生菌通过胃肠道后仍能保持活力？多少益生菌制剂才有疗效？怎样才算达到了微生态平衡的标准？如何评价益生菌制剂的有效性？目前尚缺乏系统完整的科学资料，也较难对益生菌制剂的效用作量化评价。此外，应注重个体差异，并且这种差异较大，理论上应是根据个体的实际情况采用个体化的干预。这些问题如果能得到解决，都将对其临床应用产生深刻的影响。

四、中药的应用

中药治疗脓毒症历史久远，并取得了诸多新成果。如国内学者研究的促动颗粒剂和大黄等中药经动物与临床研究验证，在恢复胃肠动力、保护胃肠黏膜及防治微生态失调等方面显示了良好的治疗效果。还有学者提出按脓毒症的临床症状、舌象、脉象等，总结出其主要的中医证型为：实热证（100%），血瘀证（73%），腑气不通证（46%），厥脱证（71%）四型，对症辨证施治取得了可喜的效果。目前国内用于MODS实验和临床的中药方剂也主要针对上述四种中医证型分为解毒、化瘀、通腑和扶正四类。其中以解毒、化瘀为主的中药有热毒清（金银花、蒲公英、大青叶、鱼腥草等），912液（黄芪、当归、赤芍、丹参等6味）和血必净（红花、赤芍、川芎、丹参、当归）等；以通腑为主的中药有促动颗粒（大黄、厚朴等8味）和大黄；双清颗粒（柴胡、黄芪、石膏、知母等9味)除具有解毒和化瘀作用外,还有扶正养阴及气血两清功效。上述中药已经动物实验研究和小范围临床应用有效。当务之急是对上述药物进行前瞻性、多中心、大样本的临床试验和验证,筛选出切实有效的防治脓毒症和 MODS 中药方剂或针剂,并在此基础上制订中西医结合防治脓毒症和 MOF 的综合方案。

五、展望

近年来,由于新抗生素的开发滞后于抗生素失效的步伐,使某些感染性疾病成为临床治疗的难题,因此,制定新的抗菌策略是亟待解决的问题。抗菌肽(antibacterial peptides)作为抗生素的替代品,已从各种生物包括细菌、真菌、植物、昆虫、两栖类动物、鱼类、鸟类、哺乳类动物和人体中分离出来并得到鉴定,有望成为治疗耐药菌的新方法。

在分子生态学研究方面,近年来的研究证明细菌之间存在信息交流现象,即细菌群体感应(quorum sensing,QS)。细菌在密度增加到一定临界浓度时可合成并释放一种被称为自诱导物质(autoinducer,AI)的信号分子,启动菌体中相关基因的表达,调控细菌的生物行为,如产生毒素、抗生素或荧光蛋白,形成生物膜或孢子等,以适应环境的变化。一旦一种微生物群落感知到宿主病生状态的改变可能威胁其生存,那么该微生物群落将触发 QS 信号,启动微生物组对宿主细胞的同步毁灭性攻击。所以,我们可以设想通过截获并阻断 AI 信号,控制外科手术、创伤后的宿主反应。

不仅微生物之间存在信息交流,微生物和人类宿主之间同样存在信息交流。微生物与人类经过百万年的互为环境作用,形成了真核生物和原核生物的同步进化。每个人体所携带的细菌虽然种系水平上有其独特的菌群构成,但基因水平有广泛相似性,即存在"核心微生物组"(core microbiome)。核心微生物组偏离与宿主病理生理改变如炎症、感染、肥胖和肿瘤形成密切相关。随着近年来第二代测序技术等新一代高通量技术的发展,人们得以摆脱传统的微生物纯培养的技术限制,通过元基因组学(metagenome)的研究手段测定整个微生物群落的 DNA 序列,挖掘微生物基因组信息,从而更深入地研究人体元基因组结构、功能及其与宿主之间错综复杂的关系。由欧盟资助的人类肠道元基因组计划(Metagenomics of the Human Intestinal Tract, MetaHIT)和美国国立卫生研究院(NIH)资助的人类微生物组计划(Human Microbiome Project,HMP)所展开的元基因组学研究极大地推动了人类微生物组与外科感染性疾病相关性研究的发展。随着研究手段的不断革新和研究内容的不断深入,我们有理由相信手术、创伤感染的问题将得到有效解决。

(秦环龙)

参 考 文 献

1. 李兰娟.感染微生态学.第2版.北京:人民卫生出版社,2012.
2. 熊德鑫.肠道微生态制剂与消化道疾病的防治.北京:科学出版社,2008.
3. 卫生部.抗菌药物临床应用指导原则.卫医发[2004]28号,2004.
4. 卫生部.外科手术部位感染预防与控制技术指南(试行).卫办医政发[2010]187号,2010.
5. 黎介寿.肠衰竭——概念,营养支持与肠黏膜屏障维护.肠外与肠内营养.2004,11(2):65-67.
6. WHO.WHO Guidelines for Safe Surgery 2009:Safe Surgery Saves Lives.2009.
7. Kinross J,von Roon AC,Penney N,et al.The gut microbiota as a target for improved surgical outcome and improved patient care.Curr pharm des,2009,15(13):1537-1545.
8. Shimizu K,Ogura H,Asahara T,et al.Probiotic/synbiotic therapy for treating critically ill patients from a gut microbiota perspective.Dig Dis Sci,2013,58(1):23-32.
9. Liu ZH,Huang MJ,Zhang XW,et al.The effects of perioperative probiotic treatment on serum zonulin concentration and subsequent postoperative infectious complications after colorectal cancer surgery:a double-center and double-blind randomized clinical trial.Am J Clin Nutr,2013,97(1):117-126.
10. Brandt LJ,Aroniadis OC,Mellow M,et al.Long-term follow-up of colonoscopic fecal microbiota transplant for recurrent Clostridium difficile infection.Am J Gastroenterol,2012,107(7):1079-1087.

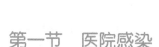

第二十章　微生态与医院感染及抗菌药物的关系

第一节　医院感染

一、概述

世界卫生组织给医院感染（nosocomial infection）的定义是：凡住院病人、陪护人员或医院工作人员因医疗护理工作被感染所引起的任何具有临床表现的疾病，无论感染对象在医院期间是否出现症状，均视为医院感染。据此以下情况均属于医院感染：①无明确潜伏期的感染，规定入院48小时后发生的感染；②有明确潜伏期的感染，自入院时起超过平均潜伏期后发生的感染；③感染与上次住院直接有关，在原有感染基础上出现其他部位新的感染（除外脓毒血症迁徙灶），或在原感染已知病原体基础上又分离出新的病原体（排除污染和原来的混合感染）的感染；④新生儿在分娩过程中和产后获得的感染；⑤由于诊疗措施激活的潜在性感染，如疱疹病毒、结核分枝杆菌等感染；⑥医务人员在医院工作期间获得的感染。但以下情况则不属于医院感染：①由于创伤或非生物性因子刺激而产生的炎症表现；②新生儿经胎盘获得（出生后48小时内发病）的感染，如单纯疱疹、弓形虫病、水痘等；③患者原有的慢性感染在医院内急性发作。

医院感染按照病原体来源，可以分为内源性感染与外源性感染两类。

二、医院感染流行病学

（一）医院感染的发病情况

医院感染的发病率各国报道差异较大，且不同国家与地区感染构成也存在巨大差异。我国2001年三级医院感染现患率为5.52%，前5位的医院感染依次为呼吸道感染（48.7%）、泌尿道感染（12.8%）、手术部位（11.9%）、胃肠道感染（10.9%）和皮肤软组织（6.7%）。世界各国医院感染发生率差异巨大，从1%至40%以上。据世界卫生组织报告，挪威、西班牙、希腊医院感染发生率分别为5.1%、7%和

9.1%；荷兰采取严格医院感染控制措施，其院感发生率在1%左右；而亚洲、南美以及非洲部分国家医院感染发生率超过40%。

（二）医院感染的传播方式

和其他感染性疾病相同，医院感染的传播方式多种多样，但以接触传播最为多见，其次为经血源传播，空气传播和器械等媒介物传播较少见。

（三）医院感染的危险因素

1. **患者因素**　新生儿与婴幼儿（3岁以下）、65岁以上老年患者医院感染发生率高；恶性肿瘤、糖尿病、慢性阻塞性肺病、慢性肾病、慢性肝病、老年性痴呆等患者都是医院感染高危人群；各种免疫功能缺损患者，如先天或后天免疫功能缺损患者，容易发生医院感染，如艾滋病患者；特殊疾病，如烧伤或创伤患者、昏迷患者容易发生感染。

2. **医源性因素**　侵袭性操作与异物留置、外科手术、免疫抑制剂应用、肿瘤放化疗、抗菌药物的应用等都是医院感染的危险因素。

三、医院感染病原体

约90%以上的医院感染为细菌所致，引起医院感染的细菌主要为条件致病菌和耐药菌，其中约60%为革兰阴性杆菌，包括肠杆菌科细菌（如大肠埃希菌、克雷伯菌属、变形杆菌属等）、假单胞菌属、不动杆菌属等。近年来嗜麦芽窄食单胞菌及黄杆菌属发病率呈上升趋势，尤其在ICU及使用机械通气的患者，上述病原菌对常用抗菌药物包括第三代头孢菌素的耐药性也逐年增高。金黄色葡萄球菌、凝固酶阴性葡萄球菌和肠球菌属是医院感染常见的革兰阳性球菌，尤其在医院内皮肤软组织感染、外科伤口感染及原发性血流感染病人中，致病菌均以革兰阳性球菌为多见。肠球菌属主要引起尿路感染和伤口感染，B组溶血性链球菌为新生儿脑膜炎和血流感染的主要致病菌，A组溶血性链球菌可引起术后伤口感染。嗜肺军团菌和其他军团菌属亦可为医院内肺部感染病原菌，据报道嗜肺军团菌肺炎约占医院获得性肺炎的3%~10%。生长较快

的分枝杆菌属,如鸟分枝杆菌、龟分枝杆菌和偶然分枝杆菌等可在心脏手术后以及其他外科手术后引起伤口感染和其他感染。

拟杆菌属为厌氧菌感染中最常见的病原菌,可引起胃肠道和妇科手术后的腹腔和盆腔感染,梭杆菌属、消化球菌和放线菌属等可引起口腔及呼吸系统感染。应用抗生素后发生的肠炎由艰难梭菌所致。

近年来随着广谱抗生素的广泛应用,以及医用装置的应用增多、心血管操作及手术的开展、器官移植等,医院真菌感染的发病率明显增加。医院内病毒性感染也可在医院内形成流行。

四、常见医院感染

(一) 下呼吸道感染

国外报道肺部感染占医院感染的 15%~20%,国内肺部感染为医院感染的首位,占医院感染的 10%~30 %。

医院肺炎的入侵途径多数由吸入口咽部及胃肠道的病原菌引起,亦可由病人间交叉感染或通过工作人员手的传播而获得。呼吸器、喷雾器、增湿器等皆可成为细菌传播的媒介,某些医疗器械有液体储存设备者可为革兰阴性杆菌的生长创造条件。气管切开病人丧失了咽部防御功能,口咽部的寄殖菌可大量增加,其肺防御功能亦受损,不能清除和杀灭吸入的细菌,同时在治疗过程中非无菌或创伤性吸痰易引起肺部感染。污染的冲洗液体、抗菌药物的治疗、老年人长期卧床、吸入的分泌物未得到清除及污染的间歇加压呼吸器等皆为引发肺部感染的因素。在机械通气的前 5 天内,VAP 的发生率以每天增加 3% 的速度递增,5~10 天 VAP 的发生率可降到每天 2%,10 天后危险性就减低到每天 1%。吸烟、肺部基础病变、手术时间超过 2 小时等将增加术后感染的发生率,肺炎一般于手术后 2~4 天发生。

医院肺炎临床表现缺乏特异性,临床诊断主要依靠临床表现与胸部影像学检查。一般当患者有发热、白细胞增高、脓性痰,同时患者近期出现肺实质侵袭性影像学改变者,可以诊断为医院肺炎。对诊断医院肺炎者需要采集合格的痰、支气管肺泡灌洗液等进行病原学检查,协助抗感染治疗。

(二) 尿路感染

尿路感染为常见的医院感染。女性、老年、尿路梗阻、膀胱输尿管反流、膀胱排空不全、抗菌药物不合理治疗、尿路操作等均为感染诱发因素。院内尿路感染典型表现有尿频、尿急、尿痛、下腹部疼痛、发热等,但与导尿与插管有关感染症状多不典型,缺乏典型的尿路刺激症状,发热可能是患者主要的临床表现。尿路感染主要依靠小便常规检查。小便离心沉渣显微镜检查每高倍视野白细胞数超过 10 个对诊断有价值。对院内尿路感染患者需要进行小便培养,明确感染病原,指导临床抗菌治疗。

(三) 外科切口感染

指外科手术部位切口浅层、深层以及腔隙部位感染。新生儿、老年人和肥胖病人易于发生伤口感染。糖尿病、激素治疗、免疫抑制剂的应用和影响病人防御功能的情况均可增加病人伤口感染的易感性。术前住院过久、长期卧床、低蛋白血症、手术时间长、失血量多、组织损伤严重和引流等皆可使感染发生的机会增多。切口部位感染大多发生在术后 3~5 天,浅表感染可以出现局部红肿热痛表现与脓性分泌物;切口深部感染可以表现为手术部位疼痛压痛、发热,感染迁延可能导致切口不愈合、窦道形成有脓性分泌物流出等。

(四) 血流感染

血流感染可以分为原发血流感染与继发血流感染,原发血流感染指患者不伴有身体其他部位与血培养相同的病原菌感染的情况,而继发血流感染则来自于身体其他部位感染的血流扩散。原发血流感染的病灶不明显或由静脉输液、血管内检查及血液透析引起,约占血流感染的半数;而继发血流感染则多来源于尿路、外科伤口、呼吸道和皮肤等感染。

新生儿、60 岁以上老年人、重度创伤或烧伤、致死性原发疾病、粒细胞缺乏症、应用激素或免疫抑制剂的病人以及应用化疗的肿瘤病人皆为易感者。静脉大量补液、输血或血制品、抗菌药物的全身应用、血管内损伤性检测装置、血液透析等皆为诱发血流感染的条件。静脉输液管放置时间越长,血流感染的发生率越高。导管相关血流感染发生率与导管类型也有关系,一般外周静脉插管和中心导管发生率低,而短期无导管非隧道式插管、外周中心静脉导管与透析用动脉导管发生血流感染的机会较高。

(五) 抗生素相关性腹泻与假膜性肠炎

艰难梭菌是抗生素相关性腹泻最重要的致病菌,金黄色葡萄球菌亦可在患者大便中检出,但只是伴随菌而已,因此此病也被称为艰难梭菌相关性腹泻(*Clostridium difficile*-associated diarrhea, CDAD)。CDAD 大多发生在胃肠道手术后、肠梗阻、尿毒症、糖尿病、再障及老年患者应用抗菌药物过程中，如不及时处置，则重症成为假膜性肠炎，感染者病死率可达30%。从医务人员的手、地板、厕所、床上用品、家具等皆可分离到病原菌，工作人员的手在散播感染上可能起着重要作用。

随着CDAD发病增加，易感染人群也不仅仅限于老年人，既往健康的成年人与婴幼儿也有发病，发病相关抗菌药物也不仅仅限于克林霉素、氨苄西林等，喹诺酮类药物的使用也与CDAD发病有明确关联性。

CDAD临床表现差异巨大，轻者可能只有稀便、大便次数增加，重者可能发生假膜性肠炎、高热、中毒性休克、肠穿孔等。CDAD诊断主要依据临床表现和大便细菌毒素检查。CDAD治疗可采用停用原有抗菌药物、消除易感因素、甲硝唑或口服万古霉素治疗，长期以来一般推荐甲硝唑为首选药物。但近期研究证实，对轻症患者首选甲硝唑，但对严重感染患者建议使用口服万古霉素治疗；此外，微生态制剂对CDAD治疗可能有一定价值。

五、医院感染的预防

医院感染的发生与许多危险因素有关，针对这些危险因素开展医院感染控制可以取得显著成效。控制医院感染措施有的比较复杂，而多数简单易行，如确定手卫生对控制医院感染的价值已经有100多年的历史，但迄今为止临床医护人员手卫生情况还需要进一步改善。降低医院感染需要在医院管理、建设、组织机构、制度、宣传教育、监督检查等多方面开展工作，最终达到控制传染源、切断传播途径及降低医院感染发生的目的。

（一）一般预防措施

1. 建立医院感染控制的组织机构 医院应该建立感染控制委员会，委员会由感染控制相关专业人员与管理人员组成，获得医院管理部门授权，开展医院管理、培训、监督、监测等工作。

2. 制定医院感染控制规章制度 医院感染控制委员会应该结合各自医院情况，制定相关规章制度，明确临床医师、护士、药师、微生物人员、行政管理人员等在医院感染控制中的责任与义务。

3. 加强控制医院感染的培训与宣传教育 职工严格遵守和执行消毒隔离制度，简而易行的洗手措施不能忘记，接触病人前后均应洗手，使每人皆认识到洗手是预防医院感染的重要措施。

（二）建立医院感染的监测系统

医院感染的监测是对各医院感染的分布情况、发生率、诱发因素进行全面系统地调查分析，尽早发现问题，提出防治措施。充分利用医院计算机网络系统，及时对医院感染信息进行处理、储存、分析是医院感染现代化管理的重要手段。目前国际均以每1000住院日发生医院感染病例数作为描述医院感染发病率的重要指标，即：病人日感染率（‰）= 新发生感染例数（或例次数）/ 出院病人总住院日数 ×1000。

（三）医院建设与医院环境

医院是患者、医护人员活动场所，在医院建设中必须考虑医院感染控制内容，包括医院布局、功能分区、人流物流、手术室、供暖、采光、空调等的合理设计安排；在医院运行中，必须注意环境卫生状况改进，对医院用水、患者饮食、医疗废弃物品、医疗用品采购运输存储、环境微生物监测等必须加以注意。

（四）消毒隔离

1. 手卫生 病原菌污染的医护人员手是造成医院感染传播的重要方式，加强对医护人员手卫生教育，开展适当监督检查，提供必要的手卫生材料（如肥皂、酒精皂等），减少病原菌通过医护人员的传播。

2. 隔离 对感染患者采取适当隔离措施，对控制医院感染流行具有重要价值，如耐万古霉素肠球菌携带者与感染者的隔离。医护人员在接触隔离患者或者接触感染高危患者时，采取必要的保护性隔离措施，如佩戴口罩、穿隔离衣等。

3. 消毒灭菌 细菌污染医院环境对医院感染的发生有一定作用，因此应定期在病房环境中取样检测，根据细菌检出情况，采取相应措施。消毒剂和现代消毒技术的应用、废物的妥善处理及厨房、厕所卫生守则的完善等皆是切断医院感染传播途径的重要措施。

（五）抗菌药物合理使用

抗菌药物合理使用对减少耐药、控制感染具有重要价值。医院感染控制人员应该与医院药物治疗学委员会保持良好合作，宣传、指导、教育、监督医务人员抗菌药物应用，减少抗菌药物不合理使用状况。

（六）患者保护

医院感染除了患者自身的易感因素外，还与医疗操作、诊疗行为有关。医护人员应该树立保护患者理念，注意减少侵袭性医疗操作、及时处理医疗废弃物品、正确处理患者各种人工管道等措施。

（七）医院感染暴发流行的控制

医院感染暴发流行一般指常见医院感染的异常增加或者新的医院感染类型的出现。一般通过常规医院感染监测系统可以发现医院感染的暴发流行。一旦发现医院感染暴发流行，必须开展深入细致调查，对流行整体情况、危险因素、感染来源、传播途径等全面了解，制订扑灭感染暴发的计划，实施有效的感染控制措施。

第二节 细菌耐药与耐药机制

抗菌药物是人类历史上具有划时代意义的科学发现，由于抗菌药物的应用，使得肆虐人类的感染性疾病得以控制，人类健康得以长足进步。由于多种原因，抗菌药物不合理应用现象较为普遍，由此更为严峻的是细菌耐药情况，多重耐药（multi-drug resistant，MDR）甚至泛耐药（pan-drug resistant，PDR）细菌感染已经成为临床十分棘手的难题。为此世界卫生组织在 2011 年世界卫生日发出呼吁：抗击耐药——今天不采取行动，明天就无药可用（Combating drug resistance：no action today，no cure tomorrow）。

一、细菌耐药的流行状况

（一）革兰阳性菌耐药流行情况

1. 葡萄球菌耐药 临床分离葡萄球菌对青霉素类耐药率已经超过 90%，主要原因在于产生青霉素酶。临床基本不再使用青霉素治疗葡萄球菌感染，而临床现在面临的葡萄球菌主要耐药问题在于甲氧西林耐药菌株流行。

我国耐药监测发现，2007 年院内感染 MRSA 分离率在 60% 以上，连续耐药监测发现近 10 年 MRSA 上升了一倍以上，中国分离 MRSA 耐药谱更广（文末彩插图 20-2-1）。

由于 MRSA 流行，临床治疗葡萄球菌感染主要依靠万古霉素。1997 年，日本发现临床分离 MRSA 对万古霉素敏感性降低，一种为万古霉素中介葡萄球菌（ancomycin-intermidiate *Staphylococcus aureus*，VISA），另一种为万古霉素异质性中介葡萄球菌（heterogeneous VISA，hVISA）。2002 年美国密歇根州糖尿病足部感染患者分离出对万古霉素耐药金黄色葡萄球菌（vancomycin-resistant *Staphylococcus aureus*，VRSA），为世界首例，迄今已有 10 余例同样细菌感染的报道，大多集中在美国。

2. 链球菌耐药 肺炎链球菌对青霉素类、大环内酯类耐药在部分国家与地区十分突出，如韩国青霉素不敏感肺炎链球菌比例高达 80% 以上，中国香港青霉素不敏感肺炎链球菌比例为 50% 左右，西班牙为 30%，中国各地调查发现，耐青霉素肺炎链球菌比例约 15%，但对青霉素中介的肺炎链球菌比例为 30% 左右，是临床治疗肺炎链球菌感染的

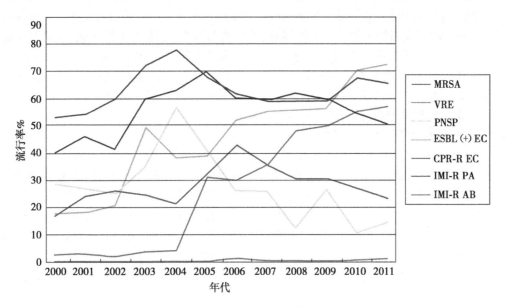

图 20-2-1 我国主要耐药菌流行趋势

MRSA：耐甲氧西林金黄色葡萄球菌；VRE：耐万古霉素肠球菌；PNSP：青霉素不敏感肺炎链球菌；ESBL（+）EC：产 ESBL 大肠埃希菌；CRP-R EC：耐环丙沙星大肠埃希菌；IMI-R PA：耐亚胺培南铜绿假单胞菌；IMI-R AB：耐亚胺培南鲍曼不动杆菌

严峻挑战。

我国超过70%的链球菌(包括肺炎链球菌、β-溶血链球菌)对大环内酯类抗菌药物耐药。链球菌对大环内酯类耐药机制主要包括靶位变异和主动外排,前者对大环内酯类、克林霉素、链阳霉素B型(MLSB),而后者只对大环内酯类耐药(MefA型),前者耐药水平高,后者表现为低水平耐药。北美主要为MefA型耐药,而中国与欧洲主要为MLSB。

3. 肠球菌耐药 肠球菌属于人体消化道的正常微生物群,是常见医院感染病原菌之一,可引起心内膜炎、泌尿系感染、败血症及伤口感染等。中国医院感染监控网的统计分析显示,肠球菌引起的医院感染在革兰阳性菌中居第四位。青霉素、氨苄西林曾经是治疗肠球菌感染的主要药物,近年来肠球菌对青霉素耐药情况十分常见,万古霉素已经成为治疗肠球菌感染的主要抗菌药物,而万古霉素耐药肠球菌在世界各地呈现不同流行水平。与粪肠球菌相比较,屎肠球菌耐药更加突出。

2005年全国细菌耐药监测结果表明,医院感染分离粪肠球菌对青霉素、氨苄西林耐药率为15%~23%,屎肠球菌耐药率超过80%,两者对氟喹诺酮类耐药率分别为50%与90%,但肠球菌对万古霉素耐药菌株非常少见,在3%以下,主要分离自重症监护室。

(二)革兰阴性菌耐药流行情况

1. 肠杆菌科细菌耐药 作为肠杆菌科细菌的主要代表,大肠埃希菌与肺炎克雷伯菌主要耐药问题在于对β-内酰胺类、喹诺酮类耐药。大肠埃希菌和肺炎克雷伯菌对β-内酰胺抗菌药物耐药的主要机制在于产生超广谱β-内酰胺酶(ESBLs)。该酶主要对包括青霉素、第三代和第四代头孢菌素、氨曲南在内的β-内酰胺类耐药,只有碳青霉烯、头霉素类对其稳定,对β-内酰胺类/β-内酰胺酶复方敏感。全球各地分离的大肠埃希菌、肺炎克雷伯菌产酶率差异较大,一般大肠埃希菌产酶率低于肺炎克雷伯菌。中国全国细菌耐药监测结果表明,2007年,两种细菌产酶率分别为35%与25%,ICU来源细菌产酶率更高达70%以上,儿童来源细菌产酶率高于成人患者。

除产ESBL外,这两种细菌还可以产生以AmpC为代表的头孢菌素酶,但更多的产头孢菌素酶细菌在肠杆菌属之中。值得关注的是首先在肺炎克雷伯菌发现的KPC型非金属碳青霉烯酶,这类酶几乎能水解所有β-内酰胺抗菌药物。

大肠埃希菌对氟喹诺酮耐药在我国是非常突出的问题。监测结果显示大肠埃希菌对左氧氟沙星、环丙沙星的耐药率在70%以上,社区感染病原菌耐药率也在50%以上;肺炎克雷伯菌耐药率在35%以上。

大肠埃希菌对氨基糖苷类耐药主要在于细菌产生抗菌药物钝化酶,由于各种氨基糖苷类药物的结构差异以及抗菌药物使用情况不同,细菌对各种氨基糖苷类药物的耐药情况也有所差异,各地区耐药水平也有所不同。中国细菌耐药监测结果表明,大肠埃希菌对庆大霉素、妥布霉素、卡那霉素耐药率在60%~80%,而对阿米卡星、异帕米星耐药率仅为20%左右。

肠杆菌属细菌是医院感染常见病原体,其耐药情况与大肠埃希菌、克雷伯菌具有相似。

2. 葡萄糖非发酵菌耐药 铜绿假单胞菌是医院感染常见细菌,特别是在重症监护室分离率更高。中国细菌耐药监测结果显示铜绿假单胞菌为医院感染中第二常见细菌。对铜绿假单胞菌感染,一般采用阿米卡星、左氧氟沙星、碳青霉烯、头孢他啶、头孢吡肟治疗。但细菌对这些药耐药,甚至多重耐药已经呈逐年增加趋势,部分耐药率已经处于较高水平。

铜绿假单胞菌对碳青霉烯类耐药主要在于产生碳青霉烯酶,其中金属碳青霉烯酶在铜绿假单胞菌的流行尤为突出,主要酶型包括IMP、VIM、GIM。

鲍曼不动杆菌正成为临床重症患者感染的主要病原菌之一。中国耐药监测结果发现不动杆菌为第四位常见细菌,尤其是鲍曼不动杆菌的耐药性增加十分迅速,多重耐药或泛耐药菌株所致感染暴发流行在世界各地都有报道,多重耐药鲍曼不动杆菌被称为革兰阴性"MRSA"。

二、细菌耐药机制

在自然界中长期的进化过程中,细菌形成了非常复杂的耐药体系与耐药机制,细菌耐药既可通过自身染色质DNA突变与调控产生,也可通过获取外源性耐药决定子(如耐药质粒、转座子、整合子等)获得。每种细菌可能具有多种耐药机制,对一种抗菌药物也可能有多种耐药方式,如对β-内酰胺抗菌药物耐药,葡萄球菌以靶位变异为主,肠道革兰阴性菌以产生β-内酰胺酶为主;对喹诺酮类耐药,大部分细菌在于DNA旋转酶变异,但铜绿假单胞菌主动外排耐药占重要地位(文末彩插图20-2-2)。

(一)表达抗菌药物灭活酶

细菌通过质粒或染色质基因,编码抗菌药物

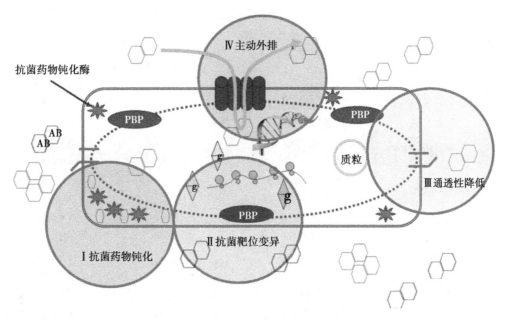

图 20-2-2 细菌主要耐药机制示意图

点线椭圆代表细胞膜;长方形实线代表细胞壁;双六边形代表抗菌药物分子[AB],单六边形为水解后的抗菌药物分子;PBP 为青霉素结合蛋白,代表抗菌药物作用靶位;菱形代表与细菌核糖体作用的抗菌药物

灭活或修饰酶,为细菌耐药的主要方式,如 β- 内酰胺酶、氨基糖苷类钝化酶(乙酰转移酶、磷酸转移酶、核苷转移酶)、氯霉素乙酰转移酶、红霉素酯化酶等。

1. β- 内酰胺酶 β- 内酰胺酶是临床最常见的抗菌药物灭活酶,大多数细菌在接触 β- 内酰胺类抗菌药物后能产生 β- 内酰胺酶,不同程度地水解灭活 β- 内酰胺类抗菌药物。β- 内酰胺酶作用于 β- 内酰胺类抗菌药物所共有的 β- 内酰胺环,切断肽键,使内酰胺环被打开,β- 内酰胺类抗菌药物失活。β- 内酰胺酶种类繁多,分类方法各异,较为通用的方法为 1995 年 Bush-Jacoby-Medeiros 分类方法(表 20-2-1)。β- 内酰胺酶可由质粒介导或染色体介导而产生,分别称之为质粒介导酶(plasmid mediated β-lactamase)与染色体介导酶(chromosome mediated β-lactamase)。

产生质粒介导酶的耐药菌,其耐药性大多是在接触抗菌药物后获得的,并通过耐药基因的转移而播散,并且传至子代细菌。从临床分离的耐 β- 内酰胺类抗菌药物的耐药菌所产生的广谱酶与超广谱酶大多是质粒介导的 β- 内酰胺酶。

广谱酶以 TEM-1、TEM-2、SHV-1 型酶为代表,大多由肠杆菌产生,可水解青霉素类、第一代和第二代头孢菌素类,但对三代头孢菌素与单酰胺类抗菌药物无影响。质粒介导的超广谱酶(ESBLs)则可水解三代头孢菌素与单环类抗菌药物。因而产生 ESBLs 的耐药阴性杆菌对头孢噻肟、头孢他啶等三代头孢菌素和氨曲南都有不同程度耐药性,但对头霉素类与碳青霉烯类无影响。ESBLs 主要见于肠杆菌科细菌,如大肠埃希菌、肺炎克雷伯菌等。

早期发现的 ESBLs 大多为 TEM 与 SHV 酶衍生的突变体,包括 TEM-3 至 TEM-26、SHV-2 至 SHV-5 等酶。近年来不断发现新的 ESBLs,如 CTX-M 型酶也在世界各国流行,并成为优势酶型。

Amp C 酶是染色体介导的头孢菌素酶的代表,质粒介导的头孢菌素酶已有发现。Amp C 酶在 β- 内酰胺酶分类中为 I 类酶,分子分类属 C 类。阴沟肠杆菌、弗劳地枸橼酸菌和铜绿假单胞菌中可分离,这种 I 类酶具有很强的可诱导性。上述菌株在不接触 β- 内酰胺类抗菌药物时,只产生少量 I 类酶,如有诱导作用的 β- 内酰胺类抗菌药物时,产酶量将明显增加,故又称诱导酶(inducible enzyme)。

碳青霉烯酶是近年来研究热点,这类酶能水解对包括碳青霉烯类在内的 β- 内酰胺类抗菌药物,这些酶分属不同分子分类,包括金属 β- 内酰胺酶、非金属 β- 内酰胺酶和苯唑西林酶。

2. 氨基糖苷类钝化酶 抗菌药物氨基糖苷类钝化酶通常由质粒和染色体所编码,可以在细菌间传递。氨基糖苷类抗菌药物钝化酶按其作用机制分三类:N- 乙酰转移酶(N-acetyltransferase,AAC),以

表 20-2-1 β- 内酰胺酶分类

功能分类	分子类别	名称	底物	来源	抑制剂		代表酶
					克拉维酸	EDTA	
1	C	头孢菌素酶	头孢菌素	染色体	–	–	ACT-1、CYM-1、FOX-1、AmpC
2a	A	青霉素酶	青霉素	质粒	+	–	PC1
2b	A	广谱酶	青霉素与窄谱头孢菌素	质粒	+	–	TEM-1、TEM-2、SHV-1
2be	A	超广谱酶	青霉素、头孢菌素、单酰胺类	质粒	+	–	TEM-3、SHV-2、CTX-M-15、PER-1、VEB-1
2br	A	耐酶抑制剂酶	青霉素、窄谱头孢菌素、酶抑制剂酶	质粒	–	–	TEM-30、TEM-50、SHV-10
2c	A	羧苄西林酶	羧苄西林	质粒	+	–	PSE-1、CARB-3、RTG-4
2d	D	苯唑西林酶	苯唑西林	质粒	+/–	–	OXA-1、OXA-10
2dr	D	碳青霉烯酶	碳青霉烯、苯唑西林	质粒	+/–	–	OXA-23、OXA-48
2e	A	超广谱头孢菌素酶	头孢菌素	染色体	+	–	CepA
2f	A	非金属碳青霉烯酶	青霉素、头孢菌素、碳青霉烯	染色体	+/–	–	IMI-1、SME-1、KPC-2
3a	B	金属酶	青霉素、头孢菌素、碳青霉烯	染色体与质粒	–	+	CcrA、IMP、VIM、IND、NDM、GOB、FEZ、CAU、L1
3b	B	金属酶	碳青霉烯	染色体	–	+	CphA、Sfh-1
4	ND	不被克拉维酸抑制青霉素酶	青霉素	染色体	–	–	SAR-2

乙酰辅酶 A 为供体,使氨基糖苷类 1、3、6'、2' 位氨基乙酰化;O- 核苷转移酶(O-nucleotidyltransferase, ANT)与 O- 磷酸转移酶(O-phosphotransferase, APH),均以 ATP 为供体,ANT 使 2'、4'、3'、6 位羟基核苷化,APH 则使 3'、4、3'、6 位羟基磷酸化。

氨基糖苷类抗菌药物钝化酶种类多,不同年代与不同地区流行的主要酶型也有差异。AAC 共有 4 组,即 AAC(2')、AAC(6')、AAC(1)、AAC(3),其中从不同细菌克隆出 20 多种 AAC(6')编码基因;APH 共 7 组,即 APH(3')、APH(2")、APH(3")、APH(6)、APH(9)、APH(4)、APH(7"),其中 APH(3')可修饰阿米卡星、异帕米星,不同酶间氨基酸有 25% 以上相同;ANT 共 5 组,即 ANT(6)、ANT(4')、ANT(3")、ANT(2")、ANT(9)。此外还有一些复合功能酶,如 AAC(6')-APH(2")、AAC(6')-ANT(2")。由于氨基糖苷类药物存在多个钝化酶作用位点,不同氨基糖苷类可被同一种酶所钝化,不同酶也可以钝化同一种抗菌药物,钝化酶作用后的抗菌药物也不一定失去抗菌活性,因此氨基糖苷类抗菌药物之间为部分交叉耐药。

3. 其他抗菌药物钝化酶 氯霉素乙酰转移酶使氯霉素转化为无抗菌活性物质,该酶由质粒或染色体介导,主要见于葡萄球菌、肠球菌与部分革兰阴性菌。红霉素酯化酶为红霉素水解酶,但并非细菌耐红霉素的主要原因。氨基糖苷钝化酶 AAC(6')-Ib-cr 变种具有水解环丙沙星、诺氟沙星哌嗪基团的作用,导致细菌对这些药物的低水平耐药。

(二)抗菌药物对细菌外膜渗透障碍与细菌主动外排

细菌外膜为革兰阴性菌所特有,结构与细胞膜相似,为脂质双层结构,外层与脂多糖相接,可以阻止疏水性物质进入菌体,脂质双层中存在大量蛋白质,其中部分蛋白质为物质转运通道(包括抗菌药物),称孔蛋白(porin)。当细菌变异,孔蛋白表达减少或结构改变,需要通过孔蛋白进入菌体的抗菌药物难于达到作用靶位,细菌对抗菌药物敏感性降低。药物透入菌体降低,见于铜绿假单胞菌、大肠埃希菌、变形杆菌和不动杆菌等。

单纯外膜蛋白缺失,细菌可以产生耐药,但这种耐药水平常为低水平,因为蛋白表达减少,只能降低抗菌药物透入菌体速度，抗菌药物可依赖浓度梯度持续渗入菌体，最终达到浓度平衡，发挥应有的抗菌作用。深入研究发现，细菌外膜蛋白变异所致高水平耐药常与抗菌药物主动外排（active efflux）协同作用，外膜蛋白变异与主动外排在基因调节上也有关联。细菌主动外排耐药机制的重要特点在于多重耐药，即表达主动外排现象细菌的同时可产生对多种结构无关的抗菌药物耐药，甚至对消毒剂、去垢剂也耐药。

主动外排现象广泛存在于生物细胞中，是生物进化结果，不仅与细菌耐药有关，更重要的是细胞重要的生理结构。根据泵蛋白的结构、作用机制，可将主动外排系统分为利用质子驱动力（proton motive force，PMF）的 MFS 类（major facilitation superfamily）、RND 类（resistance-nodulation division）、Smr 类（small multidrug resistance）和利用 ATP 能量的 ABC 系统（ATP-binding cassette）四类（表 20-2-2）。

RND 类外排系统是细菌耐药的主要主动外排系统，已经在多种细菌中发现，如大肠埃希菌、沙门菌、产气肠杆菌、阴沟肠杆菌、变形杆菌、克雷伯菌、淋球菌、流感嗜血杆菌、铜绿假单胞菌、不动杆菌、博克霍尔德菌、嗜麦芽窄嗜单胞菌等。该系统由泵蛋白、膜融合蛋白（membrane fusion protein，MFP）、外膜蛋白（outer membrane protein，OMP）构成，是细菌重要的生理结构，具有排除代谢产物、有害物质、毒素、抗生素等作用，同时可使与之匹配的抗菌

表 20-2-2　细菌常见主动外排耐药系统

分类	外排系统	基因	细菌	代表底物
MFS	EmrB		大肠埃希菌	CCCP、NA、IMP、TR
	QacA	qac	金黄色葡萄球菌	一价或二价有机阳离子
	Blt	bltR	枯草杆菌	AC、CM、CT、EB、FQ、碱性蕊香红、四苯基磷酸盐
	Bmr	bmrR	枯草杆菌	同 Blt
	NorM		副溶血弧菌	抗生素、染料、亲脂阳离子
	NorA	norA	金黄色葡萄球菌	同 Blt
	PmrA	pmrA	肺炎链球菌	FQ
	MefA	mefA	链球菌	ML
SMR	Smr		金黄色葡萄球菌	单价阳离子如 CV、EB
	QacE		肺炎克雷伯菌	同 Smr
	QacEΔ1		革兰阴性菌	同 Smr
	CmlA		铜绿假单胞菌	CM
	Tet		革兰阴性菌	TC
RND	AcrAB-TolC	acrR、marA robA、soxS	大肠埃希菌、产气肠杆菌、肠炎沙门菌、流感嗜血杆菌	AC、BL、BS、CM、CV、EB、FA、FQ、ML、NO、OS、RF、SDS、TX
	SdeAB		液化沙雷菌	EB、CM、FQ、OS
	AcrEF-TolC	acrS	大肠埃希菌	AC、BS、FQ、SDS、TX
	MtrCDE		淋病奈瑟菌	CV、EB、FA、TX
	CmeABC		空肠弯曲菌	AP、CM、CT、EB、EM、NA、FQ、TC、SDS
	MexAB-OprM	mexR	铜绿假单胞菌	AC、AG、BL、CM、CV、EB、ML、NO、SDS、TC、TM、TR
	AdeABC	adeT、adeSR	不动杆菌	AG、CM、EB、FQ、NO、TC、TM
	SmeABC	smeRS	嗜麦芽窄食单胞菌	AG、BL、FQ

AC，acriflavine（吖啶黄）；AG，aminoglycosides（氨基糖苷类）；BL，β-lactams（β-内酰胺类）；BS，bile salts（胆盐）；CCCP，carbonyl cyanide m-chlorophenylhydrazone（氰氯苯腙）；CM，chloramphenicol（氯霉素）；CT，cetrimide（西三溴胺）；CV，crystal violet（结晶紫）；EB，ethidium bromide（溴化乙锭）；EM，erythromycin（红霉素）；FA，fatty acids（脂肪酸）；FQ，fluoroquinolones（氟喹诺酮类）；ML，macrolides（大环内酯类）；NA，nalidixic acid（萘啶酸）；NO，novobiocin（新生霉素）；OS，organic solvents（有机溶剂）；RF，rifampicin（利福平）；SDS，sodium dodecyl sulfate（十二烷基硫酸钠）；TC，tetracycline（四环素）；TM，trimethoprim（甲氧苄啶）；TR，triclosan（三氯生）；TX，Triton X-100（聚乙二醇辛基苯基醚）

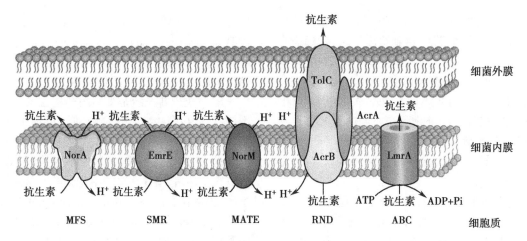

图 20-2-3 细菌主动外排系统示意图

药物排出菌体。由于这类外排泵底物特异性差,为其导致细菌多重耐药奠定了结构基础,几乎所有类别抗菌药物都有相应的主动外排系统(文末彩插图20-2-3)。

(三)抗菌药物作用靶位改变

1. **甲氧西林耐药葡萄球菌耐药机制** 已经证实甲氧西林耐药葡萄球菌(MRS)对 β- 内酰胺类抗菌药物产生耐药的主要机制是由于葡萄球菌内膜产生了一种特殊的青霉素结合蛋白 PBP2a,该蛋白具有与其他 PBPs 相同功能,参与细胞壁的合成,但与 β- 内酰胺类亲和力下降,不被 β- 内酰胺类所抑制。赋予 MRS 耐药性的遗传决定子称为 *mecA*,是 PBP2a 的编码基因(coding gene)或结构基因(structure gene)。在甲氧西林耐药葡萄球菌中除 *mecA* 基因外,还同时存在着 *mec* 调节基因(mec regulator genes),*mec* 调节基因有两个,*mecI* 与 *mecRI*。此外,*femA* 与 *femB* 等基因参与 MRS 耐药调节。

mecA-mecRI 操纵子位于葡萄球菌染色质中可移动基因片段,即葡萄球菌染色体盒 mec(staphylococcal cassette chromosome mec,SCCmec),该片段为 24~67kb 大小,通过 attBscc 位点插入葡萄球菌染色体复制起始区,所有 SCCmec 片段均含有 *mecA* 与染色体整合酶基因(*ccrA/ccrB*、*ccrC*),其他嵌入基因片段为非 β- 内酰胺类抗生素耐药基因。根据 SCCmec 片段结构与大小分为多个型,其中 Ⅰ、Ⅳ、Ⅴ 型片段不包括其他耐药基因,Ⅱ、Ⅲ 型片段则包含有磺胺、四环素等耐药基因;流行病学调查发现,社区 MRSA 主要为Ⅳ型、医院获得性 MRSA 主要为 Ⅰ、Ⅱ、Ⅲ 型、Ⅴ型也主要见于社区获得 MRSA。SCCmec 的来源尚不清楚。

2. **肺炎链球菌对青霉素耐药机制** 肺炎链球菌不产生 β- 内酰胺酶,对 β- 内酰胺类抗生素的耐药非质粒介导,主要由作用靶位——青霉素结合蛋白(penicillin-binding proteins,PBPs)的变异,与抗生素的亲和力下降所致。青霉素结合蛋白是催化细菌细胞壁合成终末阶段的酶,β- 内酰胺类抗生素通过 β- 内酰胺环与青霉素结合蛋白的丝氨酸活化位点共价结合使之失去活性,从而阻断细菌细胞壁的合成,发挥抗菌作用。PBPs 的青霉素结合区包含三个保守序列:含丝氨酸活化位点的 SerXxxXxxLys(SXXK)盒、SerXxxAsn(SXN)盒与 LysThr/SerGly(KT/SG)盒。如果这些保守的序列或相邻氨基酸被替代,β- 内酰胺类抗生素不能有效地结合 PBPs 而导致耐药。肺炎链球菌有六种 PBPs,分子量在 90~43kD 之间,其中五种为高分子量蛋白,即 PBP1a、PBP1b、PBP2a、PBP2b 和 PBP2x,PBP3 为低分子量蛋白。PBP2x 和 PBP2b 是 β- 内酰胺类抗生素主要的耐药决定子,其亲和力下降导致低水平耐药,PBP2x 变异可引起对头孢噻肟耐药,而 PBP2b 不与广谱头孢菌素如头孢噻肟作用,因而与这类 β- 内酰胺的耐药无关,PBP1a 亲和力下降常见于高水平耐药菌株。低亲和力 PBP2a 变体见于临床和实验室耐药株,也是一个重要的耐药决定子,相对于其他 PBPs,PBP2a 是一个低亲和力的 PBP,可能是一种天然的耐药形式,而不是 β 内酰胺抗生素作用的主要靶位。PBP1b 在耐药中的作用尚不清楚,但其低亲和力的突变体已经在耐药转化子上观察到。在耐头孢噻肟的实验室突变株发现了 PBP3 突变,但尚未证实其涉及临床菌株的耐药。高水平的耐药通常是多个 PBPs 变异的结果。

3. **肠球菌万古霉素耐药机制** 万古霉素通过干扰革兰阳性球菌细胞壁合成最终阶段发挥抗菌作用,其作用靶位是 N- 乙酰胞壁酰五肽侧链末端的 D- 丙氨酰 -D- 丙氨酸(D-Ala-D-Ala)。当万古霉

表 20-2-3　万古霉素耐药肠球菌各种耐药表型比较

特征	表型					
	VanA	VanB	VanC	VanD	VanE	VanG
万古霉素 MIC（mg/L）	≥64	≥4	≥2	≥16	16	16
替考拉宁 MIC（mg/L）	≥16	0.5~1	0.5~1	≥2	0.5	0.5
结合性	+	+	−	−	−	+
移动元件	Tn1546	Tn1547	内在	内在	获得性	?
表达	可诱导	可诱导	诱导/结构性	结构性	可诱导	可诱导
基因部位	质粒	质粒	染色体	染色体	染色体	染色体
五肽末端	D-Ala-D-Ala	D-Ala-D-Ala	D-Ala-D-Ser	D-Ala-D-Ala	D-Ala-D-Ser	D-Ala-D-Ser
细菌	粪肠球菌 屎肠球菌	粪肠球菌 屎肠球菌	E.gallinarum E.casseliflavus	屎肠球菌	粪肠球菌	粪肠球菌

素与五肽末端结合后，阻碍转肽酶和羧肽酶的作用，阻断四肽或五肽侧链的交联，导致细胞壁合成受阻，细菌死亡。万古霉素耐药肠球菌（VRE）五肽侧链末端以 D- 丙氨酰 -D- 乳酸（D-Ala-D-Lac）替代了 D-Ala-D-Ala，破坏了万古霉素与靶位之间的氢键，使细胞壁与糖肽的亲和力下降，从而导致万古霉素不能阻断侧链交联，细菌得以耐药。

肠球菌耐万古霉素的决定子存在于质粒或染色体，已发现有 VanA、VanB、VanC、VanD、VanE、VanG、VanF 等多种耐药表型，其中 VanA、VanB 型耐药具有临床价值，而其他型别耐药为低水平，且大多存在于临床少见的肠球菌。VanA 型耐药表现为细菌同时对万古霉素和替考拉宁耐药，而 VanB 型只对万古霉素耐药，细菌对替考拉宁仍敏感（表 20-2-3）。

4. 喹诺酮耐药机制　喹诺酮类通过与细菌 DNA 旋转酶（GyrA、GyrB 亚单位构成）、拓扑异构酶Ⅳ（ParC、ParE 亚单位构成）结合，阻碍细菌 DNA 复制与转录而发挥抗菌作用。细菌对喹诺酮类耐药主要源于这两种酶亚单位基因变异，药物与酶亲和力降低而致，并且这种变异有逐步累加效应，多部位点变异累加导致细菌对喹诺酮类高水平耐药。除作用靶位改变导致耐药外，近年来研究发现细菌还可以通过质粒介导的喹诺酮类靶位保护作用发生耐药。

5. 其他靶位变异耐药机制　链球菌对大环内酯类耐药、细菌对氨基糖苷类耐药等也与抗菌靶位修饰变异有关。

（四）其他耐药机制

细菌对磺胺耐药在于细菌对氨苯甲酸产量明显增加，达敏感菌数十倍，拮抗性与磺胺药物结合而导致细菌耐药。

第三节　抗菌药物合理使用的原则与策略

抗菌药物是临床应用较多的一类药物，由于多种原因，抗菌药物临床应用还存在较为严重的不合理现象，由此导致医药资源浪费和医疗费用的增长。更为严峻的是由此导致的细菌耐药情况也较为突出，这已经成为我国医疗卫生事业所面临的重大挑战。

一、抗菌药物合理使用的问题与挑战

（一）抗菌药物临床应用现状

抗菌药物种类多、应用面广，临床应用常常存在诸多影响因素，由此导致各种不合理现象。由于各国医疗保健体系差异，抗菌药物不合理应用表现存在较大差异，我国医疗机构抗菌药物应用不合理使用主要为以下情况。

1. 医院抗菌药物应用比例偏高　从调查结果看，我国医疗机构住院患者抗菌药物应用的比例在 70% 左右，门诊患者抗菌药物处方比例也高达 20%，每 100 名住院患者抗菌药物使用强度在 60DDDs/d 以上，与 WHO 所期望的目标也相去甚远。

2. 抗菌药物使用级别偏高　我国临床抗菌药物主要应用种类为头孢菌素、头孢菌素复方制剂、氟喹诺酮类，属于国家卫生和计划生育委员会规定的特殊使用类药物也呈明显上升趋势，如碳青霉烯类、四代头孢菌素等；门诊抗菌药物应用也是如此。

3. 外科系统抗菌药物不合理应用情况甚于内科系统　由于外科存在治疗性与预防性应用抗菌

药物,可能导致用药比例高于内科系统。但文献报道,我国医疗机构外科住院患者抗菌药物应用比例在80%以上,特别是外科清洁手术(一般不应用抗菌药物预防)预防性应用抗菌药物的比例高达90%以上,同时应用时机选择、应用时间长短都远远高于规定,在药物选择上也大多违背合理用药原则。

4. 不重视病原检查,盲目使用抗菌药物,随意性大 临床抗菌药物应用包括经验治疗(empiric therapy)与目标治疗(target therapy)。一般怀疑细菌感染时应先采集标本进行细菌学检查,在等待细菌学检查结果时可先据患者临床情况开始经验性治疗,待获得细菌检查结果后调整抗菌药物开始目标治疗,同时每一次细菌学检查结果也为下一次经验治疗提供了参考依据。我国门诊感染性疾病患者进行细菌学检查的比例不超过10%,住院感染患者细菌学检查比例大致在20%左右,且细菌学检查时机大都在应用抗菌药物之后,甚至长期应用抗菌药物治疗效果不佳时才进行细菌学检查,这样所得结果对临床用药的参考价值已经很小。由于缺乏客观的细菌学检查结果协助临床用药,医师选用抗菌药物时有撒大网,下大包围的倾向,如在很多三级医院,对感染选择碳青霉烯类药物加万古霉素联合抗真菌药物似已成常规。

(二) 临床抗菌药物不合理应用的原因和挑战

合理用药涉及技术、管理、社会等诸多方面问题,抗菌药物合理应用也不例外。根据初步调查分析,我国抗菌药物不合理应用原因众多,既与医务人员有关,也和患者无法分割;既与临床医疗水平有关,也和诸多管理因素有关。这些问题既是原因,也是抗菌药物合理使用所面临的挑战。

1. 我国医疗卫生体制与抗菌药物应用的关系 我国医疗机构以公有制为主体,存在政府投入不足而市场化过度的特征。政府没有足够的投入支持医疗机构的正常运行,但容许医疗机构通过医疗服务获得自身运行与发展的资金。随着医疗改革深入,这种状况正得以逐步改善。

2. 医患矛盾与抗菌药物不合理应用 我国现存的医患矛盾给医疗机构和医务人员带来极大工作压力与执业风险。为了避免可能出现的医疗瑕疵,医务人员会出于自身保护,过度治疗过度检查,导致抗菌药物不合理应用。

3. 专业人员抗菌药物知识不足 随着现代医学发展,专业分工越来越细,临床医生主要关注自己领域的发展问题,对抗菌药物的知识更新不及时,导致抗菌药物误用或者滥用。

4. 普通人群的错误医疗保健意识导致抗菌药物不合理应用 我国普通人群存在对抗菌药物的错误认识,视其为"消炎药"、"万能药",无论何种疾病都选择抗菌药物治疗,如普通感冒多属于病毒感染,只需对症治疗,无需使用抗菌药物,但患者甚至部分医生可能习惯在服用感冒药同时加用抗菌药物,患者就诊时常要求医师处方抗菌药物现象比较普遍。

5. 抗菌药物合理应用的支撑体系尚未完全建立 药物合理应用需要相应支撑体系,包括监督、管理、技术指导等。近年来,我国在此方面已取得极大进步,但覆盖面、适应性和执行力度还须不断加强。

6. 抗菌药物合理应用人才不足 抗菌药物应用是一项专业性极强的工作,医疗机构应该具备相应的专业人员加以指导。根据国际惯例,应该由感染科医师、临床微生物专业人员以及临床药师负责指导临床抗菌药物应用。但我国医疗机构中这三个专业人员相对较少,导致临床抗菌药物应用缺乏技术指导与监督。

二、抗菌药物临床应用策略

(一) 抗菌药物临床应用基本原则

抗菌药物主要用于各种细菌感染治疗,也用于部分可以预防的细菌感染,无论治疗与预防应用,必须遵守以下基本原则。

1. 诊断为细菌(或抗菌药物治疗有效的其他致病微生物)感染者,方有指征应用抗菌药物。

2. 尽早查明感染病原,根据病原种类及药物敏感试验结果选用或调整抗菌药物。

3. 按照药物的抗菌作用特点及其体内过程特点选择用药。

4. 抗菌药物治疗方案应综合患者病情、病原菌种类及抗菌药物特点制订。

5. 抗菌药物的联合应用要有明确指征,单一药物可有效治疗的感染不需联合用药,仅在下列情况时有指征联合用药。

(1) 病原菌尚未查明的严重感染,包括免疫缺陷者的严重感染。

(2) 单一抗菌药物不能控制的混合感染,考虑为两种或两种以上病原菌感染。

(3) 单一抗菌药物不能有效控制的感染性心内膜炎或血流感染等重症感染。

(4) 需长程治疗,但病原菌易对某些抗菌药物产生耐药性的感染。

（5）发挥抗菌药物的协同抗菌作用或者减少毒性大的抗菌药的剂量。

（二）抗菌药物临床应用策略

1. 转换治疗（switch therapy）　患者感染重，无法口服药物时先予静脉给药，待病情改善即改为口服给药，此为转换治疗，也称作序贯治疗（sequential therapy）。转换治疗的目的是减少注射治疗，缩短住院时间，节约医疗费用，减少医院感染机会，患者能早日回归家庭和社会。这是目前抗菌治疗中最为肯定而无争议的策略。

2. 抗菌药物药动学／药效学原理与优化给药方案　抗菌药物药效学／药动学（pharmacokinetics/pharmacodynamics，PK/PD）常用参数包括血药浓度高于 MIC 时间占给药间隔时间的百分比（T>MIC）、血药峰浓度／MIC（C_{max}/MIC）、24 小时曲线下面积／MIC（AUC0-24/MIC，AUIC0-24）。大量研究发现，抗菌药物按杀菌过程可以分为时间依赖性杀菌和浓度依赖性杀菌两类，前者主要是 β- 内酰胺类（包括碳青霉烯类等不典型 β- 内酰胺类）、大环内酯类（除外阿奇霉素）、克林霉素、噁唑烷酮类。这些药物需要 T>MIC 延长，如 β- 内酰胺类要求 T>MIC 达到 50%，重症患者达到 70%，碳青霉烯类应达到 40%。浓度依赖性抗菌药物有氨基糖苷类、喹诺酮类、阿奇霉素、四环素类、糖肽类、甲硝唑、两性霉素 B、唑类抗真菌药等。此类药物应在安全范围内提高剂量，如氨基糖苷类要求 C_{max}/MIC>8~10，喹诺酮类 C_{max}/MIC>10~12 小时 或 AUIC0-24>100~125，万古霉素 AUIC0-24>400 才能达到治疗效果。许多实验研究证明，能够满足 PK/PD 参数的抗菌药物治疗方案不仅疗效改善，而且耐药发生率降低。上述参数都与 MIC 呈反比，故药物选择应当选用 MIC 低，即活性高的药物。反之，如果缺少敏感药物，对于低水平耐药菌感染仍可通过调整方案（在安全范围内提高剂量、增加给药次数、延长滴注时间或持续滴注）以期达到 PK/PD 参数的要求。近年来在 PK/PD 理论基础发展起来的 Monte Carlo 模拟获得的群体 PK/PD 数据为推广 PK/PD 的临床应用提供了方便。

3. 降阶梯治疗（de-escalation therapy）　临床研究发现，重症感染初始经验性治疗不恰当或不及时病死率显著增高，导致患者治疗失败的原因包括病原覆盖不够、给药时间延迟等。为此提出对重症感染临床诊断建立后 1 小时内开始经验性抗菌治疗，所选择抗菌药物需要覆盖导致感染的最可能的前 3~4 位主要病原菌，在抗菌治疗开始前必须留取病原学诊断标本，并及时输送和接种。待 48~72 小时后获得病学诊断报告，结合临床治疗反应重新进行一次病情评价，若病原学诊断结果具有较高特异性或者能确认诊断时，则可将最初的广谱治疗方案改为针对性的窄谱抗菌药物，谓之"降阶梯治疗"，也称"流线型治疗"（streamline therapy）。

4. 短程治疗　抗感染治疗疗程始终是备受关注的问题，抗菌药物暴露时间过长是造成耐药选择性压力增加的重要因素，疗程过短可能导致感染治疗失败或复发。短程治疗的必要条件是宿主免疫机制健全、单一敏感菌感染、不存在影响抗菌药物作用的局部组织因素（如过低 pH 值、脓肿形成或包裹）以及选择快速起效和穿透强的杀菌剂。短程治疗策略可能尚需要更多的研究以确定各类感染的应用指征和最适当的短程疗法应用天数。但无论如何，缩短抗菌药物暴露时间以减少耐药值得重视。

5. 循环用药策略（antibiotic rotation）　临床研究和长期细菌耐药监测发现，细菌耐药与抗菌药物使用直接相关。耐药细菌脱离接触抗菌药物后，细菌可以恢复对抗菌药物的敏感性；同时当细菌耐药上升到一定程度后，脱离接触抗菌药物，耐药率不再上升或呈下降趋势。在实践上循环用药的周期、药物轮换的选择与顺序、耐药机制相同的不同品种如何安排，以及涉及降低耐药的机制等许多疑问目前尚不能回答。

6. 处方多样化策略（antibiotic diversity）　处方多样性策略是耐药控制策略之一，意指同一病房、单元或跨不同患者在同一时间内应用不同种类抗菌药物，感染细菌有机会同等接触不同类别抗菌药物，从而避免耐药发生。

三、抗菌药物导向计划

抗菌药物导向计划（antimicrobial stewardship program，ASP）是指医疗机构为改善疾病结局、保证良好费用与效益比而实施的优化抗菌治疗，以及为减少药物不良反应或不良后果（包括耐药）所做的努力及其措施。它涵盖抗菌药物政策、合理使用策略、细菌耐药监测和感染控制等。

ASP 的目标一般确定为：①优化临床疗效，并使非期望后果降至最低。所谓非期望后果含药物毒副作用、某些病原菌被选择（如艰难梭菌）和出现病原菌耐药等。因此，抗菌药物管理计划也是维护患者安全的重要组成部分。②降低医疗费用而不影响医疗质量。

（一）ASP 责任团队

医疗机构承担 ASP 任务的是医院抗菌药物管

理工作组（antimicrobial stewardship team，AST）；最核心的成员是具备专家水平的感染病医师和接受过感染病训练的临床药师，其他成员包括临床微生物、护理、医院感染控制部门和临床科室的负责人，除具有高级专业技术职务外，还应当在抗菌药物应用与感染性疾病方面有较高知识水平和实践能力。AST 成员应有强烈的责任感和合作精神。

AST 的工作内容如下：

1. 制定适合医院实际情况的 ASP 策略和细则，包括指南或处方集修订、处方权、限制用药与特殊用药权限认定办法、处方点评实施方法等。

2. 负责实施 ASP 工作，并探索与设计干预和效果评价方法。

3. 开展细菌耐药、抗菌药物使用监测。

4. 与院内相关部门沟通与协作。

5. 开展抗菌药物合理使用的科研工作。

6. 患者教育。

7. 和制药企业沟通与联系。

（二）ASP 支撑体系

1. 技术人才的培养、使用与储备　组建、培养一支专业人才队伍及其储备，并充分发挥他们的作用，是加强抗菌药物应用管理的当务之急。由于体制上的问题，这项工作难度很大，既需要上级领导部门的支持和政策，更需要医疗机构内部的管理创新。

2. 临床微生物检验与细菌耐药监测　这是抗菌药物合理使用及其管理的基础。在不同地区、不同级别（规模）和不同类型（综合抑或专科）临床机构中，细菌耐药可以存在很大差别，病原菌的分布亦会不同，对于经验性治疗特别是院内感染的抗菌药物使用十分重要。

3. 抗菌药物临床应用监测　了解和掌握抗菌药物临床应用情况不仅可以用以分析其使用强度与耐药的关系，而且可以洞察市场动态，对于净化市场环境、指导临床合理用药具有重要意义。每家医疗机构都应当开展抗菌药物应用监测，为本单位的抗菌药物遴选、采购和应用提供依据。

4. 抗菌药物应用管理信息系统　ASP 是一个庞大的系统管理工程，信息技术用于抗菌药物管理尤为重要。

（三）ASP 主要策略

1. 抗菌药物分级管理　基于抗菌药物广泛使用和专业要求之间的矛盾，为解决合理用药与临床需求之间矛盾，医疗机构实施抗菌药物分类管理，一般按照抗菌药物临床疗效、安全性、耐药性、价格

等分为不同级别，再根据临床医师的职称、专业等授予不同级别抗菌药物使用权限的一种策略。通过该策略，使临床常见感染治疗不受影响，而重要抗菌药物的使用加以限制和保护。国外把这种策略称之为处方限定（formulary restriction）。在我国长期以来各级医师只要取得执业资格就拥有所有抗菌药物的处方权，加之抗菌药物品规繁多、混乱，实行限制和分级处方成为抗菌药物管理最重要的策略之一。按照卫生管理部门意见，我国抗菌药物分为非限制级、限制级和特殊使用级三类。

2. 抗感染治疗指南　指南是对临床某些以特定情况处置进行程序化规定，抗感染治疗指南对规范抗菌药物使用具有十分重要价值。指南既有国外的，也有国内的，都可以作为参考，而最重要的则是根据所在地区或医院各类感染的病原谱和耐药现状制定当地或本院适用的指南，显然目前难以做到，退一步可以根据国际和国内指南，结合当地耐药监测资料，同样是可行的。很可能当地耐药监测资料都没有，那就要求执行国内指南，倘若没有国内指南，国外指南亦可参照。

3. 教育　在校教育期间抗菌药物和感染病的教学时数是很有限的和理论性的，临床医师的用药知识及其处方行为主要来自上级医师和同事的传授与影响，也有部分知识来自药物手册和制药企业医药代表的推荐。这些知识来源常常是零星的、片段的和混乱的，或者隐藏某些商业性宣传。此外，临床医师最关注的是患者治疗结局和出院，而很少甚至根本不去顾及过度抗菌药物治疗导致耐药的公共卫生危害和对经济社会的不利影响。因此进行抗菌药物临床应用和管理的再教育与培训十分必要。但是关于教育效果的评估与研究表明，其作用仅仅是边缘性的（介于或有或无之间）。现在主张对于这种被动学习需要附加干预或者采取强制性措施，然而如何提高教育效果仍需要继续探索。

4. 处方点评和反馈　处方点评和反馈是对医师抗菌药物处方合理性的评价和干预，是落实 ASP 的主要手段。目前认为该策略对于从经验性治疗及时转向目标治疗以避免经验性治疗时间太长这一环节上非常有用。难点在于点评人的水平和处方医师的依从性不易保证。我国已经要求医院开展这项工作，有待总结经验，进一步推广。

5. 电子计算机辅助处方　随着电子计算机在医院内广泛应用，电子计算机辅助处方系统应运而生。它整合处方过程所需要的资料数据（特定患者的临床信息、所在医院或地区各类感染病原谱和

耐药状况、药物基本信息),设计出适合本医院或本地区的软件,据此对临床处方及医嘱进行识别。在ICU的研究显示,计算机辅助处方与医师决策处方比较,抗菌药物治疗时间、住ICU时间和总住院时间均显著缩短。计算机辅助处方可以提高处方规范化的比例,它毕竟不能代替人脑,其基础是病原谱和耐药监测资料,这就需要经费投入和时间。

(肖永红)

参 考 文 献

1. 中华人民共和国卫生部长令[第84号].抗菌药物临床应用管理办法.北京,2012.
2. 肖永红.抗菌药物合理应用体系与实践.中国抗生素杂志,2009,34(z1):35-37.
3. 肖永红.加强专业人员知识培训是抗菌药物合理应用重要措施.临床药物治疗学杂志,2007,5(6):31-35.
4. 卫生部,中医药管理局,总后勤部卫生部.抗菌药物临床应用指导原则.北京,2004.
5. 肖永红.抗菌药物临床应用指导原则实施中相关问题.医药导报,2008,1:4-6.
6. 李兰娟,肖永红.合理应用抗菌药物时感染科医师的责任.中华临床感染病杂志,2012,5(4):197-200.
7. 肖永红.抗菌药物分级管理:理论与实践.北京医学,2012,6:486-489.
8. 肖永红.尽快建立抗菌药物合理应用可持续发展保障体系.内科急危重症杂志,2012,17(6):331-332.
9. WHO.Promoting rational use of medicines:core components. WHO Policy Perspectives on Medicines. Geneva:WHO,2002.
10. Polk RE,Fox C,Mahoney A,et al.Measurement of adult antibacterial drug use in 130 US hospitals:comparison of defined daily dose and days of therapy.Clin Infect Dis,2007,44:664-670.
11. Vander Stichele RH,Elseviers MM,Ferech M,et al.Hospital consumption of antibiotics in 15 European countries:results of the ESAC Retrospective Data Collection (1997-2002).J Antimicrob Chemother,2006,58(1):159-167.
12. WHO.Management Science for Health,Drug & Therapeutics Committee.A Practical Guide.Geneva,2003.
13. Dellit TH,Owens RC,McGowan JE,et al.Infectious diseases society of America and the society for healthcare epidemiology of America guidelines for developing an institutional program to enhance antimicrobial stewardship.Clin Infect Dis,2007,44:159-177.
14. Mandell GL,Bennett JE,Dolin R.Mandell,Douglas, and Bennett's Principles and Practice of Infectious Diseases.7th ed.Pennsylvania:Churchill Livingstone, 2010.
15. MacDougall C,Polk RE.Antimicrobial stewardship programs in health care systems.Clin Microbiol Rev, 2005,18:638-656.
16. Masterton RG.Antibiotic heterogeneity.Int J Antimicrob Agents,2010,36(S3):S15-S18.
17. Isturiz RE.Optimizing antimicrobial prescribing.Int J Antimicrob Agents,2010,36(S3):S19-S22.
18. Garau J.Impact of antibiotic restrictions:the ethical perspective.Clin Microb Infect,2006,12(Suppl 5):16-24.

第二十一章 放化疗及免疫功能低下相关微生态学

接受放化疗的肿瘤患者和免疫缺陷患者都可能伴有微生态失调。两者的微生态失调有共同之处，宏观上来讲两者同样都有免疫功能低下，由此产生机会性感染等微生态失调的表现。但在免疫缺陷患者如 AIDS 患者，由于 HIV 作为一种病毒在感染宿主的过程中与宿主在分子层面发生着紧密的联系，又不同于宏观层面的微生态学。

本章将根据微生态学的原理探讨肿瘤患者接受放化疗对微生态的影响和机制，以及放化疗患者微生态失调的防治策略。对于免疫缺陷患者，将以 AIDS 患者为例，主要运用分子生态学的观点对 HIV 感染引起机体的分子生态失调而最终导致 AIDS 的发生发展进行讨论，从而深入认识与探讨艾滋病感染与发病的机制。

第一节 放化疗及免疫功能低下对微生态的影响及机制

放化疗可以通过各种机制损伤机体的组织器官，造成局部的免疫屏障功能破坏，成为外源性和内源性病原体侵入的门户，从而产生局部和全身性的感染，归根结底感染是局部和全身微生态失调的表现。本节将简要叙述放化疗损伤机体组织器官的机制及其与感染相关的因素。

一、放疗对微生态的影响及机制

（一）放疗的作用机制

1. 放射源分类及照射方式 放射治疗使用的放射源主要有三类：①放射性核素释放的 α、β、γ射线；②电子加速器产生的不同能量的 X 射线和电子束；③放射治疗装置产生的质子束、中子束、负 π介子束，以及其他重粒子束等。这些放射源以三种基本照射方式进行治疗：①体外远距离照射：放射源位于体外一定距离，集中照射身体某一部位；②近距离照射：包括腔内照射、组织间及膜照射，将放射源密封后直接放入被治疗的组织内，或放入人体的天然腔内进行照射；③内照射：用液态放射性核素经口服或静脉注射进入患者体内，这些核素被某些病变组织选择性吸收，对特定组织进行照射。

2. 放射线对生物体的作用 实验证明染色体DNA 是射线杀灭细胞的主要靶点，包括核膜。放射线对生物体的作用有不同的阶段，在初始阶段可分为直接作用和间接作用。直接作用是指任何射线(X线、γ射线、带电或不带电粒子)在被生物物质吸收时直接与细胞的关键靶起作用，靶原子被电离或激发从而启动一系列的事件而导致生物效应的发生。间接作用是指射线在细胞内可能和另一个原子或分子相互作用，(尤其在水中)产生氢氧自由基，它们可以扩散一定的距离达到另一个关键靶并造成损伤。

3. 细胞周期与放射敏感性 细胞处于不同的增殖周期时相，其放射敏感性是不同的。如以增殖性死亡为标准，则大部分哺乳动物细胞的 G2/M 期最敏感，S 期的敏感性最差。在 S 期和 G2/M 期之间放射敏感性的差别可比含氧和乏氧细胞间的差别还要大。对于 G1 期短的细胞，其放射敏感性由高到低的顺序是 G0/M>G1>S，对于 G1 期长的细胞，其放射敏感性由高到低的顺序是 G0/M>G1>早 S>晚 S。如以分裂延缓为标准用 G0 期最敏感。

4. 正常组织的耐受量

（1）照射 1000~2000cGy 剂量范围，一些对放射最敏感的组织受到影响。生殖腺(卵巢、睾丸)，发育中的乳腺，生长中的骨和软骨，骨髓功能明显抑制。

（2）照射 2000~4500cGy 水平的中等剂量范围。双侧肾，全肺照射 2500cGy 以上即有一定比例发生放射性肾炎及放射性肺炎。全肝照射 4000cGy以上，发生一定比例的放射性肝炎。全心照射4000cGy 以上有心肌受损的可能。

（3）照射 5000~7000cGy 剂量范围，上皮结构中的皮肤、口腔黏膜、食管、直肠、唾液腺、胰腺、膀胱有 1%~5% 发生严重并发症。如照射较高剂量(7500cGy)，成熟的骨和软骨、中枢神经系统、脊髓、眼、耳和肾上腺等器官将发生严重的损伤，发生率是 20%~50%。

（4）一般临床放射剂量的高水平，照射 7500cGy 以上不发生严重并发症的有输尿管、子宫、乳腺（成人）、肌肉（成人）、血液、胆道、关节软骨及周围神经。肺尖可以耐受 6000~9000cGy 剂量，有些肺尖癌在照射 9000cGy 后得到根治。

（二）与感染相关的放疗毒性

放射线在杀灭肿瘤细胞的同时，不可避免地损伤部分正常的组织和器官。放射损伤可分为三种类型：①亚致死损伤：细胞受照射后，在一定时间内能完全修复的损伤；②潜在致死损伤：细胞受照射后，如有适宜的环境或条件，这种损伤就可以修复；如得不到适当的环境或条件，这种损伤将转化为不可逆的损伤，从而使细胞最终丧失分裂能力；③致死性损伤：亦称不可修复损伤，是指细胞所受损伤在任何情况下都不能修复，细胞完全丧失分裂增殖的能力。与感染相关的放疗毒性主要有以下几方面。

1. 皮肤的急性放射性反应与损伤

（1）Ⅰ度放射性皮肤反应：若单次照射千伏级 X 线剂量在 300cGy 以上，累积剂量在 2000cGy 以上时，皮肤均可产生一系列的急性反应。主要是受照组织产生组织胺类物质，使局部皮肤血管扩张充血、血管壁通透性增加，出现少量炎细胞浸润和轻度的组织水肿。临床上见照射野局部皮肤潮红，故称放射性红斑反应。

（2）Ⅱ度放射性皮肤反应：若常规照射高能 X 线或 γ 射线累积剂量在 4000~5000cGy 时，皮肤毛囊生发层即可逐渐出现不同程度的损伤。临床表现为照射野皮肤出现毛囊丘疹、脱毛或脱发、局部干性脱皮等，患者可有局部皮肤灼热感。

（3）Ⅲ度放射性皮肤反应：当常规照射累积剂量超过 4000cGy 千伏级 X 线和 β 射线或 ^{60}Co-γ 射线和高能 X 线超过 6000~8000cGy 时，照射野皮肤组织水肿及炎性浸润进一步加重，毛囊皮脂腺、汗腺等细胞可发生变性。临床可见照射野皮肤出现水疱、表皮渗液、表皮剥脱，亦称湿性放射性皮肤反应。

（4）Ⅳ度放射性皮肤损伤：若发生Ⅲ度放射性皮肤反应时继续进行放射治疗，则皮肤基底层内的前体细胞不能产生新细胞，成熟的皮肤细胞坏死脱落，皮下小血管内皮细胞肿胀或血栓形成。临床上可发生急性放射性皮肤溃疡。

2. 皮肤的慢性放射性反应与损伤

慢性放射性皮肤反应与损伤根据不同病因和临床表现，可分为三类。

（1）在皮肤急性放射性反应愈合后数月或数年，由于皮肤、皮下血管和结缔组织的晚期变性、增生等改变，临床上表现为照射野局部皮肤不规则的萎缩变薄、纹理变浅、色素沉着与减退相混杂的花斑状，毛囊萎缩、毛细血管扩张，此类称为慢性萎缩性放射性皮肤损伤。

（2）由于皮肤长期小剂量的反复照射，使皮肤过度角化增生。临床上出现受照皮肤有色素沉着的斑块。此类称为慢性增生性放射性皮肤损伤。

（3）由于射野局部的皮肤慢性损伤，局部血液循环变差，皮肤再生修复和抗感染能力明显下降，所以在破损后易感染并继发形成久治不愈的溃疡。另外，也有部分急性放射性皮肤溃疡。久治不愈而转为慢性，统称为慢性放射性皮肤溃疡。

3. 口腔的放射性反应与损伤

口腔的放射反应与损伤主要是口腔黏膜炎、口腔干燥症、放射性龋齿和放射性颌骨坏死等。常规放疗开始的 1~2 周，部分患者唾液腺可有反应性分泌增多，但又可由于局部组织的充血水肿反应，使唾液腺的腺泡、腺管和管口发生肿胀而致引流不畅、唾液淤积。临床表现主要为腮腺肿痛，并可因进餐而加重。放疗开始后 3~6 周，照射剂量在 2500~6000cGy 时，口腔上皮进行性坏死脱落，一般先在口腔部出现斑点状黏膜炎，以后向腭黏膜和舌上皮发展并相互融合成溃疡和出现假膜。由于唾液腺的进行性损伤，导致唾液分泌逐渐减少且变黏稠。临床表现为口腔溃疡疼痛难忍，影响进食。放疗结束 6 个月以后，随着血管组织和纤维结缔组织的迟发性损伤反应，口腔黏膜发生萎缩，固有膜纤维化，唾液腺萎缩纤维化。临床表现为永久性口干、牙质过敏、牙齿损坏松动，易感染、易脱落。个别患者可因感染诱发放射性颌骨坏死。

4. 喉、气管的放射性反应与损伤

喉、气管黏膜的放射反应是在放射后 1~3 天时，黏膜分泌减少，患者感觉咽喉发干，以后黏膜充血、水肿。4~5 周后，随着放射剂量的逐渐增加，黏膜上皮细胞的解体，形成小溃疡，其表面有纤维蛋白渗出而形成假膜覆盖。临床上患者感觉咽喉疼痛。喉癌患者若肿瘤较大或合并感染，可致呼吸困难，严重者可致窒息。喉、气管软骨一般较耐受照射，但被肿瘤侵犯后，又合并感染，则易发生软骨坏死、脱落，易致吸入性肺炎。

5. 肺的放射性反应与损伤

肺的放射性反应与损伤一般可分为三期：①渗出期（放疗期间及放疗后 1~2 个月）：此期由于血管内皮细胞受损肿胀、变性，微循环障碍，血管通透性增加，肺泡内出现大

量的纤维蛋白渗出,并不断地在肺泡内沉积。若此期合并感染,则产生急性放射性肺炎。临床上出现高热、胸痛、胸闷、气促、咳嗽、咳痰或咯血、心悸、憋喘、呼吸困难甚至紫绀。X线片示肺放疗照射野范围内高密度模糊小片状或大片状影,其分布形态与放疗照射野相一致,这也是典型急性放射性肺炎的特征性表现。②增生期(放疗后2~6个月):在无感染的情况下,炎性渗出逐渐吸收或纤维蛋白沉积,肺泡壁增厚。此期以肉芽生长和结缔组织增生为主。在此期间若合并感染,亦可出现迟发性急性放射性肺炎。临床X线片上可见照射野范围内斑片状密度增高影。根据感染严重程度不同,临床症状轻重不一,重者亦可有剧烈的咳嗽等。③纤维化期(放疗结束6个月以后):以结缔组织部分血管组织和肺组织的胶原化为主,最后肺组织结构纤维化,逐渐发生纤维收缩。临床表现根据肺纤维化的部位、范围大小等不同而异。X线片上可示肺组织呈网状、纹理增粗紊乱的致密影,局部肺容积缩小,并牵拉周围的血管和肺支气管,甚至使纵隔、肺门影发生易位。此临床过程持续1~2年呈进行性加重。患者可有不同程度的咳嗽、气短,肺功能降低等。又称为偶发性放射性肺炎,可发生在两肺的放射野之外,在放射性肺炎中约占5%~10%。

6. 骨髓的放射性损伤 骨髓是对放射最敏感的器官之一。血和骨髓成分对放射的反应是由于对放射敏感的原始母细胞被破坏进而进行性下降。第1周的中性粒细胞减少是由于这些细胞停止产生和迅速更替,在随后的2~3周血小板减少、2~3个月贫血。恢复与最初反应的程度相关,一般从消减的干细胞再生开始。如果大容积的骨髓被照射,再生不良性骨髓可长期持续,偶可发展为再生障碍性贫血。

在全身照射150~750cGy后1周之内,干细胞迅速消减,粒细胞和血小板减少易引起严重感染和出血,往往导致死亡。300~500cGy为LD_{50}/LD_{100}(在100天内导致50%死亡的致死剂量),而750~1050cGy引起的死亡率更高。在骨髓移植后可充分耐受750~1050cGy,骨髓的微循环仍然容许输入的干细胞植入和繁殖。

放射与化疗并用时,从急性毒性来看,骨髓是主要的剂量限制性器官。在序贯施用这两种疗法后,尽管在每种疗法各自积极治疗时,周围血计数看来正常,但损伤将会持续。化疗对骨髓的影响容易反映在周围血计数上,治疗后2~3周达最低点,而放疗的影响则变化较多,因再生的补偿机制随着剂量和受照容积而变化。

放疗对于皮肤和口腔、气管黏膜的损伤可造成免疫屏障的破坏,成为病原体侵入机体的门户,骨髓的损伤可以造成骨髓抑制,全血细胞减少,细胞和体液免疫功能全面受损。以上各种原因都会伴有局部和全身性的微生态失调,临床表现为各种局部或者全身性的感染。

二、化疗对微生态的影响及机制

(一)抗肿瘤药物的作用机制

1. 影响核酸(DNA及RNA)生物合成的药物

(1) 抑制二氢叶酸还原酶的药物,甲氨蝶呤(MTX)为此类代表药。

(2) 抑制胸苷酸合成酶的药物,能阻止脱氧尿苷酸(dUMP)转变为脱氧胸苷酸(dTMP),从而干扰DNA合成,氟尿嘧啶(5-Fu)为此类的代表药。

(3) 抑制嘌呤核苷酸合成的药物,主要能阻止腺苷转变为胸苷酸和(或)鸟苷酸的过程,主要药物是巯嘌呤(6-MP)。

(4) 抑制核苷酸还原酶的药物,阻止核糖核苷酸(NMP)中的核糖还原而变成脱氧核糖核苷酸(dNMP),从而干扰DNA合成,主要药物为羟基脲(HU)。

(5) 抑制DNA聚合酶的药物,阻止四种脱氧核苷酸(dNTP)聚合成DNA链,主要药物为阿糖胞苷(Ara-C)。

2. 直接破坏DNA并阻止其复制的药物

(1) 烷化剂,与DNA形成交叉联结,引起DNA断裂破坏,如氮芥(HN2)等。

(2) 与DNA起烷化作用的抗生素,如丝裂霉素(MMC)等。

(3) 产生自由基而破坏DNA结构的抗生素,如博来霉素(BLM)等。

(4) 作用于拓扑异构酶引起DNA断裂,如喜树碱(CPT)等。

(5) 与DNA结合的金属化合物,如顺铂(CDDP)等。

3. 嵌入DNA中干扰核酸合成的药物

(1) 放线菌素类,主要为放线菌素D(ACD)。

(2) 色霉素及普卡霉素(MTH)类。

(3) 蒽环类,包括柔红霉素(DRN)、多柔比星(ADM),还有心脏毒性较低的表柔比星、吡柔比星(THP)等。

(4) 人工合成的DNA嵌入剂,主要是米托蒽醌(MIT)。

4. 影响蛋白质合成的药物

(1) 干扰微管蛋白形成的药物：能与微管蛋白结合，阻止微管蛋白聚合，使纺锤丝形成障碍。主要有长春花生物碱类的长春碱（VLB）、长春新碱（VCR）、长春酰胺（长春地辛，VDS）、长春瑞滨（去甲长春碱，NVB）。紫杉醇（TXA）、多西紫杉醇能阻止微管蛋白解聚而起抗癌作用。

(2) 干扰核蛋白体功能的药物：能使核蛋白体分解，抑制蛋白质的起始阶段。如三尖杉酯碱（HRT）、高三尖杉酯碱（HH）等。

(3) 影响氨基酸供应的药物：如 L-门冬酰胺酶（ASP）。可将门冬酰胺水解，使肿瘤细胞合成蛋白质的原料 L-门冬酰胺缺乏。

(4) 调节体内激素平衡的药物：包括肾上腺皮质激素、雄激素、雌激素、孕激素。抗雌激素受体药物，如他莫昔芬（TAM）、托瑞米芬、抑制肾上腺皮质中雌激素合成的药物即芳香化酶抑制剂，如氨鲁米特（AG）、来曲唑、阿那曲唑、依稀美坦、抗雄激素类（如氟他胺）、抑制肾上腺皮质激素合成药（如米托坦）等。

5. 分子靶向药物

传统的抗肿瘤药物直接干扰有丝分裂、DNA 合成和修复系统，新一代的分子靶向药物通过干预肿瘤间质、肿瘤血管淋巴管和细胞信号通路进而肿瘤生长停滞和凋亡。目前分子靶向药物主要分为单克隆抗体和小分子蛋白激酶抑制剂。还有其他技术，如肿瘤瘤苗、反义寡核苷酸和小干扰 RNA 等。

(二) 与感染相关的化疗毒性

现有化疗药物中的绝大多数在抑制生长或杀伤肿瘤细胞的同时，对机体内迅速增殖的正常细胞同样有毒害作用，尤其是骨髓造血细胞与胃肠道黏膜上皮细胞，既攻击肿瘤患者的免疫系统又损伤皮肤、黏膜和吞噬细胞的屏障作用。这种特异性和非特异性免疫功能的损伤使接受化疗的患者易于受到内源性和外源性病原体的侵袭造成感染，表现为局部和全身的微生态失调。

1. 皮肤、黏膜损伤　许多化疗药物可对组织产生化学性刺激（刺激剂），引起化学性炎症，有的药物还可使组织形成水疱（发疱剂如氮芥）。药物注入静脉可引起化学性静脉炎，漏出或外渗到血管外可表现局部皮下或深部组织红肿、疼痛，甚至坏死、溃疡，可经久不愈。常见此类药物发疱剂为氮芥、放线菌素 D、丝裂霉素、蒽环类如多柔比星等及长春碱类药等。

迅速增殖的黏膜组织是最易受到化疗药物损伤的组织之一。临床表现为口腔炎、舌炎、食管炎、黏膜及胃肠道溃疡，引起进食疼痛，严重可出现血性腹泻。黏膜屏障的损伤也可导致细菌的侵入和感染的发生。常见引起黏膜炎的药物为 MTX、5-Fu、ACT-D 及米托胍腙等。黏膜炎的严重程度与药物的剂量及连续用药时间成正相关。

2. 骨髓抑制　骨髓抑制是化疗最常见的重要限制性毒副作用。粒细胞半数生存期最短 6~8 小时，因此常最先表现白细胞下降。血小板半寿期为5~7 天，血小板下降出现较晚较轻。红细胞半寿期为 120 天，化疗影响较小，下降通常不明显。

不同类型化疗药骨髓抑制的程度、出现及持续时间以及骨髓功能恢复的时间均有不同。氮芥类烷化剂、鬼臼毒素类、蒽环类抗癌抗生素、MTX、Ara-C、亚硝脲类、卡铂、塞替派等药物骨髓抑制程度较重。长春新碱、平阳霉素、门冬酰胺酶、普卡霉素及顺铂骨髓抑制较轻。CTX、HN2、蒽环类、MTX、Ara-C、鬼臼毒类、羟基脲、长春碱类及顺铂等骨髓抑制出现快，恢复快，白细胞减少最低值出现在用药后 1~2 周左右，约 2~3 周恢复。而亚硝脲类、MMC、丙卡巴肼、白消安等白细胞减少最低值出现晚，约 3~8 周不等，恢复也较慢，约为 1~2 月。

白细胞减少 $<1.0 \times 10^9/L$，特别是粒细胞 $<0.5 \times 10^9/L$ 持续 5 天以上，患者发生严重细菌、真菌或病毒感染率大大增加，可达 90% 以上，且病情危重。

3. 与感染相关的分子靶向药物主要毒性　根据分子靶向药物分类分为单克隆抗体和小分子蛋白激酶抑制剂两大类，而分子靶向药物毒性可分为单克隆抗体类的特有不良反应和针对信号通路的毒性。单克隆抗体类的特有不良反应主要是过敏反应，轻者寒战、发热，重者出现急性气道阻塞综合征，表现为支气管痉挛、喘鸣、声嘶、言语困难，风疹、低血压。针对 EGFR，不论是单克隆抗体还是小分子激酶抑制剂都有痤疮样皮疹、干燥病、湿疹等皮肤毒性。抗 EGFR 治疗引起的腹泻通常是轻或中度，只有 6% 的患者是 3 级或 4 级，通常是暂时性的，只有 1% 的患者因腹泻需要减量。针对 VEGF 信号通路的毒性主要有高血压、蛋白尿、出血、穿孔、创口愈合不佳。多靶点多激酶抑制剂除了针对 VEGF 特有的毒性外，还有手足综合征，表现为感觉迟钝、感觉异常、红斑、水肿、过度角化、皮肤干燥或皲裂、硬结样水疱和脱皮等。多数小分子激酶抑制剂会有胃肠道不良反应，包括腹泻、恶心、呕吐、腹胀、疼痛等，以腹泻为主。分子靶向药物的血液毒性多数轻微。

三、HIV 感染与艾滋病发生的分子生态学

艾滋病患者免疫功能缺陷,除了易于感染普通病原体之外,机会性病原体感染是其感染的显著特点,关于艾滋患者机会性感染的相关问题可以参见由美国国立卫生研究院、疾病预防控制中心和美国感染病学会艾滋病学组推荐的《成人和青少年艾滋病感染者机会性感染防治指南》(2009 年)。本节主要从分子生态学的观点出发从分子层面探讨艾滋病发生发展的机制。

(一) HIV 概述

目前的 HIV 分类系统是基于 20 世纪 90 年代所获取的分离株序列而建立起来。1983 年的首株 HIV 毒株命名为 HIV-1 型。1986 年,Clavel 等从西非患者分离的逆转录病毒命名为 HIV-2 型。两者在形态学及生物学上相近,但包膜糖蛋白及抗原表位不同,HIV-2 型在 HIV-1 型的 vpu 基因处替代为 vpx 基因,功能上具体介导核输入。HIV-1 型可进一步分为 M、O 与 N 群。根据 HIV-2 的系统发育树分析,将其分为 8 簇,分别定义为 A-H 群,其中 A 与 B 群最常见。

HIV 基因组由约 9200 个碱基组成,其 RNA 中含有 Gag、Env 和 Pol 三种结构蛋白的基因以及六种调控基因(Tat、Vif、Vpr、Vpu、Nef、Rev)。

HIV 在人体细胞内的感染过程包括:①吸附及穿入:HIV-1 感染人体后,选择性的吸附于靶细胞的 CD4 受体上,在辅助受体的帮助下进入宿主细胞,环化及整合。病毒 RNA 在逆转录酶作用下,形成 cDNA,在 DNA 聚合酶作用下形成双股 DNA,在整合酶的作用下,新形成的非共价结合的双股 DNA 整合入宿主细胞染色体 DNA 中,这种整合的病毒双股 DNA 即前病毒。②转录及翻译:前病毒被活化进行自身转录时,病毒 DNA 转录形成 RNA,一些 RNA 经加帽加尾成为病毒的子代基因组 RNA,另一些 RNA 经拼接而成为病毒 mRNA,在细胞核蛋白体上转译成病毒的结构蛋白和非结构蛋白,合成的病毒蛋白在内质网核糖体进行糖化和加工,在蛋白酶作用下裂解,产生子代病毒的蛋白和酶类。③装配、成熟及出芽:Gag 蛋白与病毒 RNA 结合装配成核壳体,通过芽生从胞质膜释放时获得病毒体的包膜,形成成熟的病毒颗粒。

(二) HIV-1 感染的胞内生态学

1. HIV-1 感染的宿主限制因子 病毒入胞后开始脱壳过程,并促进逆转录过程的起始。参与此过程精确的病毒与宿主机制还未明确,但两者之间动态的相互作用将确定病毒是否能够进一步增殖。其中,相继发现一些细胞类型中的胞内因子抑制病毒复制,在确定病毒感染的宿主细胞范围起关键作用。

(1) TRIM5α:最早在猕猴细胞中鉴定出 TRIM5α 是 HIV-1 的限制因子,限制因素定位于 HIV-1 衣壳。相似的研究显示 Ref1、Lv1 是 TRIM5 种属特异的旁系同源体。非洲绿猴 TRIM5α 能保护细胞免于 HIV-1、SIVmac 和 EAIV 感染,但不能限制 AGM SIV 复制。siRNA 干扰 AGM 的 TRIM5α 将使 AGM 细胞对 HIV-1 易感。研究发现通过识别病毒衣壳,TRIM5 的变异体传递抗性的现象广泛存在。尽管逆转录病毒的衣壳保守,不同病毒间的衣壳仍有变异。特异性的衣壳蛋白构象改变可导致限制因子的特异性识别。但仍有可能是病毒衣壳与种属特异的宿主因子的作用导致限制因子作用的特异性。

(2) APOBEC3G:人 APOBEC3G 在可能有 RNA 参与的情况下,与 HIV-1 病毒蛋白 Gag 的核衣壳结合,选择性地包装入出芽的 HIV-1 毒粒中。在随后的病毒逆转录过程中,APOBEC3G 以新生成的单负链病毒 cDNA 为靶点,广泛地形成 $dC \to dU$ 突变。在被 APOBEC3G 编辑过的 HIV-1 负链 cDNA 中约 20% 的 dC 发生脱氨。人 APOBEC3G 能抑制 tRNALys3 与 HIV-1 基因组 RNA 的退火,即抑制其逆转录引导作用。如若逆转录过程继续进行,由于模板中 dU 残基的引入,也会使 HIV-1 前病毒的正链 cDNA 形成广泛的 $G \to A$ 超突变。含有大量尿嘧啶的 cDNA 可能会被 DNA 修复酶,如尿嘧啶 DNA 糖苷酶(UNG)和无嘌呤-无嘧啶内切酶损伤,导致逆转录失败,使前病毒无法整合进入靶细胞基因组。

2. HIV-1 感染的宿主协同因子 HIV-1 生命周期各环节均需要细胞环境内众多因子的参与。逆转录反应后,新合成的 cDNA 装配入整合前复合体(preintegration complex,PIC)。HIV-1 PIC 内含病毒核酸及病毒蛋白 IN、RT、Vpr、MA,以及一些已知或未知的细胞蛋白。已知的细胞蛋白包括 HMG(I)Y、BAF 与 LEDGF。核孔复合体(nuclear pore complex,NPC)的功能性成分(如 importins)参与 PIC 的转位入核。importins 特异识别胞质蛋白的核定位信号,利用跨核膜的 RanGTP-RanGDP 梯度转运蛋白。BAF 是一种非特异的 DNA 结合蛋白,结构功能分析显示 BAF 结构及其 DNA 结合活

性是构成 PIC 的分子间整合活性所必需,并能避免 PIC 分子内部的整合。

整合的前病毒的转录涉及病毒与宿主环境高度受控的相互作用。对病毒转录调控起重要作用的是病毒蛋白 Tat。Tat 通过与 CyclinT1、CDK9 相互作用,形成正性转录延伸因子(P-TEF-b),激活转录。Tat 也可直接与 Sp1 作用,在所有细胞类型中,Tat 的反式激活作用均需要 Sp1 的参与。Sp1 对前病毒的转录呈细胞类型特异性。

毒粒装配的关键因素是病毒 Gag 蛋白,组装的过程可能是 Gag 多聚化→Gag 复合物结合至病毒基因组 RNA→形成 Gag-Gag/Pol 复合体→折叠成更高级结构的复合体,包含病毒装配、出芽所需的宿主蛋白→细胞骨架指导下的将预组装复合体运送至内层细胞质膜的过程。

影响病毒装配的胞内因子包括 HP68 与 Tsg101。HP68 是 RNAse L 抑制剂,促进 Gag 组装成不成熟的病毒颗粒。HP68 与 Gag、Gag-Pol、Vif 相互作用,选择性的包裹入预组装的病毒复合体。Tsg101 其结构与序列与泛素结合酶相似,毒粒的有效释放需要 TSG101 结合 PTAP 与泛素。当 Gag 泛素化时,Tsg101 与 Gag 的结合力进一步增强。

HIV-1 的芽生过程涉及胞内因子 INI1/hSNF5。INI1 与酵母 SNF5 同源,是染色质重塑复合物 hSWI/SNF 的成分。INI1 的截短突变株保留最少的 IN- 作用域,在 293T 细胞中抑制毒粒生成 100 000 倍,抑制作用通过 INI1 与 IN 的相互作用介导。INI1 缺陷型细胞中,HIV-1 毒粒生成减少,可被 INI1/hSNF5 转染而恢复。同时,INI1/hSNF5 亦包裹进 HIV-1 毒粒。

(三) HIV-1 病毒群体生态与进化

1. HIV-1 基因型多样性 控制 HIV/AIDS 进展的巨大阻碍在于 HIV 的多样性及其进化潜能。HIV 的种群包括 HIV-1 与 HIV-2 型,HIV-1 型内有 M、N、O 共 3 个群,HIV-2 型内包括 A-H 群。最近几年来进一步区分出多种亚型、亚-亚型及循环重组株(CRF)。HIV-1 M 群至少包括 9 种亚型以及超过 20 余种的 CRF。

(1) 亚型分类:根据 HIV-1 Env 序列,M 群目前鉴定出 9 种亚型:A~D,F~H,J~K,以及 25%~35% 的亚型间多样性。即使在同一亚型内,也存在显著的多样性,如 F 亚型可分为 F1 和 F2 亚-亚型,A 亚型又可分 A1~A4 亚-亚型。基于 HIV 种群结构的复杂性,1999 年建立起标准的 HIV 术语与亚型分类系统。根据这一规范,新的亚型应在基因组所有区域与已知的亚型有大致相等的遗传距离。新亚型的确立需要三株最好是全长序列,来源于无流行病学联系的三位患者。

(2) 重组株:HIV-1 亚型多样的区域如撒哈拉以南地区,通常由于两种或两种以上毒株的共感染,形成高频的重组株。至今已有 32 株 CRF 被鉴定。CRF02-AG 是最常见的 CRF,流行率占世界 HIV-1 感染的 27%。另外特别是在高流行区内,还有多种独特重组株(URF)的分布。

(3) HIV 的高变性:HIV 逆转录酶(RT)的错配性质及无 3'- 外切酶校正活性,是 HIV-1 基因组子代变异的根本原因。取决于突变、重组、复制动力及选择压力的程度,会出现宿主体内 HIV-1 病毒的高水平变异。相关但有不同的变异株构成 HIV-1 的准种现象。总体上,HIV-1 的遗传多样性是病毒复制动力、突变重组与宿主压力环境作用的交集。体内 HIV-1 的种群结构更符合达尔文的进化模型。

2. 病毒生态进化与病毒表型 HIV 的极度遗传多样性,是否表明不同毒株间具备明显差异的生物学效应? 就种群的生态结构来说,HIV 的多样性所呈现的群体性的生物学效应往往并不一致。

HIV LTR 调节基因组转录与病毒复制。所有 HIV-1 亚型 LTR 均具有相同的功能,但其序列结构、基本活性及对细胞因子、转录因子的反应性表现不同。大多数 HIV-1 M 群包含两个 NF-κB 结合位点。少数 C 亚型有三处 NF-κB 反应元件,在 TNF-α 与慢性免疫活化条件下促进复制。CRF01-AE 株只有一处 NF-κB 反应元件,与其他亚型比较,CRF01-AE LTR 处的启动子活性更强。但是各亚型间微观上 LTR 序列与基线活性有差异,这种差异对宏观上各亚型流行与传播的相关性并不确定。

不同物种间 HIV-1 感染的另一明显差异在于亲环蛋白 A(Cyp A)。Cyp A 为 HIV-1 M 群及 SIVcpz-GAB 毒株复制所必需,但不为 HIV-1 O 群及其他灵长类免疫缺陷病毒所需。

遗传多样性影响病毒对协同受体的利用及细胞嗜性。协同受体 CCR5 的利用多见于感染早期,呈"非合胞体诱导"(NSI),疾病进展缓慢。CCR5 嗜性的丢失与 CD4+ T 细胞减少及病毒载量上升有关。而使用协同受体 CXCR4 的毒株呈"合胞体诱导"(syncytium-inducing,SI),疾病迅速进展成 AIDS。

病毒内在的生物学特性影响该病毒的致病性与流行潜能。由于 HIV-1 生态环境的影响,诸如宿主因素、其他类型的性传播病原体、传播方式等,将影响 HIV-1 的传播性以及致病性。HIV-1 与 HIV-2 型相比,正常 CD4 数目下 HIV-2 型的病毒载量更低,前瞻性的调查显示 HIV-2 型患者临床症状进展更缓慢。

(四)艾滋病发生发展的分子生态学

AIDS 是 HIV 致病性终末期的病理反应,以免疫缺陷、机会性感染及肿瘤形成为典型表现。在 HIV 感染生态学中,多种宿主与病毒因素影响疾病最终发展至 AIDS 的进程。

1. HIV 感染导致免疫缺陷的原因

(1) HIV 感染引起 $CD4^+$ T 细胞的自身融合而死亡,$CD4^+$ T 细胞的 CD4 受体同病毒糖蛋白 gp120 有高度亲和性。

(2) 感染 $CD4^+$ T 细胞和未感染 $CD4^+$ T 细胞形成巨融合细胞,而导致感染细胞和未感染细胞一同死亡。

(3) 病毒包膜糖蛋白的可溶性和封闭作用。可溶性 gp120 分子同 $CD4^+$ T 细胞的 CD4 受体结合,使之不能识别抗原提呈细胞所提呈的抗原 MHC-II 复合物,从而不能发挥其免疫辅助作用。同时,这种带有 gp120 的细胞既能同细胞毒抗体结合,也能同细胞毒 T 细胞(CTL)结合,前者通过抗体依赖细胞介导的细胞毒机制(antibody-dependent cell-mediated cytotoxicity,ADCC),后者通过细胞毒机制攻击细胞。

(4) HIV-1 蛋白同宿主一些蛋白的同源性所致的生理学或免疫学障碍,具体如下。

1)HIV-1 gp120 同神经白细胞素(neuroleukin)同源。同源性神经白细胞素是一种 63kDa 蛋白质,由 558 个氨基酸(AA)组成,表达于多种细胞如肌细胞、髓细胞、唾腺细胞、脑细胞、植物素活化的 T 细胞等,对感觉和运动神经原有刺激并有延长存活的作用,对 B 细胞有活化和促进免疫球蛋白分泌的作用,有 30% 的 AA 同 gp120 同源。已证明 gp120 有干扰神经白细胞素所具有的神经生理作用和 B 细胞的免疫作用。

此外,gp120 的 49~92 AA 段有 40% 同 IgG1、lgG2、IgG4 同源。在 406~445 AA 段,有 30% 同 IgA2 的 H 链同源。这些同源序列可能引起类风湿因子的抗体产生,而导致自身免疫病。

2)gp41 为病毒体的跨膜蛋白,同白细胞介素 2(IL-2)有高度的同源性。所以 gp41 可有拮抗 IL-2 的生物学作用,或引起对 IL-2 的自身免疫作用。

3)P17 同胸腺素 al 的相似性。胸腺素 al 是一小的分泌肽,分子量为 3108Da,可增强 T 细胞效应。

2. 艾滋病发展的分子生态学

HIV-1 原发性感染时对 HIV-1 Env 基因序列的分析显示相对同质性的序列群体。但在血清学转换后,只有少数毒株变异群体持续性感染,这种选择进程与 HIV-1 特异性抗体的形成相一致。40%~50% 的感染患者中出现的加速性 $CD4^+$ T 细胞耗竭及病程进展与 HIV 毒株协同受体选择从 R5 向 X4 或 R5X4 的转换有关。$CD4^+$ T 细胞的快速耗竭可归因于 HIV 毒株 $CD4^+$/$CXCR4^+$ T 细胞的细胞裂解性感染。Shankarappa 等对 9 位 HIV 患者包膜序列跨度 6~12 年的研究显示:在无症状期至未出现 AIDS 前发现有三个阶段的种群进化改变。早期时间不等,病毒的分歧性与多样性呈线性增长约 1%/ 年;中间期表现为病毒分歧性持续性增长,病毒多样性稳定或下降;晚期病毒分歧性稳定,病毒多样性持续稳定或下降。出现 X4 毒株 HIV-1 常与早期向中期的转变一致。毒力转变是 HIV-1 免疫病理发生与发展的重要表现。

HIV-1 包膜蛋白的独特性在于它同时是中和性抗体与 T 细胞反应的 HIV 靶向基因。对表面蛋白 gp120 的观察发现,gp120 免疫有四种不同的状态:无中和状态、中和状态、可变状态及沉默状态。这种多样性依赖于 Env 是否与相应的配体结合。结合 CD4 的 gp120 的重折叠会阻滞多重抗原分子提呈至宿主体液免疫系统。HIV-1 的免疫逃逸是病程发展中的主要因素之一。通过错误率高的逆转录及修复机制,HIV-1 的复制为选择适应株提供丰富的来源。毒株与亚型间高频率的重组亦增强免疫逃逸的机会。多项研究显示,CTL 逃逸可发生于病毒所有蛋白的优势 T 细胞表位,逃逸被认为是"急性感染的标记"。T 细胞的逃逸突变使递呈的表位不被 MHC I 结合或被 TCR 识别,而病毒对 $CD4^+$ T 细胞的免疫逃逸显示出病毒相应序列的定向改变。从 HIV-1 与宿主相互作用下的 HIV-1 快速进化、不断的免疫逃逸、重建至最终宿主免疫系统的崩溃而发生 AIDS。

第二节 放化疗及免疫功能低下的微生态防治

一、放化疗患者微生态防治

(一)临床表现

1. 症状及体征

(1) 发热:发热是癌症患者常见症状之一,虽然肿瘤患者的发热常由感染引起,但非感染因素亦不容忽视。中性粒细胞减少的患者,发热可能是感染的第一个并且是唯一的表现。发热标准:一次口测体温超过38.3℃或1小时内超过38℃,可诊断为中性粒细胞减少的肿瘤患者的发热。

(2) 其他症状:包括一般症状,如疲劳、乏力或其他非特异性的表现;与特定的器官相联系的局部表现,如肺部感染时咳嗽咳痰,腹部感染时腹痛腹泻,尿路感染时尿频尿急等。

(3) 体征:①一些特殊的感染常表现有低血压和休克,常为革兰阴性菌感染引起。②心动过速,新出现的或不能解释的心动过速要怀疑感染的可能。③出现炎症反应表示感染存在,但中性粒细胞减少症患者感染时常不出现正常的炎症表现,此时,在细菌性肺炎患者的胸片上常没有浸润表现,甚至痰培养也阴性。

2. 检查注意点

(1) 体格检查:特别要注意口咽、肛周、皮肤等部位。

(2) 培养:包括血样、尿液、痰液、脑脊液、大便等标本的细菌及真菌等的培养和检查,另外,相关标本的病毒培养和检查在肿瘤患者中主要是单纯疱疹病毒、水痘-带状疱疹病毒和巨细胞病毒。

(3) 影像学检查:包括X线片、CT、超声等,根据需要选择相应的检查方法。

(4) 其他检查:包括①侵袭性检查,如气管镜、皮肤活检、骨髓活检等;②实验室检查,对感染或怀疑有感染的患者要行血细胞计数、肝功能、尿常规和血沉等检查。

(二) 防治策略

遵循生态防治原则,防治放化疗所致的感染主要有三个方面:感染相关放化疗毒性的预防和治疗,放化疗所致感染的合理防治和生态防治。

1. 感染相关化疗毒性的预防和治疗

(1) 皮肤、黏膜损伤的预防和治疗

1) 预防:静脉注射应选择前管近心侧静脉穿刺,避免手背及关节附近部位,并观察、证实静脉穿刺成功,输液流畅无外渗后方可静脉冲入或静脉滴入化疗药物。

2) 处理:①一旦发生化疗药物外渗,局部皮下疼痛或肿胀一般可立即皮下注射生理盐水使药物稀释,并冷敷;②应用解毒剂,如10%硫代硫酸钠、透明质酸酶等;③个别局部严重坏死、溃疡病变,经久不愈需考虑外科治疗;④黏膜炎的治疗主要是对症治疗。

(2) 骨髓抑制的预防和治疗

1) 通常白细胞 $<3.5 \times 10^9/L$,血小板 $<80.0 \times 10^9/L$ 者,不宜应用骨髓抑制的化疗药物(急性白血病例外),应参考骨髓造血功能状况(白细胞及血小板计数和骨髓象)调整化疗药物剂量,以免发生严重骨髓功能障碍。

2) 白细胞 $<1.0 \times 10^9/L$,中性粒细胞 $<0.5 \times 10^9/L$ 者,可考虑适当应用抗菌药物预防感染,一旦出现发热应立即做血培养及药敏,并给予相应抗生素治疗。

3) 血小板 $<50.0 \times 10^9/L$ 者,可酌情应用泼尼松或酚磺乙胺等止血药预防出血。血小板 $<20.0 \times 10^9/L$ 属血小板减少出血危象,应予输注血小板及较大剂量酚磺乙胺及泼尼松等治疗。

2. 感染相关放疗毒性的预防和治疗

(1) 皮肤损伤的防治

1) 急性损伤防治:①注意照射皮肤的剂量和距离;②容易发生放射性湿性皮肤反应,故对这些部位放疗时要注意保持局部的清洁和干燥;③对放射性皮肤反应,切忌使用碘、汞等刺激性药物涂抹,忌用粗糙衣物摩擦;④对Ⅰ~Ⅲ度的放射性皮肤反应,均可使用下列任何一种药物涂抹,如沙棘油、维生素E滴剂、速效口疡宁、喜疗妥、维斯克以及各种烧伤用的油膏。

2) 慢性损伤预防与治疗:①保护照射野局部的皮肤,防止破损和感染;②避免慢性少量照射,特别是从事放射诊断工作者,要注意戴铅手套,以防手部慢性照射;③对放射性皮肤溃疡,经药物和高压氧等保守治疗无效者,宜行手术治疗。

(2) 口腔损伤的防治:放疗时尽量减少口腔组织的不必要照射,合理选择照射条件,放疗期间保持口腔卫生。放疗结束后可用含氟药物牙膏刷牙防龋等。

(3) 喉、气管损伤防治:喉部放疗时的喉头水肿几乎是不可避免的并发症,所以要严密观察,同时给予抗感染和激素预防治疗,必要时可事先行气管切开术。

(4) 肺损伤的防治:急性放射性肺炎的发生与照射面积大小、照射剂量、速度和感染等因素有关。若照射面积超过 $120cm^2$,则容易发生本病。感染是本病的重要诱发因素。故对有呼吸道感染者,应予积极的抗感染治疗。放疗合并化疗时应忌用对肺有损害的化疗药物。目前对急性放射性肺炎主要是根据痰培养选用敏感的抗生素,其用量要比一般肺炎大,同时合并使用大量的地塞米松、支气管扩张剂、吸氧等对症支持治疗。

(5) 骨髓抑制的防治：主要是针对急性毒性进行治疗，可以输白细胞、血小板、新鲜全血及使用非格司亭(惠尔血)等药物，必要时可做骨髓移植。预防是重要的，在整个治疗过程中必须严密监测周围血象和骨髓象的变化。

3. 抗微生物药物的应用

(1) 初始治疗：在没有培养结果和药敏结果的前提下启动经验治疗方案。初始抗生素治疗应基于以下因素：①感染风险评估，起始感染细菌包括耐万古霉素的肠球菌(VRE)和产广谱 β- 内酰胺酶(ESBL)；②定植或先前感染耐甲氧西林金黄色葡萄球菌(MRSA)；③感染部位；④当地抗生素敏感谱；⑤器官功能障碍及药物过敏史；⑥宽谱作用；⑦以往抗生素治疗；⑧覆盖铜绿假单胞菌。常用的方案有静脉抗生素单独治疗与静脉抗生素联合治疗等。

(2) 革兰阳性菌：万古霉素对耐甲氧西林金黄色葡萄球菌、表皮葡萄球菌有效；利奈唑胺对革兰阳性菌，包括耐万古霉素菌有效；达托霉素对革兰阳性菌有效，体外具有抗耐万古霉素菌活性；达福普汀 / 奎奴普丁对革兰阳性菌有效，包括大部分耐万古霉素菌及不能耐受万古霉素。

(3) 抗真菌治疗：中性粒细胞减少症患者应用广谱抗生素超过 3~5 天后发热仍然不退，要考虑抗真菌治疗。药物包括两性霉素 B、氟康唑、伊曲康唑、伏立康唑、泊沙康唑等。

(4) 其他：军团菌感染引起肺炎，可用甲氧苄啶 - 磺胺甲噁唑或红霉素。有牙龈炎或肛周压痛，可用甲硝唑或克林霉素。

4. 生物反应调节剂的应用 临床试验表明粒细胞集落刺激因子(granulocyte colony-stimulating factor, G-CSF)和粒细胞 - 巨噬细胞集落刺激因子(granulocyte-macrophage colony stimulating factor, GM-CSF)能显著缩短化疗所致粒细胞减少的时间和提高粒细胞下降的低点，但对患者的生存期无影响。显示 G-CSF、GM-CSF 可使发热及相伴的抗生素应用减少 50%。

5. 肿瘤患者微生态学防治 条件致病菌是宿主微生态中正常组成部分，仅在正常体内平衡遭到破坏后才致病。肿瘤患者自身免疫力低下，加之放化疗对机体防御屏障功能的破坏，很容易发生机会性感染。有必要从微生态方面考虑防治，在常规防治放化疗毒性和感染的基础上联合生态疗法可能是一种治疗新策略。

用微生态的观点选择使用抗生素：①选择抗生素时，如果效果(即敏感)、毒性及价格类似时，首先选用不干扰定植抗力的药物，其中尤以选择既可控制感染，又可成为选择性脱定植的抗生素最为理想。②如果敏感的抗生素为干扰定植抗力的药物时，也应尽量控制剂量，掌握疗程和给药途径。原则上窄谱抗生素比广谱抗生素干扰小。干扰定植抗力的抗生素又为当时临床敏感药物，而非用不可时，尽量选用肠道外给药途径为好，这样可以尽量避免直接损害肠道原籍菌和生态系统。③临床选用抗生素时，应尽量避免联合使用损害厌氧菌的药物。④咽部和胃肠道的选择性脱定植疗法适用于所有抵抗力明显降低患者的内源性感染症的防治。总之，用微生态学观点选择抗生素的使用，既需考虑其敏感性、毒力、价格，还必须考虑其是否干扰定植抗力。

微生态制剂已广泛用于临床许多疾病的防治，使用范围还在不断地扩展，已逐步成为人们与疾病斗争的重要生物武器之一。微生态制剂可拮抗致癌物损伤，辅助性减轻化疗和放疗的副作用。在大量实验研究中已证实，双歧杆菌及表面分子物质，如表面分子脂磷壁酸(lipoteichoic acid, LTA)、细胞壁完整肽聚糖(whole peptidoglycan, WPG)等，有拮抗致突变剂、致癌物对 DNA 损伤的作用，因此长期服用双歧杆菌等生态制剂有利于预防肿瘤发生。此外，肿瘤患者在放疗或化疗时易产生胃肠道副作用，微生态制剂对减轻放、化疗副作用，改善肠道功能也有辅助治疗作用。

综合生态防治措施原则上包括：①改善微生态环境；②增强宿主的适应性；③进行合理的营养调整；④有效的、短期的抗生素使用；⑤提高定值抗力；⑥混合生理菌苗(或称为生态制剂)的应用；⑦给予扶正祛邪的中草药等。

二、艾滋病患者的微生态防治

(一) 一般支持及对症治疗

包括输血及营养支持疗法，补充维生素 B_{12}、叶酸等，醋酸甲地孕酮能刺激患者食欲，可用于进行性消瘦者。用肌苷、IL-2、胰岛素、奥硒康及中药等均可起免疫调节作用，增强细胞免疫和体液免疫，从而改善临床症状。艾滋病的防治，采用微生态扶正，抗失衡方面的治疗也应同时进行，如用微生态调节剂及免疫促进剂进行辅助治疗往往可以在抗病毒、细菌的同时达到意想不到的效果。如用胸腺素这一细胞免疫增强剂，适用于免疫缺陷所致的病毒性和肿瘤性疾病。IL-2、IFN-γ 能增强 T 淋巴细胞及自然杀伤细胞的活性及抑制病毒 DNA 聚合酶的活性作用，具有提高细胞免疫和抗病毒作用。丙种球蛋白、粒细胞-巨噬细胞集落刺激因子及粒细胞集落刺激因子等均可作为免疫增强剂，对增强感染者免疫功能，防治机会性感染有很大作用。

营养支持疗法和高蛋白饮食。如胃肠功能好的患者用口服营养剂可保持正常的胃肠道功能和菌群平衡，严重营养不良者可静脉给营养剂，重建营养平衡。

（二）抗病毒治疗

常用药物有齐多夫定（AZT）、双脱氧肌苷（DDI）和双脱氧胞苷（DDC）等。

（三）并发症治疗

艾滋病患者治疗过程中与微生态学相关性较大的当属胃肠道感染。胃肠道症状常见于 HIV 感染的各个阶段，特别是在疾病进展期，常见的细菌感染是沙门菌、志贺菌、空肠弯曲菌，以及念珠菌、隐孢子虫或小孢子虫等，与机体微生态失调密切相关。因此，如何在抗感染的同时更好的应用微生态调节剂，改善艾滋病患者的肠道微生态，进而减轻患者胃肠道症状，需要医学工作者深入研究。

第三节　放化疗及免疫功能低下与微生态的研究进展

接受抗肿瘤治疗的肿瘤患者感染的流行病学、诊断、治疗和预防仍将是一大挑战。肿瘤患者被感染的危险度不同，对其准确划分有助于选择合适的抗感染措施。重组细胞因子和干细胞输注可以缩短中性粒细胞减少的时间，使大剂量化疗得以实现，然而强烈化疗会造成相当多患者的黏膜表面破坏，使发生新型病原体感染的机会增加。由于中性粒细胞减少期缩短，促进了新方法的应用，包括在口腔黏膜炎较轻的情况下，口服抗生素控制发热和感染。但是，随着更强烈细胞毒性化疗应用的增加，中性粒细胞减少期延长和免疫抑制加重，不断面对新病原菌的挑战。这些病原菌多为耐药的革兰阳性和阴性细菌以及致病性真菌。感染使得抗肿瘤治疗复杂化，诊断手段的提高、抗生素领域的发展、免疫增强剂的使用以及微生态防治观念的引入，对医生诊断、治疗和预防感染提供了有利帮助。

在肿瘤患者防治放化疗所致感染中，生态疗法是治疗特定条件下感染的新策略。生态疗法中包括正确选择使用抗生素、疫苗、微生态制剂及其他免疫制剂，以及中医中药的防治手段。生态防治方案是一个整体统一的方案，不能简单地认为只使用生态制剂就是生态防治疗法。宏生态调整，尤其是改善微生态环境，需要增加宿主的适应性，注意营养调整，合理使用抗生素，针对性地灵活使用微生态制剂，以及对不同患者、各种病情的联合生态疗法，促进患者微生态平衡，提高患者的定植抗力。生态疗法是目前临床实施的许多医疗措施之一，它有适应证和防治范围，值得进一步进行实验研究和临床研究。对于肿瘤放化疗后及免疫低下患者的微生态防治目前缺乏大量临床研究资料，更有待于不断研究探索、完善并实施，以利于开拓微生态制剂预防和治疗感染的应用。

（吴南屏　杨宗兴）

参 考 文 献

1. Freifeld AG, Pizzo PA, Meyers J, et al. Infections in the cancer patient// De vita VT Jr, Hellmen S, Rosenberg SA. Cancer, Principles and Practice of Oncology. 5th ed. Philadelphia: Lippincott-Raven Co, 1997: 2659-2704.

2. Baden LR. Prophylactic antimicrobial agents and the importance of fitness. New England Journal of Medicine, 2005, 353 (10): 1052-1054.

3. Bucaneve G, Micozzi A, Menichetti F, et al. Levofloxacin to prevent bacterial infection in patients with cancer and neutropenia. New England Journal of Medicine, 2005, 353 (10): 977-987.

4. Lewinski M, Bisgrove D, Shinn P, et al. Genome-wide analysis of chromosomal features repressing human immunodeficiency virus transcription. Journal of virology, 2005, 79 (11): 6610-6619.

5. Ma WW, Adjei AA. Novel agents on the horizon for cancer therapy. CA Cancer J Clin, 2009, 59 (2): 111-137.

6. Maschmeyer G, Haas A. The epidemiology and treatment of infections in cancer patients. Int J Antimicrob Agents, 2008, 31 (3): 193-197.

7. Sandherr M, Einsele H, Hebart H, et al. Antiviral prophylaxis in patients with haematological malignancies and solid tumours: Guidelines of the Infectious Diseases Working Party (AGIHO) of the German Society for Hematology and Oncology (DGHO). Annals of oncology, 2006, 17 (7): 1051-1059.

8. Santos J.Nutrition,infection,and immunocompetence. Infect Dis Clin North Am,1994,8(1):243-267.

9. Schlesinger A,Paul M,Gafter-Gvili A,et al.Infection-control interventions for cancer patients after chemotherapy:a systematic review and meta-analysis. Lancet infect Dis,2009,9(2):97-107.

10. Takeuchi H,Matano T.Host factors involved in resistance to retroviral infection.Microbio and Immunol,2008,52 (6):318-325.

11. Zinner SH.Changing epidemiology of infections in patients with neutropenia and cancer:emphasis on gram-positive and resistant bacteria.Clin Infect Dis,1999,29 (3):490-494.

第二十二章 儿童微生态特点

生长发育是儿童期的基本特征,同样,在儿童期,特别是婴幼儿时期,正常菌群也存在着从无到有、从简单到复杂、从不稳定到稳定的演变过程。正常菌群,特别是肠道菌群在儿童期一些重要的生理功能,如免疫、代谢、营养等发育成熟过程中可能起着决定性作用,甚至影响着一个人的终生。婴幼儿正常菌群比较脆弱、稳定性差,容易受到自然环境、生理、病理、药物等因素的影响,而出现菌群紊乱,引起相关疾病,因此儿童微生态有其明显的特点。

第一节 儿童正常菌群的建立及其影响因素

一、婴幼儿期是正常菌群建立的关键时期

(一)肠道菌群的建立

一般认为,胎儿在母体子宫内处于无菌的环境中,出生以后新生儿立即暴露于产道及其周围有菌的环境中,皮肤以及与外界相通的腔道(消化道、呼吸道、泌尿生殖道等)很快被种类繁多的细菌所定植,其中肠道是细菌定植的主要场所。人体大约到2~3岁时才能形成稳定的菌群。正常菌群一旦形成,将伴随着人的一生,直至生命结束。在生命早期,肠道菌群是依据肠黏膜的成熟程度和食物的多样化按一定的顺序形成的。

第一阶段为肠道从出生时无菌到出现细菌:一般情况下,出生时肠道没有细菌定植,出生后暴露于母亲的产道、皮肤、粪便及其周围有菌环境,细菌迅速从口、鼻及肛门侵入。生后数小时婴儿的粪便首先出现肠球菌、链球菌和肠杆菌等需氧或兼性厌氧菌,生后48小时粪便中细菌数量可达10^8~10^9CFU/g(湿便)。肠道细菌出现的时间和种类受到内源性因素(如肠黏膜的成熟程度、黏液、胎便中的生长促进或抑制因子)及外源性因素(如分娩情况、母体情况和环境中细菌数量)的共同影响。

第二阶段为从需氧菌到厌氧菌:出生后7~10天时,随着需氧菌或兼性厌氧菌首先定植和生长,消耗了氧气,为肠腔创造了一个高度还原状态,利于厌氧菌的生长,专性厌氧菌如拟杆菌、梭菌和双歧杆菌增多,并且逐渐占优势,约占细菌总数的98%。这一时期食物是最主要的影响因素,在单纯母乳喂养(breast-feeding)的婴儿,双歧杆菌占优势;而在配方奶喂养(formula-feeding)的婴儿,双歧杆菌波动较大,通常拟杆菌和梭菌占优势。

第三阶段为从添加辅食开始到断乳:开始添加辅食以后,母乳和配方奶喂养婴儿的肠道菌群的差别逐渐缩小和消失,随着双歧杆菌、拟杆菌和优杆菌的增加,梭菌和链球菌也增多。主要影响因素为食物及其多样性、以及抗菌药物的使用和疾病等。

第四阶段为从断乳到2~3岁:断乳(大约1岁)以后,随着添加固体食物的增多、食物的多样化增加,肠道菌群的数量和多样性快速增多,越来越复杂,向成人型菌群过渡。大约在2~3岁时形成以厌氧菌占绝对优势、需氧菌占劣势的稳定菌群,维持至青年及中年。当进入老年期时,双歧杆菌数量减少,有害的腐败性细菌,如大肠埃希菌、梭菌、肠球菌等增多,可能与肠道黏液的黏附力降低有关。

(二)上呼吸道菌群的建立

胎儿的呼吸道是无菌的,新生儿出生以后,由于呼吸道与外界相通,上呼吸道很快被各种微生物定植。无菌状态下剖宫产娩出的新生儿90%~100%口咽部无任何微生物生长。而阴道自然娩出的新生儿有33%口咽部可以检出细菌,如粪链球菌、表皮葡萄球菌、粪球菌、大肠埃希菌,这些细菌与其母亲阴道分离的细菌比例非常接近,提示刚出生的新生儿口咽部微生物来源于母亲阴道。从出生后第2天起缓症链球菌、涎链球菌、口腔链球菌的检出率增高,而粪链球菌、大肠埃希菌、表皮葡萄球菌检出率则迅速下降。出生第4天,母亲产道来源的大肠埃希菌等就完全被口腔链球菌等替代。至出生28天时,咽部定植细菌的构成以甲型溶血或α溶血性链球菌为主要优势菌群(约占

73%);奈瑟菌为亚优势菌群(约占30%),包括由棒状杆菌属、葡萄球菌属、白念珠菌、厌氧链球菌群和梭杆菌属组成的鼻咽部菌群。此时的这些菌群的组成已基本达到正常成人水平。

鼻咽部的肺炎链球菌、流感嗜血杆菌、卡他莫拉菌和金黄色葡萄球菌既是共生菌群又是条件致病菌,是目前引起儿童呼吸道和侵袭性感染如血流感染和脑膜炎的主要病原体。因此对这些菌在婴儿和儿童的定植及其影响因素的研究受到极大的关注。新生儿出生以后1周左右咽部即可检出这些细菌,6个月至2岁,随着从母亲获得的IgG抗体的消失、婴儿接触外界环境的增多,肺炎链球菌、流感嗜血杆菌和卡他莫拉菌逐渐增加,达到高峰。2岁以后,由于免疫系统的发育成熟,特别是机体非T细胞依赖抗原的免疫反应的成熟,具备了清除荚膜细菌的能力,此后这些细菌逐渐减少。

上呼吸道菌群的定植可能受胎龄、是否母乳喂养、呼吸道病毒感染、使用抗菌药物、疫苗接种、是否参加日托、家庭中有无年长的同胞等因素的影响。目前关于上呼吸道菌群的建立与婴儿反复或持续性喘息等气道过敏性疾病、气道慢性炎症性疾病的发生的关系,以及上呼吸道菌群定植异常与急性和慢性下呼吸道感染的关系已经引起重视,这方面的研究才刚刚拉开帷幕,相信很快会成为热点。

二、儿童正常菌群建立的影响因素

婴幼儿期正常菌群比较脆弱,多样性差,其建立和形成过程非常容易受到分娩方式及环境(家庭或医院)、胎龄、喂养方式、生活环境及饮食结构、使用抗菌药物或益生菌、疾病等因素的影响(表22-1-1)。

(一)分娩方式

母亲的阴道、粪便和皮肤的菌群和初生婴儿所接触的环境细菌是肠道和上呼吸道初始菌群的来源。一般认为,阴道自然分娩儿肠道定植菌主要源于母体的粪便和阴道环境,剖宫产儿定植菌主要源于医院环境(医务人员的手、空气、仪器设备和接触其他新生儿)。最近的一项研究采用多重16S rRNA基因焦磷酸测序技术,研究了母亲分娩前1小时皮肤、口腔和阴道,以及新生儿出生5分钟内皮肤、口腔和鼻咽抽吸物和24小时内胎粪的菌群组成情况,发现阴道分娩新生儿获得的细菌落类似于他们母亲的阴道细菌组成,主要是乳酸菌、普氏菌属或拟杆菌科,而剖宫产新生儿的菌群来源于母亲的皮肤,以葡萄球菌、棒状杆菌属和丙酸杆菌属为主。与阴道分娩儿比较,剖宫产儿肠道拟杆菌、双歧杆菌和大肠埃希菌定植延迟,双歧杆菌数量少而艰难梭菌等其他菌种数量高,并且剖宫产儿双歧杆菌定植及达到优势化时间均较阴道分娩儿延迟。由于分娩方式不同导致肠道菌群建立和结构发生变化,被认为与以后某些疾病的发生率增加有关,如剖宫产儿更易发生腹泻、食物过敏和过敏性哮喘,前瞻性队列研究发现剖宫产儿在3岁时的肥胖症的几率是阴道产儿的2倍。

(二)胎龄

早产儿(preterm infants)肠道菌群定植无论在时间、构成和数量上均不同于足月儿(full-term infants),主要表现为早产儿正常菌群的定植延迟和多样性降低,这与早产儿的肠道黏膜发育不成熟、早产儿需要入住新生儿重症监护病房、普遍接受抗菌药物以及喂养延迟等因素有关。早产儿感染发生率高、病死率高被认为与早产儿肠道双歧杆菌定植及达到优势化时间晚,肠道定植抗力低,有

表 22-1-1　影响婴幼儿肠道菌群建立和形成的因素及其关联疾病

因素	影响	可能关联的疾病
早产儿	正常菌群定植延迟和多样性降低	容易发生坏死性小肠结肠炎;感染
剖宫产儿	肠道双歧杆菌、拟杆菌减少,艰难梭菌等其他菌种数量增多	容易发生过敏性疾病
配方奶喂养	双歧杆菌较少,以脆弱拟杆菌、大肠埃希菌和艰难梭菌为主	容易发生过敏性疾病;消化道和呼吸道感染
"过度卫生"环境及高脂肪高蛋白饮食	菌群的多样性低,厚壁菌门细菌明显增多,拟杆菌门细菌明显减少	容易发生过敏性疾病;慢性炎症性疾病
生命早期使用抗菌药物	正常菌群的定植延迟,双歧杆菌的数量减少,肠球菌和肠杆菌增加	容易发生过敏性疾病;慢性炎症性疾病;糖尿病;肥胖
使用益生菌或益生元	增加双歧杆菌属、乳杆菌属和梭状芽胞杆菌属	减少非特异感染的风险、预防过敏性疾病

利于需氧或兼性厌氧菌的过度生长及外来侵袭菌的侵入有关。最近研究发现肠道菌群的定植延迟也是早产儿极易发生坏死性小肠结肠炎（neonatal necrotizing enterocolitis，NEC）的重要原因（详细见本章第二节）。

（三）喂养方式

母乳喂养儿肠道菌群的组成明显不同于配方奶喂养的婴儿。母乳喂养儿出生以后双歧杆菌增长迅速，生后6天后成为优势菌群，而配方奶喂养的婴儿菌群中双歧杆菌较少，大肠埃希菌和拟杆菌较多，也可能含较多的梭菌、葡萄球菌和其他肠道细菌。这种由喂养方式造成的菌群差异主要是由于母乳中含有一种能够促进双歧杆菌生长的寡糖（也称双歧因子）所致。既往认为母乳是无菌的，最近采用细菌定量培养和分子生物学技术检测均证实，母乳中含有丰富的双歧杆菌、乳杆菌、梭菌、葡萄球菌和链球菌等，能够通过母乳直接给婴儿输送菌群，也是导致母乳喂养儿菌群与配方奶喂养儿不同的重要原因。

母乳喂养有利于婴儿肠道菌群的建立和合理组成，这对以后的免疫系统发育成熟，乃至于预防感染、预防过敏性疾病，甚至代谢性疾病的重要作用是不言而喻的。近年来在配方奶粉中添加了低聚果糖（fructo-oligosaccharides，FOS）、低聚半乳糖（galacto-oligosaccharides，GOS）等寡糖，这些寡糖能够促进双歧杆菌的生长，目的是尽量缩小配方奶喂养儿与母乳喂养儿的肠道菌群差别。

（四）生活环境及饮食结构

生活环境中的卫生状况，以及日常饮食结构对婴幼儿及儿童正常菌群的定植和多样性的形成发挥着重要的影响。一项采用高通量16S rDNA测序技术和生物化学分析方法，对生活在欧洲城市和非洲农村的儿童粪便进行了研究，结果显示生活方式原始、饮食中纤维素含量高的非洲儿童其肠道中拟杆菌门细菌明显增多，而厚壁菌门细菌明显减少。在非洲儿童肠道中还存在一种独有的菌种——普氏菌属，该菌富含分解纤维素酶和木聚糖酶的基因。此外还发现非洲儿童粪便中短链脂肪酸含量高，而肠杆菌科细菌（志贺菌和大肠埃希菌属）含量低，推测这种"原始"的生活方式所赋予的肠道菌群能够最大限度地从食物纤维中摄取能量，同时又能够保护机体免于炎症和非感染性肠病。在欧洲进行的大样本研究也显示，在农村环境生活的儿童其肠道菌群的多样性明显高于城市儿童，这与农村儿童哮喘和过敏症低于城市儿童相一致。

（五）抗菌药物的应用

抗菌药物是儿童最常用的药物之一，对治疗致病菌引起的感染性疾病具有不可替代的重要作用。但抗菌药物在抑制和杀灭致病菌的同时，也会杀灭正常菌群，降低正常菌群的定植抗力，造成菌群失调，并且诱导耐药菌的产生，短期内即可以引起抗生素相关性腹泻或二重感染。抗菌药物，特别是在生命早期使用时对正常菌群建立的长期影响也是显著的。母亲分娩时或新生儿以及婴儿期接受抗菌药物治疗，可以延缓正常菌群的建立，并改变正常菌群的组成，进一步增加一些疾病的风险。最近几年在国际上进行的大样本的多中心横断面调查及前瞻性队列研究显示，1岁内婴儿使用抗菌药物能够增加日后患哮喘、过敏性鼻结膜炎、湿疹和炎症性肠病的风险。

关于使用抗菌药物通过改变肠道菌群进而改变机体黏膜免疫的应答模式，已经得到很多动物实验的验证，包括抗菌药物应用后破坏了肠道菌群的平衡，影响了肠道黏液分泌、细胞因子和抗微生物肽的产生，显著地削弱了肠上皮细胞的屏障保护功能，肠黏膜内在免疫功能的破坏导致肠道免疫应答调节系统Th17/Treg之间的平衡变化，以及肠道菌群结构变化影响肠道内稳态平衡，增加了感染和其他炎症性肠道疾病的风险等。因此应该大力提倡儿科医生增加微生态意识，保护机体微生态环境，严格掌握抗菌药物的适应证，并合理应用抗菌药物。

（六）疾病

儿童处于快速生长发育阶段，其免疫系统也处于不断的发育和成熟过程中。与成年人相比，免疫力相对低下；同时儿童容易受到环境、季节、气温以及生活习惯等因素的影响。因此儿童患呼吸道和消化道疾病如上呼吸道感染、气管炎、支气管肺炎以及各种原因、各种病原所致的腹泻等疾病的几率明显高于成人。有资料显示，5岁以下儿童平均每年发生上呼吸道感染5次，发生腹泻病3次。这些极其常见的儿童疾病，由于疾病本身或使用药物特别是抗菌药物的原因，不可避免地影响到呼吸道和消化道正常菌群的平衡与稳定。机体各部位正常菌群的紊乱又容易导致相应部位的常见疾病，由此造成菌群紊乱与相应常见疾病之间互为因果的恶性循环状态。

三、正常菌群是驱动黏膜免疫系统发育成熟的必要条件

正常菌群与宿主处于共生状态，是菌群与人类

经过亿万年互为环境,同步进化的结果。实际上正常菌群已经成为了我们机体的一个不可分割的组成部分,有人把正常菌群看成人体的一个器官。一方面,宿主为正常菌群的繁殖提供了场所和营养,并且不对它们引起强烈的免疫反应(免疫耐受);另一方面,正常菌群对宿主发挥着必要的生理功能,包括增强肠道屏障功能、防御感染、促进免疫系统发育成熟、参与营养物质吸收和能量代谢等,其中在儿童最为重要的是正常菌群对免疫系统的作用。目前越来越多的研究提示,出生以后正常菌群的建立是黏膜免疫系统,甚至全身免疫系统发育成熟的必要条件(表22-1-2)。

免疫系统在婴儿出生以后仍然处于持续的发育过程中。出生时新生儿免疫系统虽已比较完善,但这一时期的免疫反应仍然处于低下的状态。首先,出生时新生儿 B 细胞能分化为产生 IgM 的浆细胞,但不能分化为产生 IgG 和 IgA 的浆细胞,出生 2~4 周后产生 IgM 和 IgG 的浆细胞数量迅速增加,这一时期婴儿的 IgG 主要来自于母体。产生 IgA 的浆细胞到出生 10 天左右才能分离到,到 12 个月后才能达到最高峰。其次,新生儿 T 细胞,包括 CD4$^+$ 和 CD8$^+$ 细胞的总数高于成年人,但大多数在表型和功能上处于原始状态,90% 为 CDRA45$^+$。新生儿 T 细胞的激活阈值及共刺激依赖 IL-2 的程度较高,而产生 IL-4 和 IFN-γ 的水平低,CD40 表达存在缺陷。另外,针对 T 细胞依赖和非 T 细胞依赖抗原的免疫反应也有着年龄相关性,两者明显不同:一般非 T 细胞依赖反应在出生时缺乏,以后缓慢发育,4~6 岁时达到成人水平;而 T 细胞依赖反应代表 B 细胞受体多样性和激活 B 细胞记忆反应的功能在出生时或出生不久即可建立。同样,出生时胃肠道的黏膜免疫系统的活性较低,在 Peyer 结和其他黏膜免疫组织中,虽然在妊娠 19 周时即可以分离到 T 细胞和 B 细胞,但是象征 B 细胞活动的生发中心的次级滤泡尚处在静止状态,直到生后数周才逐步活跃起来。

肠道菌群刺激是驱动黏膜免疫系统发育成熟的必要条件,并且肠道菌群可以维持黏膜免疫应答的稳定状态,在维持和增强肠道黏膜屏障中发挥着重要的作用,其机制见表22-1-2。与成年人相比,儿童特别是婴儿的肠道黏膜屏障不完善,这可能是婴儿容易发生食物过敏和肠道感染的原因之一。

正常菌群对免疫系统的作用具有"年龄窗口期"。由以上可见,正常菌群的建立和形成是驱动出生后免疫系统发育成熟的原始基本因素,两者是同步进行的。免疫系统可能是通过不断地接受正常菌群的刺激得以"学习"和"受教育",达到免疫反应的平衡。值得强调的是,肠道菌群对免疫系统的作用具有一定的"年龄窗口期",即存在一定的年龄依赖性,在生命早期尤其重要,这也是为什么出生后肠道菌群的"程序化建立"对个体的免疫系统发育成熟及其免疫反应有如此重要性的原因。如果在婴儿出生后肠道菌群建立延迟或长期紊乱,由此带来肠道黏膜免疫和全身免疫反应异常,可能影响到一个人的终身健康。

表 22-1-2　肠道菌群建立对免疫系统发育成熟的作用

作用	机制
驱动黏膜免疫系统发育成熟	促进 Paneth 细胞分泌强有力的抗微生物多肽,包括血管生成因子 -4 和防御素
	促进 Peyer 结、肠系膜淋巴结及其生发中心(T 细胞和 B 细胞反应区)的发育
	扩容固有层(LP)CD4$^+$T 的细胞数量
	增加产生分泌型 IgA(sIgA)的 B 细胞数量
维持黏膜免疫应答的稳定状态	增加树突状细胞(DCs)表面共刺激分子(CD80、CD83、CD86 等)及 MHC- Ⅱ 的表达
	调节 Toll 样受体(TLRs)和 NOD/CARD 的表达,抑制炎症反应
	促进分泌 IFN-γ 的 Th1 免疫应答,调节 Th1/Th2 平衡
	诱导产生调节性 T 细胞(Treg)
	增加调节性细胞因子如 IL-10 和 TGF-β
	影响 Th17 细胞,调节 Th17/Treg 平衡
维持和增强肠道黏膜屏障	促进肠上皮细胞的分化和增殖
	增加紧密连接蛋白的表达
	增加肠道 sIgA 分泌

第二节 正常菌群建立延迟相关性疾病

婴儿时期肠道菌群的初期定植可以抵抗病原体的定植，促进免疫系统的发育成熟和宿主的新陈代谢。因此，肠道正常菌群在生命早期的定植对其健康是至关重要的，如果这一过程出现延迟或紊乱，则与以后的某些疾病包括各种感染的发生、过敏性疾病，甚至一些代谢性疾病等密切相关。

一、肠道正常菌群建立延迟是坏死性小肠结肠炎的重要原因

新生儿坏死性小肠结肠炎（neonatal necrotizing enterocolitis，NEC）是新生儿时期最常见的严重的消化道疾病，以腹胀、呕吐和便血为主要临床表现，90% 发生于早产儿，病情严重，病死率高达50% 左右，是严重威胁早产儿生命的常见疾病之一。NEC 的病因和发病机制目前仍不清楚，多数学者认为与早产、肠黏膜缺氧缺血、肠道细菌感染、过早摄入渗透压较高的配方奶有关。目前认为最可能的发病机制为早产儿肠道黏膜屏障和免疫功能不成熟，遇到病原菌感染时，引起过度的炎症反应，导致组织损伤。由于认识到肠道正常菌群对上述各个因素的发展和调节均发挥着重要的作用，因此肠道正常菌群在 NEC 发病中的作用成为最近几年研究的热点。

早产儿肠道菌群的建立模式在许多方面明显不同于足月新生儿。首先，早产儿肠道定植菌群的种类与足月儿不同。早产儿主要是肠杆菌科细菌如大肠埃希菌、肺炎克雷伯菌等；而足月儿以双歧杆菌、乳杆菌、拟杆菌为主。其次，早产儿有益的肠道菌群定植延迟，与足月儿出生第 4 天肠道菌群定植相比较，早产儿肠道中双歧杆菌和乳杆菌等菌群的定植可能延迟到出生以后第 2~3 周。第三，早产儿肠道菌群的多样性差，采用培养的方法，检测到早产儿肠道菌群的种类仅为成年人的 20%~30%，采用 PCR 变性梯度凝胶电泳（PCR-DGGE）的方法检测，显示早产儿肠道菌群比较简单，多样性低，主要为大肠埃希菌、梭菌和肺炎克雷伯菌。第四，早产儿肠道更容易定植毒力比较强的病原菌。这些早产儿肠道菌群的特点与其肠道黏膜发育不成熟，特别是肠上皮细胞的复合多糖（肠道细菌黏附和定植的主要受体）表达不完善，以及早产儿所处的特殊环境，如一般处置于重症监护室相对无菌的环境

中、经常接受抗菌药物治疗、母乳喂养延迟或缺乏等因素有关。

肠道菌群在 NEC 的发病中发挥重要作用。NEC 的动物模型证实，添加益生菌能够通过抑制病原菌的迁移和下调炎症级联反应，降低新生动物 NEC 的发病率。无论是采用细菌培养，还是分子生物学技术的方法，均检测到 NEC 患儿肠道菌群存在紊乱，与没有发生 NEC 的早产儿相比，发生 NEC 的患儿肠道菌群多样性显著降低，特别是厚壁菌门（双歧杆菌、乳杆菌等）、拟杆菌门和梭杆菌门明显减少，而变形杆菌门多样性和菌种数量显著增加，变形杆菌门则包括了大肠埃希菌、肺炎克雷伯菌和铜绿假单胞菌等常见的病原菌。

早产儿肠道中有益菌群的定植延迟及多样性降低可以通过以下几种机制促使早产儿发生 NEC：①降低肠上皮细胞的 IkB 表达；②缺乏抑制炎症通路的能力；③对病原菌，甚至有益菌产生过度的炎症反应；④对应激反应出现 TLR4 上调异常，增加炎症信号；⑤增加凋亡的易感性；⑥肠上皮细胞的生物化学和免疫屏障不成熟。

二、正常菌群紊乱可能是近几十年过敏性疾病增加的主要原因

通过对过敏性疾病的流行病学调查发现，在感染高发地区（农村或与牲畜家禽接触较多）、多同胞家庭成长，或 1 岁以内早期入托的儿童，其过敏性疾病的发生率较低，据此提出了"卫生学说"。该学说认为，婴幼儿期接触一定的细菌、寄生虫、病毒等感染有利于抑制过敏性疾病的发生与发展，"同胞效应"、"早期入托效应"也是通过增加感染机会发挥作用的。但是"卫生学说"存在着一些问题，如不能解释为何在 Th2 介导为主的过敏性疾病增加的同时，Th1 介导为主的自身免疫性疾病（如糖尿病）、呼吸道感染与哮喘等疾病的发病率也会增加。另外，较多的队列研究发现，剖宫产儿、配方奶喂养及生命早期使用抗菌药物均是发生过敏性疾病的危险因素，而这些因素的共同作用影响肠道菌群的建立和形成。随着人们对肠道菌群在免疫系统发育和成熟，特别是在黏膜免疫耐受中发挥作用的认识的提高，"卫生学说"已经延伸为"菌群学说"（microflora hypothesis）。

肠道菌群紊乱可能是过敏性疾病增加的主要原因。目前已经有许多横断面研究证实了过敏性疾病患儿存在肠道菌群紊乱，在过敏性疾病的高发和低发地区，或同一地区的过敏性疾病患儿和

正常儿童之间,其肠道菌群的组成明显不同。虽然各研究报道的结果不尽相同,比较肯定的是过敏患儿粪便中双歧杆菌比例减少或种类存在差异,而大肠埃希菌、梭状芽胞杆菌的比例增高,其他的异常包括金黄色葡萄球菌、脆弱拟杆菌的比例增高等。那么肠道菌群紊乱与过敏性疾病发病之间是否存在因果关系呢?绝大多数出生以后的随访或队列研究证实,在以后发展成过敏性疾病的患儿中,其早期的肠道菌群中双歧杆菌、拟杆菌和乳杆菌数量减少,而大肠埃希菌、艰难梭菌等的数量增多,证实了肠道菌群紊乱是过敏性疾病的原因而非结果。

肠道菌群的多样性减少可能是过敏性疾病发病的原因之一。最近的一项研究采用末端限制性片段长度多态性(T-RFLP)和时间温度梯度电泳(TTGE)技术,检测了过敏性湿疹患儿的粪便菌群,发现出生以后18个月发生湿疹的患儿在生命早期(1个月)的肠道菌群的多样性明显减少。另一项研究则采用454高通量测序技术,研究了20例湿疹患儿和20例健康儿童在1周、1个月和12个月的肠道菌群多样性和组成,发现2岁时IgE相关的湿疹患儿在出生1个月时肠道菌群多样性降低,主要是拟杆菌门的多样性降低,在出生12个月时主要由革兰阴性杆菌组成的变形菌门的多样性降低;并没有发现既往所研究与过敏性疾病密切相关的双歧杆菌和梭状芽胞杆菌在两组之间有差异。

过敏性疾病的发病特征是机体对环境和食物抗原产生过度的Th2型免疫反应,导致IL-4、IL-5和IL-13的分泌增多,产生过敏原特异性IgE。最近的研究证实,树突状细胞(DC)和调节性T细胞在这一过程中发挥关键的调节作用。胎儿及初生婴儿免疫反应表现为Th2优势,随着出生后暴露环境微生物的刺激,免疫反应逐渐向Th1转化,达到Th1/Th2平衡。此外,肠道菌群可以通过诱导产生调节性T细胞和IL-10、TGF-β等,参与黏膜免疫耐受的形成;肠道菌群还能够刺激sIgA的分泌,增强黏膜屏障的防御机制。由于工业化、城市化、公共及个人卫生状况改善、生活方式的变化、广泛使用抗菌药物及广泛进行预防接种等,减少了年幼儿童暴露在环境微生物中的机会,造成机体免疫反应仍然维持在Th2优势或免疫耐受不能形成,导致过敏性疾病的发生率增加。总之,肠道菌群紊乱是近几十年来过敏性疾病发病率增加的重要因素之一,但具体由哪些菌群的减少或增多导致及其确切的发病机制,仍然需要进一步的研究和探讨。

第三节 儿童腹泻与肠道微生态 研究进展

腹泻病是婴幼儿常见的疾病之一。据WHO近年统计,5岁以下儿童每年发病数约1.5亿人次,死亡数约150万~250万,主要在经济落后的欠发达国家和地区。在我国,虽然腹泻病并不是引起婴幼儿死亡的主要病因,但我国儿童腹泻病的发病率仍然比较高,疾病负担比较明显。腹泻病不仅在短期内引起脱水和严重的感染,造成患儿死亡,而且腹泻病,特别是反复多次的感染性腹泻,可以直接损伤肠道的吸收功能,影响营养素的吸收,导致营养不良的发生,尤其是婴幼儿时期的营养不良,引起生长发育迟缓,影响儿童的终生。

一、婴幼儿易发肠道菌群失调引起的腹泻

腹泻病可以分为感染性和非感染性,其中感染性约占85%以上,并且重度的腹泻病主要为感染性。无论是感染性还是非感染性腹泻,肠道菌群失调均是参与发病的重要因素。婴幼儿肠道菌群处于建立和不断地形成过程中,与年龄大的儿童比较,其菌群特别容易受到生活环境、喂养因素、抗菌药物治疗以及肠道或全身性疾病等因素的影响,而且肠道菌群脆弱,容易导致肠道菌群失调,进一步引起腹泻病。如儿童抗生素相关性腹泻的发生率约为10%~40%,住院儿童肺炎继发腹泻的发生率约为25%~50%,这些主要由肠道菌群失调引起的腹泻发生率明显高于成年人。

感染性腹泻病可以引起肠道菌群失调,肠道菌群失调又能够导致和加重儿童腹泻。急性感染性腹泻病是婴幼儿最常见的疾病之一,由于引起腹泻的病原体大量增殖、产生的毒素对肠黏膜损害、使用抗菌药物和改变肠蠕动等因素可以引起肠道菌群失调。大量的研究证实,儿童轮状病毒肠炎、细菌性痢疾、致病性大肠埃希菌和沙门菌肠炎时粪便中双歧杆菌、拟杆菌、乳杆菌等肠道优势菌的数量明显减少。腹泻病往往与肠道菌群失调形成恶性循环,一方面腹泻病能够引起肠道菌群失调;另一方面,肠道菌群失调可以加重原有腹泻或引起二重感染。临床已经观察到,随着腹泻时间延长和病情加重,肠道有益菌群下降明显;而存在明显肠道菌群失调者,其腹泻严重且病程长。

二、儿童迁延性、慢性腹泻与其肠道菌群失调密切相关

迁延性和慢性腹泻病病因复杂,但往往也伴随着肠道菌群紊乱或失调,腹泻常常与肠道菌群失调互为因果。

儿童腹泻病中迁延性慢性腹泻病十分多见,尤其在婴幼儿中,大多是由于急性腹泻病诊断和处理不当而导致的后果。其原因包括:①对非细菌感染性腹泻,盲目地反复使用抗菌药物导致肠道菌群失调;②对细菌性感染性腹泻病没有正确合理使用有效抗菌药物或治疗不彻底,使病情迁延不愈;③急性腹泻引起营养不足,导致患儿营养不良,造成肠黏膜萎缩、消化吸收功能障碍。所有这些原因导致的迁延性慢性腹泻病都会干扰和破坏肠道菌群,不断加重已经发生的肠道微生态失调。由于肠道微生态严重紊乱甚至破坏,又会加重腹泻过程,使腹泻的病因、病原变得更加多样和复杂,致使腹泻病经久不愈。

三、功能性胃肠疾病与正常菌群失调密切相关

儿童功能性胃肠疾病主要包括肠易激综合征(IBS)、功能性消化不良(包括小儿厌食症)、功能性便秘和功能性腹痛。

功能性胃肠疾病的病因和发病机制目前尚未明确,可能与多种因素有关,包括精神心理因素、内脏感觉异常、胃肠动力学异常、脑肠肽和免疫异常等。近年来研究提示,肠道菌群紊乱可能在这些疾病的发生中起一定的作用。针对 IBS 的流行病学研究发现,胃肠道细菌感染和抗生素的应用与 IBS 的发病密切相关。对患者的实验研究提示,IBS 患者中较普遍地存在着小肠细菌过度生长及结肠发酵异常,这些因素的发病机制研究均可能涉及肠道菌群的变化。目前的研究也直接证实了在 IBS 患者粪便中存在着肠道菌群紊乱。在临床上使用益生菌治疗 IBS 取得了明显的效果,进一步证实肠道菌群紊乱在 IBS 发病中的作用。关于儿童肠道菌群紊乱与功能性消化不良、功能性便秘和功能性腹痛的关系研究比较少,但结果也提示两者之间存在密切关系。

第四节　黄疸和婴儿肝炎综合征与肠道菌群紊乱的研究

新生儿黄疸、母乳性黄疸及婴儿肝炎综合征是婴儿特有的疾病,近年研究表明这些疾病的发生发展与肠道菌群存在着密切的关系。

一、正常菌群在胆红素代谢中发挥重要作用

初生的新生儿由于肠道内细菌缺乏,使胆红素分解为尿胆红素减少;同时,由于新生儿肠黏膜上皮细胞刷状缘上 β- 葡糖醛酸糖苷酶(β-glucuronidase,β-GD)含量多、活性高,β-GD 能将结合胆红素水解成葡糖醛酸及未结合胆红素,后者很容易被肠黏膜重吸收,经门静脉到达肝脏,由此造成新生儿从肠道吸收胆红素增多。此外小婴儿处于快速生长发育期,胆红素代谢的其他环节,如肝脏结合胆红素的酶活性较低、肝细胞对间接胆红素的摄取能力和胆道排泄能力较弱,当婴儿受到感染、代谢、畸形等因素影响时容易出现黄疸和肝脏损害,并且一旦出现黄疸,消退较缓慢,持续时间比较长。

出生后 1 周内的新生儿,由于其胆红素生成多、血浆白蛋白结合胆红素的能力差、肝细胞处理胆红素能力低以及肠肝循环增加,常常出现新生儿高胆红素血症(新生儿黄疸)。由于母乳中含有较多的 β-GD,可以将结合胆红素分解为未结合胆红素,进一步增加胆红素的肠肝循环,母乳喂养被认为是引起新生儿黄疸的高危因素之一,这也是母乳性黄疸(breast milk jaudice)的主要发病机制。

二、肠道正常菌群紊乱与肝功能损害形成恶性循环

婴儿肝炎综合征是指一组于婴儿期(包括新生儿期)起病,具有肝细胞性黄疸、肝功能损害、肝脏肿大(或伴有脾大)为主要表现的临床症候群。病因复杂,主要有宫内和围生期感染、先天性遗传代谢病、肝内胆管发育异常等,由环境、遗传等因素单独或共同造成的病变。这类疾病在明确病因之前统称为婴儿肝炎综合征,一旦病因明确,即按原发病因诊断。婴儿肝炎综合征的核心问题是胆汁淤积和肝功能损害,肠道菌群与这两方面存在着密切关系。

由于肝脏和胆道系统与胃肠道在解剖和功能上密切关联(肠 - 肝轴),肝胆系统在维持肠道菌群的平衡中发挥着重要的作用。肝脏中的库普弗细胞数量大,占人体内单核 - 巨噬细胞的 80%,具有活跃的变形和吞噬功能,能清除来自肠道门静脉系统中的细菌及内毒素等微粒物质,构成了机体对逃逸胃肠黏膜免疫监视的抗原和毒素的第二道重要

防线。经过胆道分泌的胆汁对肠道菌群具有重要的调节作用，可以抑制肠道革兰阴性菌的过度生长，维持厌氧菌的优势，胆盐还可与内毒素结合形成难以吸收的复合物，抑制内毒素易位。

目前肝损害和胆汁淤积(cholestasis)与肠道微生态的密切关系正受到研究者的广泛重视。研究证实：①胆汁淤积可导致肠道菌群紊乱，肠道菌群紊乱反过来加重胆汁淤积；②肝功能受损后存在肠道菌群紊乱，其紊乱程度与肝功能受损程度一致；③胆汁淤积和肝功能损害发生时存在明显的细菌易位与内毒素血症，内毒素血症进一步又可以加重肝功能损伤。

第五节 儿童微生态防治及研究

儿童特别是婴幼儿时期是正常菌群建立的关键时期，此阶段正常菌群脆弱，容易受各种因素影响，稳定性和多样性都较低，但这一时期正常菌群的建立与机体的一些重要的生理功能如免疫、代谢、营养等的发育成熟存在密切的关系。目前动物实验研究证实，正常菌群对机体的重要功能的影响可能存在着"窗口期"效应。因此针对存在菌群紊乱的儿童积极使用益生菌药物进行微生态防治，不仅能够发挥短期的作用，而且可能对机体产生长远的有益影响。

一、益生菌对防治儿童腹泻有确切的效果

急性腹泻病是目前所有益生菌药物使用最主要、最广泛的适应证，国内外大量的临床研究和报道，证实了几乎所有的益生菌菌株包括双歧杆菌、乳杆菌、粪链球菌、酪酸梭菌、地衣芽胞杆菌、蜡样芽胞杆菌、布拉酵母菌等制剂在急性腹泻病中的治疗效果，包括儿童病毒性和细菌性肠炎等。针对不同病原引起的急性腹泻病，益生菌药物的治疗效果有所差别，其中对急性轮状病毒水样性腹泻效果最好，能够明显缩短病程，减轻腹泻的严重程度。不同病原所致腹泻的机制不同，益生菌的用法也有所差别：对轮状病毒等病毒性肠炎，早期足量应用效果较好；对侵袭性细菌性肠炎，宜先用有效的抗菌药物杀灭致病菌后再应用益生菌，即先抑后补。实验证明，许多抗菌药物对益生菌的黏附和活性有影响，因此抗菌药物不宜与益生菌药物同时使用；若需同时应用，尽量采用胃肠道外给药；若需同时口服，两种药物一般需间隔2~3小时，且需要加大益生菌药物的剂量，延长应用的时间。

抗生素相关性腹泻(antibiotic-associated diarrhea, AAD)也是儿童常见的急性和迁延性腹泻病。国内外大量的临床研究和 Meta 分析证实，使用益生菌药物能够有效预防 AAD 的发生，总体上可以降低50% 的发生率。在 AAD 的治疗方面，除了常规停用抗菌药物或更换敏感的药物(如使用万古霉素或甲硝唑针对艰难梭菌感染)以外，益生菌能够迅速纠正肠道菌群失调，具有明显的治疗效果。

迁延性和慢性腹泻病病因复杂，宜积极寻求病因，进行病因治疗。但这些患儿往往由于较长时间的腹泻、使用各种抗菌药物等原因，可能发生菌群紊乱，建议使用益生菌药物作为辅助治疗。

婴幼儿由于生长发育所需的营养物质多，而此期肠道的消化吸收能力相对不足，容易出现腹泻。如前所述，婴幼儿又是肠道菌群建立和形成的关键时期，菌群脆弱，容易受各种因素的影响而出现紊乱，也构成了婴幼儿容易发生腹泻的重要原因。因此，对正常儿童使用益生菌药物或含益生菌的乳制品，以维护肠道菌群的动态平衡、维护肠道免疫功能，对预防腹泻病的发生具有十分重要的作用。有人从新生儿开始每天使用含双歧杆菌的乳制品喂养，与对照组比较，研究组婴儿发生腹泻病次数减少 3~5 倍。

二、益生菌对预防新生儿坏死性小肠结肠炎有确切效果

基于对肠道菌群在新生儿 NEC 发病中的重要性的认识以及动物实验的效果，近 10 余年来人们开始了使用益生菌药物防治 NEC 的临床研究。尽管各个研究采用的益生菌菌株、剂量有所不同，其效果存在一定的差异，但最近的几项 Meta 分析显示，肠道内补充益生菌使早产儿发生重度(Ⅱ～Ⅲ度)NEC 发生率下降68%，NEC 死亡率下降83%，总死亡率下降57%，住院时间缩短 20 小时。有的国家已经把补充益生菌列入到预防早产儿和低出生体重儿 NEC 的指南中。

目前对使用益生菌药物预防新生儿 NEC 的主要问题是担心其安全性。早产儿和低出生体重儿是发生 NEC 的高发群体，这些新生儿免疫力低下，极易发生感染，而益生菌又是活的细菌或真菌，因此对由益生菌菌株易位引起菌血症等全身感染的担忧是必须面对的。最近一项多中心研究的资料显示，在应用益生菌药物的新生儿中，极少部分新生儿发生脓毒症的危险性增加。因此，在机体存在

免疫抑制状态、并存慢性疾病情况下、体内置管时，在常规应用益生菌治疗时必须谨慎小心，早产儿应用益生菌的安全性仍有待于进一步研究。

三、益生菌对黄疸和婴儿肝炎综合征有辅助治疗作用

鉴于肠道菌群在新生儿黄疸、母乳性黄疸及婴儿肝炎综合征的发生和发展中的重要作用，益生菌药物应用于这些疾病的治疗受到重视。益生菌药物直接补充正常菌群，通过增加胆红素在肠腔的代谢、降低肠道 β-GD 活性、减少胆红素的肠肝循环、酸化肠道、促进肠蠕动等促进胆红素转化和排泄。临床已经证实使用双歧杆菌、乳杆菌、粪链球菌、枯草杆菌、酪酸梭菌、芽胞杆菌等制剂能够明显减轻新生儿高胆红素血症和母乳性黄疸。

严重肝病患者往往存在肠道菌群紊乱及内毒素血症，进一步又可以加重肝脏损害。因此在综合性治疗肝炎、肝病的基础上，使用益生菌药物有一定的辅助治疗作用。许多临床观察证明，使用益生菌药物对改善肝炎症状如肠胀、精神状态、食欲减退有明显疗效；也有研究表明，使用益生菌对改善肝功能、减轻重型肝炎的肝性脑病、促进肝细胞再生起到一定作用。

四、益生菌对儿童过敏性疾病的防治有积极的意义

1997 年有学者采用随机双盲对照研究，证实了鼠李糖乳杆菌能够显著改善特应性湿疹和可疑牛奶蛋白过敏婴儿的症状。在此后的许多研究中，绝大多数研究显示乳杆菌和双歧杆菌制剂对 IgE 介导的儿童特应性皮炎有一定的治疗效果，但也有无效的报道。对过敏性鼻炎和过敏性哮喘的治疗研究也有报道，但例数比较少，结果存在差异。初步的结果提示乳杆菌和双歧杆菌制剂对缓解过敏性鼻炎症状有一定的作用，对过敏性哮喘作用不明显。

过敏性疾病的预防仍然是人类面临的挑战之一，在这一方面益生菌已经显示出了诱人的效果。至今已有 10 余项随机对照研究评价了益生菌药物对过敏性疾病的预防作用，大多数使用乳杆菌和双歧杆菌制剂，主要针对有过敏性疾病家族史的高危人群。Meta 分析表明，多数研究结果提示益生菌早期干预可以显著降低儿童湿疹等过敏性疾病的发生率。益生菌干预的开始和持续时间可能是影响其效果的主要因素，围生期母亲开始使用和出生以后婴儿继续使用效果比较好，而仅出生以后婴儿使用效果较差。

在目前全世界过敏性疾病逐渐增加的情况下，采用益生菌药物对其进行预防和治疗，具有非常重要的意义，也有非常诱人的前景。未来的研究应该注意采用统一的过敏症状的临床诊断及评价标准，特定的菌株、剂量以及疗程的评价，患者的过敏性疾病表型，以及如何控制抗生素和母乳喂养等混杂因素的影响等方面。

五、益生菌药物对儿童呼吸系统疾病的防治有广阔的前景

呼吸系统感染是儿童最常见的疾病，占儿科门诊和住院的首位，其中肺炎是全球 5 岁以下儿童死亡的第一位疾病，反复呼吸道感染又是困扰家长和医生的常见问题。国外已经有临床研究显示，给予儿童口服益生菌制剂，可以减少儿童呼吸道感染，包括流感等的次数。

肺炎患儿住院期间经常继发腹泻，发生率约为 25%~50%。其确切机制尚不明确，可能与肺炎病原体侵及胃肠道或合并肠道感染、治疗肺炎使用抗菌药物、病原体毒素对肠道的刺激等因素有关。有多项研究证实，肺炎儿童存在肠道菌群紊乱，提示肺炎时各种因素所致的肠道菌群失调可能是其并发腹泻的主要机制。据此国内几项多中心随机对照研究，以及许多临床观察均表明，在常规治疗肺炎的基础上，加用酪酸梭菌、乳杆菌、双歧杆菌制剂能够有效预防肺炎继发腹泻，对已经发生腹泻的病儿，还能够明显缩短病程，减轻腹泻的严重程度。

六、未来益生菌药物在儿童应用值得深入探讨

重视益生菌药物的菌株和剂量。与化学药物不同，益生菌为活的微生物，其作用具有明显的菌株特异性，并且有剂量效应，即某一菌株的治疗作用不代表本属或种的益生菌均具有这一作用。体外实验显示，同一菌种不同菌株的作用差别很大，甚至可能出现相反的作用。另外，相同的益生菌菌株由于剂量不同，其效果也有明显的差异。这可以解释为什么在临床上有的益生菌药物治疗效果好，而另一些药物效果不佳。因此在选择和评价益生菌药物时，应该关注各种药物所含的菌株以及该菌株的作用和上市后的临床效果评价。

益生菌药物的基础研究亟待加强。目前使用的益生菌药物绝大多数是通过胃肠道途径给药，并

且由于是活的微生物,进入体内以后具有自我繁殖的能力,所以其药效学和药物代谢动力学具有明显的特点。在这些方面,益生菌药物与其他类别的药物相比,存在较大的差距。由于菌株特异性和剂量依赖性是益生菌药物作用机制的最大特点,因此探索益生菌菌株之间的作用差异以及同一菌株不同剂量的作用效果差别,包括对人体免疫调节、抵御感染和代谢的作用,将可能为在临床上根据不同疾病选择不同的菌株和不同的剂量治疗,以取得更好的效果提供依据。

益生菌药物的临床应用适应证存在非常大的空间。益生菌药物在急性腹泻病、AAD、NEC 等疾病中的防治效果已经得到确定,对于过敏性湿疹特别是牛奶蛋白过敏、IBD、IBS 和幽门螺杆菌感染的防治是目前应用的热点之一。大多数报道益生菌对这些疾病有积极的治疗效果,但也有阴性报道。国内对益生菌在新生儿高胆红素血症、母乳性黄疸和婴儿肝炎综合征中的应用及其机制进行了较多的研究,并取得了积极的效果,国外类似研究比较少。其他有争议的适应证包括预防儿童上呼吸道感染、医院获得性感染、腹部外科手术后感染和 ICU 患者的感染,以及预防高危人群湿疹等过敏性疾病。

积极开展以国内益生菌菌株为主的基础和临床研究。在国外使用的益生菌菌株历史悠久,已有几十年,如布拉酵母菌、鼠李糖乳杆菌 LGG、VSL#3(乳杆菌、双歧杆菌和唾液链球菌多种菌株的混合制剂)、大肠埃希菌 Nissle 1917 等,相应的基础研究也很深入,其临床疗效的评价大多采用随机双盲安慰剂对照研究或多中心、随机对照(randomized controlled trial,RCT)研究。但这些菌株大多没有在国内临床使用,所以国外的评价显然不适合于国内临床。国内上市的益生菌药物有 20 余种,所使用的菌株也有 10 余种,应用的范围很广泛,病例非常多,临床报道的效果也很好。但这些报道大多为临床观察,设计比较简单,证据力度不够高,与国外研究有明显的差距,严重影响了国内益生菌药物的广泛推广,降低了国内研制药物在国际上的竞争力,在这方面亟须加强。

(郑跃杰)

参 考 文 献

1. Bisgaard H,Hermansen MN,Buchvald F,et al.Childhood asthma after bacterial colonization of the airway in neonates.N Engl J Med,2007,357(15):1487-1495.

2. Dominguez-Bello MG,Costello EK,Contreras M,et al.Delivery mode shapes the acquisition and structure of the initial microbiota across multiple body habitats in newborns.Proc Natl Acad Sci USA,2010,107(26):11971-11975.

3. Ege MJ,Mayer M,Normand AC,et al.Exposure to environmental microorganisms and childhood asthma.NEJM,2011,364(8):701-709.

4. De Filippo C,Cavalieri D,Di Paola M,et al.Impact of diet in shaping gut microbiota revealed by a comparative study in children from Europe and rural Africa.Proc Natl Acad Sci USA,2010,107(33):14691-14696.

5. Ubeda C,Pamer EG.Antibiotics,microbiota,and immune defense.Trends Immunol,2012,33(9):459-466.

6. Wang Y,Hoenig JD,Malin KJ.et al.16S rRNA gene-based analysis of fecal microbiota from preterm infants with and without necrotizing enterocolitis.The ISME Journal,2009,3(8):944-954.

7. Penders J,Thijs C,van den Brandt PA,et al.Gut microbiota composition and development of atopic manifestations in infancy:the KOALA Birth Cohort Study.Gut,2007,56(5):661-667.

8. Abrahamsson TR,Jakobsson HE,Andersson AF,et al.Low diversity of the gut microbiota in infants with atopic eczema.J Allergy Clin Immunol,2012,129(2):434-440.

9. Kalliomäki M,Antoine JM,Herz U,et al.Guidance for substan- tiating the evidence for beneficial effects of probiotics:prevention and management of allergic diseases by probiotics.J Nutr,2010,140(3):713S-721S.

10. Toh ZQ,Anzela A,Tang ML,et al.Probiotic therapy as a novel approach for allergic disease.Front Pharmacol,2012,21(3):171.

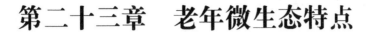

第二十三章　老年微生态特点

第一节　肠道微生态对老年人健康的作用及其演替性变化

一、维持肠道微生态平衡对老年人健康的重要意义

肠道微生态与老年人健康、衰老和老年疾病的发生发展有密切关系。一方面肠道有益菌通过提供营养、提高定植抗力(生物拮抗)、刺激人体免疫等方式,维护着人体的健康;另一方面,肠道潜在致病菌(主要为兼性厌氧的肠杆菌科细菌)及其内毒素通过细菌易位成为人体重要的感染源,尤其是老年人。此外,肠道腐败菌(如梭菌、肠杆菌科细菌等)通过产生能被人体吸收的如酚、吲哚、硫化氢等有毒代谢物加速人体的衰老过程。肠道微生态的这些作用与肠道微生态的平衡与否有密切关系。

在正常生理状态下,稳定的肠道菌群在人体的营养、免疫调节、促进生长发育和物质代谢、抑制肿瘤发生发展等方面都有重要的作用,是维持人体健康的必要因素,也是反映机体内环境稳定的一面镜子。

二、老年人肠道微生态的演替性改变

人和动物随生理性时期的改变,如年龄、营养、生殖和老龄化等的变化都会引起特定部位正常菌群的变化,这种变化称为生理性演替。对某一微生物群落而言,这一过程就是由初级演替、次级演替到一定时期内形成持续性稳定状态。而当处于某种疾病状态时期,特定部位内的正常菌群也会引起相应变化,这种变化称之为病理性演替。比如结肠炎症时,原籍菌如拟杆菌、双歧杆菌、真杆菌、消化链球菌检出率几乎为零,而肠球菌和肠杆菌检出率高达97%~100%,其数量也有明显增加的趋势。

年龄一直以来就被认为是影响人体肠道微生态构成的重要因素。肠道微生态菌群构成变化最大的时期发生在幼年时期。人体从出生以后,与微生物的共生也相继发生,伴随着人类的成长,肠道微生物也存在一个动态的发展过程。新生儿体内是无菌环境,出生后48小时的肠道菌群由大肠埃希菌、肠球菌、葡萄球菌等组成,其中大肠埃希菌是优势菌。新生儿1周后,肠道内的双歧杆菌数量大增,取代大肠埃希菌成为新的优势菌。断奶后,以双歧杆菌、拟杆菌、梭状芽胞杆菌和链球菌为主的肠道菌群进驻人体,这样成人的生理微生物菌群模式建立起来。

对于成年人肠道微生态的研究显示,柔嫩梭菌属、球形梭菌属、拟杆菌、双歧杆菌是成年人粪便菌群中的四大优势菌群,而乳杆菌、肠杆菌、脱硫弧菌、孢菌属、奇异菌属及包括梭菌属Ⅺ、ⅩⅣb和ⅩⅧ等其他细菌都是成人肠道中的次要优势菌群。成年时期,肠道微生态的构成在物种水平是相对稳定的。

老年人粪便肠道菌群中,总厌氧菌和双歧杆菌数量减少,产内毒素的革兰阴性杆菌数量增加。近年来,大量研究在提取粪便标本中细菌16S rRNA的基础上,应用荧光定量聚合酶链反应、变形梯度凝胶电泳等分子生物学方法,比较不同年龄组粪便中肠道菌群的构成,提示老年人肠道微生物菌群的构成和多样性下降,进一步证实了之前研究所得出的老年人中乳杆菌、双歧杆菌等有益菌数量减少,兼性厌氧菌数量增加。

肠道作为人体最大的细菌库,分布着多种细菌,主要由厌氧菌、兼性厌氧菌和需氧菌组成。随着年龄的变化,众多细菌发生明显的生理性演替变化。

(一)拟杆菌

许多研究已经显示,随着年龄的增加会出现肠道细菌计数的下降。有研究报道老年人中拟杆菌属的物种多样性出现下降,同时拟杆菌属的改变可以引起其他细菌发生改变,一旦拟杆菌属发生变化,易造成肠道微生态失调。

(二)梭杆菌

梭杆菌以前被视为拟杆菌属,直到发酵酸在分类学中被运用后,梭杆菌才被认为是独立的种属。梭杆菌能发酵氨基酸,产生有害的终产物如氨、吲哚等。梭杆菌已被报道在老年人肠道菌群中比例增加。

（三）梭状芽胞杆菌

梭状芽胞杆菌属具有高度多样化的营养需求和栖息环境。许多研究表明，在老年人肠道菌群中，梭状芽胞杆菌含量明显增加，特别是抗生素治疗后，该菌群多样性明显增加。曾有研究发现，对抗生素治疗患者进行检测，发现每人平均存在 2.1 种不同的梭状芽胞杆菌，几乎两倍于健康的老年人。

（四）真杆菌

研究发现，和年轻志愿者比较，老年志愿者肠道菌群中真杆菌数量增加，它们能促进胆汁酸的转化，在肠道中产生潜在的有害代谢物。此外，有研究报道，对大鼠腹腔接种产气真杆菌的细胞壁成分能产生中到重度的关节炎，推测老年人群易发生关节炎可能与此菌群数量增加有一定的相关性。

（五）乳杆菌

人体肠道内拥有乳杆菌的数量随着人的年龄增长会逐渐减少，老年或生病时，乳杆菌数量可能下降 100~1000 倍，老年人临终时完全消失。一般状况下，健康人比患者多 50 倍，长寿老人比普通老人多 60 倍。因此，人体内乳杆菌数量的实际状况已经成为检验人们是否健康长寿的重要指标。

（六）双歧杆菌

有益的双歧杆菌数量下降是老年人肠道最显著的一个变化。婴儿出生后 3~4 天肠道内即出现双歧杆菌，婴幼儿双歧杆菌数量占约肠道内细菌总量的 25%；随着年龄的增大，双歧杆菌逐渐减少甚至消失，65 岁以上的老人，双歧杆菌数则减少到仅占 7.9%。在老年人中，该菌属菌群多样性已减少到只存在一或两个主要的菌种，特别是青春双歧杆菌或表型相似的角形双歧杆菌和长双歧杆菌。为什么会发生这些变化呢？老年人中的双歧杆菌菌群多样性下降可能是由于双歧杆菌对肠黏膜黏附力的下降。现在还不清楚造成这种现象的原因是由于细菌的变化，还是结肠化学成分及黏液结构的改变。

（七）兼性厌氧菌

在老年人肠道中肠道菌群的另一主要变化是兼性厌氧菌显著上升，特别是在抗生素治疗以后。研究发现抗生素治疗后会出现肠杆菌、链球菌、葡萄球菌和酵母菌数量的上升，而肠球菌被认为是抗生素治疗人群中数量最多的菌属。同样，与此类细菌共生的肠道微生物，如大肠埃希菌和粪肠球菌也出现增加现象。

总的来说，胃肠道细菌的演替性变化和代谢变化贯穿了人体的整个生命过程。根据主要优势细菌种类的变化，我们可以了解老年人微生态功能的降低情况，从而有助于我们制定有效的治疗策略，改善老年人肠道微生态，减少或扭转这种肠道微生态改变。

三、面临的任务——维护老年人肠道微生态平衡

肠道微生态是人体总微生态的最重要方面，在维持其平衡时也必须考虑到上述多个影响因素。正常情况下，肠道通过胃酸、肠蠕动、肠道分泌物（如胆酸和溶菌酶），以及微生物群落相互作用维持着平衡。然而随着药物（特别是抗生素）应用、多种慢性疾病、年龄等因素，老年肠道微生态经常处于失衡的状态。因此在处理老年患者时需要特别注意维护肠道微生态的平衡，主要做好以下方面。

（一）保持良好的心情

良好的心情是治疗任何疾病的良药，它有助于增强机体免疫力，保持肠道定植抗力，从而维护肠道微生态平衡。

（二）保持健康的生活习惯

戒烟酒，经常锻炼，早睡早起，都有助于老年人的身心健康，增强全身免疫能力。

（三）合理用药

许多老年人患有多种慢性疾病，需要服用相应药物，急性感染时也需要服用抗生素。但是切记要合理用药，尽量减少服用药物的种类和剂量，感染急性期过后应尽快调整抗生素用量，尽快停药。

（四）微生态调节剂

长期、适量服用含有益生菌或者益生元的微生态调节剂，有助于老年人群肠道微生态的健康。但是服用的剂量因人而异，目前为止没有相关证据显示具体多少剂量适合于老年人。同时服用微生态调节剂是否多多益善？这个问题至今没有明确的答案。

第二节 老年人群易发生微生态失调的影响因素

一、老年人胃肠道功能退化和肠道微生态

老年肠道微生态改变的很大一部分取决于老年人胃肠道功能的变化，和年轻人比较，存在着以下的特点。

1. 嗅觉减弱、咀嚼功能下降、吞咽困难等导致老年人往往存在一个食谱狭窄、营养不均衡的饮食。老年人纤维素及非淀粉类碳水化合物的摄入量较少，结肠细菌发酵活动减少，丁酸盐等短链脂肪酸产

生减少。而短链脂肪酸不仅可以作为能源为结肠黏膜提供主要的能量,还能维护结肠的正常生理功能,保持结肠肠道屏障的稳态,预防肠道功能紊乱、炎性和癌变的发生。在病理状态下,短链脂肪酸也能起到抑制炎性反应,抑制肿瘤细胞生长的作用。

2. 由于萎缩性胃炎引起的胃酸减少,使钙、铁和维生素 B_{12} 等微量元素摄入量降低,使得老年人从疾病或是受伤状态恢复健康比年轻人慢。

3. 老年人易引起粪便嵌塞和便秘,减慢肠道运输相关时间和减少细菌物质排泄。而粪便在肠道的保留时间增加使细菌发酵蛋白增多,引起氨和酚类物质在肠道中产生,导致肠腔内 pH 值升高,减少了矿物质的溶解和吸收,增加感染的发生。而且,腐败代谢产物的持续堆积,可能与结肠癌的发生率升高有关。

总之,由于老年人饮食不平衡、胃酸分泌减少、小肠细菌过度生长等原因,老年人营养物质吸收功能减弱,易出现营养不良,影响肠道微生态平衡,增加老年人罹患感染的风险。

二、药物对肠道微生物种群的影响

超过 75% 的 65 岁或以上的老年人至少需要 1 种处方药物,而药物本身的药效及药物副作用会对肠道微生态产生影响。例如,药物是唾液变少最常见的原因,反过来也影响了黏膜健康。广谱抗生素对肠道微生物种群的干扰,会增加致病性细菌如梭状芽孢杆菌等细菌的增长,从而引起顽固性腹泻,这是老年人的常见疾病之一。用于治疗消化性溃疡的质子泵抑制剂通过升高胃液 pH 值也可能增加致病菌的集聚,这可能是导致小肠细菌过度繁殖,顽固性腹泻的增加和营养吸收不良的原因之一。常用的非甾体抗炎药会损伤胃及十二指肠,而使用阿片类药物会引起便秘。总之,老年人需服用许多治疗药物,而药物会直接或间接影响肠道微生态的组成及菌群多样性。

三、老年人免疫功能和肠道微生物菌群的相互影响

老年人免疫功能较成年人减弱,机体免疫功能的变化会给人体肠道菌群带来一系列影响。目前已知,人体的细胞免疫功能、体液免疫功能及非特异性免疫功能受损时,会严重影响体内巨噬细胞吞噬功能,影响人体抗病能力及肠道微生态菌群的平衡与稳定。

同样,肠道微生态菌群会对人体免疫功能产生影响。炎性反应是宿主清除入侵病原体、外伤、组织损伤的保护性反应,发挥清除急性感染中的病原体,去除、修复坏死组织的作用。老龄化过程中伴随着慢性低度炎性反应状态,相当一部分老年人体内具有高水平的炎性反应因子,却没有临床症状。但血液中高水平反应蛋白、纤维蛋白原、白细胞介素 6、肿瘤坏死因子 α 等炎症因子是脑卒中、心脏病和其他血管方面疾病发生的高危因素。而肠道微生物菌群在调整炎性反应状态方面发挥着重要作用,特定的乳酸菌和益生元,可以减少老年人体内炎性标志物水平。更具体地说,在粪便中双歧杆菌的某些种属可以减少血清白细胞介素 6 及肿瘤坏死因子 α,或降低白细胞介素 10 和肿瘤坏死因子 α 在外周血的表达水平。有研究表明,老龄化导致大多数细胞介导免疫功能的衰退。在动物模型中观察到 $CD4^+T$ 细胞功能部分下降,在人体中观察到 $CD8^+T$ 细胞和 T 细胞受体库缩减,都可能影响整个免疫系统的监管职能。关于肠道微生物菌群和老年人免疫功能之间关系的最有利的证据,来自于补充益生菌后老年人的全身免疫反应改善。许多研究阐述了使用益生菌制剂后,自然杀伤淋巴细胞活力和巨噬细胞吞噬活动显著改善。在中位年龄从 60~69 岁的老年研究对象中,饮食补充双歧杆菌乳制品或鼠李糖乳杆菌 6 周后,吞噬活动是通常基线水平的 2 倍。

第三节 老年胃肠道恶性肿瘤与肠道微生态

一、老年人大肠癌

大肠癌是指发生在下消化道的结直肠癌,不包括肛管癌及肛门周围癌,是我国目前发病率上升最快的恶性肿瘤,中老年人是大肠癌的主要高发人群。

(一) 老年人大肠癌的临床特点

老年人大肠癌的临床特点表现为临床症状不典型,缺乏特异性,易与胃肠道及腹腔其他疾患的症状相混淆。

大肠癌最常见的症状是血便和黏液血便及大便习惯的改变,其次是腹部肿块、腹泻、腹痛、贫血、体重下降与急慢性肠梗阻。由于老年人的生理功能逐渐衰退,对疼痛的反应能力差,故以腹痛就诊的比例低,加之分化较好的癌肿发生比例较高,生长缓慢,临床上以腹部包块就诊的比例较高,尤其是结肠癌的患者几乎都是以此为主诉。

严重者直到患者出现肠梗阻,甚至肠穿孔才来医院就诊。

应特别注意的是不少老年人大肠癌呈隐匿性生长,临床上早期无任何症状,加之老年人反应迟钝,对一般的腹部不适容易忽视,以致延误诊断及延期诊断。

(二)微生态制剂在老年人大肠癌治疗中的作用

利用微生态制剂,尤其是双歧杆菌、乳杆菌在预防和治疗肿瘤方面的重要性颇受关注。益生菌抗肿瘤机制推测与下列因素有关。

1. 抑制肠道内致癌物质形成 乳酸菌能竞争性抑制肠道内潜在致病菌对肠上皮细胞的黏附、定植,抑制其分泌代谢产物,阻止致病菌侵袭,使肠道中病原菌酶的产生及活性降低,进而使前致癌物质无法活化成致癌物质。另外,乳酸菌可以结合肠道内致癌物质,随粪便排出体外,减少致癌物质在肠道内形成、活化与滞留。

2. 激活机体细胞及体液免疫机制 乳酸菌具有激活巨噬细胞的活性,增强 NK 细胞的杀伤活力,加强 T 细胞介导的免疫反应,增加细胞因子的分泌,同时能激活机体体液免疫能力,上述作用能增强机体抗肿瘤能力。

3. 促进肿瘤细胞的凋亡 有报道以肝癌 H22 细胞移植瘤 KM 小鼠为模型,研究干酪乳酸菌细胞壁肽聚糖的抗肿瘤作用。研究显示,实验组移植瘤增殖细胞核抗原的 mRNA 表达和 *BLC-2* 基因的蛋白表达平均光密度值均明显低于对照组,且抑瘤率达 37.21%。另外,乳杆菌细胞壁刺激巨噬细胞产生 NO,NO 可使核酸亚硝基化,导致 DNA 断裂,诱导肿瘤细胞凋亡。

二、老年人胃癌

中国是胃癌的高发地区,死亡率以年均增长1.3%(男 1.4%,女 1.1%)的速度递增。因平均寿命的增加,使得老年人胃癌的患病率越来越高,且自60 岁开始,死亡率呈上升趋势。

(一)老年人胃癌的临床特点

由于多数老年胃癌患者早期没有任何症状,早期诊断十分困难。大多数患者诊断时已处于中晚期,平均生存期较短,仅为 10~11 个月左右。老年胃癌患者发病隐匿,临床症状轻微且不典型,就诊医院相应较晚,往往已贻误了病情。老年胃癌主要有以下特点。

1. 老年人胃癌病程较长,进展缓慢,不易察觉。这就提示,老人们一旦出现上腹痛、腹胀、消瘦、吞咽困难等情况,一定要及早找医生诊查,以免耽误病情。

2. 老年人贲门胃底部的癌瘤发生率高于青年人,而胃窦部的癌瘤发生率低于青年人。同时老年人胃癌腹胀、消瘦、吞咽困难等症状较青年人更加多见。

3. 贲门胃底部癌瘤使老年人出现吞咽异物感及胸骨后疼痛易误诊为食管癌和心绞痛。

(二)根除 Hp 在老年人胃癌预防中的作用

Hp 于 1994 年被世界卫生组织国际癌症研究机构(International Agency for Research on Cancer,IARC)列为人类 I 类致癌原。Hp 对于胃癌的发生、预防显得十分重要。而由于 Hp 与胃癌发生的相关性,根除 Hp 治疗成为预防胃癌发生的有力措施之一。根据国际共识,对以下这些患者均极力推荐根除 Hp 治疗:消化性溃疡(无论活动与否)、消化性溃疡伴出血、胃 MALT 淋巴瘤、胃炎伴严重异常、胃癌早期切除术后、有胃癌家族史等患者。

第四节 老年肺炎与肠道微生态

肺炎病因以感染最为常见,还可由理化、免疫及药物引起。至今,肺炎在全世界范围内仍是老年人感染性疾病导致死亡的首位原因。

一、老年肺炎和微生态

老年人因自身的特点和儿童及成年人的呼吸道定植菌群种类不同,易定植肠杆菌科、铜绿假单胞菌和金黄色葡萄球菌,而且与基础疾病的严重程度和受照顾程度相关。为什么老年人易定植上述细菌呢?

成年人的唾液流率和吞咽功能完整,90% 的革兰阴性菌可在口咽部被清除。老年人口腔清理功能受损,同样服用使唾液流率下降的药物、干燥综合征导致的口干燥症、营养不良、接受免疫抑制剂治疗和入住养老院等,均和老年人上呼吸道致病菌定植有关。老年人上呼吸道致病菌定植增加了老年人吸入性肺炎的发生,给老年人做恰当的口腔护理能减少吸入性肺炎的发生。和年轻人比较,老年人因为疾病明显增加,住院率及进行相关的医源性操作增多,如放化疗、呼吸机的使用、危重病监护、抗生素等药物的使用,易引起老年人呼吸道菌群失调,使老年人成为罹患肺炎的高危人群。

二、老年肺炎的微生态防治

(一)合理应用抗感染药物

抗感染药物是治疗肺炎最重要的方法,严格掌握抗感染药物使用的适应证,针对性地选择抗感染药物,根据抗感染药物的药理学特点和感染的具体情况制订给药方案,加强治疗过程中的实验室检查跟踪、观察,这些是应用抗感染药物应遵循的几个基本原则。

(二) 改善微生态环境

微观环境对正常生物群的影响是直接的,而且是非常重要的。微生态环境包括:生物环境,即宿主的生物环境;微小环境,即局部的物理、化学环境。宿主任何病理变化都可引起微生态环境失调,改善微生态环境能促进微生态平衡。如吸烟人群戒烟能减轻呼吸道黏膜的充血水肿,预防呼吸道感染。呼吸系统解剖结构的先天性异常以及肿瘤压迫的患者,如能行手术改变异常解剖结构及肿瘤的综合治疗,就可以改善微环境,促进微生态平衡。对于任何定植抵抗力下降的患者,改善微小环境尤为重要,可使其免受外环境微生物侵犯。

(三) 提高宿主免疫力,增强宿主的抗病能力

疫苗接种预防感染可以提高宿主的免疫力,防止肺炎的发生。目前用于肺炎预防的疫苗有肺炎球菌疫苗和流感疫苗。但是目前由于各种原因老年人疫苗接种率非常低。

1. 肺炎球菌疫苗　目前有三种肺炎球菌疫苗:荚膜多糖疫苗、蛋白-多糖结合性疫苗和以蛋白为基础的疫苗。23价多糖肺炎球菌疫苗是目前推荐老年人使用的疫苗。

2. 流感疫苗　数个大型研究指出,社区老年人接种流感疫苗安全有效、耐受性好,能显著降低肺炎发生率及死亡率。对于入住养老院的老年人,流感疫苗也能降低呼吸道感染相关的死亡率和住院率。

(四) 微生态制剂的应用

为防止抗感染药物治疗过程中微生态失调的发生,宜尽快进行微生态制剂的补充,促进微生态平衡,防止药物相关的副作用发生。临床上我们常常在抗感染治疗基础上早期、联合应用乳杆菌、双歧杆菌和粪链球菌等微生态制剂。

第五节　老年多器官功能障碍综合征和肠道微生态

老年多器官功能障碍综合征(multiple organ dysfunction syndrome in the elderly,MODSE)特指老年人在器官老化和(或)多种慢性疾病基础上,由某种病因激发,短时间内序贯或同时发生两个或两个以上器官或系统障碍与衰竭的综合征,是老年危重患者死亡的重要因素。

一、MODSE和肠道微生态的关系

MODSE的肠源性假说经历了一系列概念的演变。最初认为肠源性细菌、内毒素易位至血液循环和全身组织,触发了脓毒症,促进MODSE形成。近来研究证实,肠道屏障功能障碍在肠源性脓毒症和MODSE中的作用已超出了最初细菌易位的定义。感染、休克、创伤引发肠道损伤,使其成为一个炎症因子产生器官,肠系膜的微循环成为循环血中性粒细胞的"激活床",而且肠源性非细菌性炎症因子主要通过肠系膜淋巴液而不是门静脉释放入肠道。肠源性炎症因子通过肠道淋巴到达血液循环的观点与临床证据一致,表明肠道引起的远隔器官损伤与肠系膜淋巴液中的肠源性因子有关。

二、维持肠道微生态平衡对肠源性MODSE的作用

肠道正常菌群在全身免疫功能调节,尤其在肠道屏障构建、维护方面起重要作用。因此,维护肠道微生态平衡对防止肠源性MODSE有着重要的临床意义,具体措施如下。

(一) 合理应用抗生素

早期经验性用药,并及时根据细菌培养、药敏试验结果调整用药,这是基本要求。应尽可能选用窄谱抗生素,如临床确有需要用广谱抗生素的指征,也不能长期盲目使用。尽可能保护肠道正常菌群中的专性厌氧菌及菌膜屏障功能。

(二) 选择性肠道脱污染

即利用针对兼性厌氧的革兰阴性杆菌及真菌的窄谱抗生素,短期内预先清除这些潜在致病菌,以有效保护专性厌氧菌,尤其是膜菌群,减少细菌易位及临床感染的发生,待患者度过危险期后即可撤除。

(三) 补充益生菌

目前研究较多的是双歧杆菌及乳杆菌两大类。补充益生菌的目的在于恢复肠道微生态平衡,修复肠道菌膜屏障,抑制潜在致病菌过度生长,促进肠上皮细胞黏蛋白分泌及派尔集合淋巴结sIgA的分泌,调节全身免疫功能。

(四) 补充益生元

有研究认为,乳果糖一方面可通过扶植双歧杆菌等有益菌优势生长来抑制肠杆菌科细菌等生长,以减少内毒素的产生;另一方面,乳果糖也可

直接灭活内毒素,并通过其酸性代谢产物促进肠蠕动,加快肠道细菌及毒素的排出,而几乎无任何毒副作用。益生菌、益生元目前又被称为生态免疫营养剂,由于对人体有多种有益作用,已得到了广泛关注。

(五) 补充外源性 sIgA

是修复肠道免疫屏障的有效方法之一。

第六节 老年微生态学的回顾与研究现状及展望

老年是感染的独立危险因素,感染性疾病是威胁老年人生命的主要原因之一。对于老年感染性疾病,传统的治疗观念是着重研究致病微生物的特征和疾病的发病机制,针对致病微生物使用抗感染药物控制和消灭病原体,以达到治愈疾病的目的。但是随着抗感染药物的广泛使用,人体微生态失调和耐药菌株的快速产生已成为一个非常严峻的问题。数十年前我们未能认识到人体微生态平衡的有益性与微生态失调的危害性。微生态学的诞生和发展,使我们可以从微生态学的角度重新审视感染的发生、发展及转归规律,改变更新抗感染之策略,提出从纯粹的灭菌转向灭菌同时需促菌的感染微生态治疗新概念。

老年微生态学作为微生态学的一个重要内容,随着微生态学的不断发展和老龄化社会的袭来,越来越受到医学界的广泛关注和重视。经过数十年的努力,对于老年肠道微生态的演替、衰老与微生态、老年免疫功能与微生态、老年相关疾病与微生态的关系、抗生素副作用效应与肠道微生态,以及益生菌制剂应用等方面的研究已经取得了一定的成绩。但相比微生态学的发展,老年微生态的基础与临床研究相对滞后,可以说正处于起步阶段。我们同时面临着机遇和挑战,要做的工作很多:首先要加大宣传力度,让更多的医务人员认识到老年微生态平衡的重要性;其次,进一步开展老年微生态学的基础研究和临床研究工作,特别是研究微生态与长寿、微生态与老年感染、微生态与老年代谢性疾病、微生态与老年肿瘤、微生态与老年免疫性疾病的相互关系。另一方面,如何正确使用微生态制剂,让益生菌制剂在促进老年人健康,提高老年人生活质量和防病治病方面发挥更好的作用也非常重要。但值得我们思考的是:健康老年人是否需要补充微生态制剂? 老年疾病状态下特别是危重患者每天要补充多少剂量的微生态制剂? 大剂量微生态制剂补充是否会出现肠道菌群失调、细菌易位? 这些问题需要我们去继续探索和回答。

(杨云梅 归崎峰)

参 考 文 献

1. Tiihonen K, Ouwehand AC, Rautonen N.Human intestinal microbiota and healthy ageing.Ageing Res Rev,2010,9(2):107-116.

2. Boleij A,Tjalsma H.Gut bacteria in health and disease: a survey on the interface between intestinal microbiology and colorectal cancer.Biol Rev,2012,87(3):701-730.

3. Biagi E,Candela M,Franceschi C,et al.The aging gut microbiota:new perspectives.Ageing Res Rev,2011,10(4):428-429.

4. Mantovani A.Cancer:inflammation by remote control. Nature,2005,435(7043):752-753.

5. O'Keefe SJ.Nutrition and colonic health:the critical role of the microbiota.Curr Opin Gastroenterol,2008,24(1):51-58.

6. Scanlan PD,Shanahan F,Clune Y,et al.Culture-independent analysis of the gut microbiota in colorectal cancer and polyposis.Environ Microbiol,2008,10(3):789-798.

7. Uronis JM,Muhlbauer M,Herfarth HH,et al.Modulation of the intestinal microbiota alters colitis-associated colorectal cancer susceptibility.PLoS One,2009,4(6):e6026.

8. Wang X,Allen TD,May RJ,et al.Enterococcus faecalis induces aneuploidy and tetraploidy in colonic epithelial cells through a bystander effect.Cancer Res,2008,68(23):9909-9917.

9. Merenstein DJ,Foster J,D'Amico F.A randomized clinical trial measuring the influence of kefir on antibiotic-associated diarrhea:the measuring the influence of Kefir (MILK) Study.Arch Pediatr Adolesc Med,2009,163(8):750-754.

第三篇

微生态调节剂

第二十四章　微生态调节剂概论

微生态与人类发育、免疫和代谢密切相关，受遗传、环境、饮食、生活习惯、年龄等影响，尤其是在疾病条件下发生剧烈变化。如何调节微生态从而促进健康、防治疾病已经成为一个重要的科学研究和产业开发方向。通过抗生素、免疫调节剂、疫苗、微生态调节剂等均可达到调节微生态的目的。其中，微生态调节剂的应用近年来逐步兴起，并发展成为不可或缺的手段，具有其他方法不能比拟的优点。微生态调节剂广泛应用于医疗、保健、食品、农业、畜牧业和水产等行业。对应于本教材的主旨，本章将主要概述人体微生态调节剂的内涵、发展史、分类和应用现状。

第一节　微生态调节剂的概念及分类

人体微生态结构功能受众多因素影响，主要可分为内在因素和外在因素。前者主要是指宿主自身除了微生态以外因素对微生态的影响，包括遗传、年龄和健康状况等。研究表明，不同人种以及同一人种不同个体的微生态都存在较大差异，但具有一定规律。以肠道微生态为例，欧洲分子生物学实验室（European Molecular Biology Laboratory，EMBL）以及国际人体肠道元基因组研究计划联合会的科学家发现人类有三种不同的肠道类型。同血型一样，这些肠道类型是与年龄、性别、种族和身体质量指数无关的，但其结构和功能会发生显著变化。如随着年龄增加，肠道内拟杆菌门细菌数量下降、厚壁菌门细菌的数量上升。宿主基因对微生态也具有重要的影响作用，这不仅表现在宿主基因表达调控免疫、代谢对微生态的影响，也表现在某些特定基因如肥胖基因 *Fto* 等与微生态的潜在相互作用。某些非源于微生态的疾病，如病毒型肝炎、神经系统疾病等，与肠道微生态也存在着密切联系，它们之间的作用机制是当前的研究热点。外在因素主要是指宿主整体以外对微生态具有重要影响的因素，包括分娩哺乳方式、饮食、生活习惯、药物等，其中，抗生素、免疫调节剂、疫苗、益生菌等都是最直接最常用的微生态干预手段。

微生态调节剂是在微生态理论指导下，由对宿主有益的微生物活体、组分、产物、生长促进物的一种或者多种制成的产品。抗生素、抗菌肽等是具有抑制或杀死微生物功能的化合物，能够防治外来病原菌入侵以及微生态失调等造成的感染，对微生态具有重要的影响作用，有时甚至造成严重微生态失调和微生物耐药，不列入微生态调节剂范畴。根据感染微生态理论，微生态调节剂从健康出发，通过保护或促进具有分泌抗菌物质、营养竞争和占位保护等作用的有益菌，进而实现抑制有害菌功能，在某些感染病防治方面，具有优于抗生素的效果。然而，由于抗生素与微生态调节剂各有优缺点，不可互相取代，将二者有效结合，如边抗边调、先抗后调，往往效果更佳。免疫制剂和疫苗是生物制品的同一个类别，主要包括免疫活性细胞、抗体、细胞因子、肿瘤坏死因子、白介素，可用于治疗恶性肿瘤、自身免疫性疾病及排斥反应。在应用过程中，免疫制剂和疫苗会抑制或促进细胞及体液免疫反应，进而间接影响人体微生态，但其本质功能并非调节微生态，同样不列入微生态调节剂范畴。微生态调节剂，特别是益生菌以及其他在人类长期进化中形成的共生菌，不但能调节肠黏膜的免疫能力、促进机体产生分泌型免疫球蛋白、维持免疫平衡，而且作用效果普遍、无副作用，在免疫调节中具有广阔的应用前景。因此，微生态调节剂主要是指对微生态内有益菌具有直接保护或促进作用的制剂。

根据主要成分的差异，微生态调节剂可分为益生菌（probiotics）、益生元（prebiotics）和合生元（synbiotics）三大类。益生菌（probiotics）是指含有生理性活菌或死菌（包括其组分和产物），旨在改善黏膜表面的微生物群落或酶的平衡，刺激机体免疫，提高机体定植抗力等的微生物制剂。狭义上的益生菌制剂主要指活菌产品。随着社会发展和科技进步，具有特定功能的益生菌不断出现，给益生菌制剂产业带来了蓬勃生机。益生元是指能够选择性促进肠内益生菌生长或增强其活性的物质。常见的益生元是非消化性低聚糖，这些低聚糖一般不能被人体直接消化利用，也不能被乳酸菌和双歧杆菌之外的多数微生物利用。由于微生态调节剂的特性，其在食品、功能性食品和药物等类别中都有涉及。

第二节　微生态调节剂的发展史

益生菌最先出现在人类文明发展的长河中。根据历史记载，人类最早食用益生菌是通过饮用酸奶（优酪乳），早在公元前3000多年前，居住在土耳其高原的古代游牧民族就已经制作和饮用酸奶了。最初的酸奶可能起源于偶然。当时，由于细菌污染羊奶存放时经常会变质，但空气中乳酸菌偶然进入羊奶，使羊奶变得更为酸甜适口了，成为最早的酸奶。公元前2000多年前，在希腊东北部和保加利亚地区生息的古代色雷斯人也掌握了酸奶制作技术。他们最初原料的也是羊奶。后来，酸奶技术被古希腊人传到了欧洲其他地方。元太祖成吉思汗时期，军队就已经将发酵马奶和牛奶作为日常性饮品。1857年，法国微生物学家巴斯德（Louis Pasteur）研究了牛奶变酸过程，发现鲜牛奶和酸牛奶都含有同样的一些极小生物——乳酸菌，而酸牛奶中的乳酸菌数量远比鲜牛奶中多。1878年，李斯特（Joseph Lister）首次从酸败的牛奶中分离出乳酸乳球菌。1899年，法国巴黎儿童医院的蒂赛（Henry Tissier）率先从健康母乳喂养的婴儿粪便中分离了第一株双歧杆菌。1905年，保加利亚科学家斯塔门·戈里戈罗夫（Stamen Grigorov）第一次发现并从酸奶中分离了"保加利亚乳杆菌"。1908年，俄国科学家诺贝尔奖获得者伊力亚·梅契尼科夫（Elie Metchnikoff）正式提出"酸奶长寿"理论。1954年，沃格（Vergio）引入与抗生素或其他抗菌剂相对的术语"probiotika"，提出抗生素和其他抗菌剂对肠道菌群有害而"probiotika"对肠道菌群有利。1965年，莉莉（Daniel M.Lilly）和史迪威（Rosalie H.Stillwell）在 Science 杂志上发表的名为"益生菌——由微生物产生的生长促进因素"论文中，最先使用益生菌（probiotic）这个定义来描述一种微生物对其他微生物促进生长的作用。此后，蜡样芽胞杆菌，鼠李糖乳杆菌（LGG）等大量问世。1992年，哈文纳（Robert Havennar）对益生菌定义进行了扩展，解释为一种单一的或混合的活的微生物培养物，应用于人或动物，通过改善固有菌群的性质对寄主产生有益的影响。2006年，意大利皮安诺（M.Del Pianoa）等认为

益生菌应该定义为：一定程度上能耐受胃液、胆汁和胰脏分泌物而黏附于肠道上皮细胞并在肠道中定植的一类活的微生物。

益生元的发展史相对较短，其起源可追溯至它的主要代表——功能低聚糖的开发应用。国际上开发功能性低聚糖最早的国家是日本。20世纪70年代，东京大学的光冈知足（Tomotari Mitsuoka）发现低聚果糖具有促进双歧杆菌增殖的作用，从而奠定了低聚果糖作为"双歧因子"的理论基础。1983年，低聚果糖进入市场；1985年，低聚异麦芽糖进入市场；低聚半乳糖1988年进入市场。1995年，吉布森（Glenn R.Gibson）把能在大肠中调整菌群的食品称为益生元（prebiotics）。近年又有海藻糖、黑曲霉低聚糖相继上市。欧洲国家如比利时、法国、荷兰，也有多年开发低聚糖的历史。20世纪80年代，我国已开始低聚糖研究，1995年后，逐步形成工业规模和商品化。

合生元（synbiotics）又称合生素，是在益生菌和益生元基础上发展起来的概念。1995年，吉布森提出了合生元的概念：同时含有益生菌和益生元的产品。1998年，吉布森的合生元概念才开始正式使用，迄今未作修改。目前合生元主要分为互补型与和增效型。前者的益生菌根据宿主所需选定，而益生元的选择主要用来促进微生态中有益菌的增生；后者益生元主要来促进所用益生菌的增生。两种方法制成的产品都不违背合生元定义，但后者更加符合该定义的初衷。合生元是微生态调节剂的一个重要发展方向，其所含益生菌与益生元的在改善微生态中协同作用是效果好坏的关键。

第三节　人体微生态调节剂
　　　　　　应用概况

迄今为止，微生态调节剂在人体上的应用已有数千年历史，且与日常生活以及疾病治疗密切相关。含有益生菌、益生元的产品，如酸奶、腌菜、低聚糖饮料等，随处可见。利用微生态调节剂治疗腹泻、过敏和乳糖不耐受症等疾病已经成为常规手段。本节将概述微生态调节剂在人体的应用状况，以便加深对后续章节内容的理解与记忆。

（一）心血管疾病

研究表明，使用益生菌、益生元或合生元能够缓解炎症、降低血管中的胆固醇水平，从而预防心血管疾病。目前，临床上使用益生菌、益生元、合生元是否可以预防和降低心血管疾病的风险尚未获得证实。

（二）结肠癌

益生菌可通过调节肠道免疫、改变肠道菌群结构功能、降解肠道致癌物质、产生抗癌物质、降低肠道感染等预防结肠癌的发生。Syncan 研究了低聚果糖加两种益生菌菌株构成的合生元对有结肠癌风险的患者的作用，结果表明该合生元制剂可以降低结直肠癌生物标记物的表达。

（三）急性腹泻的预防与治疗

益生菌具有营养竞争、占位保护、分泌抗菌肽、调节肠道免疫等功能，具有潜在防治急性腹泻作用。目前，仅有鼠李糖乳杆菌 GG（*L.rhamnosus GG*）、干酪乳杆菌 DN-114 001（*L.casei* DN-114 001）和酿酒酵母［*Saccharomyces cerevisiae*（*boulardii*）］在某些特殊背景下有效预防急性腹泻的证据。不同的益生菌菌株，包括罗伊乳杆菌（*L.reuteri*）、鼠李糖乳杆菌 GG、干酪乳杆菌 DN-114 001 和酿酒酵母都被证实可降低儿童急性感染性腹泻的严重程度和持续时间。口服益生菌可将儿童急性腹泻的病程缩短大约一天。

（四）抗生素相关性腹泻

抗生素相关性腹泻中，酿酒酵母或鼠李糖乳杆菌 GG 在接受治疗的成人或儿童中有很强的有效性证据。一项研究表明，干酪乳杆菌 DN-114 001 对预防成人住院患者抗生素相关性腹泻和艰难梭菌性腹泻有效。

（五）根除幽门螺杆菌（*Helicobacter pylori*）

研究发现，许多益生菌体外具有较强的抑制或灭杀幽门螺杆菌的作用。一些乳杆菌和双歧杆菌及芽胞杆菌（*Bacillus clausii*）似乎可减少抗生素治疗的副作用，提高患者依从性。目前没有足够的证据支持仅仅使用益生菌而不联合抗生素会有效，某些益生菌作为辅助治疗可能是有效的。

（六）过敏

某些益生菌具有免疫调节功能。有研究表明，使用某些益生菌可以预防孕妇和 6 个月大的新生儿发生特应性皮炎。亦有研究已经证实，特定的益生菌菌株可以有效地治疗一部分特应性湿疹患者。有关益生菌预防食物过敏的疗效尚不清楚。

（七）肝性脑病

某些益生菌、益生元能够有效降低血氨，防治肝性脑病。益生元如乳果糖常常被用于预防和治疗肝硬化的肝性脑病这一并发症。半数轻度肝性脑病患者在使用合生元制剂 30 天后疾病可逆转。

（八）免疫反应

有提示性证据表明，一些益生菌菌株和益生元低聚果糖可用于增强免疫反应。在一些急性感染性疾病（如儿童院内腹泻、冬季流感的流行）的预防和疫苗反应研究中已获得间接证据。

（九）隐窝炎

有证据支持益生菌 VSL#3（*Lactobacillus casei*, *L.plantarum*, *L.acidophilus*, *L.delbrueckii*, *Bifidobacterium longum*, *B.breve*, *B.infantis*, and *Streptococcus thermophilus*）可用于预防初发的隐窝炎，以及预防抗生素诱导缓解后隐窝炎的复发。益生菌可被推荐用于治疗轻度隐窝炎的患者，或作为缓解期患者的维持治疗。

（十）溃疡性结肠炎

有研究证实，大肠埃希菌 Nissle（*E.coli Nissle*）之外的益生菌制剂在治疗溃疡性结肠炎中有效。

（十一）克罗恩病

没有证据表明益生菌在克罗恩病维持缓解中有效。

（十二）肠易激综合征

研究证明益生菌与安慰剂相比有显著的疗效。已有研究一致发现，益生菌治疗可以缓解腹胀和胃肠胀气，一些菌株（*B.infantis* 35624）可缓解疼痛，并可获得整体的缓解。

（十三）乳糖吸收不良

嗜热链球菌（*Streptococcus thermophilus*）和德氏乳杆菌亚种保加利亚乳杆菌（*Lactobacillus delbrueckii subsp.Bulgaricus*）可以改善乳糖消化和减少乳糖不耐受症。

（十四）坏死性小肠结肠炎

临床试验表明，益生菌可降低小于 33 周妊娠的早产儿患坏死性小肠结肠炎的风险。

（十五）非酒精性脂肪肝

益生菌的疗效尚未被随机的临床试验充分证实。

（十六）全身感染的预防

目前，尚无充分的证据支持益生菌和合生元对重症监护室中的成年重症患者的全身感染具有预防作用。

第四节 人体微生态调节剂前景展望

近年来，人体微生态研究得到前所未有的重视和高度支持，人体微生态学获得了高速发展，相关的微生态调节剂层出不穷。除了常见的酸奶、低聚糖等微生态调节剂外，《中华人民共和国药典》

2010版第三部中收录的可用于微生态活菌药物制品的生产菌种有：长型双歧杆菌、青春型双歧杆菌、婴儿型双歧杆菌、保加利亚乳杆菌、嗜酸乳杆菌、嗜热链球菌、粪肠球菌、屎肠球菌、蜡样芽胞杆菌、枯草芽胞杆菌、凝结芽胞杆菌、酪酸梭状芽胞杆菌、地衣芽胞杆菌、德氏乳杆菌；由其中单一菌种或混合制成的微生态活菌制品22种。国际上用于微生态活菌制品的种类和生产菌种数量更多。

同时，随着科学技术飞速发展，尤其是无菌动物、基因敲除动物研究的突飞猛进，微生态与宿主之间的相互关系及其作用机制逐渐浮出水面，新的潜在微生态调节菌种如脆弱拟杆菌、分节丝状杆菌、毛螺菌等不断涌现，为微生态制剂的研发提供了重要素材。然而，宿主与微生态方面仍有许多重要的科学问题尚未解决如：微生态失调与各种疾病的关系，微生态重建的机制等。因此，大力开展人体微生态基础研究，以及微生态防治疾病的新策略、新方法、新技术。

目前，应用微生态制剂治疗多种疾病已取得初步成果，并有着广阔的应用前景。未来需要将代谢组学、元基因组学等技术与微生态学研究更加紧密的结合，深入了解肠道微生态对疾病的发生、发展以及转归的影响，以便筛选并制备出更加安全有效的微生态制剂。

（李兰娟　吕龙贤　胡新俊）

参 考 文 献

1. Albillos A, de la Hera A.Multifactorial gut barrier failure in cirrhosis and bacterial translocation：working out the role of probiotics and antioxidants.J Hepatol,2002,37：523-526..

2. Pharmaceutiques UDL.Dietary modulation of the human colonie microbiota：introducing the concept of prebiotics.J Nutr,1995,125：1401-1412.

3. Wiest R,Garcia-Tsao G.Bacterial translocation（BT）in cirrhosis.Hepatology,2005,41：422-433.

4. Hernández GI,Delgadillo TA,Vorackova FV,et al.Intestinal flora,probiotics,and cirrhosis.Ann Hepatol,2008,7：120-124.

5. Zhao HY,Wang HJ,Lu Z,et al.Intestinal microflora inpatients with liver cirrhosis.Chin J Dig Dis,2004,5：64-67.

6. Osman N,Adawi D,Ahrné S,et al.Endotoxin and D-galactosamine-induced liver injury improved by the administration of Lactobacillus,Bifidobacterium and blueberry.Dig Liver Dis,2007,39：849-856.

7. Liu Q,Duan ZP,Ha DK,et al.Synbiotic modulation of gut flora：effect on minimal hepaticencephalopathy in patients with cirrhosis.Hepatology,2004,39：1441-1449.

8. Boca M,Vyskocil M,Mikulecký M,et al.Complex therapy of chronic hepatic encephalopathy supplemented with probiotic：comparison of two studies.Cas Lek Cesk,2004,143：324-328.

9. Solga SF.Probiotics can treat hepatic encephalopathy.Med Hypotheses,2003,61：307-313.

10. Malaguarnera M,Gargante MP,Malaguarnera G,et al.Bifidobacterium combined with fructo-oligosaccharide versus lactulose in the treatment of patients with hepatic encephalopathy.Eur J Gastroenterol Hepatol,2010,22：199-206.

11. Fedorak RN,Madsen KL.Probiotics and prebiotics in gastrointestinaldisorders.Curr Opin Gastroenterol,2004,20：146-155.

12. Li Z,Yang S,Lin H,et al.Probiotics and antibodies to TNF inhibit inflammatory activity and improve nonalcoholic fatty liver disease.Hepatology,2003,37：343-350.

13. Esposito E,Iacono A,Bianco G,et al.Probiotics reduce the inflammatory response induced by a high-fat diet in the liver of young rats.J Nutr,2009,139：905-911.

14. Rayes N,Seehofer D,Theruvath T,et al.Supply of pre- and probiotics reduces bacterial infection rates after liver transplantation a randomized,double-blind trial.Am J Transplant,2005,5：125-130.

第二十五章　中医药微生态调节剂

中医学是世界上较早形成且持续时间最长的古典生态医学。整体观是中医学的根本理论基石。该观念既强调人体内环境各脏器之间的生理病理关联性，又认为个体与其生存的特定生态系统密切关联。中医学理法方药均注重个体、整体、动态、平衡、协调等微生态学基本理念；"阴平阳密，精神乃治"、"正气存内，邪不可干"、"扶正祛邪"、"以平为期"等论述，与微生态学理论不谋而合。尤为重要的是，中医学数千年来积累了丰富的微生态学临床应用经验，其科学内涵值得深入阐释，研究成果反过来又对医学微生态学发展有所启迪。

中医药微生态调节剂是医学微生态学、微生物学、营养学、生物工程等多个学科理论和技术在中医药学领域的应用和升华，是传统中药制备技术和现代生物技术跨时空、跨学科相结合后产生的一类新型中药，是在继承发扬中医药优势与特色的基础之上开发的一类创新中药。中医药微生态调节剂既涵盖了传统微生态调节剂的基本特征，同时又在理论上为中医调整阴阳、扶正祛邪等治疗法则提供现代科学依据，在应用上为微生态调节剂开辟了新的药源。故其理论价值与应用前景均十分广阔。我国微生态学创始人之一魏曦教授曾预言："微生态学很可能成为打开中医奥秘大门的一把金钥匙"。

第一节　中医药微生态调节剂作用机制与特点

中医学自滥觞之时起，便注重人体微生态调节与微生态调节剂的临床应用。早在春秋战国的《黄帝内经》中，就有专篇论述"汤液醪醴"，系统地论述了酒、曲等发酵产品的临床治疗作用。后世医家亦多有发挥，广泛使用神曲、半夏曲、红曲、人中黄等微生态调节剂。现代基于微生态学研究的中医学日渐增多，并可望成为中医药现代化的重要途径之一。

一、中医学是古典的生态医学

中医学之所以能够延续近 3000 年，为中华民族健康事业作出不可磨灭的贡献，是因为其具有独特而科学的理论内涵，以及深厚的文化哲学背景。若从微生态学角度解读，中医学属于古典的生态医学。同微生态学一样，中医学也源于宏观生态学理念在微观领域的创造性移植与理论升华。古代医家深受东方古典自然哲学的影响，通过长期临床实践与理论思索，确立了"人与天地相应"等朴素生态观。认为人体是一个"小宇宙"（微观生态系统），依存于其生存环境之"大宇宙"（宏观生态系统）。人类同其他一切生物体一样，都是适应环境（即宏观生态系统）并与之交互作用的进化产物，都必须适应其赖以生存的土壤、水、大气、食物等大环境；否则，便会呈现出疾病状态，乃至死亡。另一方面，人体也必须适应其内在的微观环境，必须适应其正常微生物群、营养、免疫等微观环境，亦即微生态学的主要范畴。前述内、外环境的统一性、联系性，机体自身的整体性、协调性、稳定性等观点，是中医学主要的生态医学思想。在此思想指导下，阴阳、五行等哲学理论被引入中医学，结合当时有限的解剖、生理、疾病及临床知识，构筑了中医学理论的框架。因此，中医学本质上属于古典的生态医学范畴。

中医学蕴含着丰富的微生态学思想。微生态学起源于近现代宏观生态学。从微生态学角度看，微生态平衡是健康的必要条件，微生态失调导致疾病发生，而微生态调整是重要的防治手段。许多中医学理论及治法，都鲜明地体现出微生态学思想。"天人相应"的整体观是中医学与宏观生态学的共同观念。因人、因时、因地之"三因制宜"观念是生态学理论在中医实践中的自觉应用。中医"治未病"思想与现代保健预防观念及微生态防治异曲同工。阴阳平衡、扶正祛邪等理论与微生态平衡及维护人体免疫功能，其基本内涵具有一致性。中医病机之正邪交争、阴阳失调、气机失常及脏腑失调等，都包含着微生态失调的学术思路，也与部分微生态学研究成果相一致。此外，针灸、气功、推拿、中药等起效机制与作用靶点，在一定程度上都介入和利用了人体的微生态系统。因此，中医学实质上属于生态医学。微生态学的崛起与快速发展，为中医学找到了与之共鸣的现代生命科学分支，为中医药提供了重要的现代化发展平台。正如中国微生态学创始人之一魏曦教授写道："中医的四诊八纲是从整体出发，探讨人体平衡和失调的转化机制，并通过中药使失调恢复平衡。因此，我相信微生态学很可能成为打开中医奥秘大门的一把金钥匙。"

二、中医药微生态调节剂具有多重作用机制

微生态调节剂是调整微生态失调、保持微生态平衡、提高宿主健康状况的制剂，按其主要成分可分成益生菌、益生元、合生元三大类。中医药微生态调节制剂通常属于益生元范畴。国内外对中医药微生态调节剂作用机制研究与产品研发方兴未艾。目前已知的作用机制主要如下。

（一）恢复与维持微生态平衡

通过抑制和（或）杀灭病原菌及条件致病菌、扶植益生菌生长、增强定植抗力、完善菌群屏障等途径，恢复与维持微生态平衡。

（二）完善婴儿肠道菌群

通过优化菌群构成、调整 pH 值、选择性作用于特定菌株等途径，稳定与完善婴幼儿不成熟的肠道微生态菌群。

（三）解毒作用

协助机体转化、中和与排出各种毒素和相关代谢产物。

（四）免疫效应

刺激机体免疫系统发育与功能维持，调整机体免疫状态。

（五）营养效应

选择性改善机体代谢水平，补充营养成分。

（六）其他作用

业已发现中医药微生态调节剂具有抗氧化、抗衰老、减轻便秘、降血脂、降低直肠癌发病率、抗感染等多方面的作用。

微生态调节剂的研发与临床应用，旨在"已病治病，未病防病，无病保健"。中医药微生态制剂突出地体现出微生态制剂的基本特点。目前已广泛应用于防治菌群失调症，纠正免疫功能紊乱，维持肠道健康，清除胆固醇，防治肿瘤、肥胖及便秘，并作为食物添加剂、畜禽饲料添加剂应用于食品、畜禽产品生产。

三、中医药微生态调节剂具有鲜明的生态医学特征

（一）种类及来源的多样性

以中药为主的天然产物中提取的微生态调节剂，种类繁多，分子结构多样，作用靶点广泛，开发潜能巨大。如刺五加、五味子、枸杞子、云芝、阿胶等数十种抗衰老中药，体外实验发现其对婴儿双歧杆菌的促进作用明显。这些具有补益与延缓衰老作用的单味药，通过对婴儿双歧杆菌促生长途径，对中老年保健长寿起效。中药"神曲"通过对回肠组织超氧化物歧化酶活性和丙二醛代谢的调节，改善微生态失调状况。银杏叶提取物通过抑制肉鸡肠道内大肠埃希菌、促进乳杆菌生长，降低肠道 pH 值，恢复肠道菌群失调。在蛋鸡饲料中添加黄芪多糖和小檗碱，能有效改善肠道微生态状况，增加肠道消化酶活性。目前已发现中药及植物提取物之低聚糖、黄酮、生物碱、苷类等近百种，对其广泛而显著的微生态调节活性正在加以探索。

（二）复方及多组分制剂的整合作用明显

中医药微生态调节制剂常依据中医基本理论复配而成，日益显示其作为微生态调节剂的重要作用。如经典方四君子汤、扶正固本丸、人参合剂等，不仅能扶植正常菌群生长、调节微生态失调，而且可以增强免疫力、扶正祛邪。S.Bose 等（2013）发现，中药白术、神曲和白扁豆三种常用肠道保护单味药，对修复新霉素诱导的肠道菌群失调及提高定植力，合用的效果明显高于单用。由金银花、天冬、麦冬、玄参、甘草组成的"口炎清颗粒"，治疗复发性口腔溃疡、疱疹性口腔溃疡、口腔黏膜扁平苔癣、口腔白斑等口腔疾病疗效肯定，研究发现其具有口腔微生态调节作用。由金银花、黄芪、茯苓、枸杞、马齿苋等组成的复方可以有效地改善断奶仔猪肠道微生物区系，促进有益菌的生长，使腹泻情况得到有效改善，减少应激反应，促进仔猪健康快速成长。复方或多种提取物组分配伍而成的中医药特色鲜明的微生态调节剂，具有改善人体或动物菌群平衡、改善微生态环境、提高免疫力、抗氧化、抗应激、抑制病原体等多方面功效，且具绿色、环保、不易产生耐药性等优势，值得深入研究。

（三）多靶点、多途径与协同效应

中医药微生态调节剂充分吸收了传统中药多成分、多靶点、多途径的整合疗效。例如，黄连小檗碱通过增加肠道短链不饱和脂肪酸产生菌数量，提

升血清内毒素结合蛋白、单核细胞趋化蛋白 -1 及瘦蛋白水平，降低血清脂联素含量等，多途径治疗肥胖及胰岛素抵抗模型大鼠。其中，菌群结构改变所致肠道短链不饱和脂肪酸增加，有助于降低肠道微生态环境外源性抗原含量与炎症水平。针对失调微生态系统的调节途径，中医药微生态调节剂具有扶植益生菌作用、抑制病原菌与条件致病菌作用、提升局部抗菌免疫作用、调整局部代谢水平、增强毒素与代谢废物的清除等调控途径。虽然单一途径的调节能力有限，但多途径整合作用的总体调节效果却十分明显，并且有不易出现抗药性、毒副作用小等优点。

另一个典型例子是针灸作为一种特殊的中医微生态调节剂，在治疗肥胖患者、调整其肠道菌群过程中，展示出了中医药调节剂多靶点整合调控的特点和优势（表 25-1-1）。肠道菌群可直接影响机体胆固醇、脂蛋白与胆盐代谢，影响机体免疫功能与炎症水平。肥胖患者食欲亢进、胃肠道功能失调、高脂高能量食物、胆盐代谢异常等，均是构成肥胖人群肠道微生态失调的重要病因。针刺减肥因疗效肯定、毒副作用小、反弹少，在世界范围内广泛应用。国内外前期机制研究主要集中于神经系统响应、激素调节和进食行为等方面。笔者近期研究发现，针灸减肥尚能直接纠正消化系统微生态失调状态，恢复肥胖患者及模型小鼠肠道厚壁菌、拟杆菌、甲烷杆菌等至正常水平。故针刺减肥源于多靶点、多途径综合效应，系统调控食欲中枢与核团、精确

表 25-1-1　电针对高脂肥胖鼠肠道菌群相对含量的调控效果（%）

	肥胖模型组	治疗7天组	治疗14天组	正常对照组
Bacteroidetes	41.17	60.52	54.77	61.03
Proteobacteria	20.11	9.72	10.79	9.46
Firmicutes	9.64	2.84	5.88	1.76
Verrucomicrobia	0.25	0.12	0.15	0.12
Actinobacteria	0.15	0.11	0.13	0.12
Cyanobacteria	0.11	0.1	0.12	0.10
other	1.03	0.9	0.94	0.75
NA	27.55	25.69	27.21	26.66

注：NA 为未注释的门级别基因，other 为含有基因个数较少的门集合。表中显示，肥胖模型鼠 Bacteroidetes 明显下降，Firmicutes 明显升高，Bacteroidetes/Firmicutes 的比值较正常组明显下降。此外，Proteobacteria 在肥胖模型鼠也显著增高，Actinobacteria 也稍有增高。上述异常细菌随着针刺治疗的进程，逐渐恢复正常

控制神经递质合成与释放、全面干预瘦蛋白和胰岛素等脂代谢激素水平、整体调整胃肠免疫功能。

尤为重要的是，针刺对参与机体脂肪及能量代谢的肠道菌群也产生直接而重要的影响。我们应充分运用微生态学的理论和方法，广泛开展中医理论、临床、中药、针灸等多方面的微生态作用机制研究，探索微生态系统在养生、治未病等方面的生理作用，阐明微生态系统在正邪交争、阴阳失调等方面的病理作用，以求逐步建立起中医微生态学理论体系。

（四）组方灵活，便于开发

如前所述，中医药微生态调节剂药源丰富、种类繁多，尚可依据中医原理进行灵活组方，以期达到针对不同体质状况、不同疾病类型的个体化治疗效果。例如，用乳酸菌以中草药或提取物作为载体发酵的活菌中药微生态制剂，既保持益生菌的所有功能，又通过提升动物免疫水平、饲料利用率、存活率等途径，提高养殖效益。因此，中医药微生态调节剂实际上部分超越了传统益生元的范畴。

此外，中医药微生态调节剂生产成本较低，副作用小，稳定性强，还可以与抗生素同时应用，达到边抗边调的目的。因此，以传统中药和植物药开发微生态调节剂或保健食品，意义非常重大，市场前景十分广阔。以中草药、功能食品为主的益生元开发研究，正在世界范围内广泛展开。中医药微生态调节剂产业可望创造巨大的社会经济效益。

四、中医药学与微生态学具有多层次可融合与协同发展前景

微生态学的建立和快速发展，不仅有利于微生物学、生态学等学科自身的革新，同时也助推了整个医学界由生物医学、治疗医学进入到保健医学、生态医学时代。人类健康的维持，不仅必须适应宏观生态环境，同时还要适应内部微观生态系统的动态平衡。中医学与医学微生态学在核心理念、诊断治疗、药理药效、预防保健等许多方面，都存在潜在的可融合与协同发展领域。

首先，中医学与医学微生态学在学科核心理念方面可互相借鉴。如整体观是中医理论体系最基本的特征之一，认为人体是一个有机整体，各种脏器在功能上相互协调、互为补充，在病理上则相互影响。同时认为季节气候、昼夜晨昏、地区方域等自然环境及其变化，深刻地影响着人体生理功能与病理进程。该先进的理念有助于医学微生态学理论框架优化。另一方面，中医整体观的科学内涵亟

待微生态学研究加以发掘。

其次，在诊断方面，中医诊断学多采用望闻问切等整体和宏观方法；微生态学技术方法可以指导其发掘诸如舌诊、二便等客观化的微生态学指标。

第三，在治疗方面，中医学基于人体局部病变与全身情况的关联性、人与自然的对立统一性，创建了三因制宜等重要的中医治疗学原则。元基因组测序等微生态学方法有助于阐明中医"三因制宜"的基本特点。

第四，在中药道地性、中药药效作用机制等方面的阐释，微生态学也具有较大的潜能。有学者将微生态学方法应用到中药研究领域，确定了道地药材川芎药效成分与其根际微生物群的相关性。秦皮本身没有抗病毒成分，体外实验不能拮抗病毒生长。但是，人体肠道菌群可与宿主相互协同，产生两种抗病毒代谢产物（图 25-1-1）。

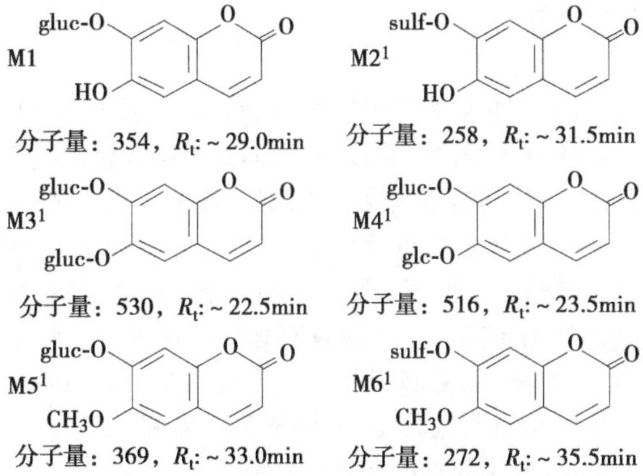
gluc-O
M1
HO
分子量：354，R_t: ~29.0min
sulf-O
M2[1]
HO
分子量：258，R_t: ~31.5min
gluc-O
M3[1]
gluc-O
分子量：530，R_t: ~22.5min
gluc-O
M4[1]
glc-O
分子量：516，R_t: ~23.5min
gluc-O
M5[1]
CH_3O
分子量：369，R_t: ~33.0min
sulf-O
M6[1]
CH_3O
分子量：272，R_t: ~35.5min

图 25-1-1　中药秦皮的转化

人体肠道菌群与宿主协调作用，使中药秦皮转化生成两种含磺酸基团（—sulf）的抗病毒衍生物

此外，针灸、推拿等传统中医疗法及其作用机制，也可通过微生态学加以阐释。如针刺减肥因疗效肯定、毒副作用小，而在世界范围内广泛应用。国内外前期机制研究主要集中于神经递质调节、激素调节、进食行为调整等方面。研究发现，针灸减肥能直接纠正消化系统微生态失调状态，恢复肥胖患者及模型小鼠肠道厚壁菌、拟杆菌、甲烷杆菌等至正常水平。因此，针刺减肥过程对广泛参与机体脂肪及能量代谢的肠道菌群，产生直接而重要的影响。

我们应大力运用微生态学的理论和方法，广泛开展中医理论、临床、中药、针灸等多方面的微生态作用机制研究，探索微生态系统在养生、治未病等方面的生理作用，阐明微生态系统在正邪交争、阴阳失调等方面的病理作用，以求逐步建立起中医微生态学理论体系。

第二节　中医药微生态调节剂研究进展

一、中医药微生态调节剂的主要类型

中医药微生态调节剂主要起益生元样作用。研究发现，部分补益类中药如人参、党参、黄芪、白术、灵芝、地笋、地黄、五味子、阿胶、枸杞子、冬虫夏草、刺五加、女贞子、神曲、猪苓，复方玉屏风散、扶正固本丸、扶正口服液、四君子汤及参麦注射液等，具有扶植正常菌群生长，提高定植抗力等作用。另外，一些清热解毒类中药，如黄连、黄柏、马齿苋、金银花、菊花、白花蛇舌草、紫花地丁、蒲公英等，也具有调节机体菌群失调的作用。

具有合生元样成分及功能的中药微生态调节剂也在研制中。如杨景云教授开发的中药 0710 合生元（双歧杆菌加枸杞多糖）和中药 0510 合生元（黄芪多糖加双歧杆菌）结肠靶向微生态调节剂，对肠道菌群失调有显著疗效。吴力克等以双歧杆菌、乳杆菌、螺旋藻及一组补中益气中药制成复合益生菌制剂"海生元"，对肠道双歧杆菌、肠球菌具有明显促增殖作用。

近年来，我国中药微生态调节剂研究已经取得了一定的成绩，也引起了国外专家的高度重视。佳木斯大学微生态协作组在杨景云教授的带领下筛选了大量中草药，经过动物实验证明，这些中草药单用或与微生态制剂联合使用，具有扶植正常菌群生长、调整菌群失调、提高定植抗力等作用。中药微生态调节剂在临床的应用仍处于起步阶段。随着人们对中药与微生态关系研究的逐步深入，中药微生态调节剂将会有广阔的市场前景。

此外，针灸、推拿等传统中医疗法虽然有别于传统微生态调节剂，但其微生态调节功能明确，可以视为一类独具特色的中医微生态调节手段。

二、中医药微生态调节剂的主要应用领域

随着中医药微生态调节剂在临床的应用，微生态防治理念日益深入人心。目前中医药微生态调节剂应用已在很多领域积累了大量资料，主要应用领域如下。

（一）胃肠道疾病防治

有关这方面的资料报导最多。许多科学家对中草药调整肠道菌群、改善微生态环境做了大量的研究，发现其对肠炎、腹泻、便秘、结肠炎、肠应激综合征等多种肠道疾病有良好的预防及治疗作用。

（二）呼吸系统疾病治疗

根据中医"肺与大肠相表里"理论，中医在临床诊治疾病中指出的"肺病治肠"理论。中医的"肺病治肠"，实际就是"通肠护肺法"。通肠可使胃肠蠕动加强，促进排便，直接改善患者的呼吸功能；通肠可以使滞留于肠道中的致病菌、内毒素等各种肠源性有害物质排出体外；通肠还可以泻肺热、平喘止咳。因此通肠可用于各种肺系疾病的治疗或辅助治疗。用中医药微生态调节剂有以下好处：①通过中医药微生态调节剂调整肠道的菌群失调，抑制产毒大肠菌和其他致病菌的增殖，减少内毒素的产生，降低内毒素对肺的侵害，为肺病的治疗创造有利条件；②中医药微生态制剂可促使肠蠕动，进而促进气体和内毒素的排泄，并缩短致病菌在肠道的生存时间，从而有利于肺病的康复；③由于肺系疾病常长时间使用广谱抗生素，必然造成菌群失调，中医药微生态调节剂可纠正菌群失调，特别是治疗后期应用该制剂，对疾病康复大有裨益。

（三）医源性疾病防治

微生态学研究表明，现代农药、现代医疗诊治技术，如大量应用抗生素、细胞毒性药物、激素、放射性同位素、免疫抑制剂和手术等，均可直接或间接地破坏机体内正常微生物的生长繁殖，造成微生态失调，引起医源性疾病。临床上大量应用抗生素后可引起各种相关性腹泻，使用双歧杆菌及中药调节剂可以促进肠道菌群恢复正常，降低抗生素应用的不良反应。

（四）皮肤科用药

皮肤正常微生物群的研究在国外很早就进行了。皮肤做为人体外层器官直接与外界微生物接触，故保持皮肤微生态平衡状态十分重要。由于内外因素的作用，如抗生素、类固醇、激素和免疫抑制剂的应用，不断干扰皮肤菌群。而普遍定居于皮肤影响美容的蠕形螨等进一步导致皮肤菌群失调，进而引起各种疾病。利用中医药及天然植物提取物制成的微生态调节剂，可有效抑制或杀灭毛囊寄生虫及有害的微生物，调整皮肤微生态平衡失调，以达到护肤美容的目的。

（五）防癌作用

通过中医药微生态调节剂，提高非特异性免疫，抑制或预防肿瘤的发生。现有报道双歧杆菌可促进吞噬细胞的活性，增强机体的一系列免疫功能，降低肠道内亚硝胺等致癌物质。目前常用的含有双歧杆菌的中药制品有赋新康口服液等。

（六）非特异性阴道炎治疗

非特异性阴道炎、老年性阴道炎是妇科常见病、多发病。多年来没有分离出特异性的病原菌，大多数认为是阴道内菌群失调所致。目前临床上主要用抗生素进行治疗，其治疗效果不理想，易复发。而且由于抗生素破坏了阴道正常菌群，时常引起二重感染。经阴道微生态学研究证明，乳杆菌是健康妇女阴道中的优势菌，对阴道酸性环境及微生态平衡起重要作用。而采用促进乳杆菌生长的中医药微生态调节剂进行治疗，用药后阴道乳杆菌数量明显增加，阴道 pH 值明显降低，葡萄球菌、肠杆菌、酵母菌数量明显减少起到调整阴道微生态失调的作用，达到理想的治疗目的。其制剂有定菌生、妇康栓等。

（七）防治抗药性

国内外大量应用抗生素、激素、免疫抑制剂、放射性核素等诊治手段，对人体微生物群有多种不良影响，从而造成菌群失调，引起各种医源性疾病。这一现象日趋严重，已成为医学中亟待解决的问题。中药具有抗菌作用且不易产生抗药性突变，在治疗细菌感染性疾病时具有独特的优越性。将中药与生理性活菌制剂制成中药微生态调节剂可进一步扶植正常菌群生长，调整菌群失调，提高定植力的作用，国内外已展开相关研究。

三、中医药微生态调节剂与肠道菌群交互作用研究进展

（一）对肠道菌群种类和数量的影响

中医药微生态调节剂对肠道菌群构成和功能的调控，研究较为普及。如田烨等采用自制的中药多糖合剂治疗林可霉素引起的小鼠肠道菌群失调性腹泻，发现该多糖合剂可有效扶植小鼠肠道中的双歧杆菌生长，控制腹泻症状。杨景云等观察中药扶正口服液（主要成分为人参、当归、猪苓、甘草等）对肠道正常菌群的影响，发现扶正口服液能够扶植肠道正常菌群生长，调整菌群失调，其机制与正常菌群代谢产物挥发性脂肪酸增多有关。用四君子汤纠正大黄灌胃制造的小鼠肠道菌群失调模型，对双歧杆菌和乳杆菌具有明显的增菌作用。用黄连水煎剂调整抗生素性小鼠肠道菌群失调，小鼠肠道肠球菌、肠杆菌、乳杆菌、双歧杆菌 4 种益生菌的数

量均恢复正常。魏林等测试了 21 种中草药在不同浓度条件下对双歧杆菌的体外增殖作用,结果多呈剂量依赖性。

(二) 对肠道菌群定位的影响

比较研究清胰汤及双歧杆菌合剂对急性坏死性胰腺炎肠道细菌易位的影响,结果发现,清胰汤不但能显著抑制大肠埃希菌和条件性致病拟杆菌的增殖,保护双歧杆菌等有益菌,还能降低肠黏膜通透性,减少肠道细菌总位移率,具有和双歧杆菌合剂类似的效果

(三) 肠道菌群对中草药的代谢作用

肠道菌群对中药在机体内药效作用的发挥起着重要作用。现代分子药理学研究认为,中药临床效应的分子基础是中药活性分子群。相当部分中药活性成分仅仅是活性分子群的前体,需要经过胃肠道菌群的作用,转化成活性分子群。

肠内菌群对药物的代谢途径主要是分解反应,使药物的相对分子量减小,极性减弱,脂溶性增强,药效或毒效增强。日本学者最初认识到肠道菌群对中药的代谢作用。田中茂等认为,在不同"证"条件下,机体的肠道菌群状况不同,引起口服中药的代谢、吸收发生改变,从而影响血中药物浓度。他们给予不同程度实证便秘患者口服三黄泻心汤,并测定血清中大黄酸浓度,结果严重实证便秘患者血中大黄酸浓度峰值高于轻型实证患者。近年来,我国学者对肠道菌群在中药代谢过程中的作用也进行了大量研究。如大鼠肠内菌在体外可将山药总皂苷(DX)代谢为薯蓣皂苷元(diosgenin),才能被吸收入血。氧化苦参碱可被人肠内菌部分代谢成苦参碱;氧化苦参碱具有抗炎症、免疫抑制、抗肿瘤等作用,苦参碱则具有抗心律失常和抗心肌缺血等药理作用。两者均能被吸收入血,发挥相应的药理效应。

日本小桥恭一等认为具有水溶性糖部分的葡糖苷在肠内难以吸收,主要作为天然前体药物在肠内受到肠内细菌的作用代谢成活性成分发挥药理作用。因此,肠道菌群对番泻苷、甘草甜素、芦荟苷、黄芩苷、去羟栀子苷、芍药苷、人参皂苷与柴胡皂苷等葡糖苷类药效成分发挥功效具有决定性意义。

(四) 对细菌易位及内毒素的抑制作用

易位是正常微生物群离开原生境或栖息地的一种微生态学现象。因免疫功能低下或长期大量应用抗生素、激素、放化疗等破坏微生态的屏障结构,部分病原菌及毒素穿过肠壁侵入肠系膜淋巴结、肝、脾及血液,进而激发全身性炎症反应,导致多脏器功能不全,甚至多脏器功能衰竭,危及生命。因此,研究细菌易位及控制内源感染和内毒素血症具有重要意义。

中药微生态调节剂对细菌和内毒素易位有很明显的控制作用。在调整实验大鼠菌群失调作用机制研究中,发现六君子汤具有抑制肠道菌易位作用。用 ^{60}Co 辐射致使小鼠菌群失调,损害肠黏膜,造成肠菌群与内毒素易位;采用中药合剂治疗,可明显地调整菌群失调,修复肠黏膜,抑制减轻细菌及内毒素易位的作用。通里攻下代表方大承气汤治疗多器官功能不全综合征,对控制细菌易位有显著效果。随着对于危重患者肠道微生态系统改变在内源性感染、脓毒症和多器官功能障碍综合征的发生发展中作用的深入研究,逐渐认识到危重患者感染的防治不应单纯地抗感染和对已发生衰竭的脏器维护,还应该重视调节和维护肠道微生态平衡。

四、中医药微生态调节剂物质基础的研究进展

中药成分复杂,除有直接药理作用的有效成分外,中药还含有蛋白质、脂类、微量元素、维生素等营养成分。研究表明,中药微生态调节剂的药效学物质基础主要是低聚糖、多糖类成分。低聚糖又称寡糖,是由 3~9 个单糖经糖苷键缩聚而成的低分子糖类聚合物。由于人体肠道内没有水解这些低聚糖的酶,因此它们经过小肠时不能被消化而直接进入大肠,被双歧杆菌高选择性地酵解利用。双歧杆菌又通过分泌 α- 半乳糖苷酶将低聚糖分解为乙酸和乳酸,降低肠内 pH 值和电位,进一步促进双歧杆菌生长,抑制肠杆菌、拟杆菌等有害菌,从而改善肠道微物态失调,保持微生态平衡。多种中药含有低聚糖。如地笋的主要成分为糖类,其中泽兰糖、棉子糖、水苏糖三种低聚糖的含量占地笋含糖量的 60% 以上。地黄的主要成分为水苏糖,生地黄中水苏糖含量能占其含糖量的 50% 以上。炮制过程中,水苏糖以脱半乳糖及脱果糖的方式生成其他寡糖——棉子糖和甘露三糖。多糖是一类天然大分子,广泛存在于动物、植物和微生物细胞中,是构成生命的四大基本物质之一。研究发现,多种中药多糖类成分能促进益生菌的增殖。黄芪多糖、党参多糖、马齿苋多糖、猪苓多糖、金樱子多糖均能扶植肠道双歧杆菌、乳杆菌等益生菌生长及提高肠内容物挥发性脂肪酸含量,抑制肠道潜在致病菌生长繁殖。另外,三七总皂苷对上呼吸道菌群失调及局部

免疫低下有一定的调节作用。提示皂苷类物质也是中药微生态调节剂的物质基础。

五、中医药微生态调节剂的质量标准及控制技术研究进展

目前,我国微生态调节剂质量标准研究仍较为欠缺。中药微生态调节剂作为中药制剂,必须在处方(药味、用量)固定、原料(中药、饮片、提取物)质量稳定、剂型确定、制备工艺固定的前提下,根据2010版《中国药典》的相关规定建立相应的性状、鉴别、含量测定、用法与用量等标准。原辅料质量保证、工艺恒定,则成品的性状应该基本一致。鉴别方法包括显微、理化、光谱、色谱鉴别等,要求专属性强、灵敏度高、重现性较好。其中,显微鉴别要求突出描述易查见的特征;理化、光谱、色谱鉴别要求叙述准确、术语规范。药典附录通则规定以外的检查项目应说明所列出项目的制定理由。含量测定的方法很多,常用的有分光光度法、薄层扫描法、气相色谱法、高效液相色谱法等。在此基础之上,微量、高效、实时、并行测定技术正在研发之中。

第三节 中医药微生态调节剂的研究展望

中医药微生态调节剂是传统中药制备技术和现代生物技术相结合产生的一类新型中药,是在继承发扬中医药特色优势基础上,通过知识创新、中药制备工艺创新后开发的一类具有生物药物特征的创新中药,可望给我国传统中药产业带来革命,创建一个拥有我国自主知识产权、具有国际话语权的战略性新兴医药产业,成为现代中药一支重要的生力军。现就其重点发展领域概述于此。

一、中医药微生态调节剂的基础研究亟待加强

中医药微生态调节剂承载传统中医药理论和现代微生态学技术之创新产品,其对益生菌的生理功能、对宿主微生态系统调控机制及临床应用规律等基础科学问题,亟待全方位的深入研究。需要优先开展研究的有:①中医药微生态调节剂对益生菌生长与黏附功能的调控机制;②对(条件)致病菌生长与黏附功能的抑制机制;③对宿主胆固醇和钙等代谢的影响;④对宿主局部及全身固有免疫功能的影响;⑤中医药微生态调节剂作用靶点、受体与酶类鉴定与动力学机制;⑥中医药微生态调节剂的生态病理学研究及时效、靶效、毒效物质基础研究;⑦中药与其他微生态制剂配伍规律与协同增效机制研究;⑧复方中药微生态调节剂的微生态调控特征研究;⑨针灸推拿等对机体微生态系统的良性调控机制研究。

二、中医药微生态调节剂与其他微生态调节剂的组合研发

中医药微生态调节剂具有药源丰富、成本低廉、易被广大患者和医务人员接受等优点,同时又具有成分复杂、机制研究难深入、单一途径作用效果不如传统微生态调节剂等缺点。因此,开展中医药微生态调节剂与益生菌等传统微生态制剂组合配伍研发,是整合两者优势的重要举措。如芦笋口服液是将抗衰老中药与益生菌结合而成的综合性、复合型制剂,其临床效果明显高于单用中医药微生态调节剂或益生菌。中医药与微生态制剂的组合应用,是新型医用制剂发展的需要,也为这两类制剂的发展带来了新的机会。因此,该领域的基础研究与产品研发及市场推广,是值得重视的研究新领域。

三、中医药微生态制剂新剂型研究

中医药微生态调节剂通常仍采用混悬剂、片剂、颗粒剂和胶囊剂等传统剂型,其稳定性、货架期、口感等不易准确控制。因此,需要对其剂型加以革新。如孙丽芳等将中药女贞子、人参、白术、茯苓等按一定比例混合并进行纳米化后,治疗盐酸林可霉素致肠道微生态失调模型小鼠,结果对肠道四种正常菌(双歧杆菌、乳杆菌、肠杆菌、肠球菌)菌量均有极显著增加,病理切片显示肠黏膜损伤已大部分修复,细菌易位至肝脏的数量明显降低。

采用苦寒中药复制小鼠菌群失调腹泻模型,然后采用超微化的七味白术散加以治疗。结果表明,纳米级的七味白术散调控失调的肠道微生态系统的疗效明显高于常态中药。中药制剂产生的药理效应不仅与药物特有的化学组成有关,还与该制剂的物理状态密切相关。在改变物理状态方面,改变药物的单元体积是十分有效的。当颗粒粒径进入纳米量级时,由于量子尺寸效应和表面效应,纳米粒子呈现出新奇的物理化学和生物学特性,提示纳米态中医药微生态调节剂的科学性与广阔研发前景。

四、中医药微生态调节剂防治抗药性研究

当前临床大量应用抗生素、激素、免疫抑制剂、

细胞毒性药物、放射性核素等,对人体正常微生物群产生深刻的影响。抗药性现象日趋严重,已成为西医界十分棘手且亟待解决的问题。抗药性不仅增加药物用量与毒副作用,同时造成菌群失调,破坏微生物平衡,引起系列医源性感染。为了解决这一问题,国内外许多学者采用生理性活菌制剂进行微生态失调的防治,取得了一定的成果。

中药具有调整菌群、延缓细菌抗药性、消除细菌耐药性等作用。一般而言,中药的活性成分具有明显的多样性和复杂性,如大黄具有 14 种调控肠道菌群生长的成分。尤为重要的是,中药在炮制、配伍、煎煮等过程中,各成分之间发生水解、聚合、氧化、还原等,产生一系列新物质。这不仅使中药复方发挥协同增效减毒作用,同时也使细菌不易产生抗药性突变,使得中药在治疗细菌感染性疾病与调控微生态菌群时,具有独特的优越性。实际上,至今尚未发现中草药有抗药性的问题。中医药微生态调节剂防治抗药性、调控菌群结构及促进肠道菌群脱污染等研究,可望优先开展。

五、开发传统名优中药的微生态制剂

疗效是药品存在和发展的硬道理。对于历经长期临床实践的经典处方,需要明确药效基础物质和作用机制,需要提高质量控制标准、改进剂型,更应该以提高药物的疗效作为对传统名优中药进行二次开发的主攻方向。在开发过程中,应选择在国内中成药市场份额中占有举足轻重地位(如年销售额过亿元)的口服类名优中药,在生产制备中引入益生细菌等有益微生物发酵技术,以对其功效成分先进行“活性化”转化或“代谢活化”。

经过益生菌发酵的中药制剂较相应的传统中药制剂,具有如下五个方面的优势:提高药物的生物利用度、减少患者对药物代谢的个体差异性、丰富产品营养结构、改善产品口感和延长产品有效期(或保质期)。中药生产中引入益生细菌等有益微生物发酵技术,可望成为对传统名优中药进行“批量式”二次开发的一条重要途径,可望成为现阶段切实可行的中药现代化路线图。

六、药用植物提取物的微生态中药产品开发

我国植物提取物产业主要以产品的出口贸易为导向。在过去的 10 年中,植物提取物产业取得了长足的发展,每年有数百种产品出口至全球 100 多个国家和地区,植物提取物出口额从 2001 年的 1.9 亿美元增长至 2011 年的 11.3 亿美元,年均增长率达 19.5%。近年植物提取物出口额占我国中药类产品总出口额的 40% 以上。但在光鲜的数据之下存在着一些深层次的问题。如企业数量多,规模小;主要依赖我国资源优势和生产成本优势;产品以植物粗提物为主,缺乏自主创新,产品同质化严重。

引入益生菌等有益微生物发酵技术,可望提升中药等药用植物提取物(或其有效部位产品)的科技含量,拓展产品的功能范围,增加产品的出口附加值。药用植物提取物经益生菌生物转化后,其生理活性成分含量增加,功效突显。而且,此类产品也容易被西方发达国家认可,拥有巨大的市场空间。利用微生态中药发酵技术,开发系列制剂级药用植物提取物的发酵产品,如人参、甘草、薏苡仁、红景天、刺五加和大豆等的发酵产品(颗粒剂或饮品),相关研究已在国内部分地区展开。

七、兽用微生态中药产品及其动物饲料添加剂开发

我国养殖业抗生素滥用现象十分严重。兽用抗生素产量约占全国抗生素生产总量的 1/2,且与人用抗生素混杂。抗生素在动物饲料中的大量使用或滥用,会造成动物消化道微生态失调,导致畜禽内源性感染和二重感染。另外,动物病原菌产生的耐药性可通过食物链转移给人类,对人体微生态平衡造成重大破坏。因此,抗生素退出饲料工业是社会发展的必然趋势。

在畜禽饲料中减少或停止使用抗生素后,如何确保畜禽类抵抗病原菌侵袭和提高畜禽业的生产量,是人们普遍关注的问题。中草药与益生素在动物生产方面的应用被预言为取代抗生素的重要途径。但因中草药中功效成分含量不高,植物细胞壁阻碍有效成分的渗出等原因,造成中草药起效缓慢,有时效果不理想,剂量往往偏大等问题。有些中药在牛、羊上疗效明显,而在鸡、鼠等单胃动物上应用效果不太好。提示中药饲喂给反刍动物后,经过瘤胃的微生物发酵,是微生物发酵发挥了作用。我们可以模拟反刍动物胃内微生物,开发发酵中草药产品。发酵中草药产品可在畜牧生产上发挥“量少、高效、安全”的优势。

中兽医药是我国中医药的重要组成部分。农业部颁布的《全国兽医事业发展“十二五”规划》指出:“遵循中兽医、中兽药发展规律,促进中兽药现代化及产业化发展,推动中兽医、中兽药国际化。”微生态中药可望在我国兽药工业和饲料工业中发挥重

要作用,它代表了非抗生素类兽药和绿色、高效饲料添加剂的一个重要发展方向。积极开发、推广兽用微生态中药制剂及其动物饲料添加剂,可望突破人、畜同用抗生素引起交叉耐药的困境,对于促进生态文明和可持续发展具有极其重要的作用。

八、针灸、推拿等对机体微生态系统的良性调控机制研究

传统中医疗法如针灸、推拿等,虽然和一般意义上的微生态调节剂相去甚远,但不断积累的证据表明,它们确实能够对人体微生态系统产生深刻的调控作用。例如,国内外基础研究与循证医学分析表明,针灸对肥胖、高血压等代谢性疾病因疗效肯定、毒副作用小,得以在世界范围内广泛应用。究其疗效机制的研究,主要集中于神经递质调控、激素调节、胃肠动力学改变等方面。但是,近期越来越多的研究发现,针灸、火罐、推拿等对肥胖等代谢性疾病的疗效也包括直接纠正消化系统微生态失调状态,选择性调控能量代谢相关细菌如肠道厚壁菌、拟杆菌、$M.Smithii$ 菌等菌量与活性。温灸关元、足三里、天枢穴可以选择性调整肠道益生菌群,治疗肠道菌群失调与肥胖。温灸腹部募穴对肠道黏膜的保护、黏液的分泌、胃肠的蠕动都起到良性调整作用,促进肠道益生菌的生长。我们应大力运用微生态学的理论和方法,广泛开展针灸、火罐、推拿等的微生态作用机制研究,探索微生态系统在养生、治未病等方面的生理作用机制。

(丁维俊)

参 考 文 献

1. Bose S, Han KW, Lee MJ, et al.Intestinal protective effects of herbal-based formulations in rats against neomycin insult.Evid Based Complement Alternat Med, 2013, 2013: 161278.

2. Zhang X, Zhao Y, Zhang M, et al.Structural changes of gut microbiota during berberine-mediated prevention of obesity and insulin resistance in high-fat diet-fed rats. PLoS One, 2012, 7(8): e42529.

3. Wang XM, Lu Y, Wu LY, et al.Moxibustion inhibits interleukin-12 and tumor necrosis factor alpha and modulates intestinal flora in rat with ulcerative colitis. World J Gastroenterol, 2012, 18(46): 6819-6828.

4. Ding WJ, Deng Y, Feng H, et al.Biotransformation of aesculin by human gut bacteria and identification of its metabolites in rat urine.World J Gastroenterol, 2009, 15(12): 1518-1523.

5. Landete JM.Updated knowledge about polyphenols: functions, bioavailability, metabolism, and health.Crit Rev Food Sci Nutr, 2012, 52(10): 936-948.

6. 丁柯,倪学勤,潘康成,等.中草药和乳酸杆菌合生元的研究.中国家禽,2003,25(2):12-13.

7. 程佳月,张宁波,彭克美,等.微生态系统和微生态制剂的研究进展.生物技术通报,2008,(S1):102-104.

8. 赵玲,李英伦,王讯中.中草药与肠道微生系的相互影响.兽药与饲料添加剂,2003,8(4):24-26.

9. 黄叶.试论微生态中药制剂——风险评估与机制探讨.中国药业,2012,21(14):15-20.

10. 张声生,杨静.胃肠道微生态学中西医结合研究进展.世界华人消化杂志,2008,16(28):3135-3138.

11. 唐由凯,尹文仲.中医学的生态观与现代生态医学.时珍国医国药,2008,19(7):1767.

12. 鞠宝玲,唐小云,张红军,等.四君子汤对脱污染小鼠肠道菌群及肠黏膜免疫功能影响的研究.中药药理与临床,2008,2(5):1-2.

13. 张利娟,王志祥.中草药制剂对蛋鸡肠道酶活和肠道微生物的影响.东北农业大学学报,2010,41(6):94-97.

14. 曾奥,张华玲,谭周进,等.小鼠菌群失调腹泻模型的建立及超微七味白术散的疗效.微生物学通报,2012,39(9):1341-1348.

第二十六章　益生菌制品的研究现状

第一节　益生菌的概念、分类、分布及临床应用

一、益生菌的概念

益生菌的英文为"probiotics"，源于希腊文，意思是"为了生命"（for life）。1989年Fuller把益生菌定义为：凡能促进肠内菌群生态平衡，对宿主起有益作用的活的微生物制剂。强调微生物必须是活的，不包括死菌和代谢产物。1992年，Fuller对益生菌又做了更详细的描述，并提出了益生菌制剂的标准：①益生菌必须有存活能力，并能进行工业化规模生产；②在使用和贮存期应保持存活状态和稳定；③在肠内或其他环境内具有存活能力（不一定繁殖）；④对宿主产生有益的作用；⑤无毒、无害、安全、无副作用。

1996年，Arameo等把益生菌定义为：益生菌是含有生理性活菌或死菌（包括其组分和代谢产物），经口服或其他途径投入，旨在改善黏膜表面的微生物群或酶的平衡，或刺激机体特异性或非特异性免疫机制，提高机体定植抗力或免疫力的微生物制剂。

经大量研究证明，益生菌的死菌体、菌体成分、代谢产物（培养液）也具有调节微生态失调，保持微生态平衡，提高宿主健康水平的作用。因此Arameo等人对益生菌的定义已被多数国内外学者所接受。

在正常情况下，对宿主（人类、动物、植物）有益无害的微生物统称为益生微生物，由于其中细菌最为多见，故常称益生菌。用于治疗的益生菌制品应强调活菌制剂，并保持足够的活菌数，而用于保健（功能）食品的益生菌制品则可用活菌、死菌、菌体成分、代谢产物制成，可不强调活菌数。一般益生菌均来自正常微生物菌群。

二、益生菌的分类

益生菌的菌种主要来源于宿主正常菌群中的生理优势菌、非常驻的共生菌及生理真菌三大类。生理性共生菌多为产乳酸性细菌，大约包括7个菌属的上百个菌种；非常驻的共生菌在宿主体内占位密度低，具有一定免疫原性的兼性厌氧菌或需氧菌，可以是原籍菌、外籍菌或环境菌群，如芽胞杆菌属、梭菌属等。生理真菌包括几种益生酵母。目前益生菌的分类主要根据《伯杰系统细菌学手册》（第9版）并结合细菌分类的一些新进展进行的。主要益生菌的分类与分布情况见表26-1-1。

表 26-1-1　主要益生菌的分类与分布

菌属	主要菌种		分布
双歧杆菌属	婴儿双歧杆菌	青春双歧杆菌	肠道 ++
(*Bifidobacterium*)	(*B.infantis*)	(*B.adolescentis*)	口腔 +
	两歧双歧杆菌	长双歧杆菌	阴道 +
	(*B.bifidum*)	(*B.longum*)	
	短双歧杆菌	嗜热双歧杆菌	
	(*B.breve*)	(*B.thermophilum*)	
	乳双歧杆菌	动物双歧杆菌	
	(*B.lactis*)	(*B.animalis*)	

续表

菌属	主要菌种		分布
乳杆菌属 (*Lactobacillus*)	保加利亚乳杆菌 (*L.bulgaricus*) 干酪乳杆菌 (*L.casei*) 发酵乳杆菌 (*L.fementium*)	嗜酸乳杆菌 (*L.acidophilus*) 鼠李糖乳杆菌 (*L.rhammosus*) 植物乳杆菌 (*L.plantarum*)	肠道 ++ 口腔 + 阴道 ++
链球菌属 (*Streptococcus*)	嗜热链球菌 (*S.thermophilus*) 中间链球菌 (*S.intermedius*) 二丁酮链球菌 (*S.diacotilactis*)	乳酸链球菌 (*S.lactis*) 乳脂链球菌 (*S.cremoris*)	口腔 ++ 肠道 ++ 阴道 ++
肠球菌属 (*Enterococcus*)	粪肠球菌 (*E.faecalis*)	屎肠球菌 (*E.faecium*)	口腔 ++、肠道 ++ 子宫腔内、阴道、会阴部 +
芽胞杆菌属 (*Bacillus*)	枯草芽胞杆菌 (*B.subtilis*) 地衣芽胞杆菌 (*B.licheniformis*)	蜡样芽胞杆菌 (*B.cereus*) 巨大芽胞杆菌 (*B.megaterium*)	肠道 ++ 土壤 ++
梭菌属 (*Clostridium*)	酪酸梭菌 (*C.butyricum*)		肠道 ++ 土壤 ++
明串珠菌属 (*Leuconostoc*)	肠膜明串珠菌 (*L.mesenteroides*)		肠道 + 食品、饲料稳定剂和膨松剂 ++
片球菌属 (*Pediococcus*)	乳酸片球菌 (*P.acidilactici*) 戊糖片球菌 (*P.pentosaceus*)	啤酒片球菌 (*P.cerecisiae*)	肉类食品 ++
乳球菌属 (*Lactococcus*)	乳酸乳球菌 (*L.lactis*)		乳制品 ++
丙酸杆菌属 (*Propionibacterium*)	谢氏丙酸杆菌 (*P.shermonil*)	费氏丙酸杆菌 (*P.freudenreichii*)	乳制品 ++、皮肤 ++ 肠道 ++、上呼吸道 +
拟杆菌属 (*Bacteroides*)	猪拟杆菌 (*B.suis*) 瘤胃生拟杆菌 (*B.ruminocola*)	多毛拟杆菌 (*B.capillosus*) 嗜淀粉拟杆菌 (*B.amylophilus*)	动物饲料添加剂 ++ 肠道 ++、口腔 ++ 尿道 +
酵母菌属 (*Saccharomyces*)	啤酒酵母 (*S.cerevisiae*) 假丝酵母 (*C.pintotopesii*)	博拉迪酵母 (*S.boulardii*)	肠道 + 饲料添加剂 ++ 医药 ++
曲霉菌属 (*Aspergillus*)	黑曲霉 (*A.niger*)	米曲霉 (*A.oryzae*)	饲料添加剂 ++

注:+ 常有;++ 大量

三、益生菌制品的临床应用

随着益生菌对人和动物相互关系研究的不断深入,益生菌在治疗医学领域的应用范围在不断扩大。总而言之,益生菌制品的开发利用主要是利用益生菌的以下三个方面作用来进行的:①促进宿主定植抗力的增加;②对宿主免疫应答作用的刺激;③对宿主健康相关代谢活力的影响。

基于上述三方面的主要作用,经大量的科学研究表明,益生菌的功能主要包括:减少肠道致癌物质和癌症诱变物质的产生、抗肿瘤作用、增强吞噬细胞的吞噬作用、降低胆固醇、促进肠蠕动、缓解便秘、刺激机体的免疫活性、调节肠菌群、治疗抗生素相关性腹泻与防治肠道感染性疾病等。

益生菌制品的临床应用主要包括以下几方面。

(一) 对肠道感染性疾病的防治

益生菌制品可通过生物拮抗、免疫和菌群调整等机制,改善肠内微生态环境,对肠道感染性腹泻有良好的防治作用。包括细菌性和病毒性肠炎、结肠炎、小肠脱污染综合征、溃疡性结肠炎、菌痢、秋泻、肠易激综合征等。双歧杆菌、乳杆菌等制品对胃原性、胰原性或肝胆疾病引起的慢性腹泻、消化不良和乳糖不耐受症等也有很好的治疗作用。

(二) 对抗生素相关性菌群失调的防治

临床上因大剂量使用抗生素,尤其是使用广谱抗生素而引起肠道菌群紊乱,此时肠道的厌氧菌明显减少,念珠菌、肠球菌、艰难梭菌等明显增多,进而引起的抗生素相关性腹泻、假膜性结肠炎、二重感染等抗生素相关性菌群失调症。若用益生菌制品进行防治,会具有明显的治疗作用。早期大量补充双歧杆菌和乳杆菌活菌与益生元对抗生素相关性菌群失调症也可起到预防作用。

(三) 拮抗致癌物质,减轻放化疗副作用

经研究表明双歧杆菌、干酪乳杆菌等可促进吞噬细胞的活力,增强机体非特异性免疫力,控制产生致癌作用酶(如葡糖醛酸酶、硝基还原酶、偶氮还原酶、β-葡聚糖苷酶)的细菌数量,降解肠内亚硝胺等致癌物质,减少癌症的发生率,同时对癌细胞尚具有一定的控制作用。益生菌制品可增加肠道中的有益菌群,调整菌群失调,改善肠功能,有利于减轻放化疗的副作用。

(四) 治疗自身免疫性疾病

经研究证实,风湿性关节炎、强直性脊柱炎与肠道菌群失调有关。其中风湿性关节炎患者血中变形杆菌的抗体较健康人增高,认为是由变形杆菌所引起的自身免疫性疾病。强直性脊柱炎患者克雷伯菌的抗体增高,特别是急性期尤为明显。患者大便中该菌的含量已大大超出正常范围,且男性患者比女性患者高3倍。进一步研究表明,肠道内的过路菌(transient bacteria)与人体某些类型组织有共同抗原。在肠道微生态失调时,这些菌数量增加,刺激免疫系统产生抗体,进而攻击自身组织,引起自身免疫性疾病。属于这类疾病的还有恶性贫血、红斑狼疮、重症肌无力、运动性神经元疾病等。英国皇家医学院 Alan Ebringer(1990)利用干酪乳杆菌制剂治疗上述这些疾病已取得满意的疗效。

(五) 防治肝脏疾病

据 Miiting 报道,用益生菌制剂治疗慢性肝炎与肝硬化患者,经两周治疗后患者粪中氨水平增加,血中氨减少,凝血酶原时间增加,肝功能有不同程度的改善,肠菌群恢复正常,改善肝脏蛋白质代谢和肝脏的解毒功能得以恢复。国内李兰娟等用微生态调节剂治疗重症肝病,已取得重大的研究成果。

(六) 防治高胆固醇血症

经研究表明,双歧杆菌、嗜酸乳杆菌制剂可使胆固醇转化为人体不易吸收的粪甾醇。人体试验表明,饮用含有保加利亚乳杆菌和嗜热链球菌的酸奶可降低血中 5%~10% 的胆固醇。国内傅晓莉等人报道用经肠道分离的一株屎肠球菌活菌对高胆固醇血症具有明显的防治作用。

(七) 治疗内分泌性疾病

抗生素治疗或其他因素造成菌群失调时,可引起女性血清中雌激素及甲状腺激素的降低,进而骨的代谢遭到破坏,不能正常吸收和保持钙质,于是就引发了内分泌疾病中的突出病例——骨质疏松症(osteoporosis)。此时若补充肠菌群、双歧杆菌或乳杆菌,就可保持骨质中的钙或促进钙吸收。另一个病例就是甲状腺功能亢进综合征(Graves 病),若单纯补充钙或镁无效,欧洲多提倡饮用酸奶,也可以服用双歧杆菌及乳杆菌的胶丸或片剂。在肠菌群失调时尚可出现一种小肠结肠炎耶尔森菌(Yersinia enterocolitica),它是一种人畜共患病原菌,是一种典型的过路菌。在肠菌群失调时则可定植于人的肠道,一旦在肠道内繁殖就可产生一种物质,作用于甲状腺细胞,导致甲状腺素增加,进而形成 Graves 病,这种患者血清中 80% 以上有耶尔森菌抗体。高水平的抗体也可导致关节炎等自身免疫性疾病。

1981 年,Leroith 等人经试验发现,一种大肠埃

希菌能产生胰岛素样物质,这种物质进入血液后先与胰岛素靶细胞接触,封闭了胰岛素受体,使真正的胰岛素失去了受体,不能发挥作用,故血糖不能被吸收和利用而发生糖尿病。对这样的患者,若通过益生菌制品进行治疗,排出那种大肠埃希菌,患者的症状可得到明显改善或治愈。有研究者认为,双歧杆菌与乳杆菌都具有消除大肠埃希菌优势繁殖的作用。益生菌尚可减少氧自由基对胰腺的损伤,进而改善胰腺功能。这项工作尚值得进一步深入研究。

(八)防治感染性变应原哮喘及慢性支气管炎

国内外均有应用益生菌制品防治感染性变应原哮喘及慢性支气管炎的报道。前苏联 Polosu Rhina VA 报告,在 119 例感染性变应原哮喘患者中,频繁发作支气管炎哮喘者有 79.8% 的人有肠道菌群紊乱,使用益生菌制品后,肠菌群和免疫指标均恢复正常,哮喘得到控制,效果显著。

(九)防治败血症和肺炎的继发感染

Oirawa 研究指出,用益生菌治疗 15 例败血症和肺炎患者,症状改善,疗效明显。Tolkacheva 对 127 例急性白血病合并感染的患者进行研究,结果发现他们的肠菌群紊乱,用益生菌治疗,肠菌群恢复正常,感染得到控制,取得相当好的疗效。

(十)婴幼儿保健

益生菌制品能最有效防治用牛奶喂养婴儿引起的坏死性结肠炎,各种婴幼儿腹泻,增强婴幼儿抵抗疾病的能力。国内外多种儿童的奶制品中均添加有双歧杆菌、乳杆菌和双歧因子等益生菌制品,使这些产品更接近母乳,有利于儿童的防病保健。

(十一)对泌尿生殖道感染疾病的防治

国内外已研究出多种治疗泌尿生殖道疾病的益生菌制品,如利用乳杆菌制品防治细菌性阴道病、性病、宫颈糜烂、盆腔炎、宫颈炎及产褥热等症。

(十二)防治某些皮肤病

国内研制的枯草芽胞杆菌制剂可用于治疗和预防各种创伤、烧伤感染,使创面愈合快。国家已批准此种枯草芽胞杆菌制剂销售。另外有人用痤疮丙酸杆菌与表皮葡萄球菌制剂治疗青春型痤疮与黄褐斑等皮肤病取得疗效。也有人服用乳杆菌制剂治疗青春型痤疮取得良好疗效。

(十三)治疗各种便秘

采用益生菌制剂进行菌群调整疗法,用于治疗功能性便秘,疗效较好。通过口服活菌制剂,一方面可以补充大量的生理性细菌,纠正便秘时的菌群紊乱,促进食物的消化吸收;另一方面,益生菌在代谢过程中所产生的多种有机酸,使肠腔内 pH 值下降,调节肠道正常蠕动,缓解便秘。同时减少毒素及代谢产物的吸收,起到肠道清道夫的作用。

(十四)防治动脉硬化与老年性痴呆症

有人对动脉硬化、高胆固醇血症、糖尿病、老年性痴呆症进行肠菌群检查,发现有菌群失调者。有人用双歧杆菌、乳杆菌等复合制剂,对治疗患者肠菌群紊乱和改善症状取得了一定的疗效。

第二节 益生菌的作用机制

益生菌与其他药物不同,它能起到"已病治病、未病防病、无病保健"三大功能的作用。从理论上讲,益生菌优于抗生素,并能克服应用抗生素带来的菌群失调,耐药菌株增加及药物的毒副作用三大弊端。正确应用益生菌制剂,可提高人体健康素质和健康水平,达到防病治病的目的。益生菌的作用机制如下。

一、生态平衡理论

微生态学观点认为,宏生物(人、动物、植物)的体表和体内寄生着大量的微生物群。在长期的种族进化过程中,宿主、正常微生物群和内外环境互相依赖、互相制约,构成一个微生态系统。在正常条件下,这个系统处于动态平衡状态。它既对微生物有利,使之保持一定的微生物群落组合,并维持其生长繁殖;又对宿主有利,能帮助宿主进行某些生理过程。在这个微生态系统内微群落的水平中,少数优势菌种对整个菌落起着决定和控制作用。一旦失去优势种群,微菌落就会解体。若失去优势个体,则优势更替,并改变微生态平衡。例如,由于抗生素、放化疗、手术和变态反应疾患等因素引起正常菌群变化和菌群失调,出现一系列临床症状,如免疫力低下和二重感染等。此时,若利用宿主体内正常微生物群落中的优势菌作为益生菌制品,则可调整菌群失调,使宿主恢复微生态平衡,达到防病治病的目的。

二、生物拮抗作用

肠道内正常菌群直接参与机体生物防御的屏障结构,它包括生物屏障、机械屏障、化学屏障和免疫屏障。生物屏障是指正常微生物群细胞壁表面的磷壁酸与皮肤黏膜上皮细胞表面的受体(复杂多糖)发生特异有序的结合,形成生物膜样结构(三维立体结构),通过定植保护作用影响过路菌或外袭菌的定植、占位、生长与繁殖。机械屏障包括上皮细胞脱落、纤毛运动、肠蠕动及黏液分泌等。化学屏障是肠内正常菌群产生的生物酶、活性肽以及代谢产物(如乙酸、乳酸、丙酸、过氧化氢和细菌素)等活性物质,阻止或杀死致病菌在体内的定植。免疫屏障包括益生菌的免疫赋活作用所产生的体液免疫(sIgA、IgA、IgD)和细胞免疫(免疫活性细胞和细胞因子)。益生菌就是这类正常菌成员,直接参与构建机体的上述屏障结构,发挥生物拮抗作用。

三、生物夺氧学说

生物夺氧学说是我国魏曦和康白(1980)首次提出的。是利用无毒副作用的需氧菌在肠道内短暂的定植,使局部环境氧分子浓度降低,氧化还原电位(Eh)下降,造成一个相对厌氧的环境,则有利于肠道优势益生菌——厌氧菌(双歧杆菌等)的生长繁殖,最终恢复肠道的微生态平衡。蜡样芽胞杆菌、地衣芽胞杆菌、枯草芽胞杆菌等益生菌制剂在我国的推广应用,就是对生物夺氧学说的验证。另外,若补充肠道双歧杆菌,可使肠道革兰阴性杆菌的数量减少而减少内毒素的释放,进而达到控制内毒素血症的目的。

四、免疫赋活作用

益生菌可以作为非特异免疫调节因子,通过细菌本身或细胞壁表面成分(如磷壁酸等)刺激宿主的免疫细胞(MΦ、DC、BL、TL等),使之激活,产生促分裂因子,提高自然杀伤细胞和巨噬细胞的活性或作为佐剂发挥作用。此外,益生菌还可以发挥特异性免疫功能,促进机体 B 细胞产生抗体,T 细胞产生细胞活性因子。例如,给健康儿童口服双歧杆菌,可以检测到大便中总 IgA 水平明显升高,进而可以增加肠黏膜抗感染的能力。又如,口服双歧杆菌制剂可调节机体的免疫功能,增强特异性和非特异性免疫反应,诱导 T、B 淋巴细胞的分化。同时,免疫系统对肠道菌群又具有调控和制约作用,如对正常菌群表现为免疫耐受,对病原菌又表现为免疫排斥,一旦两者平衡被破坏,就会导致疾病。

五、营养作用

益生菌(如双歧杆菌和乳杆菌)能合成维生素 B_1、B_2、B_6、B_{12}、叶酸、烟酸、维生素 K 等多种维生素和蛋白质,促进机体的消化和吸收。另外,在代谢的过程中可产生大量的醋酸和乳酸,降低肠道的 pH 值和 Eh,有利于提高钙、磷、铁和维生素 D 的吸收和利用率,可防治佝偻病和缺铁性贫血。双歧杆菌发酵乳糖产生的半乳糖是构成神经系统中脑苷脂的成分,与婴幼儿脑的快速生长密切相关。双歧杆菌具有磷蛋白磷酸酶,能分解奶中的 α- 酪蛋白,提高蛋白质的消化吸收率。双歧杆菌尚可明显改善乳糖消化不良的症状,减少乳糖不耐受症带来的副作用。所以说,益生菌又是人体内"生物制药厂"的生产者。

六、三流运转学说

"三流"是指能量流、物质流及信息流(基因流)。三流运转学说既是宏观生态学理论的核心,也是微观生态学理论的核心之一。微生态系统中的"三流",能量流是指正常微生物群与宿主保持着能量交换与运转的关系。能量流是指宿主与微生物之间,正常微生物与正常微生物之间存在着能源交换关系。物质流即正常微生物群的能源与物质均依赖于宿主,微生态系统存在着合成与分解代谢,它们是微生物代谢中的必然途径。正常微生物群与宿主细胞通过分解与合成代谢进行物质交换,裂解的细胞与细胞外酶可为微生物利用,而微生物产生的酶、维生素以及微生物降解的细胞成分也可为宿主所利用。如此反反复复地进行物质交换。微生物菌群在代谢过程中可产生组织胺、硫化氢、亚硝酸等物质对宿主产生危害。基因流即正常微生物之间有着广泛的基因(DNA)交换,如耐药因子(R 因子)、产毒因子等都可在正常微生物之间通过物质的传递进行交换。

益生菌是一种非特异的免疫调节因子,可维持黏膜结构的完整性,促进机体吞噬细胞的吞噬活力,促进 B 淋巴细胞和 T 淋巴细胞产生抗体及细胞因子的能力,抑制腐败菌和致病菌的生长,降解肠道有毒物质(氨、酚、吲哚、硫化氢、粪臭素等)的产生,促进肠蠕动,有利于排便。只有保证微生态系统中"三流"的正常运转,才能使整个微生态系统保持在最佳状态之中。

七、抗肿瘤作用

在动物实验中发现,拟杆菌属和梭杆菌属可增加结肠癌的发生率及其生长速度,而双歧杆菌和乳杆菌又可阻止该癌症的发生。某些肠菌群产生致癌剂、共致癌剂或者原致癌剂,因而引发结肠癌。已知某些肠道菌通过所产杂环胺而破坏结肠细胞中的 DNA,从而导致癌症;而另外一些肠道菌则可以吸收这类致癌剂并将其无毒化。

不少学者通过体内外研究发现双歧杆菌有抗癌作用,主要机制可能通过降低肠腔 pH 值,抑制致癌物或辅助致癌物的形成,转化某些致癌物质为非致癌物质,激活免疫细胞的免疫功能,尤其是增强巨噬细胞的吞噬活性。双歧杆菌尚可稳定宿主细胞的 DNA,从而稳定该细胞不易突变。有研究表明,给荷瘤小鼠口服双歧杆菌后,发现大肠癌移植瘤组高表达促凋亡基因 *BAD*,而且该组中依赖天冬氨酸的胱天蛋白酶(caspase)家族中的 caspase-3 的基因表达率以及阳性细胞密度也显著增高,这些都提示了双歧杆菌的活化是诱导肿瘤细胞凋亡的重要途径之一。Horinaka 等(2010 年)发现乳酸菌可通过诱导 TRAIL 受体(TNF 相关性凋亡诱导配体)的表达而促进 NK 细胞对前列腺肿瘤细胞的杀伤活性。另外,双歧杆菌尚可诱导机体产生 NO,再与氧结合,最终形成强有力的杀伤细胞的羟自由基来杀伤肿瘤细胞。近期有研究证实,经过鼠李糖乳杆菌的表面分子脂磷壁酸(LTA)处理白血病细胞株端粒酶后,端粒酶的活性明显降低,这提示益生菌抗肿瘤机制可能与降低端粒酶的活性有关。大量体内外实验证明,益生菌对防治结肠癌有积极作用。从研究的现状看来,益生菌抗肿瘤的作用是被广大学者所认同的,但是其抗肿瘤的分子机制至今尚不十分清楚,值得进一步深入研究。

八、抗衰老作用

兰景刚等(1995)曾用双歧杆菌活菌液喂养老龄大鼠,然后观察其血中抗衰老的生化指标超氧化物歧化酶(SOD)和谷胱甘肽过氧化物酶(GSH-Px)以及衰老生化指标过氧化脂质(LPO)的变化,结果显示前者血中 SOD 活性显著升高($P<0.01$),LPO 显著低于对照组($P<0.05$),GSH-Px 在实验组和对照组之间无显著变化。据医学观察,充满青春活力和健康的人群中,其体内双歧杆菌特别丰富。世界上不少长寿地区的长寿老人,其肠道内双歧杆菌仍保持着青壮年人的水平。我国广西巴马地区是世界上五个长寿乡之一,科学家对生活在那里的五位 101~111 岁长寿老人粪便进行双歧杆菌定量检测,发现这些长寿老人肠道粪便中双歧杆菌数量高达 $10^7/g$ 以上。事实证明,双歧杆菌是健康长寿的指标之一。双歧杆菌、乳杆菌作为肠道正常菌群,因其具有抗氧化和调整神经内分泌 - 免疫系统而具有抗衰老作用。肠道菌群随年龄增大而变化:健康乳儿中,双歧杆菌约占肠道菌的 98%,主要为婴儿双歧杆菌;成年后不仅双歧杆菌的数量减少,菌种也不同,主要为青春双歧杆菌;进入老年以后,有些老年人检不出双歧杆菌,即使检出,数量也很少,而产生硫化氢和吲哚的梭状芽胞杆菌增多,肠类腐败过程较快,有害物质产生也较多,这些物质被吸收后又加速老化过程。但双歧杆菌抗衰老的机制至今尚不十分清楚,值得进一步探讨。

九、抗辐射作用

蒲荣等(2007)利用双歧杆菌对 C57BL 小鼠抗辐射能力的研究结果显示,双歧杆菌可通过清除自由基、抗膜脂质氧化、提高免疫功能和诱导细胞凋亡等方式来降低辐射对小鼠的损伤。双歧杆菌具有一定的抗辐射作用。另外双歧杆菌还具有保护造血器官的能力。

辐射在生活中无处不在,如阳光有紫外线辐射、微波炉的电磁辐射、肿瘤患者的放疗辐射、地震后核电站的核事故以及原子弹爆炸后的核辐射,也许你现在上网就正在被电脑辐射着。益生菌对辐射敏感,故辐射能减少皮肤黏膜和肠道的益生菌,进而影响机体健康。若口服双歧杆菌和乳杆菌等益生菌制品就可减轻辐射对人体的伤害。实验证明,口服乳酸菌的动物,经放射线照射后,比未服此种益生菌制品的对照组动物存活时间长或免于死亡。其机制可能是乳酸菌及其发酵产物有保护造血系统和抗突变的作用。乳酸和乳酸菌尚具有抗辐射的保健功能。其理论根据是半胱氨酸、谷胱氨酸、蛋氨酸与维生素 B_{12} 等是对放射线损伤有预防和治疗效果的物质,这些物质在酸乳和乳酸菌中的含量均很高。对长期饮用酸奶的人群进行调查的结果表明:减少的白细胞数可以得到恢复。乳酸菌发酵奶中含有较多的维生素 A、维生素 B、矿物质钙及能抑制 X 射线辐射的生物活性物质。双歧杆菌、乳杆菌能帮助人体合成 B 族维生素、维生素 K、叶酸等以及食物中没有而人体又必需的维生素,尤其是嗜酸乳杆菌能合成人体所必需的多种维生素。癌症患者在化疗时,放射线在杀死癌细胞的同时也杀死了大量益生菌。因此补充益生菌酸奶等产品有利于人体益生菌的恢复,减少放化疗的副作用,加速对身体损伤的恢复是简便可行的。但益生菌抗辐射的分子机制至今尚不十分明了,有待学者进一步研究。

第三节 益生菌功效的影响因素

很多因素均能影响益生菌的功效发挥。这些

因素包括菌种本身的特性、生产和储存的条件、益生菌制剂的类别、宿主因素、服用方法和剂量等因素。

一、菌种本身的特性

益生菌菌种本身的特性是发挥其生物学功效的主要因素。作为生产用菌株必须保证不产生任何内、外毒素，对人体有益、无害、无毒副作用。由于多数益生菌制剂要通过消化道途径发挥作用，所以要筛选具有耐受胃酸、胆汁酸、苯酚等有害环境因素的菌株。

作为生产用益生菌菌株必须具有较强的黏附性才能在肠道中定植繁衍而发挥作用。

对产乳酸的益生菌来说既要求有较强的抗胃酸的能力，同时也要有自身的产酸能力和产生较强的抗菌活性物质的能力。如治疗妇女的细菌性阴道病就是利用乳杆菌产酸和过氧化氢来抑制病原菌的。另外，尚应选用能共生的多株菌株制成的复方益生菌制剂。

此外，作为生产用的益生菌菌种必须经国家法定菌种鉴定单位鉴定认可。

二、生产和储存的条件

生产和储存的条件对益生菌的存活率有很大的影响，进而影响其功能。同一菌株在不同的温度条件下发酵（如42℃ 3~4小时，30℃过夜）其终末代谢产物就不同，作为益生剂的作用效果也会有很大的不同。制粒或压片过程中的压力和温度对益生菌的存活率也有较大的影响。

益生菌的活菌制剂在贮存过程中最好保持在低温、低湿度、密封、隔氧的条件下，才能使益生菌制剂保持有较高的活菌存活率和较长的货架期。一个成功的益生菌制剂，尤其是用于治疗的益生菌药品，在保质期内，必须具有较高的存活率。在生产过程中，生产菌株必须按国家菌种管理制度进行管理，严防污染或变异。所有功效或疗效均需国家食品药品管理局鉴定认可，否则不得进行宣传或广告。

三、益生菌制品的类别

益生菌制品可分两大类，一类是用于临床治疗的药品，属国家一类新药制品；另一类属于保健食品（功能性食品），它们均要国家食品药品监督管理总局经专家鉴定认可，并有鉴定证书方为有效。益生菌制品主要有下面几种类型：①含有活菌发酵产品或冻干制剂；②改善人或动物的健康状况（包括促动物生长）的制品；③作用于黏膜表面的制剂。剂型可有酸奶型、奶酪型、饮料型、粉剂、片剂、胶囊（包括普通胶囊、肠溶性胶囊、微胶囊）、气雾剂和栓剂等。针对不同的应用对象，可采用不同类别的制剂和剂型。如儿童主要采用粉剂，但粉剂的抗胃酸效果较肠溶胶囊剂差。若生产益生菌制品采用微胶囊化工艺，则可大大提高制品的货架期和抗胃酸及胆汁酸的能力。如双歧杆菌的微囊化颗粒制剂的货架期可长达两年。

四、宿主因素

宿主对益生菌的影响因素是多方面的，宿主的生理性改变（如年龄的改变）在幼年、成年和老年，哺乳期和断奶期都会影响益生菌对机体的反应和效果。

宿主的饮食成分对益生菌发挥其功效也有影响。如绿色食物胡萝卜、大豆、玉米、西红柿、野芝麻等均含有丰富的双歧因子，可促进肠道内双歧杆菌的大量生长，从而维持或恢复肠道的微生态平衡。有些食物可以使胃酸和胆汁酸的分泌增多，进而影响益生菌在经过胃或十二指肠时的存活率。口服对益生菌敏感的抗生素或化疗剂，对益生菌具有较强的杀灭作用，可导致肠道菌群失调症。故服用益生菌时最好不要同时服用抗生素。

宿主肠道内的正常微生物群对益生菌在肠道中发挥作用具有多方面的影响。通常宿主肠道的正常菌群形成生物屏障，对外来菌有较强的定植抗力，外来的益生菌很难在宿主的肠黏膜定植。如此时宿主肠道处于菌群失调状态，那么益生菌就容易发挥其作用，其效果就更加明显。

另外，精神压力可诱导肠道习惯性产生激素，降低肠黏膜层的厚度，从而降低益生菌黏附力，减弱益生菌发挥其功效水平。

五、服用方法与剂量等因素

益生菌制剂服用的方法、剂量对其功效的发挥也有影响。现一般制剂多采用口服（阴道制剂例外），饭后服用，可有利通过胃酸的作用而保持较高的成活率。目前国内尚没有明确的制剂标准、服用剂量和次数等法规，希望有关职能部门能尽快制定出相应的标准，以便推动我国的微生态制品向前发展。日本发酵奶制品及乳酸饮料协会认为含有 10^7 CFU/ml 活菌制品方可称作益生菌食品。Lee YK（1995）认为益生菌制剂的最小治疗剂量是 10^5 CFU/ml。

第四节 当前国内外常用益生菌制品菌种简介

本处所说的益生菌制品的菌种仅包括当前国内外常用的益生菌类食品、益生菌类药品和微生物饲料添加剂所用的益生菌。把这些益生菌经过不同的配方、剂型与工艺流程等,则可生产出不同的益生菌制品。

益生菌的种类繁多,传统的分类主要基于菌种的表型特征,如形态学、糖发酵、生长温度、乳酸构型、对各种碳水化合物的利用等。现代分子生物学方法如聚合酶链反应、限制性内切酶、16S rRNA 序列分析技术的引入,为益生菌的筛选和应用提供了极为重要的检测和鉴别手段。

在我国通过卫生部批准应用于人体的益生菌主要有:双歧杆菌、乳杆菌、丁酸梭菌、脆弱拟杆菌、枯草芽胞杆菌、嗜热链球菌、肠球菌与光合菌等。

农业部公布应用于动物的益生菌主要有乳杆菌、粪肠球菌、双歧杆菌、酵母菌、DM423 蜡样芽胞杆菌、SA38 蜡样芽胞杆菌等。

常用的益生菌菌种介绍如下。

一、双歧杆菌属

双歧杆菌属(*Bifidobacterium*)为多形态革兰阳性杆菌,菌体形状呈"Y"字、"V"字、弯曲状、球拍状、棍棒状、球杆状甚至球状,无芽胞、荚膜及鞭毛。该菌初代分离时为专性厌氧,继代培养后虽在含有半胱氨酸等还原物质的培养基上生长,但不能变成完全需氧。与其他革兰阳性菌比较,它对营养的要求并不严格,最适 pH 值为 6.5~7.0,最适生长温度为 37~42℃。该菌触酶、硝酸盐还原、靛基质产生、明胶液化及精氨酸水解均阴性。1mol 的葡萄糖经果糖 -6- 磷酸途径发酵生成 1.5mol 的醋酸和1.0mol 的乳酸,不生成 CO_2、丁酸及丙酸。最适生长温度为 36~38℃。DNA 的 G+C 含量摩尔百分数为 57%~68%。本属到目前共有 32 个种。

双歧杆菌属是人类和动物(包括昆虫)正常肠内微生物群的主要成员之一。双歧杆菌菌属在益生菌中应用最多,作为当今国内外最热门的益生菌制剂,各先进国家几乎都有工业化生产,并有多种剂型。该菌为厌氧菌,制剂保存困难,其常用种类有:婴儿双歧杆菌(*B.infantis*)、青春型双歧杆菌(*B.adolescentis*)、两歧双歧杆菌(*B.bifidum*)、长双歧杆菌(*B.longum*)、短双歧杆菌(*B.breve*)、动物双歧杆菌(*B.animalis*)、嗜热双歧杆菌(*B.thermophilum*)和乳双歧杆菌(*B.lactis*)等。

二、乳杆菌属

乳杆菌属(*Lactobacillus*)细胞有多种形态,有细长状、弯曲状、杆状、棒状及球杆状。一般形成链状,通常不运动,无芽胞,革兰染色阳性。微需氧,在固体培养基上培养时,通常在厌氧条件或减少氧分压及有 5%~10% CO_2 时可增加其表面生长物,有些菌在分离时就是厌氧的。发酵代谢专性分解糖,产物中至少有一半是乳酸,副产物可能是乙酸、乙醇、CO_2、甲酸或琥珀酸,不产生多于两个碳原子的挥发性脂肪酸。不液化明胶,不分解酪素,不产生吲哚和 H_2S,触酶阴性,最适生长温度为 30~40℃。耐酸,最适 pH 值通常为 5.5~6.2。DNA 中 G+C 含量摩尔百分数为 32%~53%。

乳杆菌属目前已有 56 个种被描述,Kandier 和 Weiss(1986)提出以葡萄糖发酵类型将这些种进一步分为三个群,即专性同型发酵群、兼性异型发酵群和专性异型发酵群。

乳杆菌属的种在自然界中分布广泛,很少有致病菌。乳杆菌是人、动物的胃和小肠中主要的正常菌群。乳杆菌制品的应用历史最早,制剂种类也最多,主要包括乳杆菌发酵食品、保健食品、药品及饲料添加剂等领域。作为益生菌所采用的常用菌种有:德氏乳杆菌(*L.debreackii*)、短乳杆菌(*L.brevis*)、纤维素乳杆菌(*L.cellobiosus*)、嗜酸乳杆菌(*L.acidophilus*)、保加利亚乳杆菌(*L.bulgaricus*)、干酪乳杆菌(*L.cosei*)、发酵乳杆菌(*L.fermentum*)、植物乳杆菌(*L.phantarum*)、罗特乳杆菌(*L.reuteri*)、约氏乳杆菌(*L.johnsonii*)、格式乳杆菌(*L.gallinarum*)、类干酪乳杆菌(*L.paracasei*)、鼠李糖乳杆菌(*L.rhammosus*)、食淀粉乳杆菌(*L.amylovorus*)、卷曲乳杆菌(*L.crispatus*)等。

三、肠球菌属

肠球菌属(*Enterococcus*)自 Schleifer 和 Kilpper-Balz(1984)确立以来,至今已包含 18 个种,有些种是由链球菌属转来,有些是新报道的种。肠球菌在血琼脂或营养琼脂表面形成圆形、完整的、光滑的菌落,大多数菌株不产生溶血反应,少数产生 α 或 β - 溶血反应。大多数肠球菌不产生色素,极少数产黄色色素。细胞为卵圆形,单个、成对或成短链排列。细胞常在成链方向延长。革兰染色阳性,不形成内芽胞,可有动力。兼性厌氧,最适生长温度为 35℃，在 10~45℃均可生长，在 6.5% NaCl 和 pH 值为 9.6 时能生长，水解吡咯烷基 -b- 萘胺。为化能异养菌，能量产生主要是同型发酵乳酸途径，发酵葡萄糖主要末端产物是 L- 乳酸。氢或其他氢受体可能改变糖类代谢的最终产物，在有氧发酵时 H_2O_2 可能积累或不积累。不含亚铁血红素复合物。联苯胺阴性，一般触酶阴性。DNA 的 G+C 含量摩尔百分数为 37%~45%。

肠球菌为人和动物肠道正常菌群的成员，在大多数哺乳动物和鸟类的粪便中含有大量的粪肠球菌和屎肠球菌，Unsworth 报道肠球菌在所有检测的粪便标本中都有出现，健康人肠球菌的分离率可达 100%。在人类中，肠球菌为口腔、结肠、胆囊及女性子宫颈内、阴道和会阴部的常驻菌。在特定时期和特定生态平衡环境下，肠球菌的构成有一定的比例，同其他正常菌处于共生关系，维持宿主的正常生理功能，但当此生态平衡遭到破坏后，某些肠球菌可引发二重感染。作为人畜肠道疾病预防或改善动物生长品质的制剂，肠球菌属的某些种已被广泛应用。其代表种有：粪肠球菌（E.facalis）和屎肠球菌（E.faecium）。

四、链球菌属

链球菌属（Sterptococcus）不产生芽胞，革兰染色阳性，细胞形态为球状或球杆状，直径 0.2~2.0μm，细胞成对或成链排列。有些种有荚膜，化能异氧，生长要求复杂。发酵葡萄糖的主要产物是乳酸，但不产气。兼性厌氧，触酶阴性，通常溶血。生长温度在 25~45℃之间，最适温度是 37℃。DNA 的 G+C 含量摩尔百分数为 36%~46%。1986 年《伯杰系统细菌学手册》中，链球菌属内包括 29 个种，分为 6 大群。

口腔链球菌栖息在人的口腔和上呼吸道、泌尿生殖道和肠道中，它们除了构成那里的正常菌群外，也包含人的条件致病菌。作为益生菌开发所采用的菌种有：嗜热链球菌（S.thermophilus）、乳酸链球菌（S.lactis）、中间链球菌（S.intermedius）、乳脂链球菌（S.cremoris）和二丁酮链球菌（S.diacotilactis）。

五、芽胞杆菌属

芽胞杆菌属（Bacillus）细胞呈直或近直的杆状，内生芽胞，对许多不利的环境有较强的抵抗力。细胞中仅产一个芽胞。内生芽胞不暴露于大气。革兰阳性或在生长早期阳性或阴性。鞭毛周生或退化周生。好氧或兼性厌氧。生理特性多样化；从嗜高温到嗜低温；从嗜酸到嗜碱；从耐盐到专性需盐，均可生长。触酶阴性。有机化能异氧菌。发酵代谢以典型的通行发酵途径分解己糖产生 D- 乳酸或 DL- 乳酸。细胞壁肽聚糖大多数属于直接相关的内消旋 - 二氨基庚二酸。DNA 的 G+C 含量摩尔百分数为 43%~46%。1986 年，《伯杰系统细菌学手册》的芽胞杆菌属包括 34 个正式种和 66 个未肯定的种。近年来，随着芽胞杆菌分类学的进一步深入，特别是对芽胞杆菌细胞壁化学组分的分析及其 16S rRNA 序列的比较，对芽胞杆菌的分类出现了一些新的变化，如芽胞杆菌属下已不再设种的概念，而是根据其亲缘关系将芽胞杆菌分成若干群。

无论是在医学、畜牧和农业领域芽胞杆菌益生菌制剂都占有重要地位。目前广泛采用的菌种有枯草芽胞杆菌（B.subtilis）、蜡样芽胞杆菌（B.cereus）、地衣芽胞杆菌（B.licheniformis）。畜牧业应用的还有巨大芽胞杆菌（B.megaterium）、短小芽胞杆菌（B.breves）、凝结芽胞杆菌（B.coagulans）、缓慢芽胞杆菌（B.lentus）、坚强芽胞杆菌（B.firmus）等。

六、梭菌属

梭菌属（Clostridium）细胞呈杆状，有周生鞭毛，能运动。形成卵圆到球形胞子，一般芽胞使杆状菌体膨大呈梭状。通常为革兰阳性，有机化能营养。不还原硫酸盐。绝大多数菌株是严格厌氧的。一般不产生触酶。DNA 的 G+C 含量摩尔百分数为 23%~43%。本属按照芽胞位置和明胶液化分成 5 个群，有 61 个种。梭菌属通常发现于土壤、海洋和淡水的沉淀物以及人和动物的肠道中。作为益生菌被广泛应用的菌株是丁酸梭菌（Clostridium butylibacterium），此菌也称酪酸梭菌或宫入菌，是 1935 年由宫入近治发现的。此菌在食品、医药、饲料添加剂中得到广泛应用。

七、明串珠菌属

明串珠菌属（Leuconostoc）细胞成球形，常呈透镜状，成对或链状排列，革兰阳性，无动力，不形成芽胞，菌落通常小于 1mm，光滑、圆形、灰白色。化能异养，生长需要复合氨基酸和生长因子。触酶阴性，无细胞色素。不水解精氨酸，DNA 的 G+C 含量摩尔百分数为 38%~45%。明串珠菌属现有 8 个种 3 个亚种。本菌属大多见于水果、蔬菜和蔬菜发酵过程，以及牛奶和乳制品及其起始物中。本菌属中应用较为广泛的是肠膜明串珠菌（Leuconostoc mesenteroides）。肠膜明串珠菌的糖苷转移酶可使蔗糖产生葡萄糖低聚糖,可作为食品和饲料稳定剂和膨松剂,肠膜明串珠菌更重要的作用在于它能够刺激肠道菌群的生长。

八、片球菌属

片球菌属(*Pediococcus*)细胞圆球形,在垂直的两个平面交替分裂形成四联状,但不普遍,一般细胞成对,单生者罕见,不成链状排列。革兰阳性,不运动,不行成芽胞,兼性厌氧。化能异养,生长需要烟酸、泛酸和生物素,不需要硫胺素或钴胺素。触酶阴性,无细胞色素,通常不酸化,不凝固牛乳,不分解蛋白,不产生吲哚,不还原硝酸盐,不水解马尿酸。最适生长温度25~45℃。DNA的G+C含量摩尔百分数为34%~45%。片球菌属包含8个种。应用菌种主要是乳酸片球菌(*Pediococcus acidilaxtici*)、啤酒片球菌(*P.cerecisiae*)和戊糖片球菌(*P.pentosaceus*)。乳酸片球菌还可应用于肉类和植物食品的保藏过程。

九、乳球菌属

乳球菌属(*Lactococcus*)球形或卵圆形细胞,单生,成对或成链状,革兰阳性,兼性厌氧菌,不运动,通常不溶血,能在4% NaCl和10℃下生长。乳酸乳球菌(*Lactococcus lactis*)的3个亚种在乳制品生产中占有较重要地位。一些菌株还可以产生细菌素如Nisin、Lactococcin和Bacteriocin等。乳球菌作为生物防腐剂有巨大的市场应用价值。

十、丙酸杆菌属

丙酸杆菌属(*Propionibacterrium*)革兰阳性,不形成芽胞,不运动。通常是多形态的,细胞单个或成"V"和"Y"型排列,短链或丛生。化能异养,代谢碳水化合物、丙酮酸盐或乳酸盐。发酵产物包含丙酸和乙酸的混合物,并常常包含较少量的异戊酸、甲酸、琥珀酸或乳酸和CO_2。所有的种都发酵葡萄糖产酸。最适生长温度为30~37℃,pH值为7时生长最快。DNA的G+C含量摩尔百分数为59%~66%。在乳制品或人的皮肤和肠道中发现。丙酸杆菌属中共有8个种。其中谢氏丙酸杆菌(*P.shermanii*)和费氏丙酸杆菌(*P.freudenreichii*)可作为饲料添加剂益生菌使用。

十一、拟杆菌属

拟杆菌科包括3个菌属,拟杆菌属(*Bacteroides*)为革兰阴性,非芽胞杆菌。不运动或以周生鞭毛运动。化能异养,代谢糖或蛋白胨,发酵产物包含琥珀酸、乳酸、乙酸、甲酸或丙酸的混合体。专性厌氧。触酶阴性,不水解马尿酸。37℃和pH值7时生长最快。DNA的G+C含量摩尔百分数为40%~55%。拟杆菌属报道有22个种。拟杆菌主要发现于人和动物的肠道、软组织的感染和垃圾中。有些种可致病。动物饲料添加剂中可采用的菌种有猪拟杆菌(*B.suis*)、多毛拟杆菌(*B.capillosus*)、瘤胃生拟杆菌(*B.ruminocola*)、嗜淀粉拟杆菌(*B.amylophilus*)。

十二、酵母菌

酵母菌(yeast)是喜生长于偏酸环境的需氧菌,在肠道内可大量繁殖。酵母菌科(Saccharomycetaceae)共有酵母菌22个属139个种。其中酵母菌属(*Saccharomyces*)中以啤酒酵母(*Saccharomyces cerevisiae*)最为重要,啤酒酵母单细胞,细胞圆形或卵原形。对营养要求不严格,在麦芽汁或葡萄糖培养基上生长良好。最适生长温度为25~28℃。能发酵葡萄糖、蔗糖、麦芽糖、半乳糖和棉籽糖,产生CO_2和乙醇。啤酒酵母对日光和干燥有较大抵抗力。在厌氧环境中仍保持代谢活力。啤酒酵母分布广泛,除在各种植物表面外,还在脊椎动物和无脊椎动物肠道中均可分离到少量的该酵母菌。

酵母菌自身的生长对动物肠道的生物学作用并不重要,但作为一种饲料添加剂,是补充维生素及蛋白质的来源,可以增加消化酶的活性,这方面作用可能更为重要。医药应用中啤酒酵母主要作为助消化剂,作为益生菌治疗用的酵母菌还有博拉迪酵母菌(*Saccharomyces boulardii*)和假丝酵母(*Candide pintotopesii*)。

十三、真菌

真菌(Fungi)作为饲料添加剂使用。采用的菌种是曲霉菌属(*Aspergillus*)的黑曲霉(*A.niger*)和米曲霉(*A.oryzae*)两种。主要利用其产生的各种酶类,如淀粉酶、蛋白酶、脂肪酶、木糖酶、木聚糖酶、纤维素酶、纤维二糖酶、果胶酶、磷酸酶等,促进动物消化利用饲料。

动物益生菌制剂前景非常广阔,微生态制剂避免了抗生素长期使用的毒副作用及耐药性或抗药性,可防治微生态平衡失调。同时促进畜禽生长发育,提高饲料消化、吸收和转化率,增加肉蛋产率,而且产品中没在残留污染,符合绿色食品要求。因此,医药、饲料和兽医界都主张大力研制推广动物微生态制剂以替代抗生素。

第五节　益生菌菌种改良与展望

益生菌除可以发挥本身有益作用之外,还可以作为外源基因的表达受体菌。例如,可将酵母菌、双歧杆菌、乳杆菌、芽胞杆菌等作为工程菌的受体菌,通过分子克隆、基因重组技术,将外源基因(营养因子基因、治病/抗病基因、酶基因等)转入构建的新菌株,使其表达外源蛋白,直接添加到饲料中或者让构建的新菌株再回到肠道内,在肠道内生长繁殖,除发挥原有的益生功能外,还能表达特殊外来基因的功能,达到一种制剂多种功能的目的,而且无毒无害。其基本原理或操作过程如下:首先用一定的方法将所需要的目的 DNA片段从某一生物供体中克隆出来,其次,在离体的条件下用适当的工具酶进行切割后,把它与作为载体的 DNA 分子连接起来,形成重组 DNA 分子,然后将重组 DNA 分子转移到受体益生菌中,最后经筛选可得到重组外源 DNA 分子的益生菌,然后再研发出益生菌制品应用到人类与动植物之中。

具体说来,目前作为受体菌的酵母菌有:酿酒酵母、甲醇酵母等。美国伊利诺伊大学香槟分校食品科学与人类营养系、加州大学劳伦斯伯克利国家实验室和英国石油公司(British Petroleum Corporation,BP)的科学家表示,他们对酿酒酵母进行了基因改造,新得到的酵母菌株可以发酵葡萄糖、纤维二糖(葡萄糖的前体物,由两个结合在一起的葡萄糖组成)和木糖,能更好更多地把植物发酵成替代燃料乙醇。毕赤酵母作为甲醇酵母中的一种,表达蛋白水平高出酿酒酵母 10~100 倍,因此更适用于工业化生产。目前研究其可表达的因子有:肿瘤坏死因子(TNF)、乙型肝炎病毒表面抗原(hepatitis B surface antigen,HbsAg)、超氧化物歧化酶(SOD)、白细胞介素 -2(IL-2)、破伤风毒素蛋白(tetanus toxin fragment,TTF)、人血清白蛋白(human serum albumin,HSA)、鼠表皮生长因子(epidermal growth factor,EGF)、类胰岛素生长因子、生长激素、抗菌肽、干扰素、细胞白介素、血管抑制因子、植酸酶、人成纤维细胞生长因子等。

双歧杆菌作为人体重要益生菌,国内外学者对其研究非常广泛,各国微生态学专家试图对双歧杆菌进行遗传水平上的改造,希望能够筛选出更适合活菌制剂生产和具有较大药效作用的菌种。国外学者们正在努力寻找适用于双歧杆菌的基因工程载体,并首先把目光瞄向了双歧杆菌中的质粒,希望对其进行改造,来构建出理想的载体。Rossi 和 Mattarelli 及 Bourget N 等分别对来自长双歧杆菌(B.longum)中的质粒 pMB1、pVS809 和短双歧杆菌(B.breve)中的质粒进行了限制性内切酶的酶切图谱分析,为构建载体打下了基础。此外还构建了大肠埃希菌与动物双歧杆菌之间的穿梭载体。Missich 等将长双歧杆菌的质粒和肠球菌抗链霉素基因克隆到大肠埃希菌载体,构建了大肠埃希菌 - 长双歧杆菌穿梭质粒。用电穿孔法将该质粒成功地转化到双歧杆菌中,对进一步加强双歧杆菌的有益作用有重要意义 。

乳杆菌可作为疫苗载体加以利用,其优势有:①在呼吸系统、消化系统、泌尿系统定植,对维持微生态平衡很重要;②在发酵食物中应用了几个世纪,被认为是公认安全的(generally recognized as safe,GRAS)微生物;③同胃肠外免疫途径相比,通过黏膜免疫,可以诱发IgA产生;④免疫方便、便宜、安全,不需要注射;⑤具有免疫佐剂作用;⑥同其他活载体(如减毒大肠埃希菌、沙门菌、病毒)相比,乳杆菌作为载体无免疫原性,所以,无病原性、食物级或共生、共栖性的乳杆菌作为疫苗载体受到广泛关注。

从长远的观点看,芽胞杆菌也许会取代大肠埃希菌的地位,成为重要的基因工程受体菌。四川农业大学的倪学勤等选择赖氨酸产量高的菌株作为受体菌,在芽胞杆菌中表达赖氨酸合成酶,结果表明,外源质粒转化频率高,能在其中长期保存且高水平表达。

益生菌也可用于肿瘤靶向治疗。其作用机制主要有:①肿瘤细胞生长迅速而血供相对不足,造成实体瘤内存在相对乏氧的微环境,为具有趋低氧代谢的厌氧菌提供了适合聚集生长和繁殖的场所;②对于营养缺陷型的工程厌氧菌,由于肿瘤组织代谢旺盛,产生大量的中间代谢产物供其利用,使得相同的时间内肿瘤内细菌的增殖速度远高于正常组织;③异常的血管化和肿瘤组织间隙的高组织间隙渗透压限制了免疫成分(粒细胞、抗体、血清补体等)随血流进入,肿瘤组织成为细菌的免疫避难所,对细菌的清除较正常组织慢。

在抗肿瘤基因治疗的益生菌载体中,研究和应用最为广泛的是双歧杆菌。 双歧杆菌属于革兰阳性绝对厌氧菌,是哺乳动物的低位小肠及结肠的正常菌群。双歧杆菌可以专门针对肿瘤细胞的厌氧中心,因此是一个很好的肿瘤 - 靶向基因治疗的载体系统。单纯疱疹病毒 - 胸苷激酶 / 更昔洛韦(HSV-TK/GCV)系统是目前研究最好的肿瘤自杀基因治疗系统。其中特异表达胸苷激酶的肿瘤组织可以转换无毒的前体更昔洛韦成为更昔洛韦醛 -3-磷酸,它是一种能杀死肿瘤细胞的有毒物质。在这项研究中,科学家开发探索出一种新型的自杀基因治疗系统,利用实体肿瘤的缺氧环境和厌氧双歧杆菌细菌的代谢功能,使双歧杆菌 / 胸苷激酶自杀基因用于肿瘤靶向治疗。婴儿型双歧杆菌 TK/GCV 的体内疗效治疗膀胱肿瘤的自杀基因治疗系统表明:婴儿型双歧杆菌介导 TK/GCV 自杀基因治疗系统能通过增加胱天蛋白酶 -3(caspase-3)的表达和诱导凋亡,有效地抑制大鼠膀胱肿瘤的生长。真正应用双歧杆菌进行基因治疗的是 Li 等人将编码内皮他定(endostatin)的 *B.adolesentis* 用于治疗负荷皮下移植性肝癌的 BALB/c 小鼠模型,并观察到对肿瘤新生血管生成和肿瘤生长的抑制。

基因突变是偶然的,有些基因突变对人类是有利的。迄今为止,人类已将数以万计的植物种子带入太空,经过太空微重力、宇宙辐射、复杂电磁环境等多种因素对生物体产生诱发突变作用,一些优质高产耐病虫害的突变种子被培育了出来,我国神舟九号航天飞船也已将近百种经历太空遨游的种子带回。2012年,在太空遨游了13天的"牛栏山一号"酒曲正式"回家"。科研人员将对太空曲种的变化情况进行跟踪研究,筛选改良液化酶、蛋白酶、糖化酶等酶系的菌株,酿造出更高品质的美酒。若能将目前已知的益生菌也带入太空遨游一番,回到地球后再筛选优质改良菌株并为人类所用,无疑免去了科学家对益生菌基因的人工操作改良,是一项省时省力的事,而且突变菌株可能是人类还无法预知的益生菌优良改良菌株。

(张德纯　郭亚楠)

参 考 文 献

1. 李兰娟. 感染微生态学. 第 2 版. 北京:人民卫生出版社,2012.
2. 康白. 微生态学原理. 大连:大连出版社,1996.
3. 熊德鑫. 现代微生态学. 北京:中国科学技术出版社,2000.
4. 杨景云. 医用微生态学. 北京:中国医药科技出版社,1997.
5. 袁杰利. 肠道菌群与微生态调节剂. 大连:大连海事大学出版社,1996.
6. 姚纪高. 一肚子好菌. 北京:科学出版社,2003.
7. Ha SJ, Galazka JM, Kim SR, et al.Engineered Saccharomyces cerevisiae capable of simultaneous cellobiose and xylose fermentation.Proc Natl Acad Sci,2011,108(2):504-509.
8. Bourget N, Simonet JM, Decaris.Analysis of the genome of the five Bifidobacterium breve strains:plasmid content, pulsed-field gel electrophoresis genome size estimation and rrn loci number.FEMS Microbiology Letters,1993,1(110):11-20.
9. Theys J, Barbé S, Landuyt W, et al.Tumor-specific gene delivery using genetically engineered bacteria.Current gene therapy,2003,3(3):207-221.
10. Tang W, He YF, Zhou SC, et al.A novel Bifidobacterium infantis-mediated TK/GCV suicide gene therapy system exhibits antitumor activity in a rat model of bladder cancer.Journal of Experimental & Clinical Cancer Research,2009,28(155):1-7.
11. Li X, Fu GF, Fan YR, et al.Bifidobacterium adolescentis as a delivery system of endostatin for cancer gene therapy:selective inhibitor of angiogenesis and hypoxic tumor growth.Cancer Gene Ther,2003,10(2):105-111.

第二十七章 益生元及其他微生态调节剂

第一节 益生元的作用及应用回顾

微生态学理论中有关微生态防治内容就有利用生长促进剂通过营养或生长条件的选择，使生理性细菌抑制非生理性细菌生长，从而达到调整菌群的目的。早在21世纪初，德国就有口服乳糖促进大肠埃希菌、抑制痢疾杆菌的疗法。因为大肠埃希菌可利用乳糖，而痢疾杆菌却不能利用。利用寡聚糖、胡萝卜和西红柿汁来选择性刺激双歧杆菌生长的一类物质称为双歧因子。作为生长促进剂选择性地促进正常生理菌群的生长、抑制非生理性细菌的物质很多。其中应用最多和最广泛的是各种低聚糖，国际上有专门的术语来描述这一类生长促进剂，就是益生元。

一、益生元的定义

益生元一词译于"prebiotics"，Gibson GR与Roberforid（1995）提出益生元的概念，指出：益生元是一种不被宿主消化的食物成分或制剂，它能选择性地刺激一种或几种结肠内常驻菌的活性或生长繁殖，起到增进宿主健康的作用。益生元应具备以下四个条件：①在胃肠道的上部，它既不能水解，也不能被吸收；②只能选择性地对某种有益菌进行刺激生长繁殖或激活代谢功能作用；③能够提高肠内有益于健康的优势菌群的构成和数量；④能起到增强宿主机体健康的作用。

低聚糖是短链的碳水化合物，广泛存在于自然界，如母乳及各种动物的初乳中，也以游离状态或糖结合形态少量存在于植物中。低聚糖早期在植物中被看作种子或块茎中的储备糖，供生长时利用，然而近年来因发现其对消化道的生理作用而受人们的重视。低聚糖是肠道菌群最常见和便于利用的碳水化合物来源，此类化合物经人体摄入后，进入小肠内不被消化而以完整状态进入回肠和盲肠部位，在结肠中，其中大部分被结肠中的常驻细菌作为碳源所利用，选择性促进结肠内的常驻菌（如乳酸菌）的增加，通过生物拮抗抑制腐败菌的繁殖。常见的低聚糖类益生元包括：菊粉（inulins）、低聚果糖（FOS）、低聚半乳糖（GOS）、大豆低聚糖（soybean oligosaccharides）、低聚木糖（xylo-oligosaccharides，XOS）、低聚异麦芽糖（isomalto-oligosaccharides，IMO）和乳果糖（lactulose）。

已经研究证实的存在益生元的天然食品见表27-1-1。

表 27-1-1 存在益生元的天然食品

来源	学名	果糖单位数	新鲜材料中果糖基含量（%）
香蕉	*Musa spp*	2	0.3~0.7
裸麦	*Secale cereale*	2	0.5~1.0
韭菜	*Allium ampeloprasmus*	n	2.0~10.0
小麦	*Triticum asetivum*	n	0.8~4.0
大蒜	*Allium sativum*	n	1.0~16.0
菊苣根（chicory roor）	*Cichorum intybus*	n	15.0~24.0
卢荀	*Asparagus officinalis*	2~4	2.0~3.0
洋蓟（jerusalem artichoke）	*Helianyus tuberosus*	2	16.0~22.0
球洋蓟（globe artichoke）	*Cynara scolymus*	2	3.0~10.0
洋葱	*Allium cepa*	2~4	1.1~7.5

续表

来源	学名	果糖单位数	新鲜材料中果糖基含量(%)
蒲公英	*Taraxacum officinale*	n	12.0~15.0
大丽花	—	n	13.0
牛蒡	—	2~4	3.6

数据源自:

Mitsuoka, Hidaka H, Eida T, et al.Effect of fructo-oligosaccharides on intestinal microflora.Nahrung, 1987, 31 (5-6):427-436

Roberfroid M, Gibson GR, Delzenne N.et al.The biochemistry of oligofructose, a nondigestible fiber:an approach to calculate its caloric value.Nutr Rev, 1993, 51 (5):137-146

作为食物成分,某些非消化性碳水化合物(抗性淀粉、植物细胞壁多糖、半纤维素、果胶和树胶)、非消化性寡糖、一些多肽或蛋白质和某些脂类可以作为益生元的候选者。基于它们的结构,这些成分在上消化道不被吸收和被消化酶水解,而在结肠部位能被细菌利用,同时提供给宿主能量、代谢物质和必需营养成分,因此这类物质称为结肠性食品。

在结肠性食品中,某些非消化性碳水化合物完全符合益生元的标准,而某些来源于牛奶和植物中的肽类和蛋白质,虽然在上消化道不被吸收并有某些有利作用(如促进某些阳离子的吸收及刺激免疫系统),但由于结肠内细菌发酵作用使之产生有害物质(如氨和胺类),故它们不能算做益生元。由于非消化性脂类经结肠的代谢作用机制还不清楚,这类脂类也不能算益生元。此外,非消化性碳水化合物包括各种改性淀粉、非直链多糖、半纤维素、果胶、非消化性低聚糖等。由于它们对结肠内细菌没有选择性促进作用,因此这类物质也不能算益生元。表27-1-2表示一些糖类是否可作为益生元的分类。

表27-1-2 膳食性碳水化合物作为结肠食品和益生元的分类

糖类	结肠食品	益生元
抗性淀粉	是	否
非淀粉性多糖		
植物细胞壁	是	否
半纤维素	是	否
果胶	是	否
树胶	是	否
非消化性多糖		
低聚果糖	是	是
低聚木糖	是	是
低聚半乳糖	是	是
大豆低聚糖	是	是
低聚葡萄糖	是	否

二、益生元在人类膳食中应用的古老性与角色

益生元在日常膳食中应用的古老性与进化性角色很少被了解,通过现代体外和体内实验,我们不断获得益生元为人类健康带来益处的理解,这同样受益于考古学家提供的上古时代的信息。人类的早期祖先从雨林地区迁移到干燥的亚热带非洲草原,有许多地下的块茎、块根、球茎和多年生鳞茎富含益生元,是他们常见的食物来源。它们当中的很多植物仍然是现代狩猎者和伐木者的主要食品。就像考古证据所显示的那样,益生元在一些地区已经长时间作为人类膳食的组成部分,其食用时间远远超过了现代人类食用时间。

在北美,几十年的大规模考古研究已经积累了丰富的益生元植物的资料。美国西得克萨斯Chihuahuan沙漠地区深埋地下的层化洞穴存留物证明了龙舌兰属植物、丝兰状沙漠植物、百合科植物和野生洋葱曾被食用。到目前为止,数量很多的含有菊粉的植物在北美史前期和历史上被用作食品的来源,这些特殊植物为我们提供了最古老的证明北美人食用益生元的证据,时间前推超过9000年。

食用益生元的进化对于人类的发展和成功的含义仍然未知,需要进一步研究。然而,可以有把握地说,由于工业革命带来的加工技术的革命,结合西方膳食方式的增加,并伴随医药上的弊病,已经永久地改变了精加工食品发展导致的食品和人类健康之间的平衡,从而再次调整了我们的代谢钟。

三、益生元的健康效应

益生元主要被用于选择性刺激肠内有益菌群的生长繁殖,其健康效应与益生菌是相似的。此外,益生元作为膳食补充剂,不仅可以选择性刺激乳酸菌的增长,还具有调节微生物代谢的作用。

（一）拮抗病原菌的黏附活性

作为肠道屏障功能的组成部分，肠道菌群能够增强定植抗力，发挥重要的生物屏障功能，其作用机制包括：①通过益生菌产生的短链脂肪酸降低肠道 pH 值而抑制致病菌的生长繁殖；②通过空间位阻、竞争性占位阻止致病菌的定植；③通过营养竞争，取得快速生长竞争优势；④通过产生的细菌素、抗生素拮抗致病菌的生长。益生元可以通过选择性促进肠内益生菌的生长繁殖，发挥上述生物屏障功能。

益生元还可通过其本身拮抗病原菌的黏附活性发挥益生作用。许多肠道致病菌可以利用单糖或短链低聚糖片段作为受体，利用这种低聚糖可以竞争性拮抗病原菌对肠上皮细胞的黏附。例如来自植物的碳水化合物纤维二糖，可以通过调节降低毒力因子而抑制单核细胞增生性李斯特菌的黏附。

（二）降低癌症风险

摄取益生元可以降低基因毒性酶的活性。早期研究表明，人服用低聚半乳糖（GOS）可以降低硝酸盐还原酶的活性（一种代谢激活剂，或是诱变原，或是致癌物），也可降低吲哚和异戊酸（腐败物质标记物）的水平。当用人体肠道模型来研究 GOS 对基因毒性酶的影响时发现，GOS 可以强烈抑制 β- 葡萄糖苷酶、β- 葡萄糖醛缩酶、芳基硫酸酯酶等的活性，而重氮和硝基还原酶则被刺激。这种变化可归因于菌群水平的调节，更可能是由于 GOS 的直接抑制或有关细菌产生了抑制剂或失活剂。然而增加双歧杆菌和乳杆菌的数量，也可能会减少基因毒性酶的生成。

（三）促进矿物质的吸收

很多实验模型收集的试验资料表明：饲喂低聚果糖、菊粉、菊粉 HP 或 Synergyl 可大大提高钙和镁的吸收。人体试验表明，每天摄食 15g FOS 或 40g 菊粉，可增加钙的吸收，镁的吸收也可因摄食 FOS 而提高。钙吸收量与盲肠中 L- 乳酸的量密切相关，当低聚糖被肠内细菌转化成 L- 乳酸后，L- 乳酸吸附钙化合物使其溶解性增加，因而导致机体钙的吸收能力增加。

（四）调节脂肪代谢

虽然机制迄今未明，但益生元已被确认可以影响脂肪代谢。对糖尿病大鼠模型实验表明，饲料中的糖用低聚木糖替代后，病鼠血清胆固醇和甘油三酯下降，而肝脏中甘油三酯水平与健康大鼠相当。其他研究也证实 FOS 可降低血脂。推测这也是由于肠道发酵益生元生成丙酸盐从而抑制了脂肪生成酶的原因。

（五）开发新的益生元

人们正在考虑从不同物质中开发出更多用于不同健康需求的益生元。天然的聚合物或其降解生成的低聚糖可能具有益生元的作用，其中右旋糖酐、细菌胞外多糖、甲壳素、壳聚糖、谷物中的膳食纤维组分、药食同源食材中的多糖成分，这些物质都是丰富而廉价的原料，将是开发有用益生元的另一重要资源。

四、对益生元功效的评价

各种体外、体内检测方法可以用来评价益生元的功效。确定某种益生元具有一定有益健康的功能后，首先要确定其是否能完整地到达结肠。其次是检测双歧杆菌等益生菌的增殖和活性以及对致病菌的作用。最后要通过体外发酵、动物试验或人体试验检测菌株功效。

在动物试验中，使用具有正常菌群的实验动物来确定益生元的毒性、是否产气，对宿主各机体指标的影响等。但人与动物的肠道菌群还是有差别的，在评价益生元的功效时，还是需要进行临床人体试验，缺点是试验难度较大、费用较高。

第二节　常见的益生元

根据益生元的严格定义，目前只有不被宿主消化的低聚糖（oligosaccharides）可以作为益生元。低聚糖是一种不能被消化的糖类，只能被人体内少数几种细菌利用（如双歧杆菌或乳杆菌），可以起到与益生菌同样的效果，并且克服了益生菌活菌制品难以长期存活的缺点。

一、菊粉型果聚糖

菊粉型果聚糖也称低聚果糖（fructo-oligosaccharides，FOS），自然界中是以菊粉形式存在于植物和果实中，例如小麦、洋葱、香蕉、蜂蜜、芦笋、蒜和韭菜等。FOS 在 pH 值 5~7 时稳定，高温加热会引起分解，冷藏情况下可以保存半年仍很稳定。广泛用于奶粉、酸奶、奶制品等。低聚果糖可以减轻精神压力，缓解便秘，降低血糖，降低血胆固醇和血脂，促进双歧杆菌和乳杆菌等有益菌的生长，促进钙、铁吸收。低聚果糖能够显著缓解婴儿发热、腹泻和呕吐等症状。

二、低聚半乳糖

低聚半乳糖（galacto-oligosaccharides，GOS）是

由几个半乳糖基与一个葡萄糖基经 β-1,6 键链接而成。它在酸性和高温条件下具有极好的稳定性，在食品的加工过程中其结构和性质不会改变，是理想的功能性食品配料。在人体内，几乎所有的双歧杆菌和乳杆菌都利用它作为碳源，而大部分肠道有害菌不能利用，所以可以认为低聚半乳糖是双歧杆菌的增殖因子。母乳中含有一定量的低聚半乳糖，母乳喂养的婴儿肠道中双歧杆菌数量较多且占据优势。低聚半乳糖的甜度是砂糖的 30%~40%。若连续一周每天摄取 10g，那么肠道腐败细菌的数量减少，葡糖醛酸酶和硝基还原酶的活性也明显下降。

三、低聚木糖

低聚木糖（xylo-oligosaccharides，XOS）是由 2~6 个木糖经 β-1,4 键连接形成的直链糖。一般是以玉米芯、蔗渣和棉子壳等富含木聚糖的植物通过木聚糖酶的水解作用分离精制而获得的。甜度约为蔗糖的 40%。它很难被人体消化酶分解，试验结果证明，唾液、胃液、胰液和小肠液等都不能分解低聚木糖。并且其热稳定性也很好，在酸性条件（pH 值为 2.5~7.0）下加热也基本不分解，适合应用于酸奶等酸性饮料中。低聚木糖是一种高效双歧因子，除双歧杆菌外，大多数肠道细菌对低聚木糖利用率极低。人体每天食用 0.7g 低聚木糖，21 天后双歧杆菌所占比例由 8.5% 提高到 26.2%，血浆中葡萄糖水平也未大幅度上升。故低聚木糖可作为糖尿病或肥胖症患者的甜味剂。此外，低聚木糖还具有防止便秘和促进钙的消化吸收作用。

四、大豆低聚糖

大豆低聚糖（soybean oligosaccharides）是存在于大豆中的可溶性糖分的总称，主要成分是水苏糖和棉子糖。水苏糖和棉子糖都是由半乳糖、葡萄糖和果糖所组成的支链杂低聚糖，这两种糖都是难消化糖。大豆低聚糖甜味清爽，应用于豆豉、大豆发酵饮料、醋等产品中，豆腐中加入大豆低聚糖可增加原料的甜味，添加到豆豉中可消除豆豉的氨臭味。双歧杆菌发酵大豆低聚糖的效果要优于低聚果糖。成人每日摄取 10g，三周后肠内双歧杆菌数量明显增加，有害菌也大大减少。

五、低聚乳果糖

低聚乳果糖（lactosucrose）是由半乳糖、葡萄糖和麦芽糖组成。商业化生产的低聚乳果糖甜度约为蔗糖的 70%。低聚乳果糖几乎不被人体消化吸收，摄入后不会引起体内血糖水平和血液胰岛素水平的波动，可供糖尿病患者食用。低聚乳果糖甜味特点上也更接近于蔗糖。该糖在日本经急性毒理试验和致突变试验等证实是安全无毒的。

六、低聚异麦芽糖

低聚异麦芽糖（isomalto-oligosaccharides，IMO），又称异麦芽寡糖，是一种含有异麦芽糖、异麦芽三糖、异麦芽四糖和潘糖以及五糖或以上分支低聚糖的混合低聚糖。低聚异麦芽糖的甜度相当于蔗糖的 40%~50%，可部分代替蔗糖，不会影响食品的结构和风味。它耐热稳定性好、耐酸性极佳，50% 浓度低聚异麦芽糖在 pH 值为 3、120℃条件下长时间加热不会分解。低聚异麦芽糖的水活度低，可保持食品不易老化，延长食品的保存时间。健康成年人寡糖有效剂量为每天 15~20g，连续需用一个月左右，肠道双歧杆菌的数量会增加。

七、其他准益生元

（一）乳果糖

乳果糖（lactulose）也称乳酮糖、半乳糖苷果糖、异构化乳糖。在所有的低聚糖中乳果糖的产量最大，与低聚半乳糖一样，乳果糖也是以乳糖为原料。乳糖经碱石灰处理后得乳果糖，乳果糖是由半乳糖和葡萄糖组成的，乳果糖在小肠内不被消化吸收，到达大肠被双歧杆菌利用。母乳喂养儿与人工喂养儿的一个突出差别在于前者粪便中的双歧杆菌数要比后者多，但若给人工喂养婴儿同时喂食适量乳果糖，可观察到双歧杆菌的增殖速率大为提高，甚至达到母乳喂养儿的水平。试验表明，摄入乳果糖后人体血浆中葡萄糖无升高现象。另外，乳果糖对牙齿没有致龋作用。对乳果糖的毒理学研究结果表明，其毒性极小，相当于蔗糖。因此，乳果糖被列为低热值甜味剂和功能性食品添加剂。乳果糖除用作食品添加剂外，还在医药上用于治疗便秘和门静脉系统的脑病。Slvay（德国）是世界上最大的乳果糖制造厂，每年约生产 10 000 吨乳果糖，其中90% 用于药品。

（二）帕拉金糖

帕拉金糖（palatinose）也叫异麦芽酮糖。是麦芽酮糖合成酶作用于蔗糖而生成的。帕拉金糖是二糖，甜度比蔗糖低，可被人体小肠消化吸收，因此，不是双歧杆菌增殖因子。然而帕拉金糖分子内脱水缩合形成帕拉金低聚糖，则不被人胃肠消化吸收而达到大肠,促进双歧杆菌的增殖。帕拉金糖不会引起龋齿,应用于口香糖等食品中。帕拉金低聚糖由日本的 Mitsui 制糖公司生产。

(三)水苏糖

水苏糖(stachyose)是由葡萄糖、半乳糖、果糖等单糖聚合而成。水苏糖主要由大豆经酶发酵后提取,也可从泽兰根块中提取。水苏糖的甜度为22%,它对双歧杆菌、嗜酸乳杆菌、保加利亚乳杆菌有促进作用,对大肠埃希菌稍有促进作用,它不被人体利用,能选择性促进肠道生理性细菌的生长。

(四)棉籽糖

棉籽糖(rafinose)是采用层析分离法从甜菜糖蜜中提取及精制而得。含98%的低聚糖,是低聚糖中唯一不会吸湿的结晶低聚糖。对热和酸很稳定,主要用于糖果、糕点粉末或片状健康食品中。

(五)甘露低聚糖

甘露低聚糖(mannose oligosaccharides)是由微生物 β-甘露聚糖酶分解植物胶(瓜儿豆胶)、魔芋粉、角豆胶等(含 β-甘露聚糖)而得到的酶解产物,是一种水溶性食物纤维。甘露低聚糖能降低血清胆固醇、三脂酰甘油酯,降血糖、防龋齿、防肥胖、抗病毒及黄曲霉毒素等,增强人体免疫防御系统和调节胃肠道系统等功能,可作高血压、糖尿病、肥胖患者的甜味剂,也可用于保健食品及饲料中(替代抗生素)。

(六)海藻糖

海藻糖(trehalose)是葡萄糖结合成的非还原性双糖,广泛存在于动植物和微生物细胞,以往从酵母(含量 10%~20%)中提取,现在可通过酶解法从淀粉水解物中得到 82% 收率的海藻糖。海藻糖是一种功能性低聚糖,具有低热值,有防龋齿等作用,但不是双歧因子。海藻糖是可消化的低聚糖,甜度为蔗糖的 50%,海藻糖在酸、热条件下稳定。它的特殊生理功能是提高动植物细胞抵抗干燥、抗高温和寒冷等不良环境的能力。微生物冷冻干燥保存时,若适量添加海藻糖可减少死亡,所以其作为微生物的冻干保护剂,已经被广为利用。

(七)抗性淀粉

并不是所有由膳食摄入的淀粉都能被水解并被小肠所吸收,有些淀粉对酶水解抗力强,在小肠不被消化的淀粉,被称为"抗性淀粉"(resistant starch,RS)。RS 是大肠细菌发酵性碳水化合物的主要来源。某些抗性淀粉可刺激肠道中双歧杆菌或乳杆菌的繁殖,可刺激大肠产丁酸细菌的生长,有益于上皮细胞的营养作用,同时 RS 刺激微生物合成丁酸并改变肠道微生态,能迅速控制溃疡性结肠炎。

(八)谷物膳食纤维

由于其非消化性和可为大肠提供发酵性碳水化合物,膳食纤维对肠道微生态的影响正日益受到人们重视。目前只对来自谷物膳食纤维的益生元进行探索。在谷物中 β-葡聚糖和阿拉伯木聚糖是可被人体消化道中的细菌所发酵的所占比例最大的膳食纤维成分。体外实验发现,长双歧杆菌和青春双歧杆菌能够发酵阿拉伯木聚糖,而大肠埃希菌和荚膜梭菌不能直接发酵这些物质。

第三节　益生元在体内的代谢

一、益生元在体内的消化

益生元只有耐受胰酶及小肠内其他酶类消化才能完整地到达结肠,被有益菌利用,发挥其最大效应。对于候选低聚糖,除了检查它们对肠道细菌的选择性刺激作用,还应遵循如下原则:①详细描述低聚糖的化学结构;②检测其对胃液的抵抗能力;③检测对胰酶抵抗能力;④检测其对刷状缘酶的抵抗能力。

二、益生元在体内的发酵

多数碳水化合物抵达结肠后,都会作为肠内细菌发酵的底物被水解。将各种低聚糖和粪浆分别混合发酵,发现低聚果糖对双歧杆菌的刺激作用最强。

Laere 等将不同结构和分子大小的低聚糖与双歧杆菌、梭菌、拟杆菌和乳杆菌进行培养,检测不同细菌对不同低聚糖的发酵能力。该研究发现除梭菌外,其他菌都能利用低聚果糖、低聚木糖;直链的低聚糖比支链的低聚糖更容易被利用,拟杆菌比双歧杆菌更容易利用较高聚合度的低聚糖。

三、益生元代谢后的主要成分

益生元代谢后的主要成分是短链脂肪酸(short-chain fatty acids,SCFAs)、氢气、二氧化碳和细胞物质。由于益生元发酵产气,故过量的服用将会引起腹胀、腹鸣、嗳气等不舒服的症状。短链脂肪酸是指含 2~4 个碳的直链或支链脂肪酸,主要为乙酸、丙酸、丁酸、丁二酸、乳酸等。这些有机酸能降低肠道 pH 值和 Eh,抑制需氧菌及兼性厌氧菌等致病菌的生长,还能促进肠道蠕动,加快肠内毒素及

表 27-3-1 蔬菜、水果中低聚糖的含量（%）

名称	低聚糖			水分	糖质
	可食部分	干物中	糖物中		
洋葱	2.8	25.0	29.7	89.0	9.3
葱	0.2	1.9	3.6	91.5	4.4
蒜	1.0	2.2	3.9	57.1	24.3
牛蒡	3.6	16.7	22.0	78.5	16.4
黑麦	0.7	0.7	0.9	11.5	69.5
香蕉	0.3	1.3	1.6	75.5	19.2

表 27-3-2 几种低聚糖的建议摄取量与味觉及物理性质

项目	低聚乳果糖	低聚果糖	大豆低聚糖	低聚半乳糖	低聚木糖	低聚异麦芽糖	乳酮糖	水苏糖	低聚壳糖
最小有效剂量 /(g/d)	2	3	2	2	0.7	10			
日常摄取量 /(g/d)	2~3	5~10	10	10	—	15	10	3	10
#最大无作用量 /(g/d)	36	18	13.2	18	—	90			
对酸热稳定性和着色性	与蔗糖相同	较蔗糖稍逊	与蔗糖相同	稳定	稳定但易着色	稳定			
甜味性质	接近蔗糖	接近蔗糖	甜爽	甜爽	甜厚味				
甜度（以蔗糖作100计）	40~60	70	20~40	50	40~50	50			

注：#最大无作用量以体重60kg计

致癌物的排出。

95% 的 SCFAs 能被结肠上皮吸收，为宿主提供部分能量，并且在调节细胞代谢及细胞分裂和分化中发挥作用。SCFAs 还是肠道上皮的特殊营养因子，维护肠道上皮细胞的完整性和杯状细胞的分泌功能，并对黏膜免疫细胞有维护作用。

四、益生元的摄入量

除了用蔗糖、乳糖、淀粉等利用化学或酶法生产低聚糖外，在某些蔬菜和水果中也含有一定量的低聚糖成分（表 27-3-1）。不同的低聚糖被肠道消化液分解和肠道细菌利用的难易程度不同，所以各种低聚糖所起的双歧因子效果也不同。建议每日摄入低聚糖量为：低聚果糖 5~10g，低聚半乳糖 10g，大豆低聚糖 10g，低聚木糖 0.7g（表 27-3-2）。

五、益生元的安全性和副作用

益生元代谢物中的二氧化碳和氢气是引起使用者腹胀腹鸣的原因。但对大多数低聚糖来说，只要限定在一定的剂量范围内，就不会产生严重胀气等副作用。低聚糖的毒性极小，正常情况下，其作为益生元是安全的。部分非消化性低聚糖可经常摄取的有效剂量为：低聚果糖 3.0g/d、低聚半乳糖 2.0~2.5g/d、大豆低聚糖 2.0g/d、低聚木糖 0.7g/d。

益生元在小肠和矿物质结合，可能影响宿主对矿物质的吸收，其临床意义尚不能确定。但也有实验证明，低聚果糖和低聚半乳糖能促进肠道对铁、钙等矿物质的吸收，改善一些金属离子如钙、镁、铁的代谢。

第四节 益生菌菌体成分及代谢物中的活性成分

一、益生菌菌体成分

菌体有效成分是多方面的，目前研究较多的有脂磷壁酸（LTA）和胞壁黏肽多糖（PG）。大多数革兰阳性细菌细胞壁都含有此成分，一般由 1,3- 二磷酸甘油链和糖脂组成，其功效与细菌黏附和定植有关；能提高免疫监控作用，及时消除突变的细胞；能降低腐败菌致突变或致癌酶的活性。PG 是由中性糖、氨基糖和氨基酸组成。其功效有免疫赋活作用，能激活淋巴细胞产生多种淋巴因子；有降低腐败菌致突变、致癌酶的活性，对致癌物质亚硝基胍等有拮抗作用；有抑制肿瘤生长的作用。细菌有效成分的提取物将是防治高血脂、高胆固醇、冠心病,以及抗肿瘤、抗衰老等新型的生态制剂保健品。

二、益生酶

人体内有近 2000 种酶(内源性酶)在维持生命活动。酶在体内的数量和活性是随发育、年龄、饮食结构、生理变化和病理变化而变化的。有些酶在体内过多或过少都会造成亚健康,甚至疾病。为了机体的健康状态,应使人体的内源性酶保持动态平衡,要有意识地对酶缺乏者给予补充,对过多(酶活高)者给予抑制。在这里我们把需要补充并能使机体恢复(或维持)健康和防治疾病的酶称为益生酶(beneficial enzyme)。

益生菌所产生的酶和它的代谢产物及菌体细胞壁成分是很好的解毒剂。例如补充干酪乳杆菌能较好地清除肠道和血液中的毒物,它有去除基因毒素(degenetoxin)的本领,能降低体内的黄曲霉毒素、玉米赤霉烯酮和亚硝酸盐。只要益生菌在体内成为优势菌群,就能抑制腐败菌及其代谢产物,从而预防毒物形成。一些益生菌产生的超氧化物歧化酶(SOD)、过氧化物酶(POX)和过氧化氢酶(CAT)等是一套清除自由基的酶系统,其中 SOD 清除能力最强,是一般清除剂的上亿倍。

纳豆枯草芽胞杆菌(*Bacillus subtilis natto*)产生的丝氨酸蛋白酶具有安全性好、作用迅速、持续时间长、易吸收且价格低的优点。它不仅能溶栓而且有抗凝血的作用。

益生酶无毒副作用,是理想的食品添加剂和生化药物。安全、可靠、功能多、见效快。它和益生菌合用有叠加效果。其缺点是易失活,对极少数人可能有轻微的过敏反应。

三、短链脂肪酸

短链脂肪酸(short-chain fatty acids, SCFAs),也称作挥发性脂肪酸(volatile fatty acids, VFA),是指碳链中碳原子小于 6 个的有机脂肪酸,主要是由饮食中不消化的碳水化合物,包括淀粉、纤维多糖、寡聚多糖和部分氨基酸等在结肠腔内经厌氧菌酵解生成。SCFAs 包括甲酸、乙酸、丙酸、异丁酸、丁酸、异戊酸和戊酸等。

短链脂肪酸是肠道菌群代谢产物中最主要的标志物之一,它们可降低结肠 pH 值,控制有害酶的作用,抑制非耐酸的细菌,沉淀胆盐,降低血清胆固醇,也可抑制革兰阴性菌的生长,促进双歧杆菌和乳杆菌等有益菌的生长。

生物体内的 SCFAs 主要为乙酸、丙酸和丁酸,约占 SCFAs 总量的 90%~95%。其中丁酸具有重要的生理作用。丁酸是结肠主要能量的来源,对结肠上皮细胞有重要意义,在细胞分化和生长中起着非常重要的作用。丁酸的功能还包括:①细胞膜脂类合成的基质;②影响基因表达;③与细胞骨架构建改变有关;④增加组蛋白乙酰化;⑤诱导细胞编程死亡。同时,丁酸还可增加乳杆菌的产量并减少大肠埃希菌的数量。

有研究显示,过敏性疾病患儿肠道中丙酸、异丁酸、丁酸、异戊酸、戊酸的水平较正常儿童低,而乙酸和异己酸的水平则较高。提示 SCFAs 水平的改变与过敏性疾病之间也存在一定的关系。

四、细菌素

细菌素(bacteriocin)是细菌产生的具有抗菌能力的肽或蛋白质类物质。与抗生素不同的是,细菌素的抗菌谱比较窄,作用对象是与产生菌密切相关的细菌,一般都无毒无害,而且非常稳定,耐酸耐高温,经口服后,无毒性,无抗原性,是一种新型安全的食品防腐剂。Rogers 于 1928 年首次报道了由乳球菌产生的具有抗菌作用的物质——乳链菌肽(nisin),现已获美国食品及药品管理局(FDA)批准上市。它的抗菌谱包括保加利亚乳杆菌、链球菌、葡萄球菌等,特别是它能抑制细菌芽胞的形成。另外细菌素还包括片球菌素、瑞士乳杆菌素 J 等。

细菌素不仅可替代窄谱抗生素,或作为防腐剂使用,同时它对皮肤外伤和口腔疾病也有很好的疗效。因为细菌素能对其关系密切的细菌产生抑制作用,所以这种手段能够对生境内的外籍菌产生抑制作用。所以它们的存在能够维持体内菌群的平衡,但在特定条件下也会引起菌群的失调。

第五节　益生元的临床应用与展望

一、益生元在肠道疾病中的应用

(一)腹泻与便秘

益生元通过促进肠道有益菌的增殖,产生酸性物质,对胃肠道功能发挥调节作用,进而防治腹泻及便秘。低聚糖本身是一种水溶性食物纤维,具有渗透活性,可使水、电解质保留在肠腔而产生高渗效果,从而加速小肠的转运,刺激肠道蠕动和增加粪便水分,减少便秘的发生。菊粉也可以改善成人的排便频率和节律。

(二)急性胃肠炎

急性胃肠炎是现在社会中发生频率较高的食品安全事件,主要是由于食用了含有污染病原菌或其毒素的水或食物,主要病原菌有志贺菌、沙门菌、小肠结肠炎耶尔森菌等。它们分泌毒素、影响宿主体内盐和水的分泌,或是黏附在肠黏膜避开免疫机制,打破常驻菌群的定植,从而具有感染肠道的能力。许多肠道病原菌能利用短链低聚糖片段作为受体,故低聚糖可以作为阻塞因子使黏附的病原菌脱落。

(三)结肠癌

有研究显示,低聚果糖(FOS)、低聚半乳糖(GOS)和乳果糖能降低患结肠癌的危险性并阻止其发展。这些非消化性低聚糖发酵后产生 SCFAs,抑制需氧菌及兼性厌氧菌等致病菌的生长,还可加速肠道蠕动,加快肠内毒素及致癌物的排出,减少致癌物质在结肠的停留。丁酸能限制结肠癌细胞的生长、抑制由某些肿瘤促进因子诱导癌前病变和诱导肿瘤细胞凋亡的作用,因而能发挥抗结肠癌作用。

二、益生元在肝病中的辅助治疗

益生元一方面能促进肠道有益菌的增殖,抑制肠道分解蛋白质和产生尿素酶的细菌,减少氨的合成;另一方面,益生元发酵产生的 SCFAs 和乳酸使肠道酸化,减少肠道对氨的吸收。此外,益生元还可使 NH_3 转变为 NH_4^+,NH_4^+ 脂溶性小,难以被肠道吸收而随粪便排出,从而有效地降低门静脉和血液中氨的含量。目前乳果糖已用于肝炎、肝硬化、肝性脑病等的辅助治疗。其中肝性脑病是由于肝功能障碍导致血氨浓度过高损伤中枢神经系统所致。益生元中的乳果糖已成为肝性脑病的一线治疗措施。

三、益生元在口腔疾病中的应用

乳杆菌产生的酸性物质会导致龋齿的发生,变异链球菌(S.mutans)是引起龋齿的主要菌群,其产生的葡萄糖转移酶不能将低聚糖分解成葡萄糖、果糖、半乳糖等,同时其代谢低聚糖生成的乳酸也较单糖少。因此,低聚糖可替代单糖,预防龋齿的发生,如低聚异麦芽糖被证明具有一定的防龋作用。

四、益生元制剂的展望

自 2006 年欧盟开始禁止抗生素在日常农产品中的使用,益生元的应用延伸到了农业领域。主要用于提高家禽牲畜的生长速率和饲料转化率,改善其消化和吸收功能,提高牛乳品质和产量等。益生元食品的开发领域也有所扩大,从以前仅是应用于乳制品的生产到现今添加至谷物食品、烘烤食品、糖果巧克力、口香糖、酱油、肉制品、宠物食品等。

我国具有丰富的中草药资源,中医药学有着几千年的悠久历史,所以积极探索中草药成分作为益生元制剂来调节人体微生态,增强机体的免疫力也是我国研究益生元的重要途径之一。

第六节 合生元及其他微生态调节剂

目前已有多种制品将益生菌和益生元合并使用。例如,低聚果糖与双歧杆菌的结合,乳糖醇与乳杆菌的结合等。这种制品优点显著,即可发挥益生菌的活性,又可选择性地增加这种菌的数量,使益生作用更显著持久。国际上将此类产品定名为合生元(synbiotics)。合生元将是今后微生态调节剂的又一发展方向。

合生元又称合生原或合生素,是指含有益生菌和益生元两种成分的微生态制剂,也有在此种混合制剂中添加维生素、微量元素等。这类制剂中的益生菌可发挥自身生理细菌的活性,益生元既可促进制剂中的益生菌的生长,又可选择性地促进肠道中有益菌的增殖。但合生元并不是简单地将益生元和益生菌搭配在一起,有时二者结合后其生理效果并不比单独使用时好。所以只有在益生元和益生菌在一起使用时,对宿主的健康效应起叠加作用的组合才能称之为合生元。若其中的益生元不能促进生理性细菌生长、定植或增殖,该制剂则称为微生态复合制剂。

合生元制剂的主要作用包括:①能纠正菌群失调,抑制过度的炎症反应;②防止细菌易位,减少内毒素血症;③降低血氨,改善肝功能;④促进肠道酶活性,提高肌移动复合波(MMH)三相的传播速度;⑤降低变应原活性,维持适度的免疫应答;⑥控制胆固醇水平,调节脂质代谢;⑦抗肿瘤作用;⑧促进矿物质和维生素的吸收。

目前合生元产品在临床上主要用于:①缓解宿便,改善胃肠道功能;②小儿腹泻、儿童消化不良、厌食症和营养不良的防治以及提高儿童免疫力;③联合肠内营养,应用于烧创伤患者内源性感染、腹部手术患者、肝移植患者、胰腺炎患者及 ICU 患者;④合生元还具有延缓衰老、降血脂、降胆固醇等作用。

在临床上,并不是针对所有益生菌可治疗缓解的症状,使用合生元后的效果都会更好。有试验证明使用合生元促进胃肠动力恢复的效果并不比单独使用乳杆菌好。不过,合生元在调节微生态平衡中的优势还是明显的,这决定了它有很好的应用前景。尤其现在人口老龄化,肠道益生菌数量随着年龄的增长急剧减少,使用合生元维护老年健康将会成为研究的热点。

(袁杰利　解　傲)

参 考 文 献

1. Morisse JP, Maurice R, Boilletot E, et al. Assessment of the activity of a fructo-oligosaccharode on different caecal parameters in rabbits experimentally infected with E.Coli O103. Annals of Zootechnology, 1993, 42:81-138.

2. Van Loo J, Cummings J, Delzenne N, et al. Functional food properties of non-digestible oligosaccharides: a consensus report from the ENDO project (DGXII AIRII-CT94-1095). British Journal of Nutrition, 1999, 81 (2):121-132.

3. Roberforid MB, Gibson GR, Delzenne N. The biochemistry of oligofructose, a non-digestible fibre: an approach to calculate its calorific value. Nutrition Reviews, 1993, 51:137-146.

4. Van Loo J, Coussement P, De Leenheer L, et al. On the presence of inulin and oligofrcutose as natural ingredients in the Western diet. Critical Reviews in food Science and Nutrition, 1995, 35:525-552.

5. Sobolik KD. A nutritional analysis of diet as revealed in prehistoric human coprolites. The Texas Journal of Science, 1990, 42 (1):23-36.

6. Bousman CB, Collins MB, Golberg P, et al. The Paleoindian-Archaic transition in North America: new evidence from Texas. Antiquity, 2002, 76:980-990.

7. Brown IL, Wang X, Topping DL, et al. High amylose maize starch as a versatile prebiotic for use with probiotic bacteria. Food Australia, 1998, 50 (12):603-610

8. 袁杰利. 肠道微生态与健康. 沈阳:辽宁科技出版社, 2012.

9. Woodmansey EJ. Intestinal bacteria and ageing. J Appl Microbiol, 2007, 102 (5):1178-1186.

10. Pylkas AM, Juneja LR, Slavin JL. Comparison of different fibers for in vitro production of short chain fatty acids by intestinal microflora. J Med Food, 2005, 8 (1):113-116.

11. Cummings JH, Macfalane GT. The control and consequences of bacterial fermentation in the human colon. J Appl Bacteriol, 1991, 70 (6):443-459.

12. Heerze LD, Kelm MA, Talbot JA, et al. Oligosaccharide sequences attached to an inert support (SYNSORB) as potential therapy for antibiotic-associated diarrhoea and pseudomembranous colitis. Journal of Infectious Diseases, 1994, 169:1291-1296.

第二十八章 微生态调节剂的临床应用与质量安全问题

随着微生态学理论研究的不断深入,利用微生态制剂调节人体内微生态平衡、增强机体免疫功能、防治疾病、增进健康,已在全球范围内形成热潮。微生态调节剂主要分为益生菌、益生元和合生元三大类,其中益生菌为主要的微生态制剂。越来越多的研究认为,益生菌不仅影响肠道细菌种群的结构,而且影响肠道细菌种群的功能。随着基础和临床研究的深入,益生菌也越来越多地被应用于药品和食品中。目前市场上除少数益生菌作为药品用于临床治疗外,绝大部分应用于食品(如益生菌功能食品或保健食品)以改善人体健康。新型益生菌产品开发时不仅要科学严谨,保证产品质量安全,而且必须遵循相应的产品法规。

第一节 益生菌的相关法规

一、法规对益生菌产品开发的影响

(一)益生菌"健康声明"的难题

开发益生菌新产品时,研究人员不仅需要遵循科学研究的严谨,而且要遵守相关产品的法规要求。针对药品开发,各个国家都有药品管理办法,法规要求非常清晰。而具有保健作用或调节机体功能的食品,这类产品一般被称为"功能食品"或"保健食品"或"特定保健用食品"等。由于受各国文化传统的影响,目前这类产品的"健康声明"许可在国际上尚没有统一的规定。

为了获得益生菌食品具有保健作用或调节机体功能的"健康声明"许可,有些国家会要求按药品的适应证进行有效性研究。如此,完全背离了食品的属性,即食品仅具有维持正常机体功能或降低疾病风险的作用,不具有治疗疾病的功能。因此,如何通过科学研究证实食用益生菌后可改善或维持正常人的健康状况,是当前亟须解决的难题。如何宣传益生菌的"健康声明"也是困扰企业的另一难题。

(二)"健康声明"的法规现状

美国政府于1994年颁布了《膳食补充剂健康与教育法令》(DSHEA,1994年),对膳食补充剂所规定的范围较为宽泛。主要包括维生素、矿物质、植物、氨基酸、其他可补充到膳食中的膳食物质或浓缩物、代谢产物、组成物、提取物或上述物质的混合物。同时,产品可以是任何形式的,包括片剂、胶囊及粉状物等。

美国食品和药品管理局(FDA)主要依据DSHEA及《营养标示与教育法案》(NLEA,1990年)对膳食补充剂进行产品"健康声明"的审查与监管。膳食补充剂"健康声明"的原则是:不能表述某产品与疾病的诊断、预防或治疗有关,产品可通过这些声称说明膳食补充剂成分、食品和食品成分与疾病危险性之间的关系,如"高钙膳食可减少发生骨质疏松症的危险"。

对于"健康声明",生产商必须具备充分、权威且"科学一致"的科学证据,经过FDA审批后,方可对特定类食品进行"健康声明"。对于有证据表明一种膳食成分与减少疾病危险性有关、但证据尚不足以达到FDA"科学一致"标准时,其标签可以作出声称,但须在上市前通报FDA,而且必须在标签上注明:"本声称未经FDA评价,本品不得用于诊断、治疗和预防疾病"。

虽然有越来越多的科学研究表明益生菌能够预防或缓解某些疾病,但在美国,益生菌还未获得任何"健康声明"许可。

在欧洲,2006年12月20日颁布了《EC 1924/2006营养和健康声明法案》,要求所有的"健康声明"必须经过欧洲食品安全局(European Food Safety Authority,EFSA)的科学性评估,并提交欧盟公开发布(或拒绝)。虽然有许多益生菌产品按要求已经提交欧盟希望获得"健康声明"许可,但截至2013年9月,还没有一个益生菌菌株或产品获得"健康声明"许可。审查专家认为,所有提交的申请均缺乏食用益生菌后可改善正常人健康状况的临床研究。

在我国,为获得益生菌的"健康声明",则需要遵守《保健食品管理办法》。益生菌类保健食品明确规定,益生菌是指能促进肠内菌群生态平衡,对人体起有益作用的微生物。依据此办法,益生菌保健食品可获得调节肠道菌群、增强免疫力的"健康声明"。

二、益生菌临床试验必须考虑的问题

最近,研究人员更多地在探讨益生菌对正常人健康影响的研究方法,如降低发生疾病的风险或优化机体功能的临床试验评价。设计规范的人群试验以证明益生菌的"健康声明"是非常重要的。为满足法规要求,益生菌临床试验设计时需关注以下问题。

1. 研究对象是正常人群还是疾病患者 如果开发的益生菌是食品,则考虑正常人群为研究对象,且研究目的旨在获得"健康声明"支持。如果开发的益生菌是药品,则应考虑有相关适应证的疾病患者,且研究需遵循药品的相关法规要求。

2. 产品的法规分类,开发的益生菌是食品还是药品 不同类别的产品有不同的标准、研究要求、目标人群和风险要求,临床研究必须反映以上不同点。

3. 如果开发产品是食品,希望获得何种"健康声明",如何通过临床试验研究支持声明 人群试验设计最好采用随机、双盲、安慰剂对照,且评价指标最好能够准确反映"健康声明"。

4. 是否有临床前研究 包括作为益生菌的体外和体内性能、产业化水平、益生菌必备的关键指标以及活菌的稳定性能等。临床前研究越深入,越有利于临床效果评估。

5. 目标人群 适合何种年龄段人群或何种亚健康人群以及何种疾病患者等。

6. 测试的剂量,前期研究是否了解有效剂量 临床试验必须采用有效剂量以及产品在货架期内能够达到的活菌数。

第二节 益生菌产品的质量

益生菌产品开发主要分为以下五个阶段:①益生菌菌株的分离和鉴定,包括菌株来源样本的采集、菌株的分离、生理生化和分子生物学鉴定等;②体外筛选,主要包括菌株的安全性、技术性能和功能评价等;③动物实验评价,即安全性和有效性的临床前研究;④临床研究,安全性和有效性的临床研究;⑤产品上市前的研究,包括法规、产品剂型、目标人群和成本分析等。

对益生菌产品质量的关注主要基于以下三个

方面:①安全性,即食用必须安全,没有副作用;②有效性,即有健康功能或有疗效;③稳定性,即活菌的生物学、遗传学特性稳定,且在货架期内应保持稳定的活菌状态。

一、菌种的筛选和有效性评估

严格地讲,"益生菌"一词仅可用于那些经人体临床试验证实可增进健康的活的微生物。益生菌最低标准必须满足以下几点:①有益菌株,即有关特定益生菌菌株的研究不能被应用于市场上任何益生菌的宣传;②活菌;③在保质期内能保持足够的活菌数量,且不同批次之间差异很小;④人体对照试验研究证实有效。

根据上述标准,生产益生菌产品的菌种必须经过严格筛选,采用良好的保存方法和科学管理,这是生产出高质量益生菌制剂的关键(表28-2-1)。

表 28-2-1 生产益生菌菌种筛选的关键指标

指标	内容
安全性	菌株来源
	致病力、感染性能
	毒力因子,如毒力、代谢能力和耐药性等
技术性	菌株遗传稳定性
	发酵性能
	加工和贮存过程的稳定性
	噬菌体抗性
	大规模生产能力
功能性	耐受性,如耐胃酸、耐胆汁盐性能
	黏附于黏膜表面性能
	证实的健康作用
理想的生理功能	免疫调节
	拮抗胃肠道致病菌,如抑制幽门螺杆菌、白念珠菌等
	降低胆固醇
	缓解乳糖不耐受症
	抗突变和抗癌症性能等

有关益生菌有效性的筛选评估主要基于体外和动物实验两个方面。体外评价主要包括以下内容:①耐受性,即在模拟人体胃肠道下的耐受性,特别是耐胃酸和耐胆汁盐性能;②抑制致病菌性能,即抑制致病菌代谢物的产生、抑制致病菌繁殖、抑制致病菌生长等;③黏附性能,体外评估对黏液和(或)肠上皮细胞的黏附;④脱毒性能,即结合和降解真菌毒素和环境毒素等的能力;⑤免疫调节性

能,即评估益生菌对模型细胞,如 PBMCs、HT-29 等的免疫因子的影响。动物实验评价主要采用动物模型研究其抗感染(抗致病菌和轮状病毒感染)、免疫调节和增强、纠正肠道紊乱、改善炎症性肠病症状等生理功能。

近年来,越来越多的研究认为,益生菌的有效性与以下因素有关:①生理功能或疗效与菌株关系非常密切。②设计合理的多菌株较单菌株更有效。基于不同菌株在抑制致病菌、黏附性能和免疫调节等方面具有不同的作用途径或机制,最近,有研究表明,筛选合理的多菌株在肠道功能、免疫功能、改善旅行者腹泻、改善抗生素副作用、女性健康和改善炎症性肠病等方面具有协同增效作用。③活菌数量与有效性关系非常密切。通过对已发表的临床研究论文整理后发现,每日服用 1 亿个活菌可达到日常保健和使用抗生素后保护肠道菌群的作用,而每日服用 100 多亿个活菌可有效改善抗生素相关性腹泻、乳糖不耐受症、肠易激综合征、婴儿腹泻和炎症性肠病等症状。

益生菌的有效性具有菌株特异性,至今为止,仅有为数不多的菌株被证明具有较为明显的生理活性作用,而且这些益生特性不能同时存在于同一菌株中。为了增强益生菌的生理功能,基因重组技术构建特定功能菌株正成为新的研究方向。

二、益生菌产品的稳定性

益生菌是活的微生物,其有效性与活菌数量密切相关,因此,如何使益生菌在加工过程、运输贮存过程和胃肠道耐受性等方面保证高活菌数量对益生菌产品的质量非常关键。益生菌对环境应激非常敏感,特别对水分活度、氧化还原作用、温度和酸等应激因子的影响最为明显(表 28-2-2)。为了确保益生菌的商业化价值,益生菌种的筛选不仅仅基于功能性指标进行评价,而且要更多的对其技术性能,如工业化生产时培养液的活菌数量、发酵液浓缩和冷冻干燥时的存活力等指标进行评估。

为了保证益生菌的稳定性,益生菌以下技术性能非常重要:①良好的发酵性能。近年来,高密度培养是制备高活性益生菌的核心技术,也是益生菌能否以尽可能低的成本实现规模生产的关键性因素。②代谢调控最大限度地激活耐热、耐酸等应激蛋白表达,提高菌株抗环境应激能力。在实现高密度培养的同时,保持益生菌适合应用的生理状态和良好功能也是非常关键的。为了减少环境应激中的温度、酸、氧等因素对益生菌功能的负面影响,在

表 28-2-2 影响益生菌存活力的应激因子

影响过程	应激因子
益生菌原料生产过程	发酵过程产生的有机酸应激
	浓缩过程引起的高渗透压、低水分活度、高颗粒浓度等应激
	干燥引起的温度应激,如冷冻干燥、真空干燥和喷雾干燥等温度应激
	贮存过程引起的氧应激、温度变化应激等
益生菌产品生产过程	营养缺陷、菌株拮抗、氧化还原作用、过氧化氢和细菌素等抑菌剂的应激、加工和贮存过程的温度应激等
胃肠道耐受	胃酸和胃液、胆汁盐以及微生物拮抗应激等

高密度培养的同时,必须兼顾益生菌的耐热、耐酸、耐氧等能力的提高。研究表明,益生菌的稳定性主要由其胞内各种应激蛋白水平决定,可通过采用多种亚致死压力应激提高细胞内各种应激蛋白表达水平,从而提高益生菌的稳定性。③采用冷冻干燥工艺制备活菌粉确保活菌休眠,最大限度地保证活菌存活。虽然喷雾干燥技术可应用于高稳定性能的菌株,但对绝大多数菌株而言,冻干活性保护技术仍为当前的研究和开发热点。由于冻干过程中不可避免因为冰晶形成以及细胞膜局部脱水过度等造成细胞膜的机械损伤,影响细胞活性甚至导致细胞的死亡。冻干保护剂的选择和配比对于提高益生菌的冻干存活率和稳定性具有重要意义。另外,冻干工艺的优化也可提高益生菌冻干存活率。④产品低水分活度,确保产品在加工和贮存过程中的稳定性能。现在,越来越多的益生菌产品以固体制剂,如片剂、胶囊、颗粒等形式,以确保产品的低水分活度。

近年来,通过微囊包埋保护技术确保益生菌在加工、贮存过程中的稳定性能已成为益生菌制剂开发的重要方面,并已应用于制剂开发中。由于该技术的应用,已使益生菌不仅应用于冷链食品中,还可应用于非乳制品益生菌的产品开发中,如益生菌巧克力、麦片和饼干等。

第三节 益生菌产品的安全性

一、菌种的正确鉴定是安全性评价的前提

益生菌的属、种和菌株水平的鉴定是 FAO/

WHO《食品中益生菌评价指南》的重要组成部分,是安全性评价的前提,也是产品标签标识所必需的。现主要依据 DNA 为基础的分类鉴定方法对益生菌进行鉴定。

益生菌必须基于其应用而考虑安全性。为了追溯传统食品中使用的微生物,国际乳制品联合会(International Dairy Federation,IDF)和欧盟食品和饲料微生物协会(European Food and Feed Cultures Association,EFFCA)整理了一份在食品中有长期应用历史的微生物详细目录。该目录一直在更新,但仍未包括所有的食品用微生物。

在美国,任何物质只要针对特定应用是 GRAS(generally recognized as safe),就可以应用于食品,不需要向 FDA 申请。GRAS 认定必须由专家进行评审,评审需尊重科学,同时这类物质需于 1958 年前在食品中得到广泛应用。益生菌中的乳杆菌和双歧杆菌均是 GRAS,可应用于食品中。

欧洲食品安全局(EFSA)有始于 2007 年 11 月的 QPS(Qualified Presumption of Safety)体系。该体系主要对有市场需求的微生物(如益生菌、饲料微生物、产生酶的细胞等)进行安全性评估。具有长期安全食用的食品微生物也被认为是传统的食品添加剂,可应用于食品而不需申请许可。益生菌中的乳杆菌和双歧杆菌为 QPS 认可的安全菌种,可应用于食品中。

我国 2007 年 12 月 1 日起施行的《新资源食品管理办法》规定,在我国无食用习惯的微生物属于新资源食品。卫办监督发[2010]65 号文件特别规定了《可用于食品中的菌种名单》,包括有 14 种乳杆菌、6 种双歧杆菌和 1 种链球菌,名单以外的新菌种需按照《新资源食品管理办法》执行。可见,乳杆菌和双歧杆菌是安全的,可应用于食品中。

二、耐药基因的转移风险

FAO/WHO《食品中益生菌评价指南》指出益生菌存在的可能危害包括:①益生菌进入血液引起的人体全身性感染(菌血症和感染性心内膜炎);②益生菌产生有害的代谢活性产物对人体产生的不良反应;③食用益生菌后对敏感个体的免疫刺激作用;④益生菌在长期食用后所携带耐药基因的转移。

研究认为,由益生菌引起的菌血症产生的有害代谢活性产物和个体免疫刺激作用发生率非常低。但随着抗生素的广泛使用,益生菌的耐药基因可能引起的转移风险目前成为最为关注的益生菌安全性问题。

食物链被认为是耐药性细菌在动物和人群中传递的主要途径,而益生菌是食物链中非常重要的一类微生物,其耐药性监测及安全评估已经开始成为科研人员关注的热点。

2007 年,D'Aimmo 等人较系统地研究了乳杆菌、双歧杆菌等对卡那霉素、萘啶酮酸、多黏菌素 B 等的耐药性以及相关耐药基因,如长双歧杆菌抗四环素的基因 $tet(W)$,干酪乳杆菌抗四环素和红霉素的质粒基因 $tet(M)$ 和 $erm(B)$ 等。

2010 年,Toomey 等人进一步研究发现戊糖乳杆菌的抗四环素基因 $tet(M)$ 可在菌株间转移,研究者认为这种抗药基因在菌种间的转移对于人类将是很大的威胁。

2008 年,Jacek 等人的耐药基因转移实验对评估耐药基因转移具有一定的参考价值。在实验过程中选取含有 pAMß1 质粒的乳酸乳球菌 SH4174 菌作为供体菌,该质粒携带红霉素抗性基因 $erm(B)$;另选取不含 pAMß1 质粒,但对利福平和链霉素具有耐药性的乳酸乳球菌 Bu2-60 作为受体菌。分别采用滤膜、固体、液体三种不同的接合体系,研究不同接合体系及不同供、受体菌浓度比条件下的耐药基因转移率。实验结果显示滤膜接合体系转移率最高,且合理的供、受体浓度比可以在一定程度上提高基因的转移率。

在此基础上一些学者针对特殊耐药性进行了一系列相关的研究。如 2006 年 Abelardo 等人以来自人体肠道的双歧杆菌为对象,针对耐四环素的双歧杆菌进行基因分析,确定其耐药基因为 $tet(W)$,并对该基因进行定位和测序分析,结果显示该基因与其他菌种中已报道的 $tet(W)$ 基因基本相同。2008 年再次对人体肠道双歧杆菌进行研究,不仅在 10 株四环素抗性菌中确认了四环素耐药基因 $tet(W)$,还对 $tet(W)$ 的侧翼序列进行了克隆,并比较这 10 株菌的 $tet(W)$ 基因及侧翼区。结果发现菌株间并没有太大的差别。

另外,研究发现在双歧杆菌的基因组上存在许多的可移动元件,如长双歧杆菌 F8 染色体上的 $tet(W)$ 基因上游有 1047bp 的 IS 元件;长双歧杆菌 M21 的 $tet(W)$ 基因中有一个 744bp 的 IS 元件;长双歧杆菌 BK28 的一个长约 6.5kb 的质粒 pBK283 上携带一个 1 593bp 的 ISBlo15 等。

2012 年,我国学者上海交通大学的郭晓奎教授领导的团队对一株长双歧杆菌 JDM301 进行了全基因组测序,并评估它的潜在耐药性、有害代谢产物和毒性。分析表明其可能含有多种耐药基因，并通过 Etest 实验证实该菌株确实对四环素、万古霉素等具有耐药性；此外还发现该菌株的染色体上有 12 个噬菌体相关片段和 15 个完整的或者中断的 IS 元件，这些可移动元件的存在可能会使得双歧杆菌中存在的耐药基因发生水平性转移。

近年来，很多学者一直致力于益生菌耐药基因水平转移的探索性研究，到现在为止还未发现益生菌耐药基因的转移。

调查研究认为，来自人体的乳杆菌和双歧杆菌是安全的。事实上，绝大多数乳杆菌和双歧杆菌已有长期食用历史，为普遍认同的安全菌株，是人体肠道的正常菌群成员。尽管如此，由于益生菌的"活菌"和"耐药"特性，以及近年来我国抗生素的广泛使用，益生菌耐药基因可能存在的转移风险是益生菌安全性评价的关键要素之一。

（杭晓敏　冉陆）

参 考 文 献

1. FAO/WHO.Health and nutritional properties of probiotics in food including powder milk with live lactic acid bacteria.Report of a joint FAO/WHO expert consulation on evaluation of health and nutritional properties of probiotics in food including powder milk with live lactic acid bacteria.Cordoba,Argetina,2001.

2. FAO/WHO.Guidelines for the evaluation of probiotics in food.Report of a joint FAO/WHO working group on drafting guidelines for the evaluation of probiotics in food. London,Ont.Canada,2002.

3. Gardiner GE,O'Sullivan E,Kelly J,et al.Comparative survival rates of human-derived probiotic Lactobacillus paracasei and Lactobacillus salivarius strains during heat treatment and spray drying.Applied and Environmental Microbiology,2000,66:2605-2612.

4. Holzapfel WH,Haberer P,Geisen R,et al.Taxonomy and important features of probiotic microorganisms in food and nutrition.American Journal of Clinical Nutrition,2001, 73:365S-373S.

5. D'Aimmo MR,Modest OM,Biavat IB.Antibiotic resistance of lactic acid bacteria and Bifidobacterium spp.isolated from dairy and pharmaceutical products.International Journal of Food Microbiology,2007,115(1):35-42.

6. Toomey N,Bolt OD,Fanning S.Characterisation and transferability of antibiotic resistance genes from lactic acid bacteria isolated from Irish pork and beef abattoirs. Research in Microbiology,2010,161(2):127-135.

7. Jacek B,Joanna L,Louise F.A standardized conjugation protocol to asses antibiotic resistance transfer between lactococcal species.International Journal of Food Microbiology,2008,127:172-175.

8. Abelardo M,AnaBelén F,Mohammed SA.Molecular analysis of tet(W) gene-mediated tetracycline resistance in dominant intestinal Bifidobacterium species from healthy humans. Applied and Environmental Microbiology,2006, 72(11):73-77.

9. Abelardo M,Mohammed SA,AnaBele'n F.Analysis of tetracycline resistance tet(W) genes and their flanking sequences in intestinal Bifidobacterium species,Journal of Antimicrobial Chemotherapy,2008,62:688-693.

10. Abelardo M,Miguel G,AnaBelén F.Genetic basis of tetracycline resistance in Bifidobacterium animalis subsp.lactis.Applied and Environmental Microbiology, 2010,76(10):3364-3369.

11. Guo XK,Wei YX,Zhang ZY.Safety assessment of Bifidobacterium longum JDM301 based on complete genome sequences.World Journal of Gastroenterology, 2012,18(5):479-488.

中英文名词对照索引

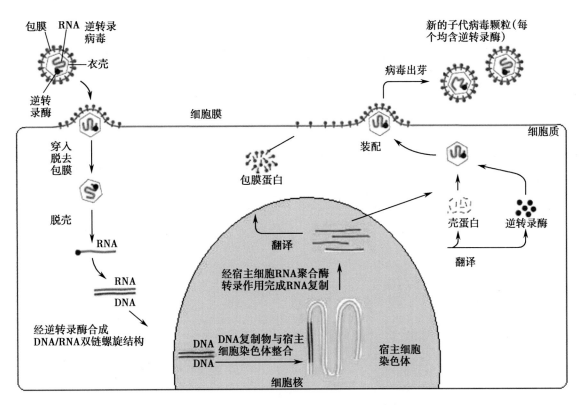

图 4-2-3　病毒 DNA 整合于细胞基因组模式图

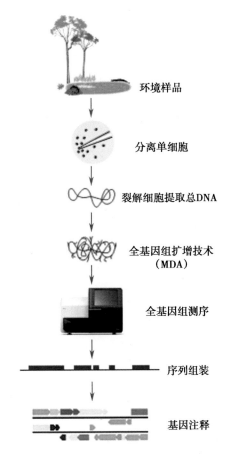

环境样品

分离单细胞

裂解细胞提取总DNA

全基因组扩增技术（MDA）

全基因组测序

序列组装

基因注释

图 8-7-1　单细胞基因组学流程图

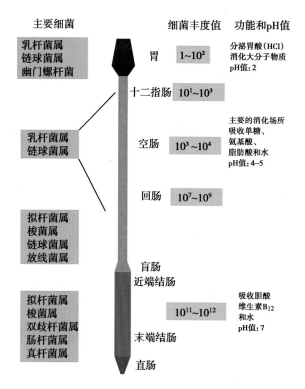

主要细菌		细菌丰度值	功能和pH值
乳杆菌属 链球菌属 幽门螺杆菌	胃	$1\sim10^2$	分泌胃酸(HCl) 消化大分子物质 pH值:2
	十二指肠	$10^1\sim10^3$	
乳杆菌属 链球菌属	空肠	$10^3\sim10^4$	主要的消化场所 吸收单糖、 氨基酸、 脂肪酸和水 pH值:4~5
	回肠	$10^7\sim10^9$	
拟杆菌属 梭菌属 链球菌属 放线菌属	盲肠 近端结肠		
拟杆菌属 梭菌属 双歧杆菌属 肠杆菌属 真杆菌属	末端结肠 直肠	$10^{11}\sim10^{12}$	吸收胆酸 维生素B$_{12}$ 和水 pH值:7

图 13-1-1　人体胃肠道细菌含量分布图

胃肠道菌群分布呈逐渐增高至峰值后下降的趋势。胃肠道 pH 值的升高和肠道蠕动频率降低,有利于以原籍菌为优势菌群的肠道细菌大量繁殖,保护肠道功能并维持肠道优势菌群状态

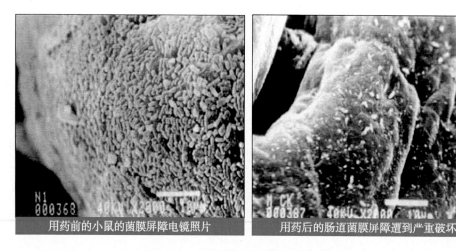

用药前的小鼠的菌膜屏障电镜照片　　用药后的肠道菌膜屏障遭到严重破坏

图 13-3-1　小鼠胃肠道细菌失调电镜图片

左图为抗生素使用前,小鼠肠道电镜图片可见黏膜表面广泛覆盖大量双歧杆菌、乳杆菌为主的肠道定植菌;右图为抗生素大量使用后,肠道表面几乎全部裸露,或被弧状菌和球状菌等为主过路菌定植(山东农业大学动物科技学院牛钟相教授提供)

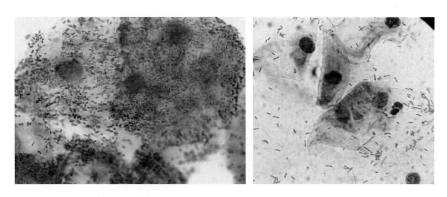

图 15-2-1　BV 的革兰染色片

左图中乳杆菌消失,大量细菌过度生长覆盖上皮细胞表面,形成典型的线索细胞,诊断为 BV;右图为正常阴道分泌物革兰染色片

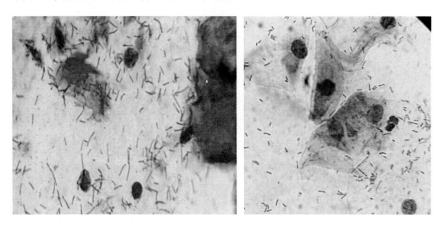

图 15-2-2　CV 的革兰染色片

左图可见粗壮的乳杆菌过度生长,大量上皮细胞碎片及裸核,诊断为 CV;右图为正常阴道分泌物革兰染色片

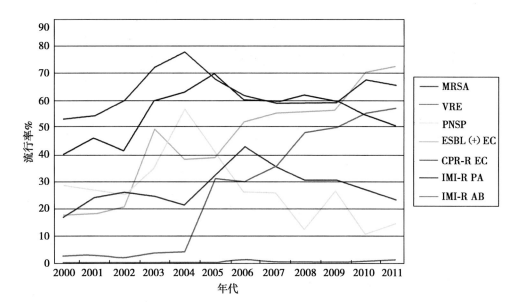

图 20-2-1　我国主要耐药菌流行趋势

MRSA:耐甲氧西林金黄色葡萄球菌;VRE:耐万古霉素肠球菌;PNSP:青霉素不敏感肺炎链球菌;ESBL(+) EC:产 ESBL 大肠埃希菌;CRP-R EC:耐环丙沙星大肠埃希菌;IMI-R PA:耐亚胺培南铜绿假单胞菌;IMI-R AB:耐亚胺培南鲍曼不动杆菌

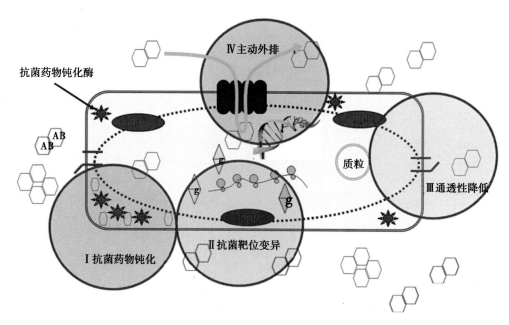

图 20-2-2 细菌主要耐药机制示意图

点线椭圆代表细胞膜;长方形实线代表细胞壁;双六边形代表抗菌药物分子[AB],单六边形为水解后的抗菌药物分子;PBP 为青霉素结合蛋白,代表抗菌药物作用靶位;菱形代表与细菌核糖体作用的抗菌药物

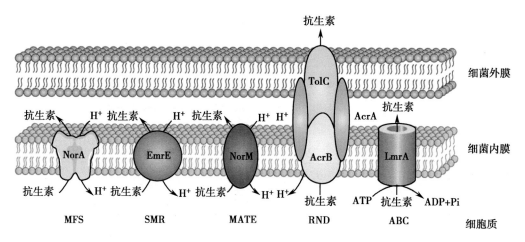

图 20-2-3 细菌主动外排系统示意图